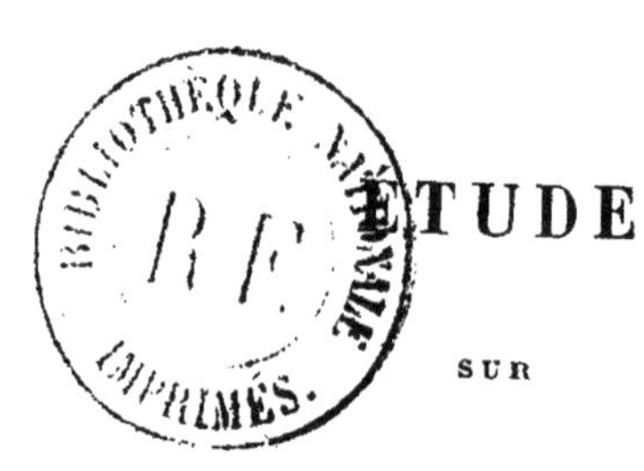

ÉTUDE

SUR

LA COXALGIE

DU MÊME AUTEUR

Étude pratique sur le mal de Pott. 1 volume grand in-8 avec 205 figures dans le texte .... **12** fr.

21-07. — Corbeil. — Imprimerie Éd. Crété.

ÉTUDE

SUR

LA COXALGIE

PAR

LE Dr V. MÉNARD

CHIRURGIEN DE L'HOPITAL MARITIME DE BERCK-SUR-MER

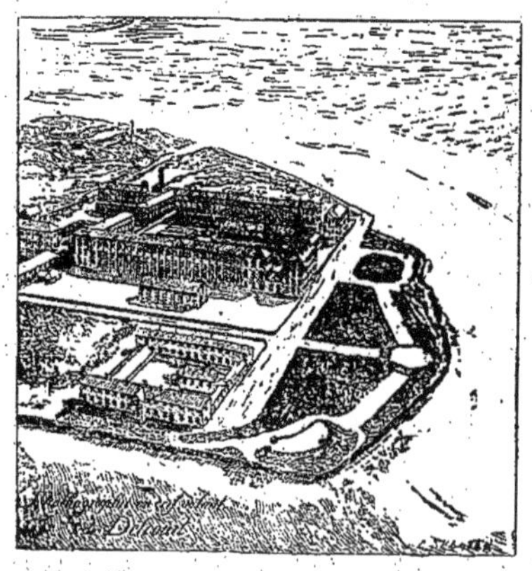

PARIS

MASSON ET Cie, ÉDITEURS

LIBRAIRES DE L'ACADÉMIE DE MÉDECINE

120, BOULEVARD SAINT-GERMAIN

1907

INTRODUCTION

Des travaux sans nombre ont éclairé toute l'histoire de la coxalgie.

Seule, la durée de cette maladie reste méconnue. Il en résulte une faute, toujours la même, commise dans la direction du traitement.

La coxalgie dure des années : on la traite comme si elle pouvait guérir en quelques semaines.

A défaut du traitement curatif, que nous promet la sérothérapie, l'aggravation d'une tuberculose articulaire et spécialement de la coxalgie est atténuée par le repos et les précautions hygiéniques. Les lésions destructives, la déformation des surfaces sont éloignées ou conjurées définitivement. Mais les mesures thérapeutiques doivent être appliquées durant toute la période active de la culture bacillaire.

Or il arrive d'habitude que la coxalgie, reconnue à son début, est soumise au traitement rationnel pendant une courte période, suffisante pour atténuer ou faire disparaître les symptômes légers révélés par la clinique. Ensuite le malade se remet à marcher ; il boîte de nouveau ; on le remet au repos ; puis la marche est reprise.

Rien n'est plus funeste que cette incohérence.

La coxalgie, comme toutes les localisations tuberculeuses, affecte plusieurs formes. Par exception, elle est grave dès son début, rapidement destructive. En pareil cas, le traitement le mieux dirigé modère l'activité du processus et évite, en général, les complications dangereuses, mais n'empêche pas la déformation de la hanche.

Dans sa forme commune, la coxalgie est une tuberculose

lente, froide, qui dure plusieurs mois, avant qu'elle n'entraîne l'ulcération de la tête fémorale ou du cotyle. Sur cette variété habituelle, le traitement dont nous disposons, tout modeste qu'il est, exerce une influence décisive.

Mais la coxalgie la plus bénigne a une période d'activité qui se prolonge plus de deux années.

Si le repos est interrompu au bout de quelques mois, chez un enfant dont les symptômes de coxalgie se sont atténués, effacés même, la conséquence se fait peu attendre. Les surfaces articulaires, jusque-là de forme normale, mais préparées par l'inflammation lente, ramollies, s'ulcèrent rapidement. La culture tuberculeuse d'apparence latente s'échauffe. La coxalgie, bénigne auparavant, devient grave. Surviennent, en effet, la déformation des surfaces, le gonflement des parties molles, l'abcès.

L'expérience apprend, au contraire, que la coxalgie reste souvent bénigne, indéfiniment, pourvu que le malade reste soumis aux deux conditions essentielles du traitement : repos absolu de la hanche et hygiène favorable, jusqu'à l'épuisement complet de la culture tuberculeuse.

L'interruption même tardive du traitement, au bout de douze, dix-huit, vingt-quatre mois et parfois davantage, compromet souvent le résultat d'une manière irrémédiable.

D'un autre côté, on peut affirmer qu'un nombre respectable de coxalgies guérissent intégralement, avec conservation des surfaces articulaires et des mouvements normaux, si l'on a su mettre le traitement d'accord avec la marche et la durée de l'affection.

A l'époque actuelle, ces guérisons heureuses, auxquelles on veut à peine croire, sont exceptionnelles, parce que le monde médical ne veut pas admettre la longue durée du mal et la nécessité de la longue durée du traitement.

Cet état d'esprit est la source de presque toutes les fautes commises dans la pratique.

Nous n'exagérons rien. Sur cette question, qui nous paraît de grande importance, l'enseignement médical est à ce point insuffisant qu'aucun des jeunes internes des hôpitaux de

Paris, à leur arrivée dans mon service de l'Hôpital maritime, ne conçoit l'idée d'une coxalgie de forme bénigne, pouvant durer plus de deux ans. Cette notion, qui leur est cependant montrée dans toute son évidence par les faits, ne peut leur être exprimée sans exciter leur stupéfaction.

Au dernier Congrès international de la Tuberculose, à la suite d'une brève communication, je me suis trouvé en face d'un illustre professeur d'un pays voisin, auteur de livres fort appréciés sur les maladies des enfants et sur la tuberculose. Ce savant m'a exprimé son grand étonnement de m'entendre dire que la coxalgie pouvait durer si longtemps. « Chez nous, je la vois souvent guérir en moins de six mois. »

Il est difficile de trouver une meilleure démonstration de l'ignorance trop générale du monde médical sur la marche et la durée des arthrites tuberculeuses.

Si les médecins étaient mieux renseignés, le public ne tarderait pas à l'être également ; les praticiens cesseraient de rencontrer l'opposition des parents et des malades contre un traitement de longue durée. Les arthrites tuberculeuses seraient mieux soignées, chez les pauvres comme chez les riches.

Les complications seraient beaucoup plus tardives, beaucoup moins fréquentes et moins graves.

Les malades seraient soignés méthodiquement et sans interruption depuis le début jusqu'à la fin de leur maladie pendant deux, trois et quatre ans, ainsi que nous le disons.

Peut-être n'aurions-nous pas sous les yeux, à l'Hôpital maritime, cette grande collection de 150 à 200 coxalgiques, arrivant pour la plupart avec leur hanche déformée, avec des abcès collectés, avec une suppuration associée.

On discute et on discutera sans doute longtemps sur les meilleurs moyens de traitement de la suppuration tuberculeuse fermée ou bien ouverte.

Il serait plus profitable aux malades que l'on s'applique à prévenir cette grave complication.

En arrivant à Berck, je me promettais de ne jamais pratiquer la résection de la hanche. En présence d'un groupe de coxalgies depuis longtemps multifistuleuses, menaçant la vie, je fus de suite conduit à des tentatives opératoires. Depuis, j'ai dû continuer, à contre-cœur, la même pratique, parce que je me trouve toujours dans les mêmes conditions, en face de la coxalgie parvenue à ce degré de gravité où la vie est compromise et peut être sauvegardée seulement au prix de cette intervention redoutable, la résection de la hanche.

Il est trop facile de condamner cette opération, avec laquelle, pourtant, on fait survivre un grand nombre de malades. La discussion est à peine de mise. Avec beaucoup plus de raison, médecins et chirurgiens doivent s'appliquer à généraliser le traitement réel et suffisant de la coxalgie. Si cela était fait, on discuterait peu sur la résection. Ses indications deviendraient exceptionnelles. On la pratiquerait très rarement.

Un grand progrès s'est accompli dans ces trente dernières années, rapprochant dans un ensemble toutes les localisations externes et viscérales de la tuberculose. Peut-être ne sait-on pas encore assez voir que la maladie tuberculeuse suit la même évolution sur tous les points de l'organisme où elle colonise. Sans doute on peut opposer, pour la pratique, les tuberculoses viscérales aux tuberculoses externes. La méningite tuberculeuse tue en une ou deux semaines. La tuberculose pulmonaire emporte un nombre immense de malades dans un délai qui varie de quelques semaines à plusieurs années. De même sur l'intestin, l'appareil génito-urinaire, la tuberculose occasionne souvent la mort plus ou moins rapidement.

Ces variétés graves ne nous laissent pas observer l'évolution entière de la culture bacillaire. Cette évolution est interrompue par le décès du malade.

On apprend beaucoup mieux les phases si longues et si accidentées de la maladie chez les malades qui guérissent. Il n'est plus de médecin qui ne sache qu'après une première hémoptysie le patient, dont l'état ne s'aggrave pas, ne soit obligé, pour survivre définitivement, de se soumettre à des précautions, à un véritable traitement de plusieurs années, quelquefois de toute la vie.

Beaucoup plus communément, on suit toute l'évolution de

la tuberculose externe. La coxalgie, la tuberculose du genou ou de toute autre articulation, parcourent souvent toutes leurs phases sans compromettre la vie. C'est dire qu'on assiste au début, à la floraison, au déclin, à la fin de la culture. Souvent cette fin n'est qu'apparente: un réveil survient après des années.

Les actes successifs de ce spectacle ne se suivent pas rapidement. Ils s'étendent sur plusieurs années, dans la plupart des cas. On trouvera cette pensée reproduite sous des formes diverses dans tous les chapitres de notre étude, parce que nous estimons qu'elle doit tenir la première place dans les préoccupations de la pratique.

PREMIÈRE PARTIE

ANATOMIE PATHOLOGIQUE

On étudiera successivement les lésions destructives des surfaces articulaires, les déplacements de ces surfaces et les abcès tuberculeux. Ensuite trois chapitres seront consacrés aux dystrophies, aux déformations pelviennes et aux tuberculoses juxta-coxales.

I

LÉSIONS DESTRUCTIVES DES SURFACES ARTICULAIRES

Lésion de début. Origine osseuse. Origine synoviale.
Définition de l'ulcération compressive et de l'ulcération tuberculeuse.
Lésions compressives : de la tête, du cotyle.
Lésions tuberculeuses proprement dites. Ulcération tête et cotyle. Nids. Cavernes. Perforations : non compressive, compressive. Étendue exceptionnelle des lésions : trois observations. Séquestres : du cotyle, fréquents ; du fémur, rares.
Partie déshabitée du cotyle. Mode de formation. Étendue. Constitution anatomique, obstacle à la réparation.
Pathogénie des lésions destructives : âge, anatomie, emboîtement, structure. Conséquences pratiques.

Origine osseuse, origine synoviale de la coxalgie. — Le siège primitif du foyer tuberculeux a fait le sujet d'un problème pour chacune des grandes articulations. Parmi les auteurs qui ont cherché la solution, quelques-uns ont pensé que le tissu osseux était presque toujours atteint avant l'articulation. Pour la hanche, Lannelongue, qui a pu examiner quelques cas de coxo-tuberculose au début, a trouvé de petits foyers tuberculeux extra-articulaires, c'est-à-dire sous-jacents au cartilage diarthrodial ; il en cite quatre exemples, qui se rapportent tous à l'extrémité fémorale. Un foyer tuberculeux, représenté par un îlot d'infiltration tuberculeuse du tissu spongieux ou par une petite caverne, siège dans la tête ou dans le col, au-dessus ou au-dessous du cartilage de conjugaison, séparant la tête du col. Lannelongue ne rapporte aucun cas de tuberculose primitive du cotyle.

Les occasions de pratiquer l'examen anatomique de la hanche au début de la coxalgie se présentent rarement. Dans un fait où l'affection était peu ancienne, nous avons trouvé les cartilages amincis; des coupes nombreuses sur le fémur et sur l'os iliaque ne nous ont découvert aucun point osseux suspect. Le petit nombre des faits positifs, qui ont démontré la forme osseuse primitive, ne permet pas une généralisation.

Nous avons rencontré, en mai 1903, un exemple remarquable d'altérations symétriques des deux hanches. Un foyer tuberculeux de l'ilium constitué par un séquestre d'infiltration blanche était en communication avec la hanche droite; la coxalgie droite avait été reconnue et traitée.

A l'autopsie, l'examen de la hanche du côté gauche fait découvrir un foyer tuberculeux de la partie cotylienne de l'ilium. Cet autre îlot d'infiltration est en contact avec le cartilage diarthrodial de la hanche. Mais il n'y a eu aucun retentissement articulaire. La lésion est exclusivement juxta-coxale. Ce fait met en vue la pathogénie de la coxalgie à point de départ osseux. Il montre deux étapes. La première est une coxalgie avec un séquestre de l'os iliaque. A la rigueur, on pourrait contester la succession des altérations. Il semble à première vue vraisemblable que le séquestre est la lésion primitive. Mais la démonstration directe ferait défaut, et peut-être pourrait-on soutenir que l'altération extra-articulaire a été consécutive à l'arthrite, si la lésion était unilatérale.

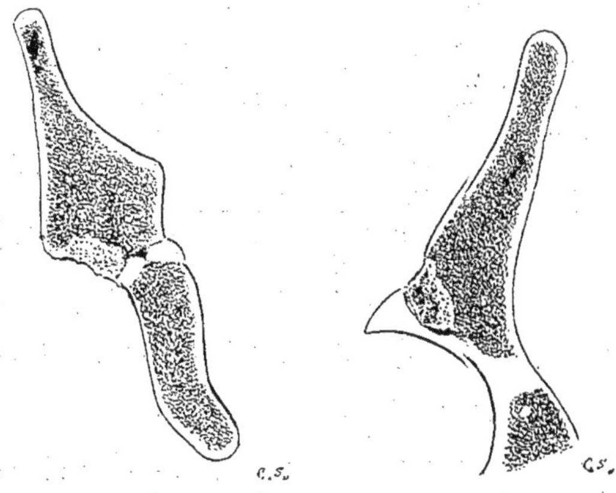

FIG. 1. — a, *Coxalgie gauche. Coupe verticale vue d'arrière en avant.* b, *Coupe verticale de l'os iliaque droit sain, vue d'avant en arrière.*

Un séquestre de chaque côte (Voy. Obs. I).

La deuxième étape est le foyer tuberculeux extra-articulaire qui menace la hanche gauche et impose la véritable interprétation.

L'infiltration osseuse a manifestement précédé et produit la coxalgie par envahissement secondaire de la hanche.

Il nous paraît à propos de citer cette observation, à titre de document démonstratif.

Obs. I. — *Coxalgie droite. — Mort de méningite.*

Autopsie. — On trouve, au début de l'autopsie, un abcès près de la pointe du sternum. Le pédicule de cet abcès se dirige de dedans en dehors et aboutit à la face antérieure du cartilage de la sixième côte, à une certaine distance (3 centimètres environ) de l'articulation chondro-costale. Ce cartilage est creusé d'un cul-de-sac étroit et profond de 3 millimètres au moins.

Cette perte de substance est-elle le résultat d'une culture tuberculeuse dans le cartilage costal? Le fait semble démontré.

L'altération du cartilage est le point de départ de l'abcès; elle est en rapport avec son pédicule. Il paraît évident qu'elle constitue une lésion primitive et non pas une altération secondaire ou consécutive de l'abcès.

Coxalgie droite. — Un volumineux abcès antérieur communique avec la hanche par un orifice qui traverse la capsule en avant vers sa partie moyenne.

La tête fémorale est luxée; elle se trouve presque tout entière au-dessus du sourcil cotyloïdien, qui s'est déprimé par ulcération à son contact. Elle est elle-même aplatie en dedans par suite du même contact. Elle est même sillonnée d'avant en arrière au niveau du rebord du sourcil. L'application du sourcil émoussé sur le sillon de la tête permet de rétablir exactement les rapports osseux après la dislocation de la jointure.

Le cartilage de la tête est entièrement détruit.

La tête déplacée est enveloppée totalement au niveau de son sommet et même sur une partie de sa face interne par la capsule fibreuse épaissie. Cette capsule résistante contourne, en effet, le sommet de la tête déplacée et redescend ensuite pour aller s'attacher à l'os iliaque sur les contours du sourcil cotyloïdien, qui se trouve relevé. La luxation n'a pas entraîné de perforation capsulaire.

Le fond du cotyle est plein de tissu fongueux et de caséum.

On y trouve, après nettoyage, un îlot osseux de coloration blanche, mate, nettement distinct, large de 1 centimètre et long de 3, correspondant à une infiltration tuberculeuse. Ce séquestre exsangue, non encore libre, mais facile à détacher du tissu osseux vasculaire adjacent, est situé sur la partie postérieure du l'ilium, immédiatement au-dessus de la branche de l'Y cartilagineux, unissant l'ilium à l'ischion.

L'infiltration tuberculeuse, ou plutôt le séquestre, apparaît à la surface de l'os sur sa face pelvienne, dans une étendue de plus de 1 centimètre carré, et s'étend jusqu'au bord osseux, appartenant à la grande échancrure sciatique.

C'est un exemple net d'infiltration tuberculeuse dans le cotyle. Cette infiltration aurait entraîné une perforation large de la cavité cotyloïdienne. Cette perforation apparaît lorsqu'on a détaché l'îlot d'os infiltré constitué par un tissu osseux, plus dur que le reste de l'os iliaque.

Hanche gauche. — En préparant le bassin, nous sommes surpris par la découverte d'un îlot d'infiltration tuberculeuse sur la face pelvienne du cotyle de la hanche non coxalgique.

La situation de cette lésion est exactement symétrique avec celle de la hanche droite. Elle appartient aussi à l'ilium et confine à la branche ilio-ischiatique de l'Y.

Du côté de la cavité articulaire de la hanche gauche, on ne trouve aucune apparence de lésion; le cartilage diarthrodial est normal. Nous faisons une coupe à la scie passant par la partie osseuse infiltrée. Elle fait voir que l'îlot d'infiltration va jusqu'au contact de la face adhérente du cartilage diarthrodial, et, en ce point de contact, il n'y a plus continuité de tissu, mais bien un décollement entre le cartilage et l'os nécrosé.

L'épaisseur du cartilage n'est pas diminuée sensiblement. Il n'en apparaît pas moins que l'articulation était menacée par le voisinage immédiat d'un foyer tuberculeux sous la forme d'infiltration. Le cartilage n'aurait sans doute pas tardé à s'amincir, à se perforer.

L'enfant ne marchait pas depuis longtemps; aucun signe clinique de coxalgie n'aurait été constaté de ce côté.

Après décortication du cartilage, on voit que l'infiltration tuberculeuse touchait ce cartilage articulaire sur l'étendue d'un demi-centimètre carré. Elle était apparente, ainsi que nous l'avons dit, à la face interne du bassin jusqu'à la grande échancrure sciatique.

Ce fait est un exemple remarquable de symétrie de lésions tuberculeuses sur les deux hanches, même siège et même disposition de l'infiltration. L'étendue de la ésion et ses conséquences sont différentes et font voir deux degrés successifs : à droite, une coxalgie de forme grave; à gauche, une menace de coxalgie.

On ne peut s'empêcher d'admettre par comparaison que la coxalgie droite est d'origine osseuse, comme l'aurait été la coxalgie gauche.

Il est vraisemblable que nombre de coxalgies, dans lesquelles on trouve un séquestre enchatonné dans le cotyle, sont aussi d'origine osseuse. La hanche a été envahie secondairement après une infiltration tuberculeuse, sous-jacente au cartilage.

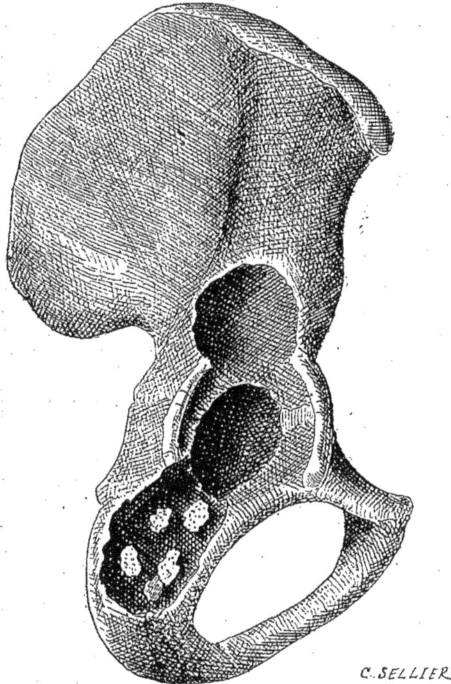

Fig. 2. — *Coxalgie droite fistuleuse.*

Cotyle agrandi en haut et en bas. En haut, facette creusée sur le sourcil cotyloïdien par la tête du fémur.

En bas, caverne creusée dans l'épaisseur de l'ischion et contenant plusieurs petits séquestres. Cette caverne communique largement avec le cotyle. La fétidité de la suppuration, très tenace dans ce cas, était entretenue par le nid à séquestre.

L'examen de la hanche, fait plus tardivement, à l'époque où les altérations sont plus profondes, ne montre, le plus souvent, aucun caractère pour ou contre l'origine osseuse. Cependant les cavernes tuberculeuses, et plus spécialement celles qui contiennent un séquestre, portent à croire qu'elles constituent elles-mêmes le foyer primitif. On n'en rencontre habituellement qu'une dans chaque cas. Elles sont le produit direct de la nécrose tuberculeuse; cependant on ne peut voir là une démonstration nette. Une caverne tuberculeuse, avec ou sans séquestre, ne peut-elle pas naître secondairement? Nous aurons plusieurs fois lieu de revenir sur ce sujet.

En tenant compte des formes très bénignes de la coxalgie qui se terminent avec conservation intégrale des fonctions, on est conduit au contraire à incliner vers l'origine synoviale de l'arthrite. On conçoit plus facilement ces guérisons heureuses en l'absence des foyers osseux dont la résorption semble si difficile. Encore pourrait-on admettre qu'un foyer tuberculeux des extrémités osseuses se limite, s'enkyste, ou même à la longue se résorbe sans s'ouvrir dans la jointure et sans occasionner de graves altérations secondaires. La question n'est pas résolue.

Si l'origine osseuse est démontrée, ce qui ne fait aucun doute, sa fréquence reste inconnue. Il n'est pas permis, quant à présent, d'affirmer qu'elle soit constante.

Amincissement, ulcération, décollement des cartilages articulaires. — L'arthrite de la hanche commence à déformer la tête et le cotyle en amincissant les cartilages articulaires. Généralement cette diminution d'épaisseur est d'abord sensible dans la partie supérieure de l'articulation, sur le sommet de la tête et sur la partie iliaque du cotyle. Rappelons qu'en ces points les revêtements cartilagineux ont chez l'adulte leur maximum d'épaisseur. A l'époque plus avancée de l'affection où le cartilage se perfore, déjà la tête a notablement diminué de volume; le cotyle est élargi; une partie vide est réservée en bas. Le fémur a effectué une légère ascension, d'une appréciation difficile en clinique; elle atteint pourtant plusieurs millimètres.

Cette ulcération prédominante des cartilages en haut est le caractère le plus intéressant; mais, dans tout le reste de la jointure, le revêtement cartilagineux est altéré en même temps, sous des formes les plus variées : amincissement, décollement, destruction complète.

Les décollements étendus du revêtement cartilagineux s'observent surtout chez les malades d'un âge assez avancé, adolescents, jeunes adultes.

Dans le jeune âge, il arrive souvent que l'ulcération cartilagineuse soit surtout localisée sur les points comprimés, et qu'ailleurs le cartilage persiste, adhérent aux surfaces osseuses.

Parfois la subluxation précède l'ulcération des cartilages; en pareil cas, ce n'est plus la partie supérieure de la tête qui se détruit sur la voûte cotylienne. La tête presse par sa face interne sur le bord du sourcil; là où s'applique la pression, là s'observe la lésion destructive.

Ulcérations compressives et ulcérations tuberculeuses proprement dites. — Dans l'étude des altérations osseuses, tête ou cotyle, il convient d'avoir toujours présente à l'esprit leur double origine :

Le processus tuberculeux;

L'influence mécanique.

Les déformations des surfaces sont influencées par la compression. La tête presse sur le cotyle : les parties comprimées sont celles qui s'ulcèrent en premier lieu et qui, plus tard, offrent les destructions les plus profondes.

L'action propre du tubercule se manifeste partout, aussi bien sur les points qui subissent une compression physiologique que sur les régions exemptes de compression.

L'action tuberculeuse produit souvent elle-même des altérations profondes, justement dans les parties de la jointure qui échappent à toute action mécanique.

On est convenu de distinguer l'ulcération compressive des altérations tuberculeuses; cette division est justifiée à la condition d'admettre que les altérations compressives relèvent en même temps de la double influence : tuberculeuse et mécanique. Les altérations que nous appellerons tuberculeuses proprement dites sont indépendantes de toute action mécanique.

Tête et col. — Dans sa forme la plus habituelle, l'ulcération de la tête fémorale aplatit en premier lieu la partie la plus élevée du sphéroïde. La surface osseuse apparaît à travers le cartilage perforé. Os et cartilage se détruisent de plus en plus profondément. Un quart, la moitié de la tête disparaissent. Il ne reste plus qu'un prolongement informe annexé à l'extrémité du col. C'est, le plus souvent, l'une de ces variétés que l'on rencontre.

La destruction va plus loin dans les formes rapides de la tuberculose coxale; la tête peut se résorber tout entière, et, après elle, une partie ou la totalité du col.

Cotyle. — Sur le cotyle, l'ulcération compressive entraîne plusieurs variétés de déformations en rapport surtout avec l'âge du malade.

Chez les jeunes enfants de deux à dix ans, la destruction procède suivant le tableau classique. A mesure que la tête qui presse de bas en haut s'aplatit, le sourcil cotyloïdien comprimé se creuse de toute l'épaisseur du cartilage. Le relief osseux qui soutient les parties molles, peu saillant à cet âge, s'oppose faiblement au progrès de la destruction. Le fibro-cartilage, plus résistant peut-être, se ramollit et paraît souvent s'allonger. A une période avancée, il coiffe seul la tête déformée, qui tend à sortir en haut.

Les différentes phases de l'ascension du fémur, dont on reprendra l'histoire à propos de la luxation pathologique, sont surtout observées dans le jeune âge.

Plus tard, après quinze ans, chez les adolescents et les adultes, l'ulcération se produit par le même mécanisme, mais les résultats sont différents dans la plupart des cas; la résistance des tissus a changé.

La tête fémorale se dénude de son cartilage. La partie osseuse elle-même s'aplatit supérieurement. En face d'elle, le cotyle est modifié dans le même sens; sa partie osseuse est à nu, mais l'importance relative du cartilage et de l'os n'est plus la même que chez l'enfant. Du côté du fémur, le tissu osseux de la tête est plus dur, et surtout le tissu osseux du cotyle est beaucoup plus saillant. La tête fémorale, ulcérée et déformée, en remontant, rencontre un large obstacle osseux; cette résistance est effective. Les deux surfaces osseuses s'appliquent l'une sur l'autre, mais leur chevauchement devient beaucoup plus difficile, et en fait se réalise beaucoup plus rarement.

Il arrive souvent que les deux surfaces, complètement privées de cartilage, n'en restent pas moins profondément emboîtées. La tête a pu diminuer de volume, elle reste assez régulièrement arrondie.

Le cotyle, de son côté, est plutôt agrandi que déformé. La disparition du cartilage l'a rendu notablement plus profond. Le relief du sourcil, si on le regarde du coté de la cavité cotyloïdienne, paraît autant, sinon plus, accentué que du côté sain. En un mot, la tête dénudée est logée dans une cavité profonde. Avec cette forme de coxalgie, la luxation ne se produira pas.

On comprend que, entre les deux tableaux que nous venons d'opposer l'un à l'autre, celui de la coxalgie du jeune âge et celui de la coxalgie des sujets adolescents et adultes se placent nombre de variétés intermédiaires. D'un autre côté, s'il est vrai que l'érosion du sourcil cotyloïdien et l'effacement du cotyle soient plus fréquents dans le jeune âge et que dans un âge plus avancé on observe plus souvent le cotyle large et en même temps profond, il convient de n'accorder aucune valeur absolue à cette relation entre l'âge et la forme des lésions. Les deux variétés de déformation du cotyle sont en effet observées chez des sujets de tout âge.

Le siège et la forme des altérations qu'on vient de passer en revue prouvent assez qu'elles relèvent de la compression. Il va de soi que la compression n'a pu avoir de pareilles conséquences que sur des tissus préalablement modifiés par la culture bacillaire. Les cartilages enflammés, ramollis, décollés des surfaces osseuses se sont ulcérés de préférence et plus hâtivement sur les régions où ils subissaient une pression. Après eux, les surfaces osseuses sont aussi préparées par l'ostéite spécifique. Inutile d'insister sur cette interprétation. La hanche atteinte de tuberculose ne subit pas des pressions plus grandes que la hanche normale. Il est évident que la compression n'a de conséquences fâcheuses que dans la hanche affectée de tuberculose.

En un mot, les lésions dites compressives sont en réalité le résultat complexe de deux actions associées : pression et culture bacillaire.

Il n'est pas facile de faire la part à chacune de ces influences ; cependant nous apprendrons que certaines coxalgies marchent avec une très grande lenteur ; les surfaces ne sont déformées qu'au bout de plusieurs mois, un an ou davantage. Chez d'autres malades, au contraire, la destruction prend un caractère grave au bout de deux, trois, quatre mois. Cette courte période a suffi pour entamer profondément la tête fémorale et le sourcil cotyloïdien qui lui fait face.

Dans ces deux cas, le premier lent, le second rapide, la pression des surfaces articulaires l'une sur l'autre est la même. C'est l'action propre de l'infection tuberculeuse qui fait varier les résultats.

LÉSIONS TUBERCULEUSES PROPREMENT DITES.

Ulcération diffuse. — Les parties des surfaces articulaires qui sont exemptes de compression subissent des altérations appartenant en propre à l'action tuberculeuse.

Si l'on examine une hanche atteinte de coxalgie peu ancienne, l'ulcération de la tête et du cotyle est fréquemment localisée sur les points comprimés, c'est-à-dire en haut. Dans le reste de l'article, les cartilages peuvent conserver à l'œil nu les caractères de l'état sain, ou bien ils sont ramollis, amincis.

A une période plus avancée, le cartilage articulaire a disparu complètement sur toute l'étendue de la tête et du cotyle, partie comprimée et partie non comprimée. Il en reste à peine quelques vestiges.

Cette destruction diffuse s'exerçant d'une manière égale dans toute la jointure peut ne pas dépasser les limites du cartilage, ou elle les dépasse à peine. Le cotyle est agrandi et la tête atrophiée par le seul effet de la disparition du revêtement cartilagineux comme sur des pièces desséchées.

Dans certaines formes graves de coxalgie, les surfaces osseuses sont ulcérées elles-mêmes après la destruction des cartilages. Il en résulte qu'une tête fémorale d'un très faible volume se trouve logée dans un cotyle énormément agrandi.

En regardant les pièces de près, on constate que la tête fémorale est atrophiée sur tout son pourtour et non pas seulement sur sa partie supérieure comprimée. De même, le cotyle est agrandi dans tous les sens, il est plus profond; il est élargi en arrière, en avant et en bas, en même temps qu'en haut.

Il est pourtant exceptionnel que la tête et le col du fémur soient ulcérés en bas. Il en est de même pour le cotyle. C'est plutôt de

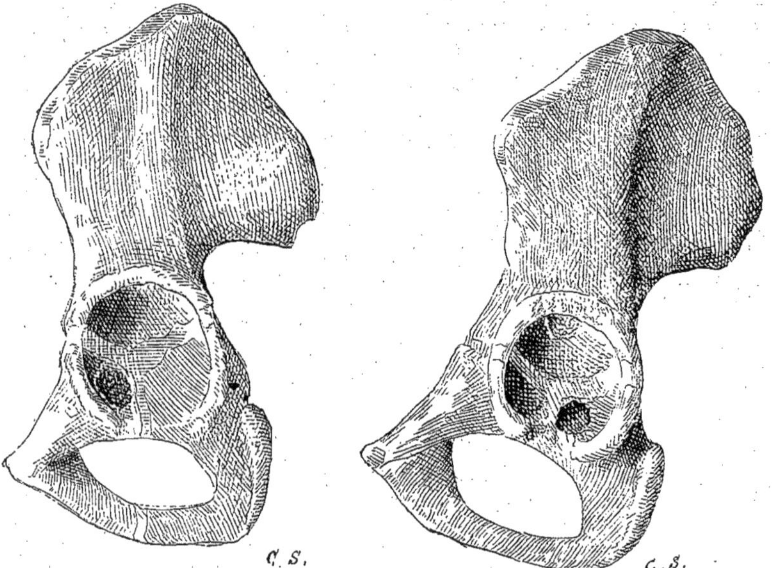

FIG. 3. — *Nid tuberculeux sur la partie pubienne du cotyle.*

Fille de six ans et demi, coxalgie gauche unifistuleuse, opérée le 13 février 1899.

FIG. 4. — *Coxalgie gauche.* Nid tuberculeux du cotyle sous le sourcil cotyloïdien et perforation à la partie inférieure.

Garçon de six ans, opéré le 18 juin 1900.

l'hyperostose qu'on trouvera sur ces points dans la coxalgie ancienne. Ce détail sera développé dans la suite. Dans le cas de la figure 52, p. 48, la direction horizontale du vestige de col ne peut être expliquée que par une hyperostose de la face inférieure du col fémoral, contemporaine de l'ulcération de la face supérieure.

Nids tuberculeux. — A l'action propre de la tuberculose appartiennent des foyers nettement circonscrits, que l'on trouve assez souvent associés avec les lésions diffuses dont il vient d'être question.

Ces foyers affectent la forme de nids tuberculeux, remplis de caséum ou de fongosités, de petits séquestres enchatonnés ; des cavernes plus grandes renferment, elles aussi, un ou plusieurs séquestres ou seulement des fongosités et du pus tuberculeux.

Nous avons observé ces différentes formes de lésions localisées dans un certain nombre d'autopsies. Nous les avons notées beaucoup plus souvent au cours de la résection de la hanche.

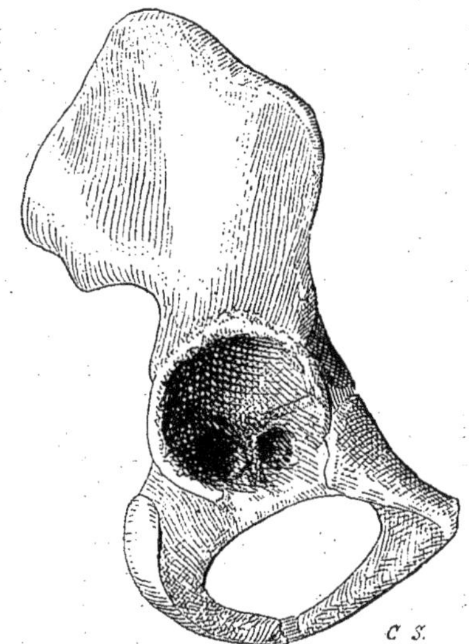

Fig. 5. — *Coxalgie droite.* Deux nids tuberculeux du cotyle.

Fille de trois ans et demi, opérée le 7 janvier 1901. Abcès prêt à s'ouvrir. Résection aseptique et réunion par première intention.

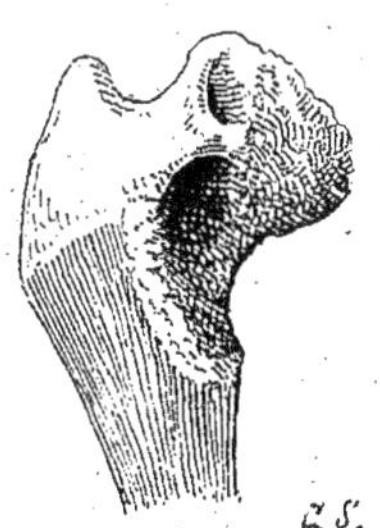

Fig. 6. — *Pièce anatomique.*

Extrémité supérieure du fémur déformée et atrophiée par l'ulcération tuberculeuse.

Cavernule en forme de tunnel sur la face antérieure du col.

Nous appelons nids tuberculeux de petites dépressions creusées sur le cotyle pouvant loger une lentille, l'extrémité d'un doigt. Leur profondeur est variable et dépasse rarement 3 ou 4 millimètres. Si ces dépressions correspondent à la partie mince du fond du cotyle, leur présence entraîne une perforation, fait fréquent. Sur d'autres points, leur fond est constitué, comme leur pourtour, par du tissu osseux. Ils sont remplis le plus souvent d'une petite masse de caséum avec ou sans fongosités.

Ces nids tuberculeux sont en nombre variable; souvent on n'en rencontre qu'un seul, mais on peut en trouver deux ou trois.

Une figure de la coxotuberculose de Lannelongue offre trois de ces nids; ils occupent tout le fond du cotyle; au niveau de chacun d'eux, il y a une petite perforation irrégulière. Ils sont indiqués sous le nom de cavernes tuberculeuses.

Chacun d'eux paraît localisé sur l'un des trois segments de l'os iliaque. On dirait qu'ils sont séparés par les branches du cartilage en Y. Une semblable disposition est rare.

La formation de ces nids, cupules ou godets tuberculeux, est manifestement indépendante de toute pression mécanique. Ce point ne tardera pas à être confirmé à propos de l'histoire des séquestres et des grandes cavernes.

Les nids tuberculeux sont moins fréquents sur l'extrémité fémorale; j'en ai rencontré quelques exemples à la surface du col (Voy. fig. 6).

Cavernes. — Les cavités, comme les séquestres, prennent parfois de plus grandes dimensions, et l'on donne tout naturellement alors aux nids tuberculeux le nom de cavernes.

Les séquestres représentent des îlots plus étendus d'infiltration grise.

On a dit que la plupart des nids ou petits foyers tuberculeux occupaient le centre du cotyle, c'est-à-dire sa partie mince. Les cavernes, au contraire, se développent vers l'un des trois segments de l'os iliaque, en plein tissu spongieux.

Les exemples les plus nombreux de cavernes tuberculeuses, communiquant avec la hanche, appartiennent à l'ischion. Nous en avons observé plusieurs cas. Parmi eux, se trouve celui d'un jeune garçon qui subit la résection de la hanche à une période tardive. Un abcès avait été ouvert au bistouri, la hanche s'était infectée secondairement, et, depuis plus d'une année, le jeune malade, âgé de dix ans, était épuisé par une fièvre se traduisant chaque soir par une température de 38 à 39°,5, et par une suppuration abondante et fétide (Voy. fig. 2, p. 4).

L'opération formellement indiquée, mais refusée en temps opportun, exigée au contraire à une période trop tardive, fut pratiquée dans des conditions défavorables.

Au cours de la résection, le fait anatomique le plus saillant se traduisit par la présence, à la partie inférieure du cotyle, d'un large orifice, par lequel le doigt s'introduisait dans l'épaisseur de l'ischion et y sentait un groupe de séquestres mobiles.

La paroi extérieure de cette loge enlevée, les séquestres en furent extraits. La cavité cotyloïdienne se trouvait ainsi en quelque sorte agrandie de moitié.

Les cavernes de l'ischion, sans offrir toujours d'aussi grandes dimensions, sont habituellement assez larges pour admettre l'extrémité d'un doigt ; et, fait remarquable, nous y avons constamment trouvé un séquestre d'un certain volume.

Notons dès maintenant que, dans cette région, les séquestres ne

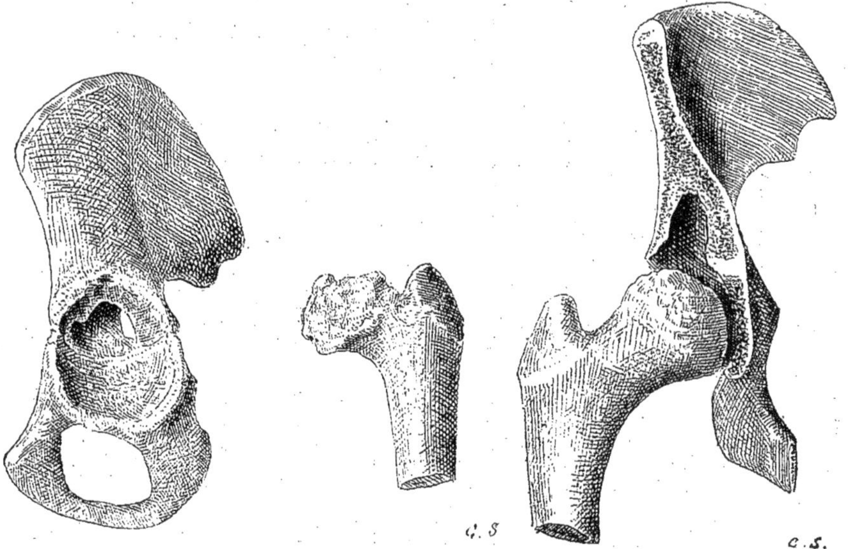

Fig. 7. — *Cotyle agrandi en haut. Perforation par une caverne.*

Extrémité fémorale avec ulcérations de la tête et du col.

Fig. 8. — *Coxalgie droite. Caverne de l'ilium, sous le sourcil cotyloïdien.*

Lac. Garçon de six ans, opéré le 5 mars 1900.

sont pas seulement enchatonnés; ils sont inclus profondément, en grelots, dans une loge ouverte seulement en haut, du côté de la hanche. Leur élimination spontanée vers l'extérieur paraît impossible.

Les cavernes de l'ilium sont peu fréquentes.

Un exemple assez remarquable en est représenté sur la figure 7.

On y voit une cavité très bien circonscrite à parois denses, ouverte dans le cotyle, au-dessous de l'éminence pectinéale. Son orifice, large de 1 centimètre et demi, laisse voir dans la profondeur un trajet qui va se rétrécissant et finalement s'ouvre du côté du petit bassin, au-dessous de la ligne innominée. Cette caverne contenait seulement des fongosités.

La figure 8 montre sur une coupe de l'ilium une caverne de 2 centimètres de hauteur creusée sous la partie supérieure du sourcil cotyloïdien. Le séquestre faisait défaut. Il ne s'agit dans ce cas que d'un nid fongueux, notablement élargi.

D'après les faits qui nous sont propres, le contenu des cavernes de l'ilium serait plus souvent constitué par des fongosités et du pus sans séquestres, contrairement à ce qui arrive pour l'ischion.

Cependant, chez deux malades, dont la coxalgie fistuleuse fut traitée par l'ouverture large et le drainage de la hanche dans la première semaine de mai 1903, nous avons trouvé une caverne du sourcil cotyloïdien. Dans les deux cas, la caverne logeait un séquestre blanc exsangue de plus de 2 centimètres de longueur sur 1 centimètre de largeur.

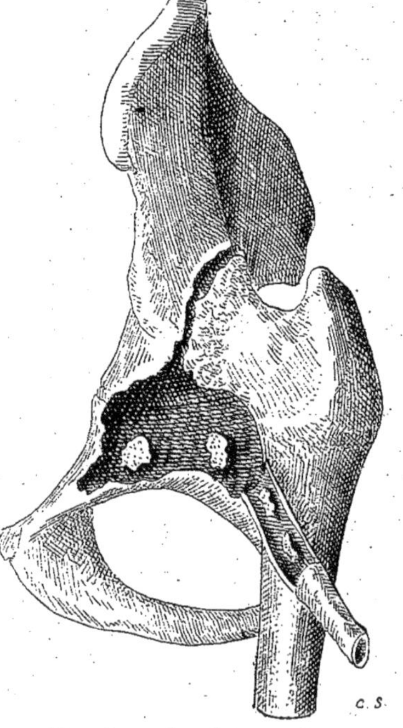

Fig. 9. — *Coxalgie gauche.*

Luxation du fémur en haut. Caverne pubienne, origine de plusieurs petits séquestres en voie de migration dans un trajet fistuleux.
Fille de sept ans, opérée le 22 octobre 1900.

Les grandes cavités tuberculeuses, appartenant au pubis, ne sont pas rares; mais elles sont moins distinctes.

Largement ouvertes dans le cotyle, elles en représentent pour ainsi dire un prolongement vers la symphyse sans orifice qui en marque la limite précise.

Nous en représentons un cas sur la figure 9, qui se rapporte à une coxalgie anciennement fistuleuse avec suppuration abondante.

En intervenant pour établir un drainage convenable, nous avons trouvé dans le trajet fistuleux deux petits séquestres qui effectuaient leur migration. La partie inférieure du cotyle se prolongeait en avant sous le pubis par une large caverne où se trouvaient encore deux autres petits séquestres restés en place.

Dans quelques autres observations du même genre, la cavité développée dans le corps du pubis était moins considérable.

Au commencement de 1905, deux malades opérés dans la même séance pour une coxalgie fistuleuse offraient l'un et l'autre une vaste caverne ouverte dans le cotyle et prolongée l'une et l'autre jusqu'à l'angle du pubis. Un séquestre remplissait chacune de ces cavernes.

Perforations du cotyle. — L'histoire de la perforation du cotyle est liée pour une large part à celle des séquestres, qui viendra prochainement.

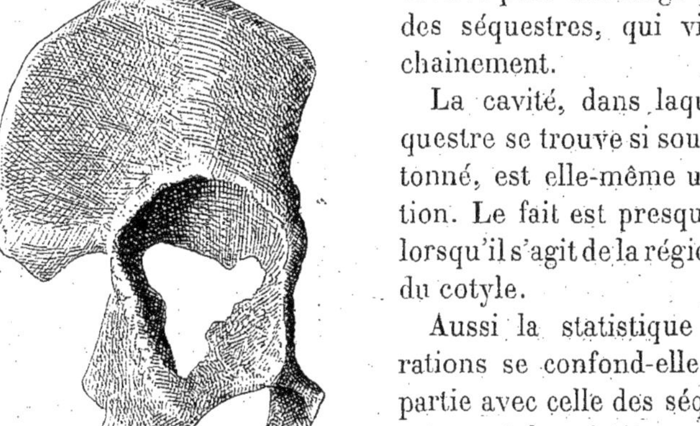

FIG. 10. — *Large perforation du cotyle par ulcération diffuse.*

La cavité, dans laquelle le séquestre se trouve si souvent enchatonné, est elle-même une perforation. Le fait est presque constant, lorsqu'il s'agit de la région moyenne du cotyle.

Aussi la statistique des perforations se confond-elle en grande partie avec celle des séquestres; de même sa description en ce qui concerne le siège, la forme et les dimensions.

Cependant la perforation ne contient pas toujours, il s'en faut, un séquestre, et, par contre, la loge du séquestre n'est pas toujours perforante.

En nous reportant à notre statistique opératoire, nous constatons, sur 268 cas, 105 perforations, soit 39 p. 100.

Dans 86 cas, la perforation contenait un séquestre.

Il convient de distinguer deux variétés de perforation cotylienne.

La première, fréquente, comprenant la généralité des cas, est la conséquence de l'ulcération tuberculeuse proprement dite avec ou sans séquestre d'infiltration, en dehors de toute influence mécanique.

La seconde est au contraire la conséquence de l'ulcération compressive. La tête fémorale se trouve engagée plus ou moins complètement dans l'orifice.

Les cas appartenant à cette seconde variété sont en très petit nombre; chaque auteur en cite un à titre d'exception rare. On les rencontre dans les formes graves de tuberculose coxale.

La première variété est de beaucoup la plus intéressante, parce que c'est elle qu'on observe communément dans la pratique. Pour cette raison, on doit connaître son origine, sa disposition et ses conséquences.

L'origine en est déjà indiquée sommairement : c'est l'action ulcéreuse de la tuberculose elle-même en dehors de l'action compressive de la tête fémorale. Une ulcération remplie de fongosités, une loge à séquestres, traverse de dehors en dedans la partie mince du cotyle.

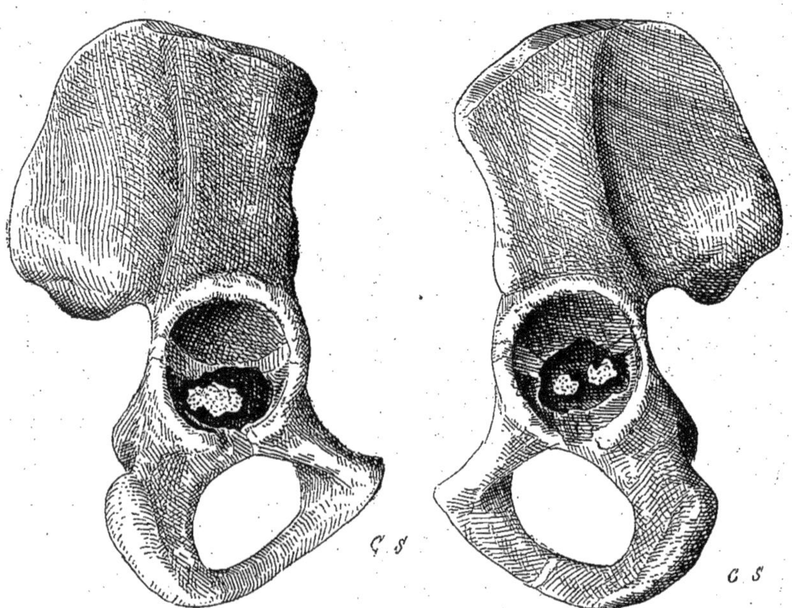

Fig. 11. — *Perforation de la partie inférieure du cotyle. Gros séquestre enchatonné.*

Coxalgie compliquée de trois fistules.
Fille de huit ans. Résection le 9 février 1900.

Fig. 12. — *Perforation centrale très large. Deux séquestres enchatonnés.*

Coxalgie compliquée d'une fistule inguinale.
Garçon de dix ans. Résection le 2 octobre 1899.

On sait déjà que c'est au voisinage du cartilage en Y que naissent de préférence les altérations de ce genre.

Habituellement ces perforations sont peu larges, nettement circonscrites, le plus souvent assez régulièrement arrondies. Elles peuvent parfois affecter la forme d'une fente, ce qui arrive lorsqu'un séquestre se trouve contigu à l'une des faces du cartilage en Y.

Leur largeur est souvent limitée à 1 centimètre environ. Rarement elle dépasse le diamètre d'un doigt.

Il en est autrement d'une troisième variété de perforation due à l'amincissement progressif du fond du cotyle dans son ensemble. Ce processus ulcéreux diffus, qui détruit toute l'étendue cotylienne, peut aboutir à une perforation de toute sa partie moyenne, la moins épaisse (Voy. fig. 10, p. 14).

Les bords de la perforation offrent une certaine épaisseur, lorsqu'elle résulte de l'ulcération tuberculeuse localisée. Ils sont minces

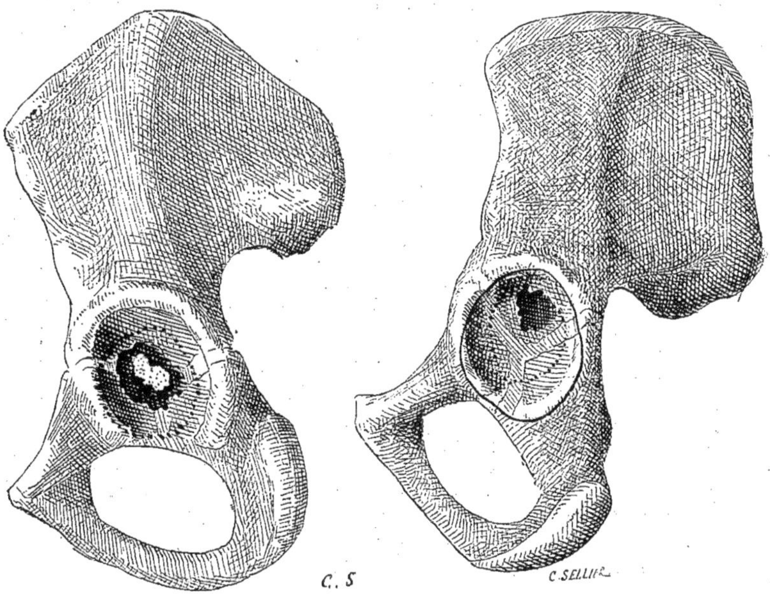

Fig. 13. — *Perforation du centre du cotyle avec un séquestre volumineux et zone de décollement intrapelvien indiquée par la ligne pointillée.*

Garçon de sept ans. Coxalgie fistuleuse. Résection le 3 octobre 1898.

Fig. 14. — *Perforation du cotyle.*

La ligne pointillée indique l'étendue du décollement intrapelvien.

La ligne pleine circonscrit la partie attaquée par la curette.

Garçon de onze ans. Coxalgie fistuleuse ancienne. Opéré le 17 avril 1900.

et tranchants lorsqu'elle est la conséquence de l'amincissement diffus progressif.

Au fond de la perforation, dans sa forme la plus simple, se trouve le périoste interne du bassin, qui donne insertion au muscle obturateur interne. Cette membrane est une barrière généralement efficace contre la propagation de la tuberculose vers le bassin.

Souvent elle reste adhérente sur le pourtour de la perforation. Elle peut aussi se décoller sur une étendue variable depuis quelques millimètres jusqu'à 1 ou 2 centimètres et même davantage. Il en résulte un foyer intrapelvien, rempli de fongosités ou de pus. C'est le foyer rétro-cotylien ou intrapelvien, qui est habituellement de petit volume et reste localisé à la face pelvienne du cotyle.

Les exemples d'abcès du petit bassin ou de la fosse iliaque, provenant d'une perforation cotylienne, sont peu nombreux. On aura l'occasion de revenir sur ce sujet, en faisant la description des abcès qui compliquent la coxalgie.

D'habitude la perforation du cotyle est unique comme le nid à séquestres ; par exception, nous en avons trouvé deux une fois.

Un autre type de perforation résulte du développement d'une caverne avec ou sans séquestre sur le sourcil cotyloïdien. Nous l'avons rencontré en arrière. La caverne creusée sous le sourcil allait s'ouvrir profondément au voisinage de l'épine sciatique.

Un exemple de perforation de la partie antérieure du cotyle sera cité à propos des séquestres. La cavité s'ouvre en haut dans la fosse iliaque interne ; elle loge un petit séquestre.

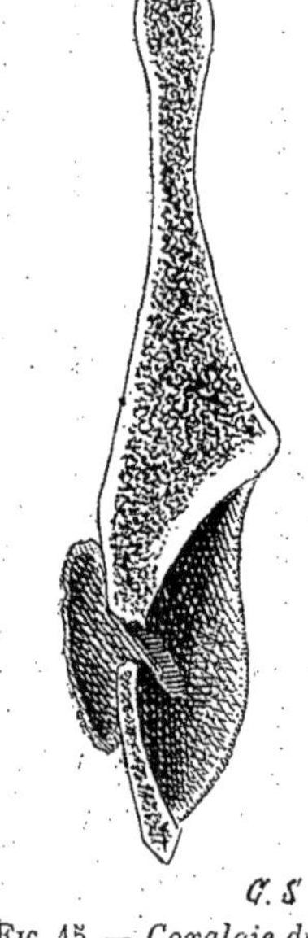

Fig. 15. — *Coxalgie droite.* — Coupe verticale de l'os iliaque.

Perforation centrale du cotyle. Foyer intrapelvien. Garçon de treize ans. Coxalgie à forme rapide. Fistule postérieure. Fièvre. Opéré le 13 août 1900. Décédé le 22 octobre avec albuminurie et diarrhée.

Nous avons observé des perforations à la périphérie du cotyle un peu de tous côtés, spécialement en haut dans la région qui fait face à la tête. Mais la perforation étroite était indépendante de la pression de la tête.

Une variété moins rare de perforation est celle qui résulte de l'ulcération du cartilage en Y. Elle se présente sous la forme simple, la destruction étant limitée au cartilage de conjugaison, ou bien sous la forme compliquée d'un séquestre de l'une des marges osseuses ; j'ai même rencontré plusieurs séquestres de cette variété dans quelques cas.

Les perforations du cotyle, dans lesquelles s'engage la tête fémorale, ont un tout autre caractère. Elles occupent la partie moyenne du cotyle, sont assez larges pour recevoir deux doigts. La tête fémorale, ulcérée, s'adapte à sa paroi supérieure et pénètre plus ou moins profondément vers la cavité pelvienne.

Dans le cas de l'observation des figures 16, 17, 18, où l'infiltration grise est déjà un fait saillant, le centre du cotyle était détruit; la tête dénudée et réduite de volume pénétrait à travers un large trou jusque dans le bassin, où elle restait encore libre : un abcès intrapelvien volumineux avait soulevé et détruit l'obturateur interne (fig. 16).

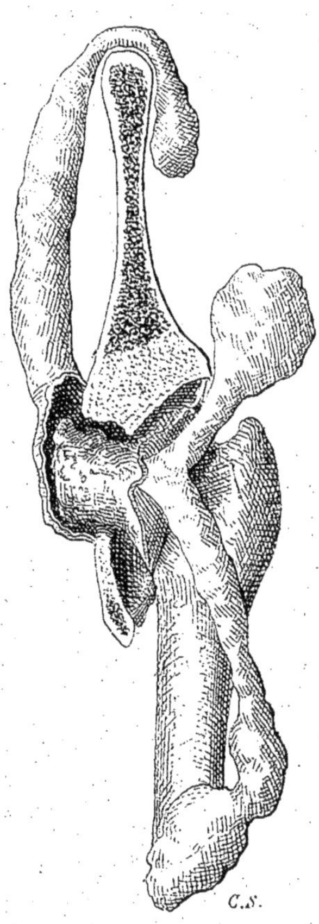

Fig. 16. — *Coxalgie de forme exceptionnelle*. Coupe de l'os iliaque à travers le cotyle perforé.

Le col du fémur est engagé dans la perforation cotylienne.

La partie dessinée en clair au-dessus du cotyle représente l'infiltration grise massive.

Schéma de la disposition des abcès.

Abcès d'origine pelvienne traversant la fosse iliaque, sortant par-dessus la crête iliaque et faisant saillie à la partie supérieure de la fesse;

Abcès antéro-externe de la cuisse, et abcès fessier partant de la partie antérieure et supérieure de la capsule articulaire (fig. 17 et 18).

Les faits analogues sont rarement observés. On en trouve un rapporté et figuré dans la coxo-tuberculose de Lannelongue. Un autre est également reproduit dans le livre de Martin et Collineau.

Faits exceptionnels. — Deux faits exceptionnels par l'étendue des altérations tuberculeuses ne peuvent être rapportés qu'en leur donnant une place à part.

L'un appartient à l'infiltration tuberculeuse, l'autre à la disposition en caverne. Tous deux sont remarquables par l'énorme étendue des lésions.

Dans le premier, il s'agit d'un jeune garçon, opéré le 25 février 1901 dans un état grave.

Lorsque le cotyle fut découvert, on fut frappé d'abord par la présence d'une énorme perforation centrale conduisant dans un abcès intrapelvien; mais surtout par la coloration grise, mate, de l'os iliaque dans toute la partie supérieure de la région articulaire.

Entamé avec la curette, le tissu osseux à ce niveau était exsangue. On dut poursuivre la zone d'infiltration grise. Elle comprenait les deux tiers supérieurs du cotyle au-dessus de la perforation, dépassait le sourcil cotyloïdien en haut, sur l'ilium, dans une zone large d'un doigt jusqu'au-dessus de l'épine iliaque antéro-inférieure, en avant dans le pubis, jusqu'au voisinage de l'épine pubienne.

Les caractères de l'infiltration, couleur grise, absence de vaisseaux, ne pouvaient faire le sujet d'aucun doute; la limite de la région malade était indiquée clairement par l'apparition du suintement sanguin sur la tranche osseuse.

Cette lésion est représentée par les figures 16, 17, 18, qui montrent

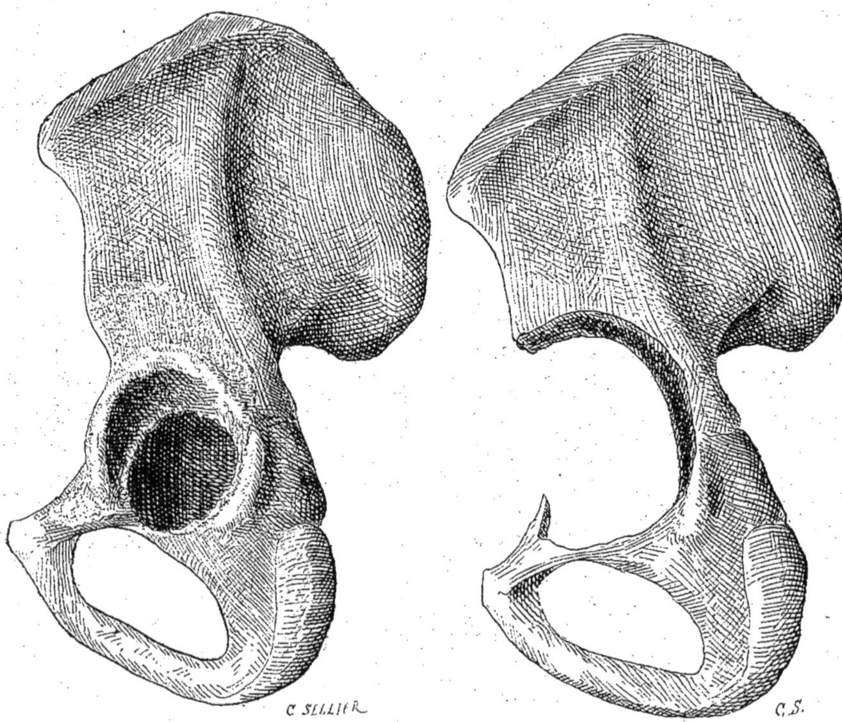

Fig. 17. — *Coxalgie gauche d'une gravité exceptionnelle.*

Large perforation du cotyle.

La partie de l'os iliaque dessinée sous une teinte plus claire en avant et au-dessus du cotyle représente l'étendue de l'infiltration grise massive (Voy. fig. 16 et fig. 18).

Fig. 18. — *Coxalgie de forme exceptionnelle.*

Os iliaque après l'ablation de la partie infiltrée de tuberculose (Voy. fig. 16 et 17).

l'étendue de l'infiltration, l'état de l'os après l'acte opératoire et la disposition des abcès. Ce premier fait montre un type exceptionnel d'infiltration grise.

Le second exemple de coxalgie, dans lequel la lésion anatomique se présentait sous la forme d'une caverne de grandeur exceptionnelle, se rapporte à un jeune garçon de huit ans, opéré le 18 février 1895 à l'Hôpital maritime.

Comme dans le fait précédent, la coxalgie était compliquée d'un abcès à marche rapide, contre lequel la méthode des injections fut impuissante. Une fistule s'établit, et bientôt après elle une fièvre menaçante avec un amaigrissement rapide du malade.

Pendant l'opération qui dut être pratiquée, on découvrit du côté de l'os iliaque des lésions d'une forme telle que nous n'en avons pas connu d'analogues.

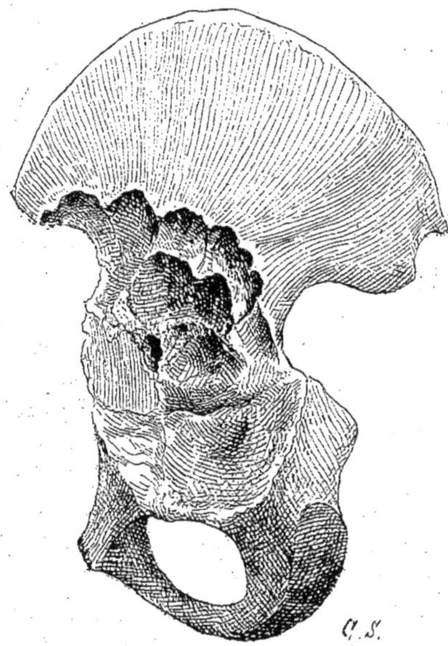

FIG. 19. — *Tuberculose diffuse de l'ilium affectant une forme alvéolaire.*

Une lame mince de tissu osseux qui recouvrait le foyer en dehors a été enlevée.

On aperçoit des dépressions en forme d'alvéoles. Elles étaient remplies de fongosités et de caséum.

Le sourcil cotyloïdien semblait soulevé vers l'extérieur et, au-dessous de lui, le doigt pénétrait dans une vaste cavité qui, du cotyle, s'avançait dans l'épaisseur de l'ilium jusque vers la partie moyenne de la fosse iliaque.

La paroi externe de cette cavité, représentée par une feuille mince de tissu osseux qui pliait sous le doigt, fut enlevée en grande partie avec la curette, puis avec la pince-gouge après décollement du périoste.

La caverne contenait quelques séquestres au milieu d'une masse énorme de fongosités et de pus.

Du côté de la paroi interne, c'est-à-dire du côté de la cavité pelvienne, aussi bien qu'en haut, elle se divisait en un nombre considérable de loges secondaires ou alvéoles, rappelant jusqu'à un certain point la disposition d'un rein, dont les pyramides ont été l'une après l'autre repoussées et atrophiées dans leurs calices par l'hydronéphrose.

Toutes ces loges remplies de matière tuberculeuse étaient à peine séparées l'une de l'autre par de minces cloisons osseuses : les unes peu profondes, semblables à l'impression du bout d'un doigt dans une matière molle; les autres profondes de 2 ou 3 centimètres. Aucune ne s'ouvrait à la surface de l'os iliaque, pas plus en dehors qu'en dedans.

L'ilium épaissi et comme soufflé n'était plus représenté dans cette région malade que par de minces cloisons de tissu osseux, circonscrivant les anfractuosités, que nous avons appelées alvéoles.

C'est une pareille lésion, semble-t-il, que désignerait bien le terme de *spina ventosa* (fig. 19).

Avec des altérations d'une aussi grande étendue, on caractérise imparfaitement la maladie en l'appelant une arthrite de la hanche, une coxalgie.

Dans le premier comme dans le second cas, la tuberculose des parties qui constituent l'articulation : synoviale, cartilages et surfaces osseuses voisines, ne tient qu'une faible place. L'infection tuberculeuse du tissu osseux tient au contraire le premier rang.

Il ne semble pas qu'on doive nécessairement confondre l'ordre de gravité avec l'ordre chronologique des lésions. On peut concevoir que l'os ait pu être atteint secondairement après la jointure presque aussi bien que la marche contraire, qu'il est pourtant plus classique d'admettre.

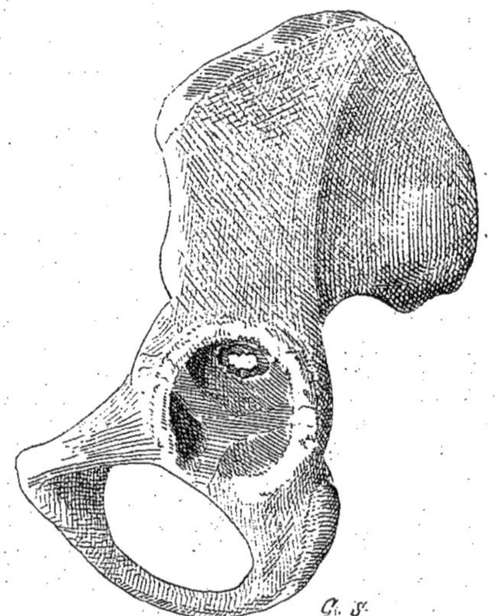

Fig. 20. — *Petit séquestre de la région du sourcil.*

Garçon de sept ans. Coxalgie fistuleuse. Réséquée le 4 avril 1899.

Le caractère qui prime tous les autres est la malignité de l'infection, traduite par la rapidité et l'étendue de l'envahissement de l'os iliaque.

Séquestres. — Nous venons de dire que les nids tuberculeux contenaient des produits tuberculeux : fongosités ou caséum. Il est juste d'ajouter que plus souvent un séquestre s'y trouve enchatonné.

Les séquestres dans la coxalgie attirent à peine l'attention de nos auteurs classiques. Les traités les plus récents citent tout au plus quelques lignes du traité des « Résections » d'Ollier, où le chirurgien lyonnais rappelle brièvement sa statistique opératoire.

Il ne semblerait pas, d'après cela, que leur étude offrît un intérêt de quelque importance. Tel n'est pas notre avis. A plusieurs reprises, nous aurons à rappeler que la présence d'un séquestre dans la hanche est un obstacle à la réparation ; qu'elle justifie *a posteriori* l'intervention opératoire, que l'on vient de pratiquer sur des indications purement cliniques.

La fréquence des séquestres dans la coxalgie ne peut être déterminée, si l'on envisage la généralité des cas. Tous les malades qui guérissent sans intervention échappent à tout essai de statistique sur

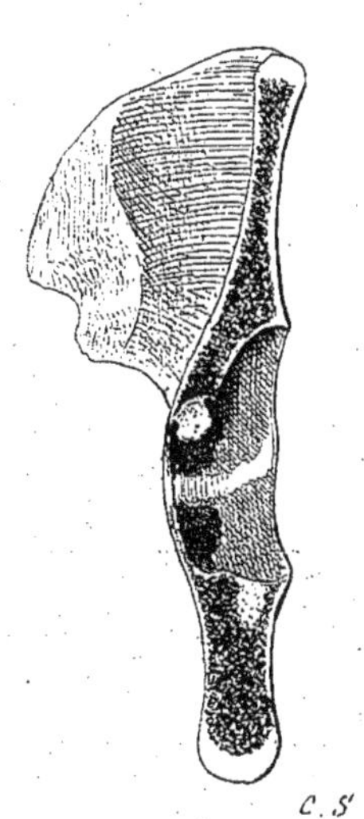

Fig. 21. — *Deux îlots d'infiltration blanche non encore séquestrés.*

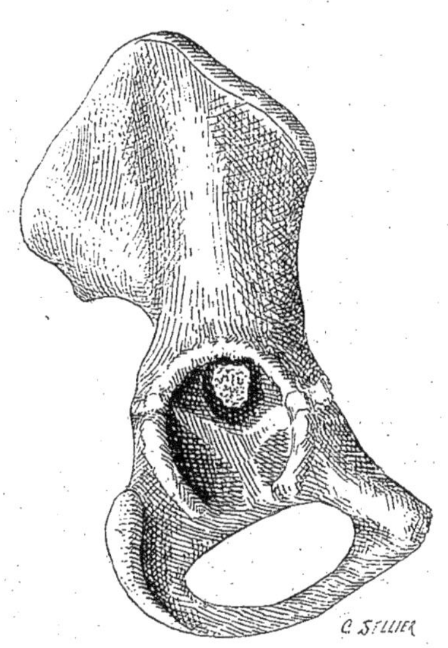

Fig. 22. — *Séquestre enchatonné de la région sourcilière du cotyle.*

Fille de cinq ans. Opérée le 27 août 1900.

ce point. Sans doute la plupart des coxalgies bénignes sont exemptes de cette complication anatomique. On serait facilement porté à penser que le séquestre fait défaut dans tous les cas de guérison spontanée. Mais cette question reste indécise.

En tout cas, dans notre pratique, toutes les observations de séquestres se rapportent aux formes graves de coxalgie : à la forme suppurée, à la forme compliquée d'abcès ouverts ou prêts à s'ouvrir, en un mot à la coxalgie nécessitant une intervention opératoire.

C'est la résection qui permet le plus souvent de constater l'existence du séquestre cotyloïdien ou fémoral.

Pour le moment, nous ne parlons que des séquestres du cotyle.

Séquestres du cotyle. — Sur 268 résections, 81 fois il y a un séquestre.

Il est généralement de petit volume, rappelle les dimensions d'une lentille, d'un haricot, d'un noyau de cerise.

Ces termes de comparaison rendent assez bien compte aussi de leur forme.

Comme la plupart des séquestres tuberculeux, ils sont plus ou moins arrondis. Quelques-uns pourtant sont plus allongés avec une surface et des contours irréguliers.

Ils occupent presque toujours un nid tuberculeux, dans lequel ils se sont produits et y sont plus ou moins exactement enchatonnés.

Parfois il suffit du frottement du bout du doigt pour les détacher.

En général, ils sont logés plus profondément; une petite curette parvient à les extraire isolément, ou bien en emportant avec eux une tranche du tissu osseux de la cupule qui les entoure.

Ils ne font point de saillie dans la cavité cotyloïdienne.

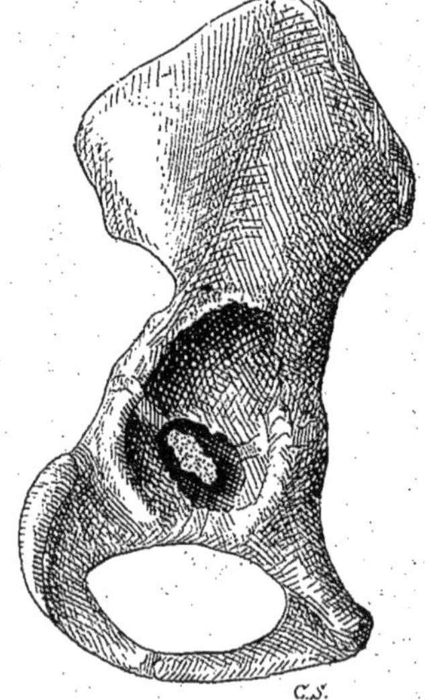

Fig. 23. — *Perforation centrale en forme de fente. Séquestre enchatonné.*

Coxalgie fistuleuse.
Garçon de sept ans. Résection le 8 octobre 1900.

Pour les découvrir au cours d'une opération et même dans une autopsie, il faut, le plus souvent, les chercher avec un certain soin.

La pulpe du doigt promenée sur le fond du cotyle et sur son pourtour découvre un point faible, où elle s'enfonce : c'est le nid. Une exploration un peu plus attentive fait sentir, dans le nid, la petite masse osseuse mobile.

Nous avons rencontré des séquestres sur toutes les régions du cotyle.

Le plus grand nombre siègent à sa partie moyenne ou un peu au-dessous.

Pour ceux-ci, nous ne saurions préciser davantage.

Comme il s'agit de faits constatés sur le vivant, nous distinguons difficilement à laquelle des trois pièces de l'os iliaque se rapporte la loge du séquestre.

On peut du moins affirmer que, dans la grande majorité des cas, elle est voisine du cartilage en Y.

Elle occupe la zone d'ossification de l'os iliaque dans sa partie cotylienne.

La tuberculose montre ici sa prédilection habituelle pour le voisinage des cartilages conjugaux.

Néanmoins les séquestres sont observés aussi avec une moindre

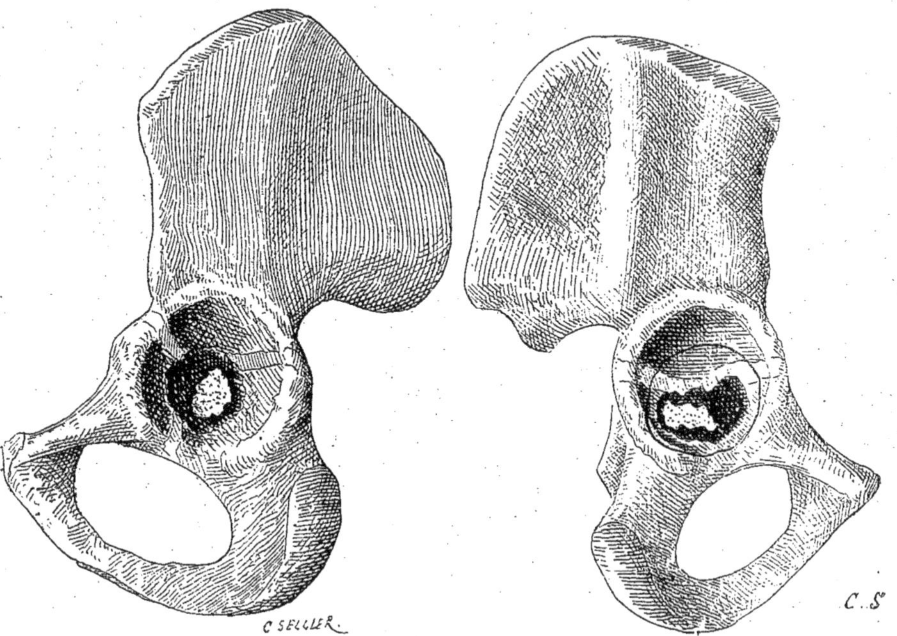

FIG. 24. — *Perforation du cotyle avec séquestre central.*

Coxalgie gauche fistuleuse.
Garçon de treize ans. Résection le 4 janvier 1901.

FIG. 25. — *Perforation large de la partie inférieure du cotyle avec un gros séquestre.*

Une ligne circonscrit la partie du cotyle enlevée à la curette.
Garçon de dix ans. Coxalgie droite fistuleuse depuis un mois. Résection le 27 mars 1899.

fréquence en haut vers le sourcil cotyloïdien, ou dans l'épaisseur même de ce sourcil, quelquefois exactement sur la région comprimée par la tête fémorale.

On les trouve un peu plus souvent sur l'ischion; c'est de ce côté que j'ai rencontré le plus grand nombre de gros séquestres.

Les séquestre du pubis sont les plus rares.

En général, on n'observe, dans le cotyle, qu'un seul nid et qu'un seul séquestre. Par exception, 8 fois deux séquestres sont juxtaposés (fig. 26 et 27).

Cinq fois seulement nous avons découvert deux séquestres sur deux points différents du cotyle (fig. 21).

L'isolement du séquestre est plus ou moins complet.

Dans quelques cas, il n'était pas mobile, mais, après le curettage de la surface osseuse, un îlot de coloration blanche nous a révélé l'infiltration tuberculeuse; en agissant avec la curette tranchante,

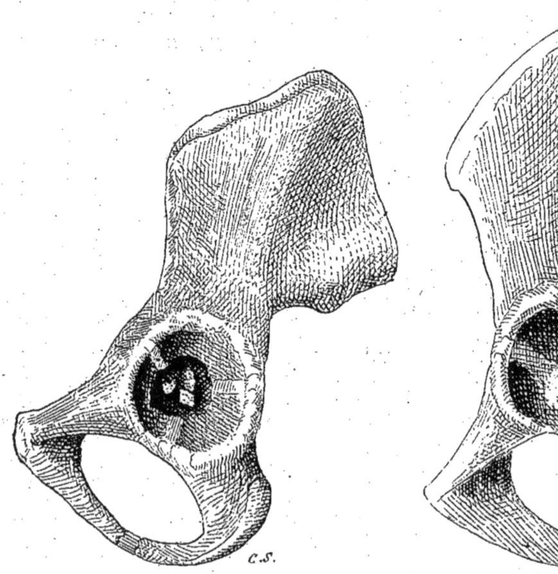

Fig. 26. — *Perforation du cotyle. Plusieurs petits séquestres enchatonnés.*

Coxalgie fistuleuse.
Garçon de quatre ans et demi. Résection le 24 décembre 1900.

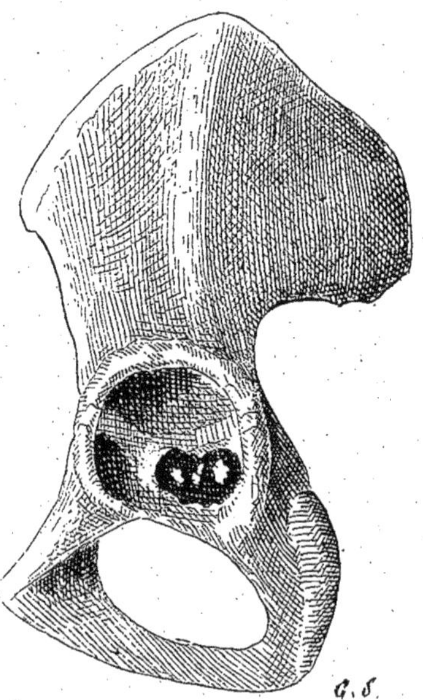

Fig. 27. — *Perforation du cotyle. Petits séquestres enchatonnés.*

Fille de sept ans et demi, atteinte de mal de Pott lombaire et coxalgie gauche fistuleuse. Résection de la hanche le 24 octobre 1898.

on détache la petite zone d'infiltration. On est frappé de la facilité avec laquelle elle se détache de l'os vivant; le travail de séquestration était commencé. Il peut arriver qu'on ait à enlever la même portion d'os infiltré, grise, non vasculaire, encore en continuité complète avec les parties vasculaires voisines.

Les séquestres libres remplissent habituellement leur nid d'origine. Ils y sont cependant mobiles, retenus par leurs attaches aux fongosités. Ils peuvent être aussi fixés dans une cavité en forme d'entonnoir renversé, l'orifice superficiel étant plus étroit que la base profonde.

Un séquestre s'enfonce parfois vers le bassin dans l'abcès rétro-pelvien consécutif à la perforation.

Dans un cas, nous avons rencontré des séquestres libres, loin de leur origine dans le trajet fistuleux, allant de la hanche vers la surface du membre (fig. 9, p. 13).

La partie essentielle du séquestre est constituée par une masse de tissu dense, blanc grisâtre, sans vaisseaux. Ce caractère peut être évident à première vue. C'est le cas lorsque le séquestre tout entier est formé par l'infiltration.

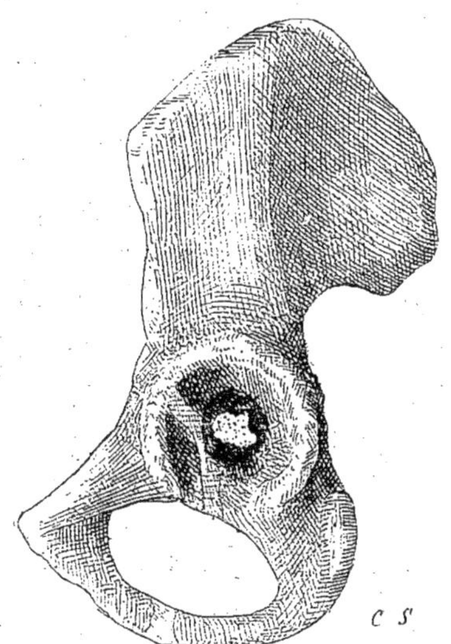

Fig. 28. — *Séquestre libre au fond du cotyle, sans perforation.*

Fille de six ans. Opérée le 3 octobre 1898.

Habituellement, au contraire, le séquestre est vasculaire; mais, si l'on en fait une coupe, on voit que la partie centrale offre les caractères de l'infiltration. Autour du noyau est restée adhérente une zone de trabécules raréfiées vasculaires, lesquelles rappellent que l'isolement du séquestre se fait non pas dans les tissus nécrosés, ni même directement à leur surface, mais bien en plein tissu vivant, et même à une distance de quelques millimètres. Ainsi se trouve expliquée la structure mixte de l'îlot osseux, détaché : partie centrale grise, dure, infiltrée, sans vaisseaux ; revêtement périphérique raréfié, vasculaire.

La proportion entre ces deux tissus est très variable.

Dans certains séquestres, on ne trouve qu'un point blanc central qu'il faut chercher avec soin ; autrement on pourrait croire que le séquestre est tout entier vivant et vasculaire.

Plus souvent la partie infiltrée se montre avec évidence ou même forme la presque totalité de l'îlot osseux libre.

Lannelongue expose brièvement et avec sa clarté habituelle la pathogénie du séquestre tuberculeux. « La vascularisation s'est interrompue dans le foyer (d'infiltration); la nutrition du tissu osseux, enflammé ou infiltré de tubercules, s'est arrêtée avant que les éléments durs aient été repris par la circulation ; alors il se forme un séquestre le plus souvent petit, quelquefois volumineux. »

Cette interprétation très juste rend compte de la nécrose, non de la condensation du tissu nécrosé. On est obligé d'admettre un processus d'ostéite condensante antérieure à la mortification du tissu osseux.

Séquestres du fémur. — Les séquestres développés sur la tête et dans le col fémoral sont rares ; nous n'en avons rencontré que six cas.

Une seule fois, le séquestre siégeait dans la tête elle-même. Chez les autres malades, il appartenait au col ou même à la région sous-trochantérienne.

Dans le fait unique où nous avons trouvé plusieurs petits séquestres inclus dans l'épaisseur de la tête fémorale, nous pourrions dire qu'il s'agissait de petits îlots d'infiltration grise. Ces parties nécrosées étaient logées dans l'épaisseur même de l'extrémité fémorale; leur continuité avec le tissu vivant n'était pas entièrement détruite; de plus, elles étaient séparées de l'articulation par une couche continue de tissu vivant et semblaient n'avoir pas de rapport direct avec la coxalgie.

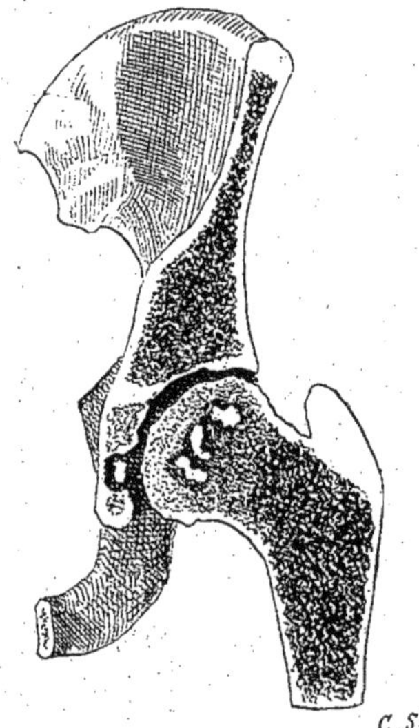

Fig. 29. — *Petits séquestres de la tête fémorale et du cotyle.*

Garçon de cinq ans. Coxalgie fistuleuse fébrile. Décollement de la peau descendant jusqu'au tiers inférieur de la cuisse. Résection de la hanche le 26 décembre 1898.

On aurait pu soutenir que leur développement était secondaire.

Au reste, dans ce même cas, un nid tuberculeux, creusé sur la partie inférieure du cotyle, contenait aussi un petit séquestre, celui-ci en rapport direct avec la cavité coxale (fig. 29).

Les autres faits appartiennent à un type tout différent.

Dans le cas de la figure 30 (p. 28), il s'agit d'une fillette qui a subi, avant son arrivée à Berck, une amputation de la jambe probablement pour une tuberculose du pied. Elle est, d'autre part, affectée d'un mal de Pott de forme grave. La coxalgie qui vient compliquer la situation de cette malade est elle-même très douloureuse et a déjà produit un volumineux abcès.

Nous désarticulons la hanche, le membre correspondant déjà amputé ne pouvant être utile, au cas où la guérison de la coxalgie serait obtenue.

Sur le col du fémur ainsi enlevé se trouvent deux volumineux séquestres. Ils sont restés en place dans la cavité même où s'est produite la nécrose. Cette cavité représente par ses dimensions les deux tiers inférieurs du col ; elle s'étend depuis la tête jusqu'à la base du trochanter. Les deux séquestres volumineux qui s'y trouvent sont allongés dans le sens de col, s'étendant presque d'une extrémité à l'autre de la caverne.

Cette lésion fémorale est en communication directe avec la hanche.

Chez un second malade, petit garçon de vingt-sept mois (fig. 32), la coxalgie luxée est compliquée d'un gros abcès prêt à

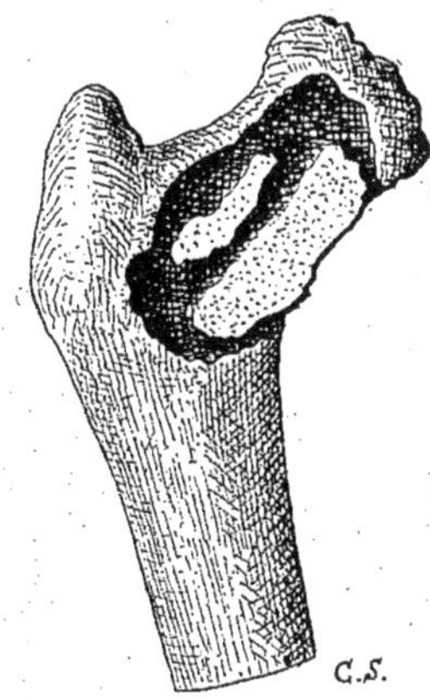

FIG. 30. — *Coxalgie droite.*

Extrémité supérieure du fémur. Tête fémorale ulcérée et déformée.

Large caverne occupant la partie antérieure du col sur toute sa longueur et contenant un volumineux séquestre et un autre séquestre plus petit.

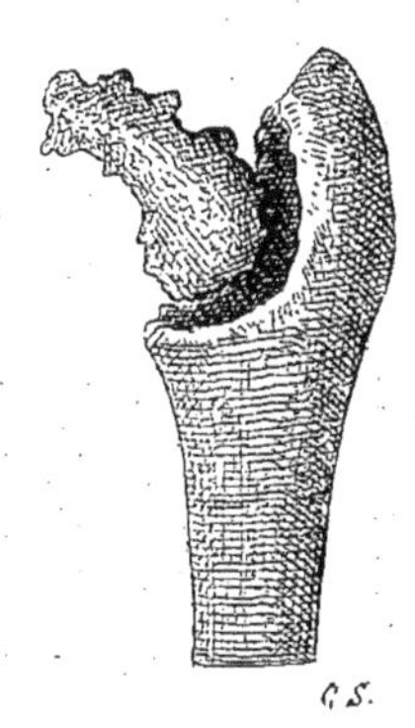

FIG. 31. — *Gros séquestre formé par le débris du col du fémur.*

Garçon de six ans et demi. Coxalgie fistuleuse depuis quatre mois. Résection le 5 février 1900.

s'ouvrir. Nous tentons la résection de la hanche avant l'ouverture de l'abcès, afin d'obtenir une réunion complète *per primam*.

La lésion caractéristique de cette coxalgie est un séquestre volumineux occupant le bord antéro-interne du col. Son extrémité supérieure confine à la tête, sa partie inférieure empiète sur le diaphyse fémorale. Il est constitué par un tissu dur, compact, gris, exsangue.

Dans le cas d'un petit garçon dont la lésion est représentée par la figure 31, la coxalgie fistuleuse offrait aussi comme lésion caractéristique un séquestre constitué par la totalité du col ou, plus exactement, de ce qui restait de cette partie du fémur.

Lannelongue rapporte aussi avec figure un cas de nécrose totale du col fémoral dans une coxalgie.

Un autre est mentionné dans le *Dictionnaire encyclopédique.*

Les auteurs qui s'arrêtent à discuter le siège primitif de la lésion osseuse dans la coxalgie sont portés à considérer ces gros séquestres du col comme la lésion d'origine.

A plus forte raison en est-il de même du fait auquel se rapportent les figures 123, p. 151 et 124, p. 152.

La malade, une fillette de neuf ans, avait une coxalgie avec gros abcès, fermé, prêt à s'ouvrir. Chez elle aussi, nous faisons une résection suivie de réunion complète sans drain. Nous trouvons sur la tête un trajet intra-osseux qui nous conduit jusqu'à la région trochantérienne. Lorsque cette caverne, disposée en trajet irrégulier, est ouverte d'un bout à l'autre, nous y trouvons des fongosités et, vers son extrémité externe, un petit séquestre.

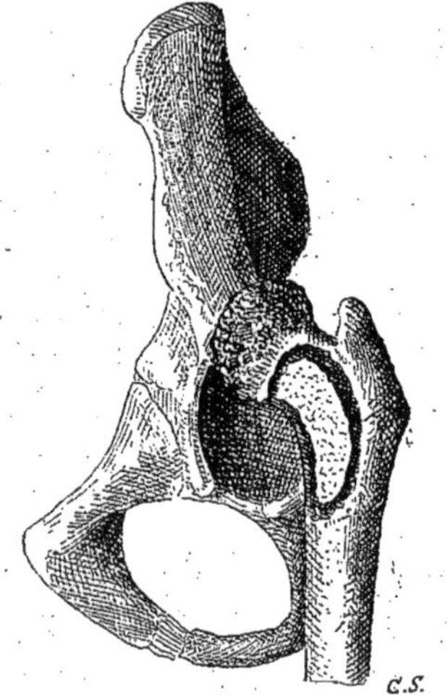

FIG. 32. — *Coxalgie gauche.*

Séquestre comprenant toute la face antérieure du col du fémur et empiétant en bas sur la diaphyse.

Tête fémorale chevauchant sur le sourcil cotyloïdien éculé.

Partie inférieure du cotyle déshabitée.

Ce foyer tuberculeux du fémur a été vraisemblablement extra-articulaire dans une première période, et la coxalgie a été la conséquence de sa communication avec la hanche.

Cette interprétation, du moins, semble se présenter d'elle-même.

Partie déshabitée du cotyle. — L'ascension de la tête ulcérée, dans le cotyle agrandi en haut, laisse libre, en bas, une portion de cette cavité articulaire, que nous désignons sous le nom de partie déshabitée du cotyle, ou cotyle déshabité.

On a compris déjà que la partie déshabitée du cotyle offre une étendue, qui s'accroît avec le degré de l'ulcération des surfaces et du déplacement qui s'ensuit. D'abord, c'est une simple fente, à la période précoce où l'on ne trouve qu'un amincissement des cartilages diarthrodiaux sur les points comprimés.

Lorsque l'empiètement, le chevauchement, la luxation proprement dite viennent à s'effectuer, ou bien lorsque la tête atrophiée se loge dans le haut d'un cotyle énormément élargi et profond, l'espace libre en bas prend des proportions beaucoup plus considérables : le tiers, la moitié, la totalité même de la cavité articulaire.

La partie déshabitée du cotyle se présente donc avec des formes multiples variables d'une période à l'autre de la coxalgie et aussi d'une variété à l'autre.

Ce n'est pas seulement son étendue qui varie, c'est aussi sa constitution anatomique.

Tous les auteurs notent que, chez nombre de malades, la partie

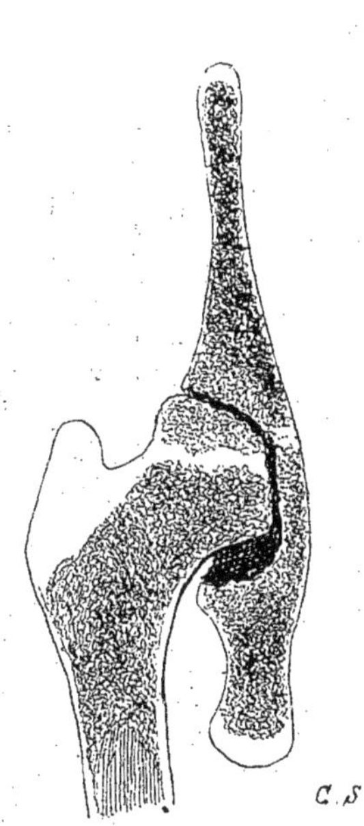

Fig. 33. — *Coxalgie droite*. Coupe transversale.

Destruction des cartilages articulaires sur toute l'étendue de la tête et du cotyle. Légère ascension de la tête fémorale. Cotyle déshabité en bas.

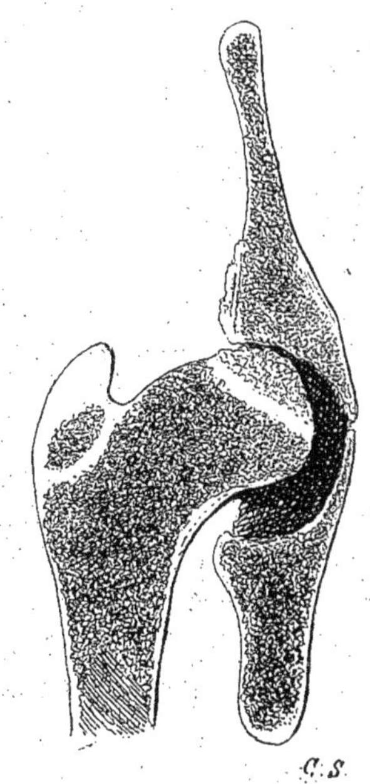

Fig. 34. — *Coxalgie droite fermée* (deuxième année). Malade morte de méningite tuberculeuse.

Agrandissement du cotyle en tous sens par ulcération régulière et diffuse de toute sa surface. Cotyle plus large et plus profond. Cartilage complètement détruit. Amincissement de la paroi osseuse formant le fond du cotyle, perforation.

Hyperostose du sourcil cotyloïdien.

Tête du fémur dépouillée de son cartilage, ulcérée. Elle est libre dans le cotyle, ne s'est pas creusée une fossette spéciale sur la partie supérieure du cotyle.

Le col est épaissi par une couche d'hyperostose.

La partie inférieure du cotyle est déshabitée.

inférieure de la tête et la partie inférieure du cotyle, qui sont exemptes de compression, conservent longtemps un état à peu près normal. Le revêtement cartilagineux n'y est pas détruit. Le cas est fréquent chez les jeunes enfants. Mais, pour peu que les propriétés ulcéreuses du foyer tuberculeux soient intenses, les surfaces articulaires non comprimées se dénudent, et on y trouve la surface osseuse elle-même irrégulièrement déformée.

Dans les cas où les cartilages du cotyle déshabité ne sont pas détruits, ils ne conservent pas, comme on le dit, les caractères de l'état normal; ils subissent l'influence irritative du foyer inflammatoire.

L'une des conséquences de cette modification peut être la produc-

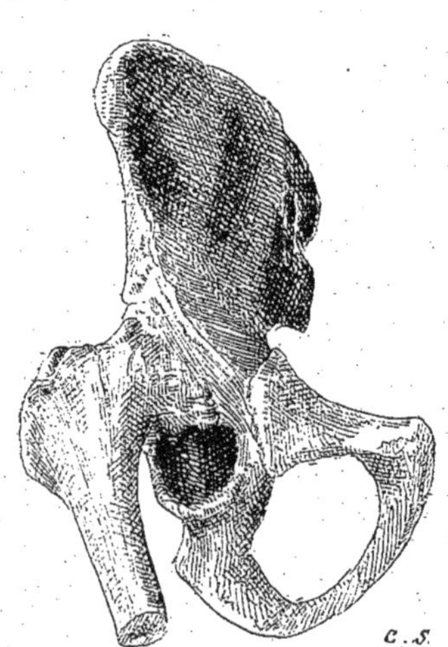

Fig. 35. — *Coxalgie droite.*

Luxation du fémur en haut. Cotyle déshabité en bas.

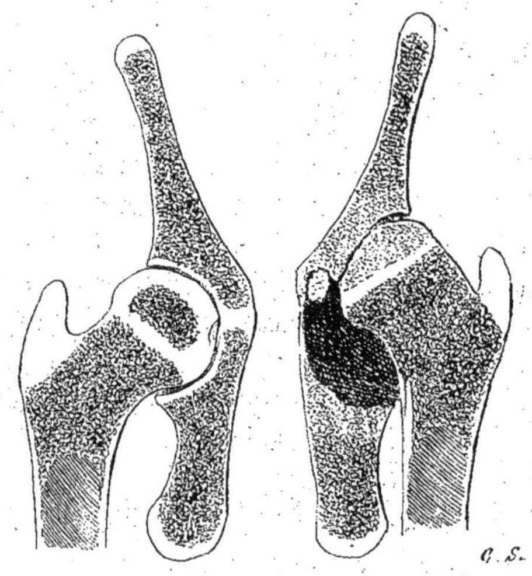

Fig. 36. — *Coupe de la hanche gauche coxalgique et de la hanche droite saine.*

Le cotyle malade, déshabité en bas, contient un petit séquestre enchatonné sur son lieu d'origine vers le centre de la cavité. Ulcération de la région sourcilière et empiètement de la tête fémorale. Le cartilage articulaire est partout détruit, sur le cotyle et sur la tête. Le col fémoral est épaissi du côté gauche malade.

tion d'une masse osseuse plus ou moins importante en bas du cotyle.

Nous aurons l'occasion de revenir sur ce point.

Ces derniers détails anatomiques ont, croyons-nous, quelque intérêt dans l'étude de la physiologie pathologique : ils en ont peu pour la pratique.

Au contraire, la partie déshabitée du cotyle, dénudée de son cartilage de revêtement, ulcérée et remplie de fongosités, de caséum et de pus, constitue une caverne ou un clapier, dont on devra se préoccuper beaucoup dans l'étude de la réparation de la coxalgie et dans le traitement.

Nous ne parlons ici que du cotyle, car on verra que les difficultés de la réparation se rapportent rarement à la tête fémorale.

Remarquons que, avec un degré moyen d'ascension de la tête, celui qui correspond par exemple à l'empiètement de Lannelongue, la partie déshabitée du cotyle comprend déjà sa région ischiatique, sa région pubienne, et aussi l'Y cartilagineux, avec les trois épiphyses qui s'y attachent.

On sait que, dans cette partie, siègent de préférence les lésions tuberculeuses propres, désignées sous le nom de nids tuberculeux, de séquestres tuberculeux, de perforations, avec ou sans abcès rétro-cotyliens.

Déjà ces altérations font prévoir qu'on trouvera souvent, dans le cotyle déshabité, l'obstacle à la réparation.

Il y a plus : par sa conformation même et par ses rapports avec les abcès et les fistules, l'excavation libre ou plutôt remplie de débris tuberculeux se prête peu à la guérison.

On est en droit de la comparer à la caverne du *spina ventosa* tuberculeux siégeant dans une phalange, dans un métacarpien, dans une grosse épiphyse. Si une fistule s'établit dans le *spina ventosa*, alors même qu'il n'y a pas de séquestre, la guérison spontanée se fait attendre des mois, des années. Des incidents peuvent survenir avant qu'elle n'arrive.

La caverne tuberculeuse répondant au cotyle déshabité, à l'état fermé, ne se cicatrise qu'au bout d'une très longue période. Nous avons trouvé, chez des malades morts de méningite avec une coxalgie de plusieurs années qui semblait guérie, de petits amas de fongosités et de caséum, appliqués sur la partie inférieure déshabitée du cotyle.

Dans la coxalgie fistuleuse, les conditions les plus défavorables à la guérison se trouvent réunies au niveau du cotyle déshabité. Là, se trouvent, avons-nous dit, dans les cas les plus simples, un amas de pus et de fongosités; dans les cas plus complexes, une perforation, un séquestre avec abcès intrapelvien. Ce clapier profond, à parois rigides non rétractiles, communique avec l'extérieur par un ou plusieurs trajets fistuleux, irréguliers et d'une grande longueur. C'est le repaire presque inaccessible de l'infection.

Influence de l'âge et du traitement sur la marche des lésions et sur les déplacements. — Nous avons essayé de déterminer les circonstances qui peuvent faire varier la forme des altérations de la hanche et aboutir aux types différents de déformation qui viennent d'être indiqués successivement.

A notre avis, l'âge vient en premier lieu.

L'ascension de la tête fémorale et sa luxation par l'effet de l'ulcération compressive, suivant le mécanisme de Lannelongue, est surtout observée chez les jeunes enfants.

Sans doute, elle peut aussi s'effectuer plus tardivement; chez l'adolescent, chez l'adulte même, le fait est moins fréquent.

L'anatomie fournit ici une explication des résultats cliniques.

La hanche d'un enfant de deux ans offre des caractères favorables à la luxation pathologique.

Les proportions relatives de la tête et du cotyle ne

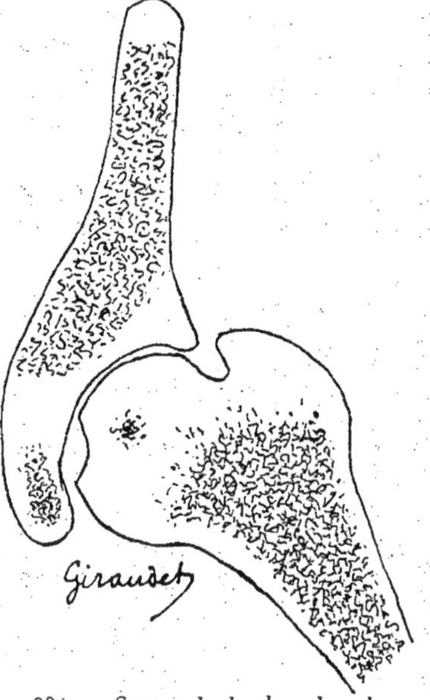

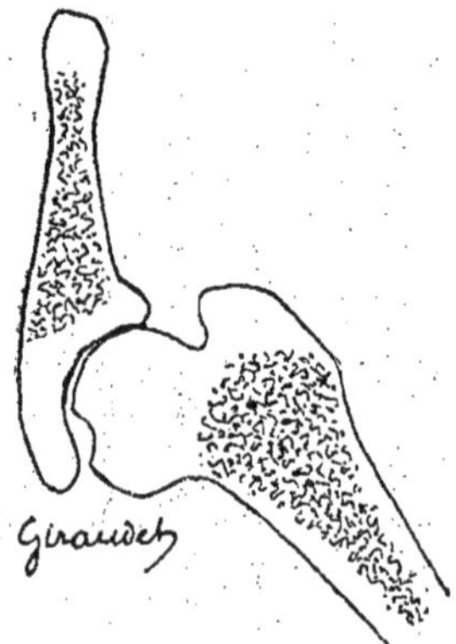

Fig. 37. — *Coupe de la hanche chez un nouveau-né.*

Fig. 38. — *Coupe de la hanche chez un enfant d'un an.*

sont pas les mêmes que chez l'adulte; nous voulons dire que la tête est moins profondément emboîtée. Ce point de l'anatomie de développement a été mis en relief par R. Sainton : « Peu de temps après la naissance, la cavité cotyloïde ne peut recevoir la moitié de la tête, si on suppose que celle-ci représente une sphère ; ou, en d'autres termes, la profondeur de la cavité ne représente pas la moitié de son diamètre moyen. »

A un an, la profondeur du cotyle est sensiblement égale à la moitié du diamètre de la tête fémorale.

A cinq ans, cette modification des proportions relatives entre la tête et le cotyle s'est beaucoup accentuée. « A cet âge, la cavité a une profondeur qui dépasse notablement la moitié du diamètre de la tête. »

« En un mot, nous assistons, entre la naissance et la cinquième année, à ce double phénomène : d'une part, le volume de la tête augmente lentement; d'autre part, la profondeur de la cavité cotyloïde augmente assez rapidement.

Chez l'adulte, « la profondeur de la cavité cotyloïde varie de 25 à 34 millimètres suivant Malgaigne, de 26 à 33 millimètres suivant Sappey, tandis que son diamètre varie de 48 à 60 millimètres. Si nous prenons une moyenne, nous pouvons dire que chez l'adulte la

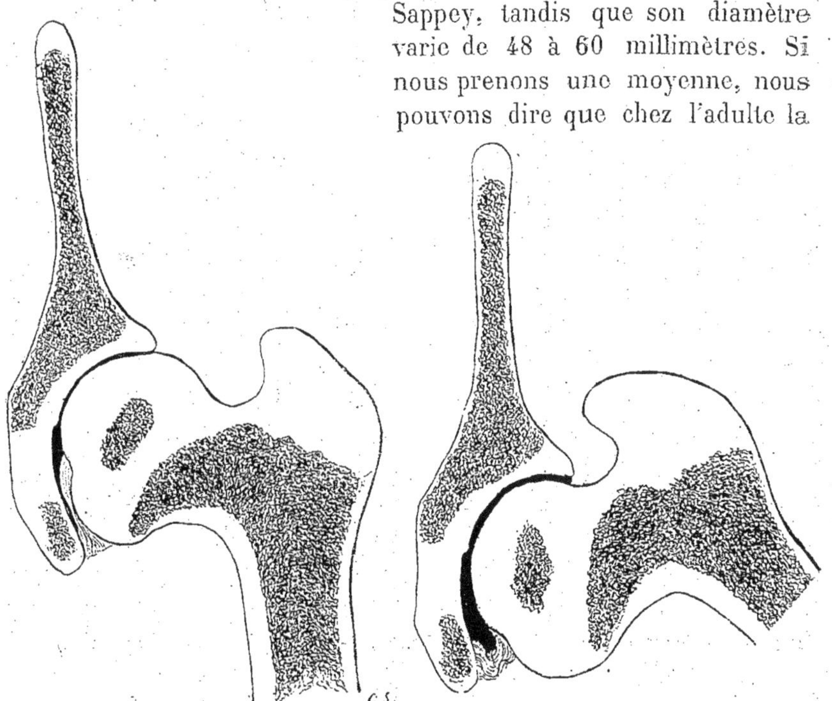

FIG. 39. — *Coupe de la hanche chez un enfant de deux ans.*

FIG. 40. — *Coupe de la hanche chez un enfant de deux ans.* Le fémur est en abduction.

Nous avons figuré la position de la tête du fémur dans l'attitude de repos et en abduction. On voit comment la tête s'applique dans le cotyle dans l'une et l'autre position, ce qui permet de présumer des effets de l'abduction dans le traitement orthopédique. Cette comparaison est faite aux âges de deux, quatre, six, douze ans (fig. 39 à fig. 46).

cavité cotyloïde a une profondeur de 30 millimètres et un diamètre de 55 millimètres. Nous retrouvons, par conséquent, la proportion que nous avons constatée chez un enfant de cinq ans. En d'autres termes, au moment de la naissance, la cavité cotyloïde ne peut guère recevoir que le tiers de la tête fémorale, tandis que, chez l'enfant de cinq ans et plus tard chez l'adulte, elle peut en contenir plus de la moitié. »

Avec ces transformations dans le mode d'emboîtement concordent des modifications de structure.

A un an, la tête fémorale est toute cartilagineuse ; le point d'ossification ne fait qu'apparaître.

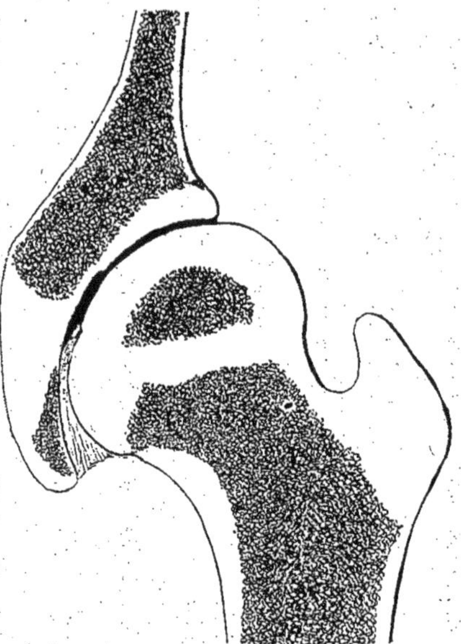

Fig. 41. — *Coupe de la hanche chez un enfant de quatre ans.*

Le cotyle, lui aussi, est formé à peu près exclusivement de cartilage. Les trois branches de 'Y sont représentées chacune par une large bande de cartilage. Le relief du cotyle est formé entièrement de tissu cartilagineux.

Plus tard, le tissu osseux prend une place de plus en plus large dans la constitution de la tête et du cotyle.

Le point osseux de la tête s'agrandit.

A trois ans, le cartilage diarthrodial ne forme déjà plus qu'un revêtement au-dessus du centre d'ossification; mais il conserve une grande épaisseur relative.

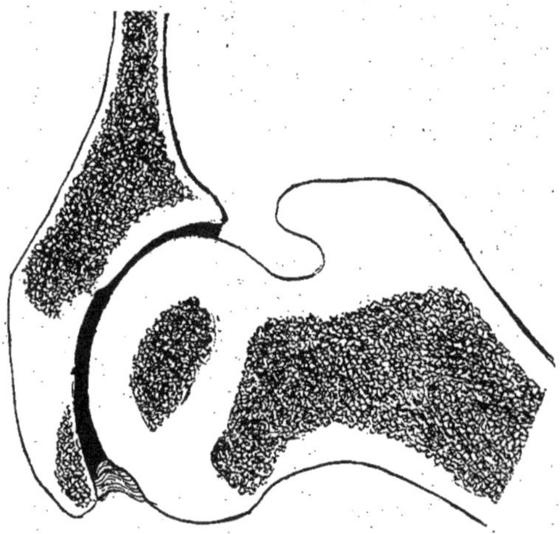

A cinq ou six ans, l'épaisseur de ce cartilage diarthrodial reste encore notablement plus considérable que chez l'adulte.

Fig. 42. — *Coupe de la hanche chez un enfant de quatre ans.* Fémur en abduction.

De même, du côté du cotyle, on voit les trois points d'ossification de l'os iliaque s'avancer en convergeant vers le centre du cotyle, en réduisant sa masse cartilagineuse primitive aux traits minces de l'Y. Et, surtout au point de vue spécial qui nous intéresse, le sourcil osseux du cotyle, presque nul d'abord, se prononce d'une année à l'autre, si bien qu'il est déjà très accentué à cinq ou six ans. Il ne prend son épaisseur définitive que chez l'adolescent et l'adulte.

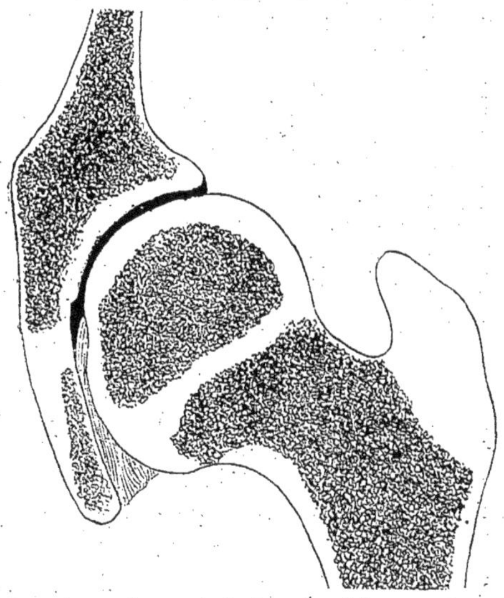

Fig. 43. — *Coupe de la hanche chez un enfant de six ans.*

Ces données anatomiques font prévoir les conséquences, variables selon l'âge, des altérations articulaires.

L'ulcération commence, avons-nous dit, par les cartilages.

Dès que leur résistance est compromise par l'inflammation, ils s'amincissent en se résorbant jusqu'à la dénudation du tissu osseux voisin.

Chez l'enfant jeune dont la tête fémorale et le sourcil cotyloïdien sont presque complètement d'abord, et encore en grande partie plus tard, formés de cartilage, l'ulcération compressive aura vite fait d'emporter une partie importante de la tête et la totalité du sourcil dans la partie comprimée.

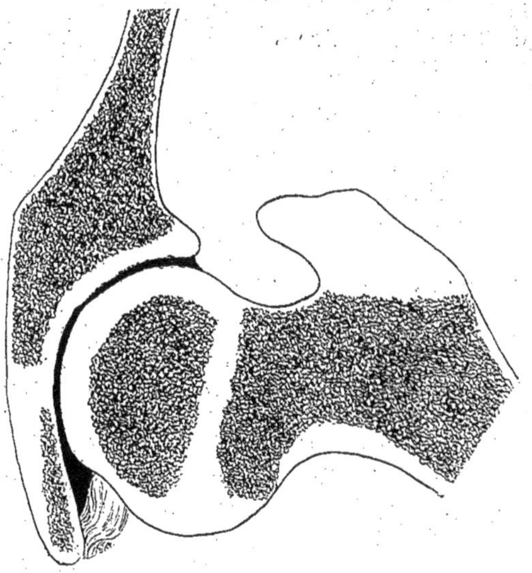

Fig. 44. — *Coupe de la hanche chez un enfant de six ans.* Fémur en abduction.

Ainsi s'effectuent plus ou moins rapidement les divers degrés d'ascension de la tête jusqu'à la luxation.

Chez l'enfant plus âgé, la disparition du seul cartilage comprimé entraîne de moindres conséquences. La tête osseuse dénudée heurte contre le sourcil osseux également dénudé. De là un obstacle à la progression du déplacement; la résistance de cet obstacle augmentera avec l'âge, comme la proportion et la densité du tissu osseux des surfaces articulaires en question.

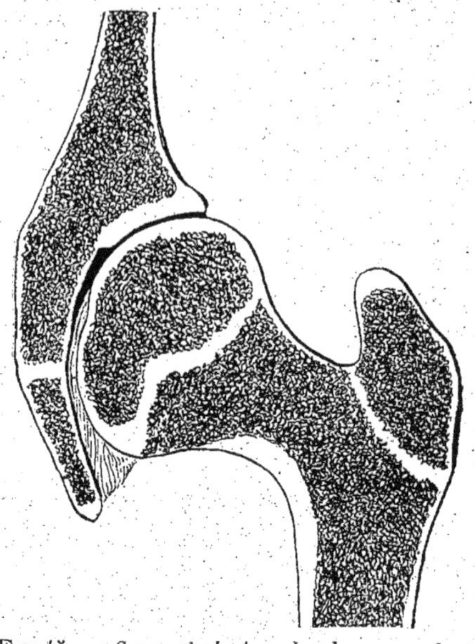

Fig. 45. — *Coupe de la hanche chez un enfant de douze ans.*

A notre avis, l'étude du développement de la hanche explique ainsi la fréquence plus grande de la luxation proprement dite au troisième degré de Lannelongue chez les jeunes enfants.

On aura sans doute plus tard l'occasion de mettre une réserve à ces interprétations.

Le traitement orthopédique de la coxalgie, et spécialement la lutte contre l'ascension du fémur par l'extension continue, par la fixation du membre en abduction, nous fera comprendre pourquoi, chez les sujets traités, l'ulcération compressive prend une moindre place, tandis que l'ulcération tuberculeuse peut conserver toute sa puissance destructive.

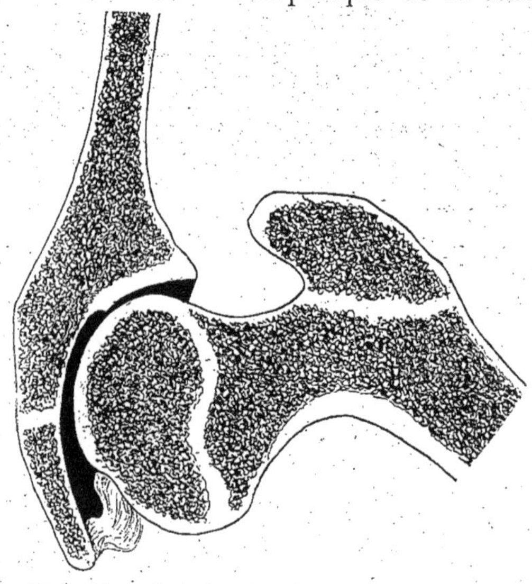

Fig. 46. — *Coupe de la hanche chez un enfant de douze ans.* Fémur en abduction.

Ajoutons que, chez les malades de deux ans, trois ans, l'application pratique du traitement orthopédique rencontre de grandes difficultés matérielles.

Plusieurs causes peuvent donc contribuer à la fréquence plus grande de la luxation par ulcération compressive dans le jeune âge.

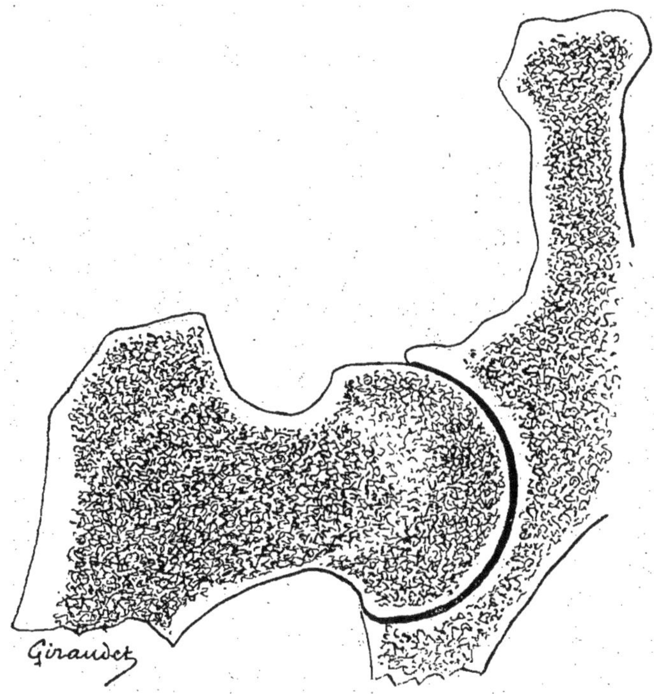

Fig. 47. — *Coupe d'une hanche à l'âge adulte, trente ans.*

La principale nous paraît ressortir à l'anatomie; mais la part exacte de chaque élément pathogénique peut difficilement être précisée.

II

LUXATIONS PATHOLOGIQUES. — PSEUDARTHROSE INTRACOTYLIENNE

Luxations. Deux variétés, lente, brusque.
Luxations lentes. Mécanisme. Degrés. Variétés anatomiques : en haut et en arrière fréquente, en haut et en avant. En bas. En bas et en dedans, trou obturateur. En haut et en dedans, sur le pubis. En arrière, échancrure sciatique. Transcotyloïdienne.
Luxations brusques. Discussion.
Pseudarthrose intracotylienne. Mécanisme. Lésions spéciales de la tête, du cotyle. Terminaison par ankylose lâche.

Luxations et pseudarthrose intracotylienne. — Les altérations ulcéreuses de la hanche modifient les rapports des surfaces articulaires suivant deux types. Dans le premier de ces types, la tête fémorale empiète, puis chevauche sur le sourcil cotyloïdien ; à un degré de plus, elle abandonne le cotyle : luxation incomplète dans le premier cas, complète dans le second.

L'autre variété de rapports pathologiques, moins vulgarisée, comprend les cas nombreux dans lesquels les deux surfaces ulcérées, tête atrophiée, cotyle agrandi, restent en contact, la tête largement logée et profondément engagée dans le cotyle : pseudarthrose intracotylienne.

Luxation pathologique. — Les déplacements des surfaces articulaires, dans la coxalgie, s'effectuent presque toujours d'une manière lente et progressive ; elles sont la conséquence des altérations destructives examinées précédemment.

Par exception, le déplacement peut se faire brusquement suivant un autre mécanisme. Les surfaces articulaires ont conservé leur forme normale. Dans des circonstances qui ne sont pas toujours bien déterminées, la tête fémorale s'échappe brusquement du cotyle, rappelant par là, jusqu'à un certain point, les caractères pathogéniques de la luxation traumatique.

LUXATIONS LENTES.

Après l'examen des ulcérations des surfaces articulaires, qu'elles soient produites mécaniquement par la compression ou physiologiquement par l'action propre du bacille tuberculeux, vient naturellement l'étude de leurs conséquences anatomiques.

Par suite de l'ulcération compressive, la partie supérieure de la cavité cotyloïde, entamée plus ou moins profondément, s'est élevée. Le sourcil se trouve détruit en partie ou complètement.

La tête fémorale, dont le haut est ulcéré, s'applique néanmoins sur la partie agrandie du cotyle.

Double cause d'ascension du fémur.

Cette ascension commence dès que le cartilage de revêtement s'amincit; elle devient notable au moment où l'ulcération a mis à nu les deux surfaces osseuses de l'ilium et de la tête fémorale. Elle est représentée par l'addition de deux chiffres : l'un représentant en millimètres l'épaisseur du cartilage fémoral, l'autre l'épaisseur du sourcil cartilagineux.

Déjà aussi la tête fémorale ne remplit plus le cotyle, dont une portion reste inoccupée ou déshabitée en bas.

Ce premier degré d'ascension du fémur correspond à ce que Lannelongue appelle l'empiètement : premier degré de la luxation.

Dans une phase plus avancée, la partie moyenne de la tête se place en face du sourcil détruit, c'est le chevauchement (Lannelongue).

Si le déplacement s'accentue davantage, on peut dire que la tête fémorale est située hors de la cavité articulaire, et on dit qu'il y a luxation (Lannelongue).

Cette marche de l'ulcération compressive et du déplacement progressif, qui en résulte, est bien décrite dans les leçons de Lannelongue.

Les auteurs reproduisent la description du maître, devenue classique. Elle permet de suivre pas à pas les degrés successifs de la déformation de la hanche, et nous verrons, que, dans la pratique, on commence, en effet, à apprécier l'ulcération compressive par l'ascension du fémur.

Le terme de luxation ne s'applique bien qu'au degré le plus avancé : la tête, plus ou moins déformée, forme un relief anormal dans la fosse iliaque externe.

Ce tableau, aussi vrai anatomiquement qu'il l'est dans la clinique, représente les différentes formes ou degrés de la luxation chez les enfants jeunes de deux à cinq ou six ans.

On peut aussi l'observer plus tard, à tous les âges. Mais il est habituel chez le jeune enfant : après six ou huit ans, on ne retrouve le chevauchement et la luxation proprement dits que dans une certaine proportion des cas, proportion qui diminue à mesure que l'âge avance.

La distinction établie entre les trois degrés de déplacement, empiètement, chevauchement et luxation complète, sera encore justifiée par le mode de guérison propre à chaque variété.

La coxalgie dans laquelle les surfaces, peu profondément ulcérées, restent adaptées l'une à l'autre par une surface osseuse assez large, comme dans l'empiètement, se termine généralement par une ankylose fibreuse plus ou moins serrée; les mouvements sont nuls ou de très faible étendue.

C'est à l'empiètement qu'appartient surtout la terminaison classique de la tuberculose coxale par ankylose.

Avec un déplacement plus accentué, chevauchement, le contact des surfaces est moins étendu et moins régulier. Après la guérison, on constate en général une union moins solide; l'ankylose est lâche. On trouve fréquemment les mouvements de flexion et d'extension d'une certaine étendue.

Dans la luxation complète, où la tête conservée repose sur la fosse iliaque externe, au-dessus du cotyle agrandi, l'ankylose fait habituellement défaut; la tête du fémur glisse sur l'ilium, surtout d'avant en arrière.

Lorsque la guérison de la coxalgie est bien acquise, que les troubles douloureux ou inflammatoires sont éteints depuis quelques années, la mobilité de la tête fémorale peut être assez marquée pour rappeler celle de la luxation congénitale.

Nous avons rencontré un certain nombre d'exemples de cette luxation complète, très mobile, à laquelle convient le nom de luxation flottante.

Variétés.

Degré de luxation. — On ne peut, dans la pratique, considérer comme une luxation l'ascension légère du fémur dans le cotyle, résultat des premiers degrés de l'ulcération. La tête est en effet tout entière contenue dans le cotyle. Tout au plus peut-on dire que le cotyle est agrandi, et la tête atrophiée ne l'occupe pas dans toute son étendue; il reste en bas un espace vide ou déshabité.

La luxation ne commence réellement qu'avec le chevauchement: luxation incomplète.

La luxation est complète lorsque la tête fémorale, placée au-dessus de la cavité cotyloïde agrandie, n'a plus avec celle-ci aucun rapport anatomique.

Variétés anatomiques. — 1° *Luxation en haut et en arrière.* — Le sens du déplacement est presque toujours le même : tête et cotyle sont ulcérés en haut ou plus exactement en haut et un peu en arrière. Le déplacement suit l'ulcération.

La luxation de la coxalgie se fait d'habitude en haut directement, ou bien en haut et en arrière. Toutes les autres variétés sont exceptionnelles.

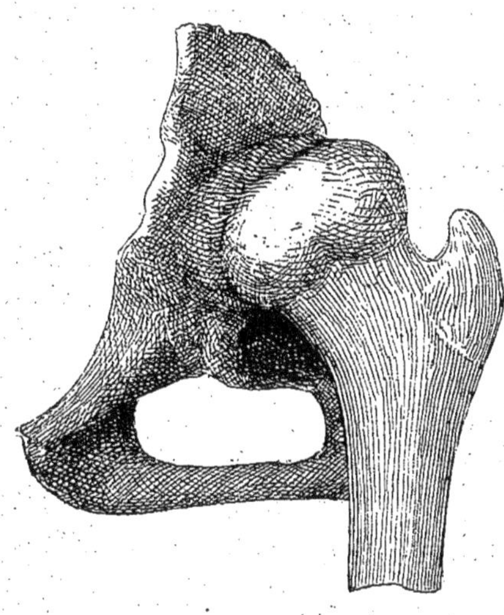

Fig. 48. — *Pièce anatomique de coxalgie.*

La tête fémorale est déplacée en haut et en avant, faisant une saillie antérieure au niveau de l'éminence ilio-pectinée.

Le cotyle est déshabité en bas.

2° *Luxation en haut.* — J'ai observé cliniquement un cas de luxation en avant. Il s'agissait d'une coxalgie ancienne déjà de plusieurs années. La rotation du membre inférieur atteignait près de 90°. Le bord externe du pied était couché sur le plan du lit. La tête fémorale formait une saillie sensible et mobile sous la main, saillie située un peu en dehors du milieu du pli de l'aine, qu'elle soulevait. Elle répondait au niveau de l'épine iliaque antéro-inférieure. La jambe était dans la rectitude ; la flexion comme, du reste, la rotation en dedans étaient tout à fait impossibles.

La tête fémorale était fixée par une ankylose fibreuse solide.

Lannelongue rapporte un cas analogue sous le nom de luxation directe en haut, entre l'épine iliaque antéro-inférieure et l'éminence ilio-pectinée. « Le membre est étendu, la tête fait un relief très prononcé en haut, au pli de l'aine, en dehors des vaisseaux. Le grand trochanter est plus antérieur et sur la ligne verticale de l'épine iliaque supérieure. La flexion de la cuisse est impossible. »

3° *Luxation en bas.* — Lannelongue rapporte deux cas de luxation en bas sur le même sujet atteint de coxalgie double.

Du côté droit, la tête fémorale forme une saillie supeerficielle facile à reconnaître à sa forme arrondie, et située au-dessous de son niveau normal, près de la tubérosité ischiatique.

Du côté gauche, la tête était déplacée en bas et en arrière. Nous aurons à revenir sur ce fait, dont la description est exclusivement clinique.

4° *Luxation en bas et en dedans dans le trou obturateur.* — Cette variété de luxation paraît fort rare. Nous n'en avons rencontré qu'un seul cas.

Portal, Audran, Marjolin et Gérard-Manchant en ont rapporté des observations.

5° *Luxation en haut et en dedans sur le pubis.* — Lannelongue cite Nélaton et Stanley, qui auraient observé ce genre de luxation.

6° *Luxation en arrière dans l'échancrure sciatique.* — Roux et Gibert auraient observé chacun un cas de cette luxation qui n'est, dit Lannelongue, qu'une étape plus avancée de la luxation en haut et en arrière ou iliaque.

7° *Luxation transcotylienne.* — Ce terme s'applique aux quelques faits exceptionnels, rappelés précédemment, dans lesquels on voit l'extrémité cervico-céphalique du fémur s'engager dans le petit bassin à travers une large perforation du cotyle.

Luxations brusques.

Nous devrions décrire ici une variété spéciale de luxation que nous trouvons désignée dans les auteurs sous le nom de luxation et qui surviendrait au début de la coxalgie.

Le professeur Kirmisson en produit cinq observations cliniques, sur lesquelles il y aura lieu de revenir au chapitre des symptômes.

On manque, cela se conçoit, de notions précises sur les caractères anatomiques de ces luxations. On ignore l'état des surfaces articulaires. L'auteur et ceux qui ont commenté ces observations, — Berger, Jouon, — se bornent à quelques explications théoriques sur le mécanisme pathogénique.

Pour Jouon, une hydarthrose serait la cause prédisposante; un simple effort musculaire la cause déterminante. Mais l'hydarthrose n'a pas été constatée, et les observations ne font pas mention de l'effort musculaire.

PSEUDARTHROSE INTRACOTYLIENNE. TÊTE ET COL ATROPHIÉS, ENGAGÉS PROFONDÉMENT DANS UN COTYLE AGRANDI. MOBILITÉ ÉTENDUE.

A côté des variétés de luxation coxalgique, décrites par Lannelongue, une altération toute différente mérite de prendre une place à part. Ici l'ulcération compressive ne paraît jouer qu'un rôle accessoire. L'action destructive propre du processus tuberculeux semble au contraire modeler les surfaces d'une manière spéciale.

La tête fémorale, de forme irrégulière, est atrophiée ; son diamètre est égal ou inférieur à celui du col. Elle est ulcérée plutôt par sa face supérieure, ce qui nous ramène à l'idée de compression ulcéreuse. Elle peut même offrir inférieurement des végétations osseuses anormales.

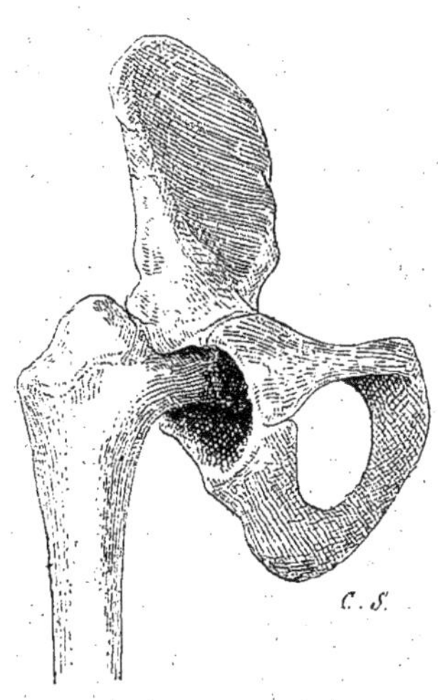

Fig. 49. — *Pseudarthrose intra-articulaire.*

La tête et le col du fémur déformés s'engagent profondément dans la partie supérieure du cotyle élargi en haut et approfondi.

Du côté du cotyle, on est frappé d'un premier fait, le sourcil n'est pas effacé ; il peut, au contraire, se trouver renforcé extérieurement par une couche d'hyperostose, qui accentue son relief.

Loin d'être luxée, l'extrémité fémorale est engagée plus profondément que d'habitude dans la cavité cotyloïde. Une partie du col y est logée avec la tête.

Le cas des figures 49 et 50 répond à un type de cette déformation de nature complexe.

Le cotyle a perdu tout son revêtement cartilagineux ; sa partie moyenne est amincie et même largement perforée sans nid tuberculeux, sans caverne, sans séquestre : amincissement et perforation résultent de l'ulcération diffuse du tissu osseux.

En haut, la cavité cotyloïde reste profondément excavée, au lieu d'offrir le plan de glissement, produit par la compression dans le type Lannelongue. Le sourcil est élevé au-dessus de son niveau normal ; mais, loin d'être éculé, il forme un relief exagéré ; son bord est tranchant ; au-dessous de lui, du côté du cotyle, on voit une voûte se creuser beaucoup plus profondément qu'à l'état normal. Sa face externe, débarrassée de son revêtement fibreux par la rugine, se montre rugueuse, irrégulière ; on y voit des végétations épaisses de 1 ou 2 millimètres sur une hauteur d'environ 1 centimètre, et cela sur le tiers supérieur de la circonférence du cotyle.

D'une part, la cavité articulaire est rendue plus profonde par l'ulcération ; d'autre part, les végétations sous-périostiques ont exagéré la saillie du sourcil déplacé ; ces deux éléments de déformation ne se prêtent nullement à la luxation, ils s'y opposent.

Nous devons ajouter que la cavité cotyloïde, plus profonde, est aussi agrandie dans ses deux diamètres, vertical et antéro-postérieur, pour les mêmes raisons : destruction du cartilage, ulcération uniforme de la surface osseuse.

La tête, avec ses dimensions normales, serait déjà flottante dans sa cavité de réception. Elle est atrophiée et déformée.

Son cartilage de revêtement est entièrement détruit (Voy. fig. 50). Elle forme néanmoins une masse distincte du col. Supérieurement, son relief est effacé. En bas, elle est représentée par des saillies mamelonnées, irrégulières, qui résultent de végétations osseuses surajoutées, à ce niveau.

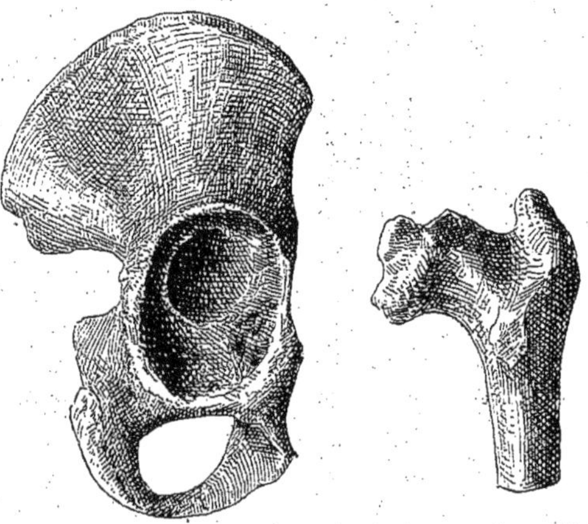

Fig. 50. — *Pseudarthrose intra-articulaire.* Même pièce que sur la figure 49.

L'os iliaque et le fémur sont séparés l'un de l'autre.
Sur la tête, la partie supérieure est creusée d'une ulcération ; la partie inférieure offre une saillie anormale résultant d'une hyperostose.

Cette hyperostose n'est pas moins démontrée que celle du sourcil cotyloïdien, représentée par les stalactites.

Au total, la tête est de petit volume et irrégulière. Elle est logée profondément dans la partie supérieure du cotyle agrandi et s'y trouve attachée par des tractus fibreux assez solides, mais peu serrés. Le fémur avait conservé des mouvements étendus, dans tous les sens.

Les deux surfaces correspondantes, fémorale et iliaque, n'étaient pas exactement modelées l'une sur l'autre, et l'action mécanique de la compression n'était pas bien démontrée.

En résumé, une tête petite et irrégulière occupe une partie du cotyle élargi et approfondi et s'y trouve solidement fixée en dehors même du secours des adhérences.

Cette description typique se rapporte, avec des variantes, à un grand nombre de cas de coxalgie des adolescents et des adultes.

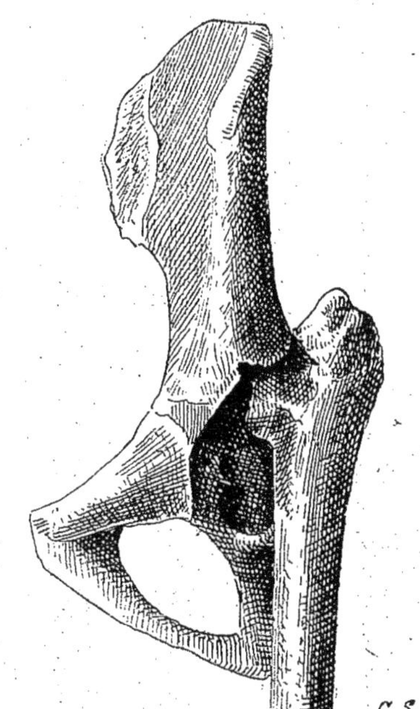

Fig. 51. — *Coxalgie gauche.*

Pseudarthrose intracotylienne. Cotyle élargi en haut. Sourcil cotyloïdien relevé.

Tête et col du fémur atrophiés, profondément engagés dans la partie supérieure du cotyle, immédiatement au-dessous du sourcil cotyloïdien.

Selon les sujets, le cotyle est plus ou moins profond et large, la tête plus ou moins atrophiée.

Dans le cas des figures 51 et 52, le cotyle est peu différent du type précédent. Sa cavité est profonde, et la saillie du sourcil cotyloïdien surélevé est aussi très prononcée.

La tête fémorale et le col ont subi un degré excessif d'atrophie. L'extrémité fémorale n'est plus représentée que par un appendice en forme de bec d'oiseau, implanté par sa base à la face interne du grand trochanter; son extrémité libre est taillée en pointe.

Cet appendice, tête et col, s'enfonce horizontalement de toute sa longueur dans la partie supérieure du cotyle. Le sourcil cotyloïdien est appliqué sur sa base, près du grand trochanter.

Le caractère le plus remarquable de cette variété de déformation réside dans le mode de terminaison.

La tête atrophiée reste plus ou moins libre dans le cotyle agrandi, au lieu de s'y fixer par une cicatrice solide. S'il y a des attaches

Obs. II. — Cette figure, de même que la figure 52, représente des pièces provenant d'une enfant décédée à l'Hôpital maritime à la suite d'une méningite tuberculeuse. Cette enfant avait séjourné environ deux ans à l'Hôpital maritime. Dès son arrivée, la coxalgie déjà très ancienne semblait guérie, mais le membre était très déformé. Le grand trochanter surélevé de 3 centimètres faisait penser à une luxation. La cuisse était en adduction légère. L'enfant marchait assez facilement avec une claudication accentuée. Elle avait marché avec puis sans appareil pendant la plus grande partie de son séjour à Berck.

La hanche conservait des mouvements très étendus de flexion et d'extension.

A l'autopsie, on constate que la coxalgie n'est pas entièrement guérie. Les nids tuberculeux, figurés sur le cotyle (Voy. fig. 52), sont remplis de caséum et de fongosités. Ces produits sont restés à l'état latent depuis une longue période.

fibreuses entre les deux os, si même ces attaches sont résistantes, elles ne sont pas serrées. Elles permettent toujours des mouvements étendus de flexion, d'extension et aussi des mouvements de latéralité. Dans le fait qui vient d'être cité, la tête fémorale, réduite à un mince appendice, n'adhérait au cotyle que par des tractus fibreux, lâches et entourés de tissu conjonctif.

Bouvier, dans ses leçons, désigne sous le nom de luxation intracotylienne un état analogue à celui que nous décrivons en ce moment.

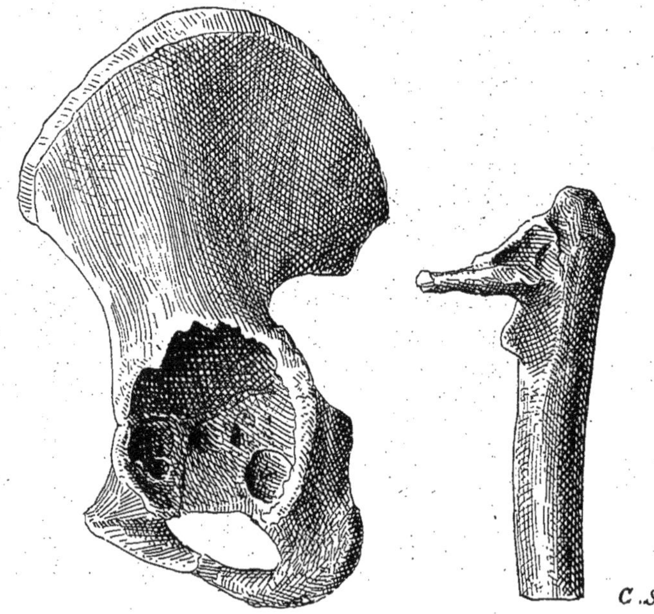

Fig. 52. — *Coxalgie gauche.* Même pièce que sur la figure 51.

L'os iliaque et le fémur sont séparés l'un de l'autre.

Cotyle agrandi en haut, sourcil cotyloïdien relevé. La cavité cotyloïde, profondément excavée, est semée inférieurement de nids tuberculeux.

Ce terme de luxation, appliqué à une déformation qui laisse la tête dans le cotyle paraît impropre. L'articulation mobile qui s'établit secondairement entre les deux surfaces déformées nous paraît mériter plutôt d'être appelée pseudarthrose intracotylienne.

ULCÉRATION DES SURFACES ARTICULAIRES SANS DÉPLACEMENT.

En regard des faits précédents, où l'on voit la tête atrophiée, flottante dans le cotyle élargi, il convient de noter la conservation du volume et de la forme de la tête fémorale aussi bien que du cotyle chez beaucoup de coxalgiques adolescents ou adultes. La tête fémorale, dont l'ossification est avancée, perd son revêtement cartilagineux, mais elle reste volumineuse. Le cotyle se dénude également de son cartilage ; sa surface osseuse n'est pas ulcérée profondément et spécialement le sourcil cotyloïdien osseux conserve son relief. La cavité cotyloïde, dans son ensemble, au lieu d'être éculée en haut comme dans le jeune âge, est restée profonde.

Avec ces dispositions, la tête fémorale est profondément emboîtée dans le cotyle, et les deux surfaces sont intimement appliquées l'une sur l'autre.

La pénétration de la tête est même plus profonde qu'à l'état normal. Une partie du col est sous-jacente au sourcil cotyloïdien. En pareil cas, la luxation est invraisemblable.

Si l'on est appelé à faire la résection d'une hanche appartenant à ce type de coxalgie, on est frappé de l'énorme volume de la tête osseuse dénudée et aussi de la profondeur du cotyle. Cette remarque est d'autant plus facile à faire que, sur les autres hanches, des types précédents, la tête du fémur est toujours plus ou moins atrophiée, quelle soit d'ailleurs luxée à un degré quelconque ou conservée dans le cotyle agrandi.

III

ABCÈS TUBERCULEUX

Définition : diverticule du foyer tuberculeux à la hanche.
Issue de la hanche : à travers la capsule, à travers le cotyle.
Perforation capsulaire : *a*. Antérieure, abcès antéro-externe, antéro-interne, sous-jacent aux vaisseaux. Supérieure, fosse iliaque. — *b*. Postérieure, abcès fessier, abcès antérieur. Par migration, abcès postéro-inférieurs. — *c*. Antéro-interne, abcès sous-pectinéal, abcès des adducteurs.
Perforation cotylienne. Foyers rétro-cotyliens, abcès migrateurs : par la grande échancrure, par la petite échancrure, vers le pli de l'aine, vers le périnée.
Ouverture dans les cavités viscérales, péritoine (contestée et contestable). Rectum, vessie, vagin, urètre, vulve.
Nombre des abcès et des fistules.

La culture bacillaire développée dans la hanche n'est autre chose qu'un abcès tuberculeux, constitué par une enveloppe : capsule articulaire et surfaces osseuses, et par un contenu : fongosités, caséum, pus tuberculeux.

Nous sommes peu renseigné sur la nature du contenu de l'articulation au début de la coxalgie. Toutefois les comptes rendus relatifs aux autopsies pratiquées au début de la maladie sont concordants sur un point : l'absence d'épanchement. Lannelongue, qui rapporte quatre autopsies de coxo-tuberculose récente datant d'un mois, de trois mois (deux cas), de cinq mois, note l'absence d'épanchement dans deux de ces cas et n'en fait pas mention dans le troisième et le quatrième.

Différents auteurs ont supposé la présence d'un épanchement articulaire pour expliquer la production, dans certains cas exceptionnels, de la luxation coxo-fémorale à une période précoce. Cette hypothèse, créée pour les besoins d'une interprétation théorique, n'a pas été vérifiée matériellement.

A une période plus avancée de la maladie, par exemple chez les malades dont la coxalgie est déjà compliquée d'abcès, on constate, si l'on vient à pratiquer la résection, que la cavité coxo-fémorale est remplie de pus et de fongosités en quantité et en proportions très variables. C'est alors un véritable abcès tuberculeux.

Dans les mêmes examens *post mortem*, auxquels nous venons de faire allusion, Lannelongue décrit, chez des enfants, dont la coxalgie ne datait que d'un ou de trois mois, les altérations de la synoviale articulaire. Elle conserve une apparence saine en certains points ; ailleurs elle est déjà épaissie, couverte de fongosités. Le ligament rond qui attire son attention est conservé soit intact, soit déjà rouge, vasculaire et fongueux.

Dans la suite, les altérations de la tête fémorale, destruction du cartilage et ulcérations osseuses, sont précédées par la disparition partielle ou totale du ligament rond. On n'en trouve aucune trace, lorsque les altérations des surfaces offrent quelque gravité.

La capsule coxo-fémorale est elle-même envahie irrégulièrement selon les cas par l'infiltration œdémateuse, inflammatoire et par l'élément fongueux.

L'élévation du sourcil cotyloïdien ulcéré en bas et hyperostosé en haut et, plus souvent, l'éculement de ce relief ostéo-cartilagineux ont pour conséquence la destruction de l'insertion normale de la capsule en haut. Lorsqu'on pratique la résection d'une coxalgie, on constate souvent que la tête fémorale déformée et élevée au-dessus de son niveau normal n'en est pas moins coiffée par une enveloppe fibreuse : capsule altérée, peut-être en partie néoformée.

Lorsque la luxation est très accentuée, la tête fémorale élevée nettement au-dessus du sourcil perd chez nombre de malades toute fixité sur le bassin. On peut la faire glisser d'avant en arrière et d'arrière en avant. Ses attaches directes à l'os iliaque sont nulles ou très lâches.

La collection intracoxale de pus et de fongosités est l'origine de toutes les collections extra-articulaires, que l'on désigne, dans la pratique, sous le nom d'abcès symptomatologiques de la coxalgie ou plus simplement abcès de la coxalgie. Autrement dit, les abcès de la coxalgie sont tous en communication avec la cavité de la hanche, soit directement, abcès sessiles, juxtaposés à la hanche, soit indirectement par l'intermédiaire d'un canal de communication plus ou moins long, abcès pédiculés.

Ils constituent de simples diverticules du foyer coxal.

Nous n'en connaissons pas d'une autre espèce. On a soulevé la question des abcès juxta-articulaires. On a supposé que des foyers tuberculeux pouvaient se développer dans le voisinage du foyer coxal sans communication directe.

L'existence de ce genre d'abcès est, croyons-nous, purement hypothétique ; nous n'en avons jamais observé anatomiquement.

Deux fois, il nous est arrivé d'opérer des abcès de la coxalgie datant d'une période fort ancienne et modifiés par de nombreuses injections. Nous n'avons pu découvrir le canal de communication avec la hanche, et la guérison a suivi le curettage.

La communication s'était vraisemblablement interrompue, comme conséquence secondaire de la marche de la coxalgie vers la guérison.

Nous admettons donc comme une règle générale, à laquelle aucune exception ne nous est connue, que tous les abcès de la coxalgie proviennent de la cavité articulaire.

On a aussi parlé des abcès ganglionnaires du pli de l'aine au cours de la coxalgie. Sur ce point, une double remarque suffit. Le développement de ces abcès est extrêmement rare ; à peine l'avons-nous observé une ou deux fois sur plusieurs milliers de coxalgies, les descriptions qu'on en a faites sont sans aucun doute liées à une erreur d'interprétation. En second lieu, un abcès ganglionnaire a tellement peu de ressemblance avec les abcès coxalgiques que la confusion ne serait faite que par un observateur inexpérimenté.

Les gommes ganglionnaires du pli de l'aine ne sont pas d'ailleurs une suite de la tuberculose coxale dans les cas exceptionnels où elles ont été observées.

L'étude anatomique des abcès de la coxalgie consistera à examiner leur point de départ sur les différents points du pourtour de l'articulation et à les suivre dans le trajet qu'ils parcourent dans les partie molles, depuis cette origine articulaire jusqu'à leur ouverture extérieure.

Le plus grand nombre des abcès ont pour origine une perforation de la capsule; quelques-uns proviennent directement de la face pelvienne du cotyle perforé.

C'est principalement au cours de la résection de la hanche que nous avons étudié la situation des abcès ou des trajets fistuleux consécutifs aux abcès, ainsi que leur ouverture dans la hanche. Comme il importe, à notre avis, dans cette opération, de suivre exactement, et autant que possible sur toute leur étendue, jusqu'à l'articulation, soit les abcès avec leur trajet de communication articulaire, soit les fistules, notre attention a été constamment dirigée sur cette question.

Aussi avons-nous noté le plus souvent le siège de l'origine articulaire sur la capsule ou dans le bassin, lorsque ce siège n'avait rien d'anormal; à plus forte raison les dispositions exceptionnelles ont-elles été toujours indiquées sur le livre d'opération. De même, pour les trajets suivis depuis l'articulation jusque vers l'extérieur, nous avons pris note plus spécialement des cas qui offraient une particularité rare.

Dans le plus grand nombre des cas, la perforation capsulaire, origine de l'abcès, se trouve située en avant sur le bord externe du tendon du psoas iliaque, ou un peu plus endehors vers la face supérieure du col fémoral.

I. Abcès nés sur la face antérieure de la capsule, en dehors du tendon du psoas iliaque. — Les collections qui ont ce point de départ sont assez superficielles; elles sont recouvertes par le *fascia lata*, les muscles couturier, droit antérieur et tenseur du *fascia lata*, qui forment un même plan superficiel.

1° *Abcès antéro-externe.* — En se développant davantage en bas, les abcès descendent généralement en dehors du droit antérieur. Dès lors l'aponévrose fémorale seule les sépare des téguments.

Ils peuvent ainsi progresser de haut en bas, jusque vers la partie moyenne de la cuisse et même plus bas.

Tardivement, ils traversent l'aponévrose et deviennent sous-cutanés : ce qui arrive plus souvent pour la partie inférieure de la collection, quel que soit son niveau, et l'ouverture cutanée se fera de préférence vers la partie inférieure de la poche.

La forme de cette collection est fort variable. Un détail essentiel de sa configuration mérite plus spécialement d'être connu : c'est le mode de communication de la collection avec la jointure au niveau où nous l'avons indiquée.

Quelques-uns de ces abcès forment une poche située en haut de la cuisse, tout près de la hanche. La communication, en pareil cas, peut être directe; parfois même elle est à peine marquée par un rétrécissement répondant à la capsule. Cette disposition est la plus rare.

D'habitude, la poche de l'abcès est plus ou moins distante de la hanche, et sa communication avec la jointure est établie par l'intermédiaire d'un trajet long de 2 jusqu'à 10 centimètres et davantage. Ce trajet est rarement assez large pour admettre le petit doigt; en général, il est beaucoup plus étroit, comparable à un tuyau de plume. Il n'est pas rare qu'une certaine attention soit nécessaire pour le suivre jusqu'à la hanche sans fausse route, d'autant que sa paroi fongueuse est mince et peu résistante.

Si on ne cherchait pas le trajet de communication, on pourrait croire l'abcès indépendant; si on le cherche avec quelque soin, on le trouve toujours. Sur des centaines de cas, je n'ai rencontré que deux exceptions déjà mentionnées, encore avaient-elles laissé un doute.

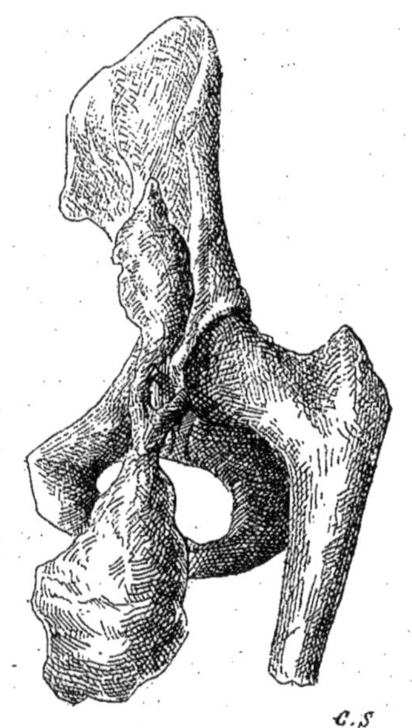

FIG. 53. — *Coxalgie gauche.*

Abcès de la fosse iliaque interne et abcès de la région des adducteurs venant de la face antérieure de la hanche par un trajet commun.

Opéré le 30 juin 1897.

2° *Abcès antéro-interne.* — Du même point de départ, en dehors du tendon du psoas, l'abcès, au lieu de se porter en bas et en dehors, peut se porter en dedans vers les vaisseaux fémoraux et se développer très rarement au-devant d'eux, presque toujours derrière eux; l'artère bat au-devant de la collection.

Celle-ci occupe alors le triangle de Scarpa en descendant plus ou moins bas. Chez quelques malades, l'abcès chemine le long de la gaine fémorale, dans la gouttière formée en dedans par les muscles adducteurs, en dehors par le muscle vaste interne. Il peut ainsi parvenir jusque vers le canal de Hunter : nous avons plusieurs fois pratiqué des ponctions à ce niveau. Inutile de dire que ces collections ne siègent nullement dans la gaine des vaisseaux fémoraux, comme certains auteurs l'ont écrit. Elles suivent seulement un trajet parallèle aux vaisseaux, dirigées par le même plan anatomique.

En somme, l'abcès qui part de la jointure en dehors du tendon du psoas peut se développer sur place, au-dessous du pli de l'aine. Plus souvent il ne forme, près de son point de départ, qu'un trajet étroit pour prendre plus loin les proportions d'une collection large, soit en dehors : face antéro-externe de la cuisse, entre le vaste externe et l'aponévrose fémorale; soit en dedans : dans le triangle de Scarpa en haut, en avant ou en arrière des vaisseaux fémoraux, ou bien plus bas dans la gouttière musculaire, qui loge le faisceau vasculo-nerveux de la cuisse.

3° *Abcès de la fosse iliaque interne provenant d'une perforation de la capsule en avant, sur le bord externe du tendon du psoas, ou sous sa face profonde.* — Nous avons eu à traiter un assez grand nombre d'abcès de la fosse iliaque interne provenant de la hanche. Nous avions pensé autrefois que ces abcès avaient pour origine la plus habituelle le petit bassin, la face pelvienne du cotyle. L'observation nous a fait changer d'avis.

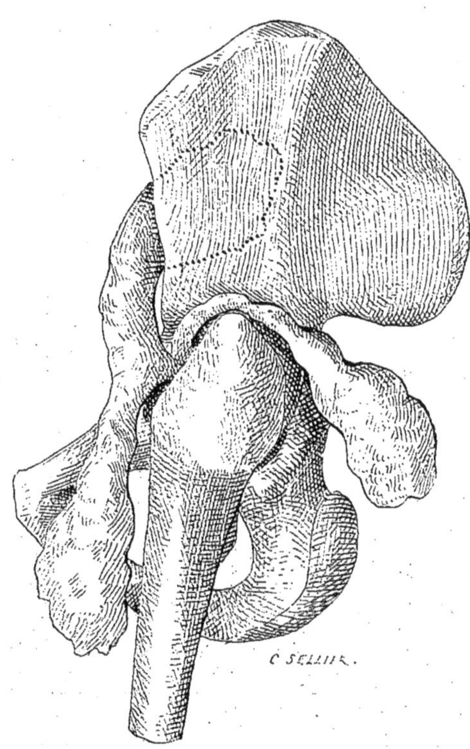

FIG. 54. — *Coxalgie gauche.*

Abcès triple, fessier, iliaque interne et fémoral interne provenant d'une origine commune antécoxale.
Garçon de treize ans. Opéré le 4 janvier 1901.

Dans ces cas, nous avons constaté chez nos opérés que l'abcès de la fosse iliaque naissait de l'articulation coxo-fémorale en avant ; la capsule était rompue sur la partie antérieure, en dehors du muscle psoas le plus souvent. Nous avons vu du reste ces collections abdominales associées avec l'abcès antéro-externe de la cuisse et communiquant d'une manière évidente. Les deux diverticules avaient une seule et même origine.

II. Abcès de la région fessière, nés d'une perforation de la capsule, au-dessus ou en arrière du col. — Les abcès nés sous les muscles fessiers sont beaucoup moins fréquents que les abcès antérieurs que nous venons d'indiquer ; moins fréquents aussi que les abcès internes, dont on s'occupera dans la suite.

Dans cette région fessière, la capsule est perforée le plus souvent près du sourcil cotyloïdien, quelquefois même à travers le sourcil lui-même, sur le bord du cotyle osseux agrandi.

1° *Abcès fessier.* — La collection tuberculeuse peut se développer sous la forme sessile dans la région fessière, au-dessus ou en arrière du grand trochanter. Dans la suite, elle perfore successivement les plans musculaires de la région avant d'arriver à la peau. La fistulisation peut s'établir sur tous les points de la fesse, au voisinage du trochanter, ce qui n'est pas rare, ou vers le milieu de la région. On doit noter encore un point où les abcès fessiers semblent s'ouvrir avec une certaine prédilection : nous voulons dire le voisinage de la crête iliaque près de l'épine iliaque postéro-inférieure.

2° *Abcès antéro-externe : provenant d'une perforation de la*

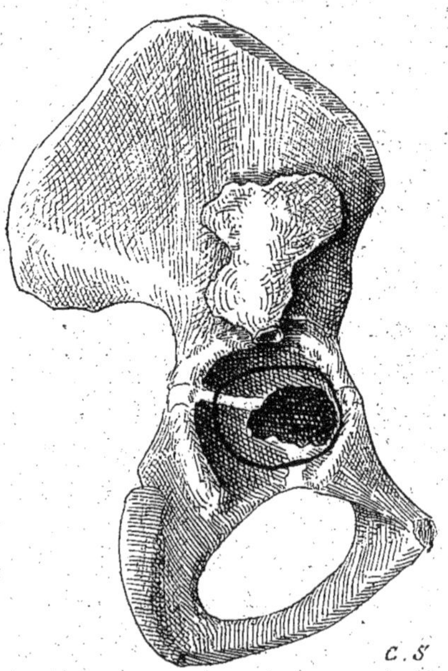

Fig. 55. — *Abcès iliaque externe communiquant avec l'articulation à sa partie supérieure.*

Perforation cotylienne sans séquestre.
Fille de huit ans. Opérée le 9 mai 1898.

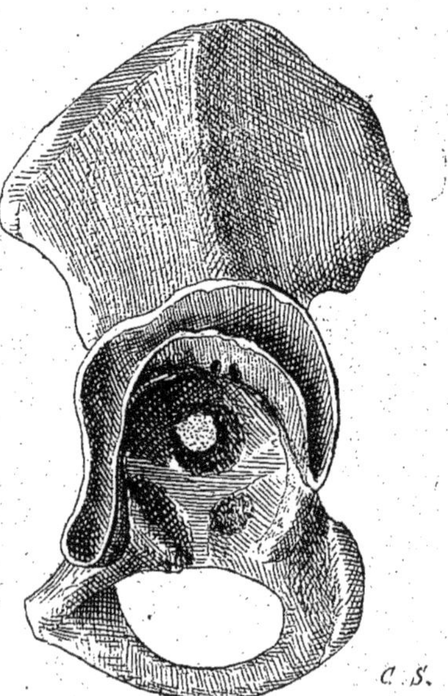

Fig. 56. — *Coxalgie gauche.*

Nécropsie pratiquée le 21 mars 1901.
Cotyle creusé de trois nids tuberculeux, dont un contient un petit séquestre blanc enchatonné.
Abcès coiffant la capsule en haut et en avant. La communication articulaire répond à la partie supérieure de la capsule. Elle est constituée par deux petits orifices.

capsule au-dessus ou en arrière du col fémoral. — Fréquemment, l'abcès qui se développe à la suite d'une perforation capsulaire au-dessus ou en arrière du col, au lieu de former une collection sous les muscles fessiers, effectue une migration soit en avant, au delà du bord antérieur du petit fessier, soit en arrière et en bas, vers la face postérieure de la cuisse. La voie antérieure est le plus souvent suivie. Lorsque le trajet a dépassé le muscle petit fessier, il continue à cheminer dans la région antéro-externe de la cuisse, tout comme les abcès qui font suite à une perforation capsulaire en dehors du tendon du psoas. Il en résulte que, lorsqu'on est en présence d'une collection antéro-externe, on ne peut affirmer, sans crainte d'erreur, que le point de départ capsulaire en soit placé en avant du col plutôt qu'au-dessus et en arrière.

Par exception, deux collections se forment, l'une sous-jacente aux muscles fessiers, l'autre superficielle antéro-externe, avec une communication assez large pour laisser passer le flot communiqué à la main qui explore.

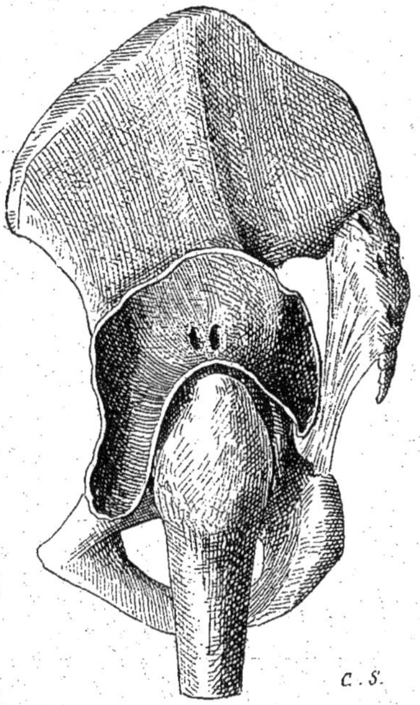

Fig. 57. — *Coxalgie gauche.*

Nécropsie le 21 mars 1901. Sujet de la figure 56. Abcès coiffant la capsule articulaire en haut et en avant.

Communication articulaire par deux petits orifices sur la partie supérieure de la capsule articulaire.

Dans la disposition habituelle, au contraire, le trajet est étroit non seulement sous les muscles fessiers, mais encore en avant et plus bas, et la collection ne devient sensible qu'à une certaine distance.

Un point nous a paru intéressant : la progression d'arrière en avant du trajet tuberculeux sous les muscles fessiers, telle que nous venons de l'indiquer, est commune. La marche inverse suivant laquelle un abcès né au-devant du col fémoral, sur le bord externe du tendon du muscle psoas, se dirigerait d'avant en arrière sous les muscles fessiers, doit être extrêmement rare ; nous ne l'avons jamais observée.

3° *Abcès postéro-inférieur.* — Un certain nombre d'abcès de la face postérieure de la cuisse proviennent d'une perforation capsulaire au-dessus ou en arrière du col fémoral ; la voie suivie est simple.

Le trajet chemine de haut en bas sous le muscle grand fessier et se dilate vers son bord inférieur. Cette variété est peu fréquente.

Nous représentons sur les figures 56 et 57 un abcès de la région fessière né d'une double perforation capsulaire au-dessus du col fémoral. La poche s'élève peu dans la fosse iliaque externe, mais elle orme un double diverticule. L'un d'eux se porte en avant et va émerger vers la face antéro-externe de la cuisse. L'autre s'étend en arrière et en bas. Il avait déprimé les parties molles qui occupent la grande échancrure sciatique comme pour pénétrer dans le petit bassin par cette voie.

Ajoutons à ce propos que nous n'avons jamais constaté qu'un abcès fessier ait pénétré secondairement dans le bassin, et plus spécialement aucun abcès n'est entré dans le bassin par la grande échancrure sciatique, tandis que, au contraire, on verra que les abcès d'origine intrapelvienne sortent souvent par cette ouverture.

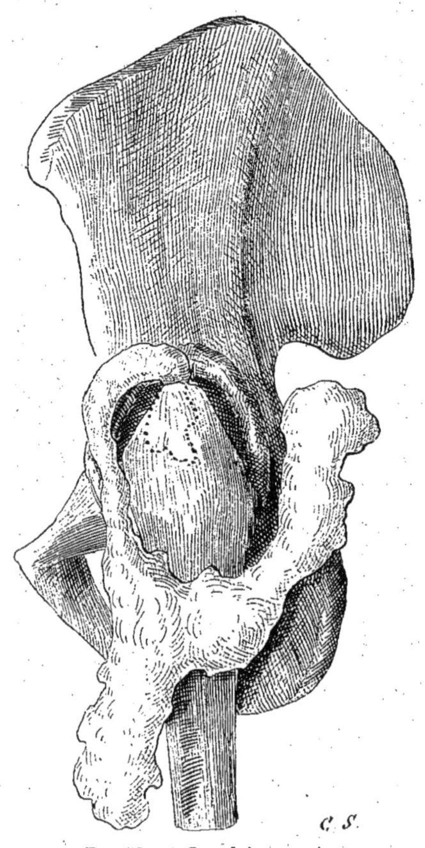

FIG. 58. — *Coxalgie gauche.*

Abcès à poche irrégulière dont le trajet contourne la face antérieure du col fémoral puis s'ouvre dans la hanche en haut, sur la face supérieure du col.

D. ..., fille de 12 ans. Opérée le 19 octobre 1896 (Voy. fig. 162, p. 351).

III. Abcès de la région interne. — Les abcès antéro-internes viennent par ordre de fréquence après ceux de la région antéro-externe.

Ils ont leur origine à la partie interne et inférieure de la cavité articulaire. Leur communication avec la hanche a lieu à travers la capsule, qui ferme en bas et en avant la partie déshabitée du cotyle.

A en juger par les caractères que nous connaissons à cette partie de l'articulation, où se trouvent réunis les amas fongueux, les perforations, les séquestres, on pourrait *a priori* penser que c'est à ce niveau que se produisent le plus souvent les diverticules du foyer tuberculeux. Ce serait inexact, puisque les abcès antéro-externes avec leur origine antérieure sont plus fréquents.

1° *Abcès sous-pectinéal.* — A l'état sessile, l'abcès antéro-interne communique habituellement avec la jointure par un orifice assez large. Il occupe la face profonde du muscle pectiné et le soulève en formant une tumeur au-dessous du pli de l'aine, en dedans des vaisseaux; il s'avance plus ou moins loin en dedans vers le pli génito-crural.

Dans un certain nombre de cas, une fois sur trois environ, il reste limité à cette partie interne du triangle de Scarpa et peut s'y ouvrir. La fistule s'établit alors de préférence vers l'extrémité interne du pli de l'aine, mais aussi bien du reste sur tous les points de sa face superficielle.

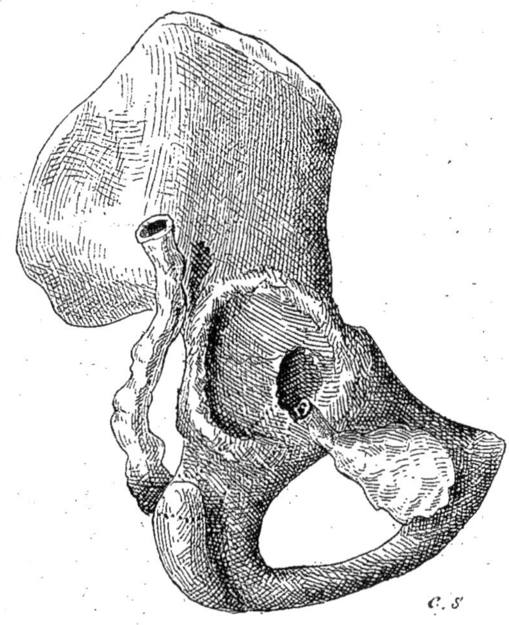

FIG. 59. — *Coxalgie droite.*

L..., opéré le 12 septembre 1896. Perforation du cotyle. Fistule d'origine pelvienne, sortant par la grande échancrure sciatique. Abcès de la région des adducteurs.

En général, le trajet entre l'ouverture cutanée et la communication articulaire est assez directe; on le parcourt facilement avec la sonde ou avec le doigt, la plaie de la peau étant élargie.

2° *Prolongements de l'abcès pectinéal.* — Au lieu de former une collection adjacente à la hanche, comme on vient de le dire, l'abcès antéro-interne s'étend plus loin dans la majorité des cas, au moins deux fois sur trois.

Il peut suivre trois directions différentes et s'étendre : 1° en bas et en dedans dans les intervalles des adducteurs; 2° en avant et en dehors vers la région antéro-externe de la cuisse en passant au-dessous des vaisseaux fémoraux; 3° en arrière, ou bien en arrière et en dehors à travers le plan musculaire du pectiné ou des adducteurs, pour se rendre à la face postérieure ou postéro-externe de la cuisse.

a. *Abcès des adducteurs.* — L'abcès des adducteurs, variété la plus nombreuse du groupe, a pour caractère dominant la forme irrégulière multilobée ou multiloculaire de sa cavité. A la poche sous-pectinéale dont elle vient, s'ajoute une autre cavité située au-devant des adducteurs ou dans le plan qui les sépare l'un de l'autre. Presque toujours cette seconde partie de l'abcès est divisée ou du moins étranglée par des cloisons incomplètes, formées, nous a-t-il semblé, par des reliefs musculaires. Enfin, quand l'abcès arrive à la surface, une nouvelle loge se forme sous l'aponévrose ou sous la peau. De ces dispositions capricieuses, il suit qu'à travers une plaie et surtout un trajet de ponction, l'évacuation du contenu s'effectue avec une difficulté spéciale. La pratique des ponctions est plus laborieuse pour les abcès des adducteurs que pour ceux de toute autre région autour de la hanche.

Dans une intervention opératoire, on peut avoir à ouvrir successivement deux et même trois collections, et ce n'est pas toujours sans peine que l'on découvre la communication qui permet de passer de l'une à l'autre.

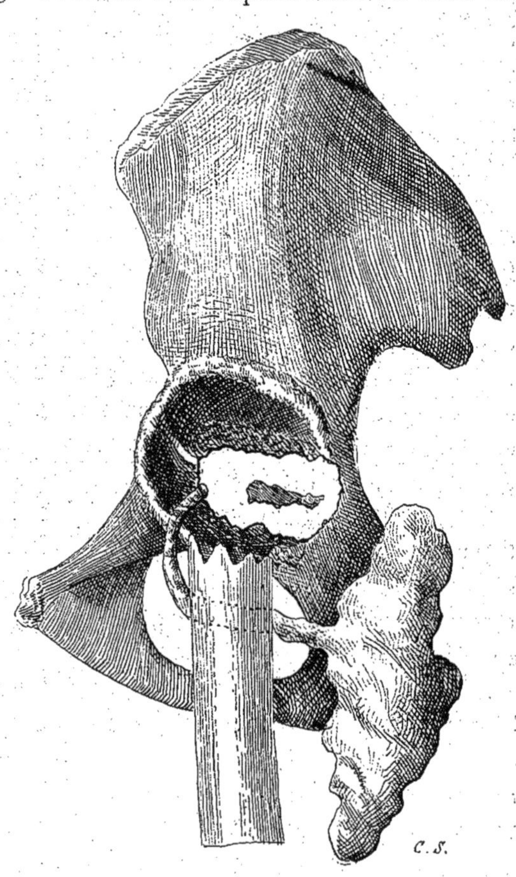

FIG. 60. — *Coxalgie gauche.*

Abcès de la face postérieure de la cuisse, dont le trajet contourne la face interne du fémur et entre dans la hanche en avant. (Gib.; opéré le 20 janvier 1902. Réunion par première intention.

b. *Abcès antéro-externe provenant de la partie interne de la capsule.* — La poche de ces abcès a le même siège anatomique que les abcès antéro-externes précédemment décrits, qui ont leur origine sur les faces antérieure ou supérieure du col fémoral. On ne constate la différence qui les distingue que lorsqu'on cherche le trajet qui conduit à l'articulation. Au lieu de monter directement en haut dans la direction de l'épine iliaque antéro-supérieure jusqu'au pli de l'aine, le trajet des abcès, peu fréquents, que nous avons actuellement en vue, se dévie en dedans, vers la partie supérieure du triceps. Il passe au-devant du muscle vaste interne, au-dessous ou dans l'intervalle des vaisseaux fémoraux profonds, et parvient finalement vers la face interne du col. Nous l'avons vu se porter dans la direction de l'épine du pubis vers la collection sous-pectinéale. Ainsi on s'explique comment une fistule fémorale antéro-externe de la cuisse a pu se trouver parfois en communication directe avec une fistule de la partie interne du pli de l'aine. La communication articulaire se trouve à la partie moyenne du trajet interfistuleux.

c. *Abcès postérieurs de la cuisse provenant de la face interne de la capsule.* — Les abcès de ce genre, rarement observés (Voy. fig. 60), ont été chaque fois une surprise anatomique. La présence d'un abcès postérieur de la cuisse paraît impliquer un trajet qui conduit à la partie postérieure de la capsule en passant sous le muscle grand fessier. Au contraire ce trajet se dirige en dedans et en avant, traverse le plan musculaire des adducteurs et se termine en dedans de l'articulation sur la même partie de la capsule où naît l'abcès sous-pectinéal.

IV. **Abcès intrapelviens ou d'origine rétro-cotylienne.** — Aux trois groupes d'abcès extrapelviens, naissant, comme on l'a vu, de trois régions différentes de la capsule fémorale, on doit ajouter un quatrième groupe, celui des abcès intrapelviens, qui proviennent de la face interne ou pelvienne du cotyle perforé.

Sur 235 résections, la perforation du bassin est notée 99 fois ; chez 54 malades, la perforation se présentait à l'état simple ; autrement dit, on ne trouvait, au fond du cul-de-sac rempli de caséum ou renfermant un séquestre, aucune collection capable de repousser le plan musculaire aponévrotique de l'obturateur interne.

Dans 23 cas, nous avons trouvé un foyer rétro-cotylien. Autour de la perforation, la face interne du bassin était décollée à quelque distance 1, 2, 3, 4 centimètres; il en résultait une disposition anatomique désignée vulgairement sous le nom de collection en bouton de chemise, la collection principale articulaire était compliquée d'un diverticule pelvien. Ces foyers rétro-cotyliens constituent déjà, si l'on veut, de véritables abcès, au même titre que les prolongements extrapelviens, qui se font à travers la capsule coxo-fémorale. Ils donnent, en effet, une forme plus complexe au foyer tuberculeux : ils en forment des diverticules, et on verra qu'au point de vue clinique ils aggravent les difficultés de la réparation et contribuent, à notre avis, à justifier l'intervention chirurgicale.

L'étude anatomique de ces foyers intrapelviens est fort simple, lorsqu'ils sont limités, sans migration. La perforation du cotyle peut occuper le centre ou l'un des côtés, ce qui veut dire que le décollement se fait en dedans du bassin, soit tout autour de la perforation, en collerette, soit sur un des côtés seulement. La paroi externe incomplète, perforée, est formée par le bassin ; sa paroi interne est constituée par le perioste, l'obturateur interne et son aponévrose. A sa périphérie, aucun obstacle bien déterminé ne le limite. La collection pourrait, semble-t-il, fuser dans les directions les plus variées. En fait, nous avons observé 22 fois des trajets nés de la face pelvienne du cotyle perforé et sortant du bassin :

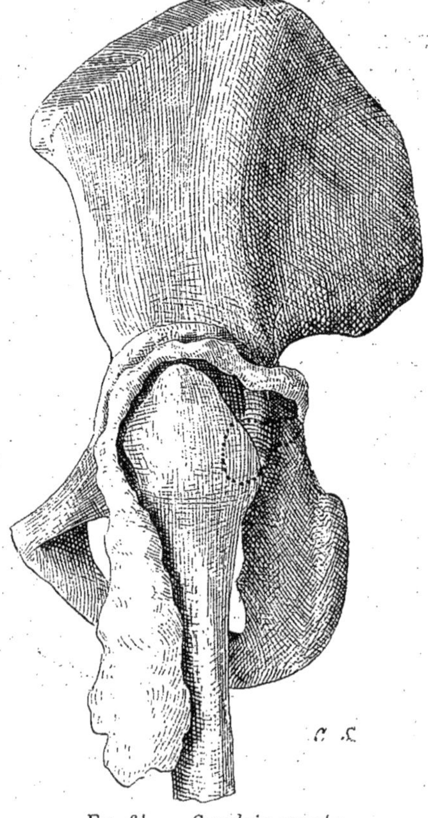

Fig. 61. — *Coxalgie gauche.*

Abcès fermé dont le trajet contourne le col fémoral en avant et en haut, pénètre par la grande échancrure sciatique dans le petit bassin et aboutit à la face pelvienne du cotyle.

M..., garçon, opéré le 19 septembre 1896. Réunion par première intention.

14 fois par la grande échancrure sciatique ;

2 fois par la petite échancrure ;

4 fois par le pli de l'aine ;

1 fois par la région périnéale ;

1° *Abcès d'origine rétro-cotylienne sortant par la grande échancrure sciatique.* — La partie intrapelvienne du trajet offre, dans cette variété, une disposition simple : elle est rectiligne, mais, à son issue du bassin, au delà de la grande échancrure, la collection, qui se forme sous le muscle grand fessier, peut ultérieurement se prolonger en diverses directions, tout comme les abcès fessiers, provenant d'une perforation de la capsule fémorale au-dessus ou en arrière du col.

L'abcès fessier peut, en effet, s'ouvrir directement en arrière en dissociant les faisceaux du muscle grand fessier.

D'autres fois, il descend au-dessous de ce muscle, à la face postérieure de la cuisse.

Enfin nous avons rencontré une disposition plus curieuse. Chez un malade, dont la résection fut suivie d'une réunion complète par première intention (fig. 61), l'abcès antéro-externe de la cuisse, qui avait résisté pendant près de deux ans aux injections modificatrices et finalement motivé l'intervention, se prolongeait en haut par un trajet de communication qui n'arrivait à la hanche qu'après des détours curieux; il montait au-devant du col fémoral, s'introduisait sous le bord antérieur du muscle petit fessier, passait sur le bord supérieur du col, sur sa face postérieure, gagnait la grande échancrure sciatique; par elle, il entrait dans le bassin et se terminait à la face pelvienne du cotyle au niveau d'une perforation. Une seconde fois, nous avons rétrouvé exactement la même disposition chez un autre malade.

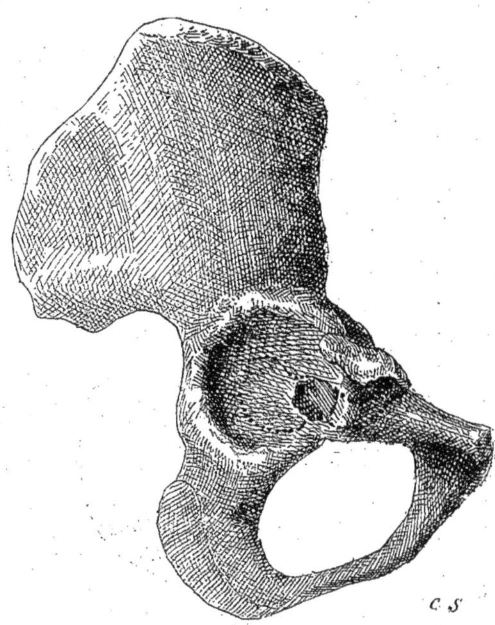

FIG. 62. — *Perforation du cotyle.*

Abcès intrapelvien dorigine rétro-cotylienne, sortant du bassin en avant, au-devant du pubis.
Opéré le 21 mars 1898.

2° *Abcès d'origine rétro-cotylienne sortant par la petite échancrure sciatique.* — Cette variété de trajet ne se trouve que deux fois notée. Elle diffère peu de la précédente, quant à son mode d'issue de la cavité pelvienne.

3° *Abcès d'origine rétro-cotylienne sortant du bassin par le pli de l'aine.* — Nous n'avons observé ce genre de trajet qu'à l'état fistuleux. L'orifice cutané se trouvait vers la partie externe du pli de l'aine. La sonde exploratrice, au lieu d'entrer dans le cotyle à travers la capsule coxo-fémorale, pénétrait dans le bassin et descendait derrière le pubis pour aboutir à une perforation rétro-cotylienne.

Un des cinq cas de ce groupe offrait une particularité remarquable. De l'orifice cutané, voisin de l'épine iliaque antéro-supérieure, la sonde cannelée se dirigeait vers la fosse iliaque interne. A une faible distance vers la limite supérieure de l'éminence pectinée se trouvait une petite caverne logeant un séquestre. A ce niveau, était établie une communication avec le cotyle. Dans ce cas, la fistule n'avait pas pénétré dans le petit bassin, elle était tout entière dans la fosse iliaque interne.

4° *Abcès d'origine rétro-cotylienne ouvert au périnée.* — Chez un malade dont la coxalgie était compliquée de six fistules, l'un des orifices se trouvait placé dans la région péri-anale. Le canal qui lui faisait suite passait obliquement à la face interne de la branche ischio-pubienne, et, suivant une direction ascendante, parvenait ainsi à la face pelvienne du cotyle perforé.

De l'ouverture des abcès d'origine coxale dans les organes du petit bassin. — On cite un certain nombre d'observations dans lesquelles un abcès symptomatique de la coxalgie s'est ouvert dans une cavité viscérale du petit bassin.

C'est ainsi que Lannelongue dit qu'un abcès pelvien « peut s'ouvrir : *a.* dans la cavité péritonéale (Martin et Collineau) (1); *b.* dans le rectum ; *c.* dans l'urètre (Marjolin); *d.* dans la vessie; *e.* dans le vagin; *f.* à la marge de l'anus, après avoir côtoyé la paroi rectale ».

1° *Ouverture dans le péritoine.* — Le fait de Martin et Collineau est loin d'être convaincant. L'observation se rapporte à un coxalgique, âgé de dix-sept ans, entré à l'hôtel-Dieu, le 16 janvier 1841. La coxalgie du côté gauche est fistuleuse et de forme grave; « un stylet enfoncé dans les trajets fistuleux pénètre à une profondeur de 8 centimètres, mais son extrémité n'arrive pas directement sur le tissu osseux ».

Le 18 janvier, soit vingt-quatre heures après l'exploration, le malade est fébrile, et un érysipèle se déclare au niveau des fistules.

Le 22 janvier, mort.

On trouve à l'autopsie : dans la région de la grande échancrure

(1) MARTIN et COLLINEAU, De la coxalgie, de sa nature et de son traitement, 1865, p. 218.

sciatique, au milieu d'une lame aponévrotique épaissie, «l'orifice d'un trajet fistuleux conduisant au côté gauche de la vessie, communiquant avec la cavité péritonéale, au sein de laquelle s'est déversé le pus d'un abcès, cause des accidents ultimes ».

L'exploration au stylet et l'érysipèle consécutif enlèvent toute valeur anatomique à ce fait cité par les auteurs.

Le cas est négligeable à notre avis, et l'ouverture spontanée dans le péritoine n'est pas authentiquement démontrée.

2° *Ouverture dans le rectum.* — Lannelongue mentionne l'ouverture dans le rectum, mais n'en rapporte pas d'exemple dans ses leçons.

Nous avons observé deux fois cette ouverture.

Dans un premier cas, une fillette était atteinte de coxalgie gauche, compliquée d'abcès. Plusieurs ponctions avaient été pratiquées. L'enfant fut prise subitement d'une fièvre violente avec dépression grave de l'état général. En même temps, la surveillante nous fit savoir qu'une quantité considérable de pus avait été évacuée par les selles.

L'incision de l'abcès de la cuisse donne issue à un pus extrêmement fétide avec des gaz.

La malade succomba au bout de deux jours.

A l'autopsie, il fut démontré qu'un abcès du petit bassin s'était ouvert dans le rectum.

Nous avons depuis longtemps en observation un malade de trente ans atteint d'une coxalgie datant d'une douzaine d'années. Il a traversé une série de graves accidents, liés à la suppuration fistuleuse. Après des interventions chirurgicales répétées, il est venu à Berck avec un état général sérieusement compromis et une suppuration multifistuleuse abondante.

Deux trajets viennent du bassin ; deux autres siègent au-devant de la cuisse. Après un séjour de quelques mois, la suppuration a diminué, en même temps que la santé générale s'est relevée d'une manière remarquable ; les orifices fistuleux se sont fermés successivement ; mais deux abcès nouveaux sont apparus à l'extérieur et ont dû être ouverts. L'un fessier a guéri après une longue période de drainage. L'autre, situé au-devant du cotyle, à la partie externe du triangle de Scarpa, est resté fistuleux depuis plus de cinq ans. Son trajet est précieusement conservé par un drain. C'est depuis longtemps la seule ouverture extérieure. Il y a environ quatre ans, le malade a cru s'apercevoir qu'un peu de pus était évacué avec les selles. Des injections d'eau oxygénée et d'éther iodoformé dans le trajet extérieur, conservé, ont confirmé la communication des trajets d'origine coxale avec le rectum. L'éther et l'eau oxygénée ont, en effet, pénétré dans la cavité rectale.

L'orifice intestinal de ce trajet est vraisemblablement situé très près de la région anale, ou dans cette région même. Certaines fois, en effet, l'injection a donné lieu à l'issue de gaz ou de liquide par l'orifice anal sans pénétrer dans la cavité rectale. D'autres fois, plus particulièrement avec l'éther, la cavité intestinale contenait manifestement le produit de l'injection.

Aucun accident notable n'a été la conséquence de cette communication.

3° *Ouverture dans la vessie.* — Lannelongue, dans ses leçons, et les traités classiques, mentionnent l'ouverture dans la vessie des abcès intrapelviens d'origine coxale, sans en rapporter d'observation en particulier,

Nous avons sous les yeux, en ce moment, un petit garçon de onze ans qui a subi la résection de la hanche il y a six ans.

Les suites opératoires s'étaient montrées simples pendant les onze premiers mois. Une complication subite et inexpliquée est alors survenue du côté de la hanche opérée, avec un état général grave, fièvre, dépression. Une tuméfaction volumineuse de la racine de la cuisse a coïncidé avec un aspect blanchâtre de la fistule. L'écoulement purulent non seulement est devenu abondant, mais a pris un caractère inusité. Au bout de quelques jours, il a été reconnu que cet écoulement par la fistule était en grande partie constitué par de l'urine. Le malade, du reste, a cessé presque complètement d'uriner par la voie naturelle.

Nous ne sommes pas autrement renseigné sur le siège de cette perforation secondaire de la vessie. Le malade a survécu avec sa fistule.

4° *Ouverture dans le vagin.* — Cette ouverture, également indiquée par les classiques, doit être fort rare. Nous n'en avons rencontré aucun exemple. Nous avons en traitement une fillette dont l'abcès coxalgique s'est ouvert sur le côté gauche de l'orifice vaginal. Un séquestre est sorti par la fistule.

5° *Ouverture dans l'urètre.* — Marjolin, cité par les auteurs, a observé un cas d'ouverture d'abcès intrapelvien dans l'urètre.

Du nombre des abcès et des fistules dans la coxalgie. — 1° *Période de coxalgie fermée.* — Les abcès fermés de la coxalgie sont toujours en petit nombre.

Le plus habituellement, on n'observe qu'un seul abcès, et, comme on l'a dit, on peut ranger par ordre de fréquence, en premier lieu, l'abcès antéro-externe ; en second lieu, l'abcès antéro-interne. Puis viennent les abcès fessiers. Les abcès intrapelviens sont des plus rares, soit qu'il s'agisse des abcès récurrents qui de la capsule remontent dans la fosse iliaque interne, soit qu'on envisage les abcès du petit bassin d'origine rétro-cotylienne.

La présence simultanée de deux abcès fermés, distincts, occupant deux régions différentes, est loin d'être rare : association d'un abcès antéro-externe avec un abcès des adducteurs, association d'un abcès fessier avec l'un des précédents.

Une triple localisation chez un même malade, fessière, antéro-externe, antéro-interne, est exceptionnelle, et traduit une forme grave et rapide de la tuberculose coxale.

2° *Période de la coxalgie ouverte.* — La fistulisation des abcès avec sa conséquence habituelle, l'infection secondaire, a pour effet fréquent la production d'abcès secondaires. S'il est vrai que la fistule reste unique chez un certain nombre de coxalgiques, et si la suppuration n'est pas chez eux gravement modifiée, dans la plupart des cas, au contraire, l'écoulement devient abondant; la fièvre se montre et persiste. A certaines périodes, on peut voir les accidents fébriles redoubler, tandis que, au contraire, la quantité de la suppuration semble plutôt diminuer ; une collection nouvelle, chaude, ne tarde pas à se montrer ; elle siège souvent dans une région jusque-là indemne. La série des incidents analogues peut se multiplier à tel point, que la coxalgie fistuleuse, abandonnée à sa marche spontanée, se présente souvent avec deux, trois, quatre ou cinq fistules. Nous nous sommes trouvé trop souvent en présence de cas particulièrement graves, dans lesquels la racine de la cuisse, renflée en gigot, était criblée de huit, dix et jusqu'à douze trajets fistuleux.

Il importe toutefois de spécifier que ces fistules ne correspondent pas à autant de perforations capsulaires ou de trajets intrapelviens. D'une seule origine, articulaire, partent des trajets complexes, dont les bifurcations successives aboutissent à la peau dans une même région ou dans des régions différentes et éloignées.

Ces ouvertures multiples à la peau d'un seul trajet profond affectent certaines dispositions, qu'il importe de connaître pour la pratique. L'abcès antéro-externe, qui descend au-devant de la cuisse, plus ou moins bas, s'ouvre d'habitude vers son extrémité inférieure. Si, à cette première ouverture, une, deux ou trois autres s'ajoutent ensuite, partant du même trajet, elles se produisent entre le premier orifice et la hanche; autrement dit, la première fistule est la plus éloignée de la hanche; celles qui se font ensuite en sont plus rapprochées.

Pour les fistules antéro-internes, qui se rattachent habituellement à la perforation capsulaire en dedans de la hanche, la coïncidence d'une ou deux fistules sur la moitié interne du pli de l'aine ou dans le sillon génito-crural, avec un, deux ou trois autres orifices sur le bord interne de la cuisse, constitue un ensemble de trajets plus complexes encore que dans le cas précédent.

De même les abcès fessiers peuvent s'ouvrir successivement sur un ou plusieurs points de la région fessière où ils sont nés, tandis que parfois ils donnent encore naissance à des prolongements éloignés, qui se fistulisent en avant et en arrière de la cuisse.

On peut enfin observer à la fois un ou deux groupes de fistules d'origine capsulaire, en même temps qu'une fistule d'origine intra-pelvienne ou rétro-cotylienne.

Ces dispositions anatomiques complexes sont d'habitude la conséquence d'une longue suppuration fistuleuse. Nous aurons à répéter dans la suite qu'elles entraînent le pronostic le plus grave; la coxalgie devient incurable.

IV

DYSTROPHIES

Dystrophies de voisinage. Hyperostose du sourcil cotyloïdien, de la partie déshabitée du cotyle, du col fémoral, de la partie inférieure de la tête, de la tête dans son ensemble.

Ossification précoce des cartilages de conjugaison, de l'os iliaque (cartilage en Y), de la tête fémorale.

Altération de structure du tissu osseux dans le voisinage immédiat de la hanche.

Dystrophies à distance.

Diaphyse du fémur et du tibia. Amincissement du tissu compact, agrandissement du canal médullaire, en largeur, en longueur.

Modifications de la moelle.

Altération de la croissance en longueur, allongement atrophique (Ollier).

Dystrophies des parties molles : capsule, ligaments, muscles et vaisseaux.

Ostéomyélite infectieuse secondaire de la coxalgie fistuleuse : os iliaque, fémur.

En opposition aux altérations destructives dont il a été question jusqu'ici, le foyer tuberculeux de la hanche, comme celui de toute autre articulation, excite des réactions d'ordre différent : réactions néoplasiques dans le voisinage immédiat ; réactions atrophiques à distance.

Aux produits néoplasiques du voisinage appartiennent les hyperostoses inconstantes et discrètes de la région péricotylienne de l'os iliaque, de l'extrémité cervico-céphalique du fémur.

Les réactions à distance, de nature atrophique surtout, hypertrophique par exception, consistent dans un ralentissement de la croissance des os en épaisseur, fait constant, accompagné soit d'un excès d'allongement (allongement atrophique d'Ollier), soit, plus souvent, d'un ralentissement de la croissance en longueur.

Ajoutons qu'à l'infection secondaire fistuleuse, ou association de la tuberculose avec la suppuration vulgaire, appartient encore une réaction irritative de tous les tissus voisins de la hanche, plus spécialement des os : ostéomyélite infectieuse secondaire de l'os iliaque et du fémur.

L'action du foyer tuberculeux sur les parties molles, voisines ou éloignées, mérite une mention à part, pour compléter cette partie de l'étude de la physiologie pathologique.

DYSTROPHIES OSSEUSES DE VOISINAGE.

En même temps que la tuberculose détruit les surfaces du cotyle et de la tête, elle exerce une action irritante sur les mêmes os à la limite de l'ulcération. Cette irritation se traduit par une hyperostose peu abondante, irrégulière.

Hyperostose du sourcil cotyloïdien. — On trouve souvent autour

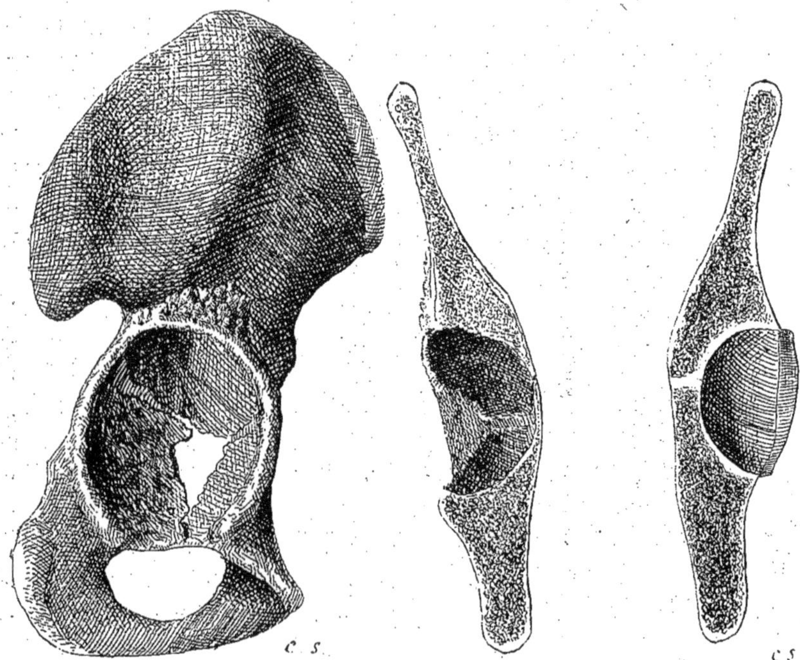

Fig. 63. — *Vue externe de l'os iliaque droit (coxalgie).*

Cotyle uniformément élargi en tous sens par destruction complète du cartilage et ulcération de la surface osseuse.

Perforation centrale du cotyle, au niveau du cartilage en Y et des parties osseuses adjacentes.

Hyperostose de l'ilium en bordure du sourcil cotyloïdien.

Fig. 64. — *Coupe verticale de deux cotyles, droit coxalgique, gauche sain.*

Cotyle droit (figure gauche) élargi en tous sens. Le fond est aminci. Sa couche osseuse est trois fois moins épaisse que du côté sain.

Hyperostose de la fosse iliaque (du côté malade) au-dessus du sourcil cotyloïdien.

du cotyle agrandi, principalement en haut, éventuellement sur un point quelconque, une couche irrégulière, dentelée, d'abord, plus tard uniforme qui a pour effet de maintenir une saillie représentant le sourcil cotyloïdien reculé. Cette hyperostose apparaît distinctement à la surface de l'ilium débarrassé de son périoste. Elle occupe une zone de 1 centimètre de hauteur environ et s'étend davantage en arrière, surtout dans la moitié supérieure de la circonférence cotylienne. Elle fait plus souvent défaut en bas.

Dans la coxalgie peu ancienne, le réticulum d'os néoformé, au lieu de faire partie d'une hyperostose proprement dite et de se trouver lié avec l'os iliaque, se produit souvent en premier lieu dans le tissu fibreux qui revêt le sourcil cartilagineux. Il se présente alors sous la forme d'îlots irréguliers, indépendants. On peut le voir étendu sur tout le pourtour du cotyle et passant, sous la forme d'un pont, au-dessus des cartilages de conjugaison qui réunissent l'ilium au pubis en avant, à l'ischion en arrière.

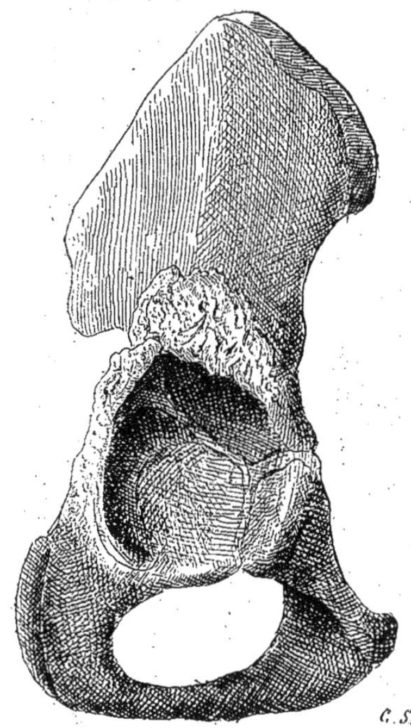

Fig. 65. — *Coxalgie droite.*

Vue externe du cotyle dépourvu de cartilage par ulcération.

La partie supérieure du sourcil cotyloïdien est épaissie par une couche d'hyperostose.

En cas de luxation, la tête du fémur, chevauchant sur le sourcil, se creuse une empreinte par compression. A la longue, une légère hyperostose encadre parfois cette ébauche d'un nouveau cotyle.

Si la luxation est complète, la tête peut aussi s'appliquer et se fixer sur un cotyle du même genre, néoformé. Dans ce cas, l'hyperostose a plus de part à sa formation que la dépression ulcéreuse. Nous avons dit déjà que la tête fémorale, luxée complètement reste, au contraire, assez souvent libre et flottante dans la fosse iliaque externe.

En comparant le côté malade avec le côté sain, on constate presque toujours, avec une coxalgie un peu ancienne, que les trois pièces de l'os iliaque sont épaissies dans le voisinage immédiat du cotyle. Il ne s'agit pas seulement de la surcharge du sourcil par la couche osseuse qui la borde en partie ou complètement. Les pièces osseuses semblent renflées par l'effet d'une ostéite profonde, interstitielle et sous-périostique.

Hyperostose de la partie inférieure déshabitée, du cotyle. — On a dit précédemment que le cartilage articulaire du cotyle, détruit en haut par l'ulcération compressive, est assez souvent conservé en bas, surtout chez les malades jeunes. Nous avons constaté, dans les coxalgies anciennes, une modification intéressante de cette partie inférieure du cartilage. Ayant perdu sa fonction articulaire de pression et de glissement, il s'est transformé, il a été envahi par l'ossification. Sur certaines pièces (Voy. fig. 66), on distingue, au voisinage de l'échancrure ischio-pubienne, une couche osseuse, distincte de l'ischion et du pubis par sa densité et par sa couleur. Cette couche n'a pas d'autre origine que l'envahissement du cartilage articulaire par l'ostéogénie. Nous ne l'avons vue qu'avec des proportions très discrètes. Parfois elle a pu acquérir un notable volume, et c'est ainsi, à notre avis, que J. Cruveilhier, plus récemment Dhourdin, ont pu décrire des tumeurs osseuses développées dans la moitié inférieure du cotyle. Un rôle actif a même été dévolu à ces tumeurs dans la pathogénie des luxations. Il n'est pas douteux qu'on aura fait confusion. La tumeur osseuse, l'ossification du cartilage articulaire, n'a pas été la cause du déplacement de la tête fémorale.

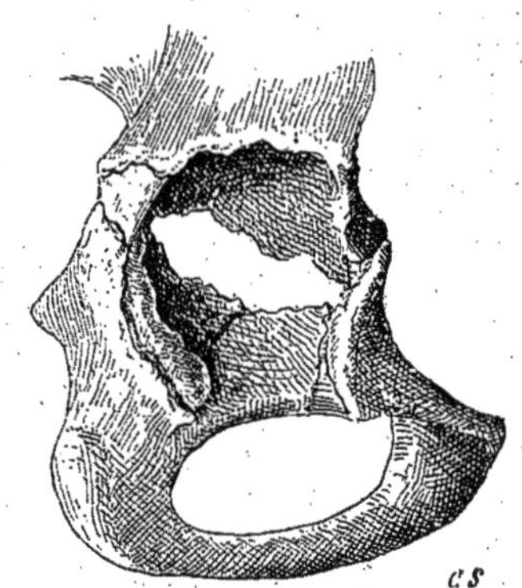

Fig. 66. — *Coxalgie droite.* Vue externe du cotyle.

Perforation centrale du cotyle suivant une partie du cartilage en Y.

La partie ischiatique du cotyle est partiellement comblée par une couche d'os néoformé, par ossification du cartilage diarthrodial à ce niveau.

Hyperostose de la face pelvienne du cotyle. — En examinant de près la face pelvienne du cotyle à l'époque où le cartilage de la hanche est ulcéré, détruit, on remarque le plus souvent une vascularisation plus ou moins sensible de la surface osseuse. A une période plus tardive, le cotyle semble légèrement repoussé vers le bassin ; autrement dit, une voussure plus ou moins apparente s'est faite par suite d'une légère hyperostose. Rarement il en résulte une déformation notable. On verra cependant que les accoucheurs ont décrit sur la région acétabulaire du pelvis des tumeurs assez grosses pour rétrécir le bassin. Elles n'avaient sans doute pas une autre origine que l'hyperostose de voisinage dont il est ici question.

Hyperostose du col fémoral. — L'excitation ostéogénique se manifeste du côté du fémur en premier lieu et d'une manière à peu près constante sur le col. On le conçoit, si l'on se rappelle la situation intra-articulaire de la plus grande partie du col, qui se trouve ainsi exposé à l'action irritante du foyer tuberculeux.

Dans les premières phases de la maladie, première année, l'épaississement du col fémoral est peu sensible. Pour le constater, il faut le regarder de près, comparer les deux côtés avec le compas d'épaisseur. On verra cependant que la radiographie elle-même le révèle assez souvent de bonne heure. Si la coxalgie est ancienne, grave, le moignon de col se montre épaissi d'une manière très notable, d'un

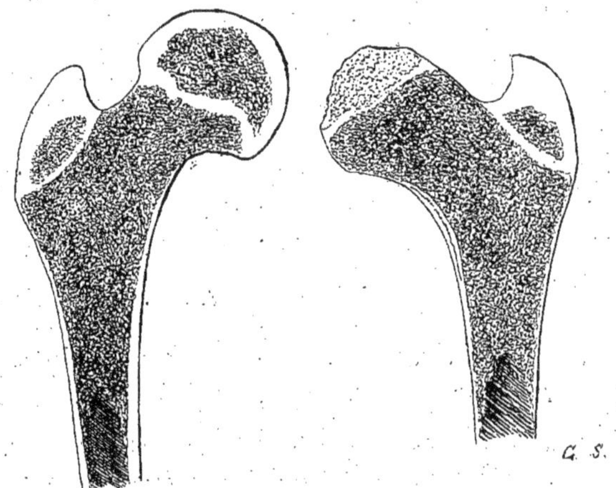

Fig. 67. — *Coupe verticale des deux fémurs.*

Du côté de la coxalgie (gauche), la tête fémorale est dénudée de son cartilage. Son noyau osseux est formé d'un tissu de couleur pâle.
Le col fémoral est épaissi à sa partie moyenne.
Le cartilage conjugal, intermédiaire au col et à la tête fémorale, est plus mince du côté malade que du côté sain.

quart, d'un tiers par exemple, après la destruction complète de la tête (Voy. fig. 67 et 68).

Sur un certain nombre de pièces, l'épaississement du col fémoral est assez accentué pour changer sa forme d'une manière évidente. A l'état normal, il forme un sablier : rétrécissement en son milieu et élargissement vers ses deux extrémités. Dans la coxalgie, la partie rétrécie du sablier se renfle : le col devient cylindrique.

Ce détail ne peut être constaté chez les très jeunes enfants dont le col est court. Il ne devient apparent qu'après cinq ou six ans.

L'hyperostose du col prend une part intéressante au changement de direction de cette partie osseuse. Il arrive assez souvent que l'ulcération compressive détruit en haut non seulement la partie supérieure ou la totalité de la tête, mais en même temps la partie supérieure du col fémoral. Dans ces cas, on remarque aussi d'habitude, surtout dans les cas anciens, que l'axe cervical s'est incliné en bas et en dedans suivant le mode spécial à la *coxa vara*.

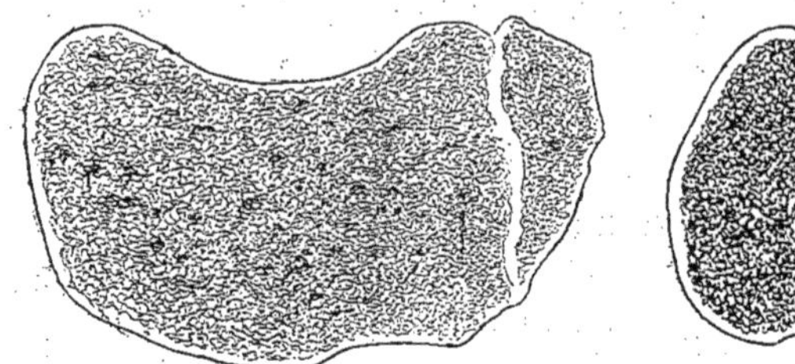
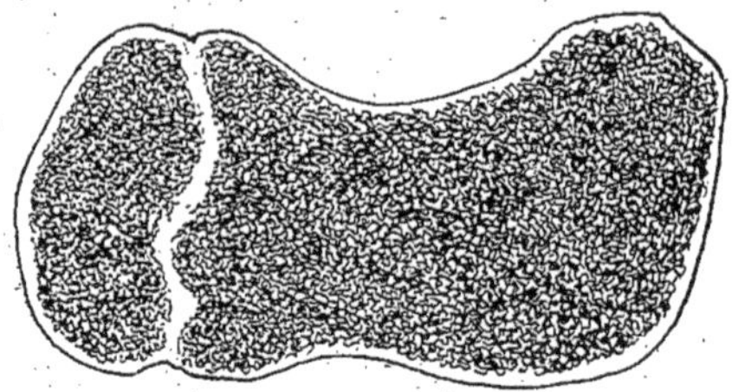

FIG. 68. — *Coupe horizontale du col fémoral des deux côtés.*

Le fémur droit (coxalgie) est figuré en clair ; le fémur gauche (sain) est plus foncé.

Le col du fémur droit est notablement épaissi d'avant en arrière à sa partie moyenne. Son bord antérieur (en bas de la figure) est convexe de dehors en dedans ; son bord postérieur, moins concave.

Le tissu osseux est gras, raréfié.

On ne peut admettre une flexion mécanique du col : rien ne la démontre. Nous pensons que, si l'angle cervico-diaphysaire s'est fermé, c'est par suite de l'apposition de couches osseuses nouvelles à la partie inférieure et interne du col (Voy. fig. 50, p. 45 et 52, p. 47).

Hyperostose de la partie inférieure de la tête. — L'origine pathogénique de la *coxa vara* coxalgique telle qu'elle vient d'être exposée se confirme par le fait que la tête fémorale elle-même subit une modification du même genre. Chez les mêmes malades, dont le col fémoral s'est infléchi, on trouve assez souvent un vestige irrégulier de la partie inférieure de la tête. Il consiste en productions osseuses irrégulières formant, comme sur la figure 69, une sorte de crochet terminant en dedans l'extrémité

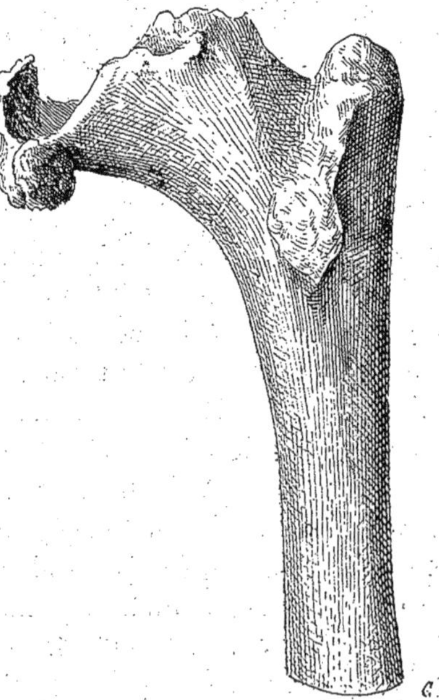

FIG. 69. — *Pièce anatomique.*

Tête fémorale ulcérée profondément en sa partie supérieure.

Le bord inférieur et interne offre une saillie osseuse anormale, produit d'une hyperostose localisée.

articulaire. Il s'agit manifestement de tissu osseux nouveau.

Ajoutons qu'il peut être rapproché de la néoformation osseuse indiquée à la partie inférieure du cotyle. On peut admettre ici encore qu'il s'agit d'une ossification du cartilage articulaire sur un point, où il est conservé après la perte des fonctions spéciales aux jointures.

Hyperostose de la tête dans son ensemble. — Plusieurs auteurs ont signalé l'augmentation de volume de la tête fémorale. Le fait est réel. On le constate dans la coxalgie, qui a duré quelques mois sans ulcération notable des surfaces. Les cartilages articulaires sont conservés normaux ou amincis. Dans ces conditions, nous avons constaté au compas une augmentation de volume du noyau osseux propre à la tête. Son diamètre était allongé dans tous les sens : diamètre transversal, diamètre antéro-postérieur et diamètre vertical perpendiculaire au cartilage de conjugaison.

Il va de soi que cette hyperostose spéciale de la tête ne peut plus être mise en évidence à l'époque où l'ulcération a détruit une partie de sa masse. Pour la tête fémorale comme pour le col, l'ulcération peut détruire d'un côté, en même temps que du tissu nouveau se produit de l'autre.

L'augmentation de volume de la tête du fémur n'est pas un fait isolé dans la physiologie pathologique des tuberculoses articulaires. On sait que, à la seconde, à la troisième ou quatrième année de la tuberculose du genou, le membre correspondant est augmenté de longueur. Une part de cet excès ostéogénique appartient en propre aux épiphyses voisines du genou.

J'ai nombre de fois remarqué, sur des épreuves radiographiques, une augmentation évidente des épiphyses fémorale et tibiale. En mesurant au compas la distance entre la ligne conjugale et la limite articulaire de la masse osseuse épiphysaire, on trouve très souvent une différence de 1, de 2 ou 3 millimètres en faveur du côté malade. Comme cette augmentation de hauteur s'est produite sur le fémur et sur le tibia, elle ne peut être expliquée autrement que comme un résultat de l'irritation de voisinage, comme il a été dit pour la tête du fémur.

OSSIFICATION PRÉCOCE DES CARTILAGES CONJUGAUX.

Dans les coxalgies fermées de l'enfant, les cartilages de conjugaison du cotyle et de la tête fémorale sont conservés, au moins en partie, exception faite pour les cas d'ulcérations profondes qui détruisent la totalité de la tête. Mais ces mêmes cartilages subissent des modifications de dimension et de forme.

Cartilage en Y. — Le cartilage en Y est altéré de plusieurs manières. On sait déjà que les perforations centrales du cotyle, ayant une certaine étendue, comportent la destruction d'une partie de ce cartilage en même temps que des bordures osseuses qui s'y rattachent. Si la perte de substance est grande, le confluent cartilagineux peut disparaître. Seules les extrémités des branches persistent.

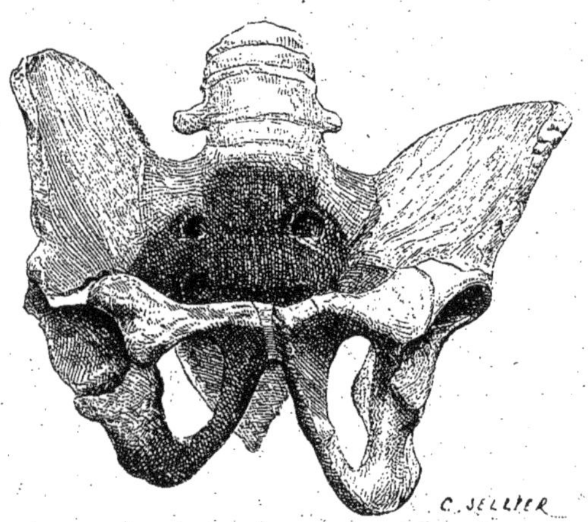

Fig. 70. — *Face antérieure du bassin.*

Coxalgie droite. La branche antérieure de l'Y cartilagineux du cotyle est plus étroite du côté malade.

L'aileron iliaque du côté malade est dévié en dedans. L'ischion, dévié en dedans et en arrière.

En l'absence des perforations, l'Y est toujours conservé chez les enfants atteints de coxalgie fermée. Il subit des modifications intéressantes dont on juge mieux en comparant le côté malade avec le côté sain.

Il est rétréci dans toute son étendue. Sa partie moyenne, sur le fond du cotyle, est moins large ; les marges osseuses qui le bordent sont rapprochées. Vers l'extrémité de ses branches, les masses cartilagineuses sont, chez le jeune enfant, beaucoup plus épaisses qu'au milieu du cotyle. Elles figurent des renflements en coins, dont la base est épaisse de 6, 8, 10 millimètres. Lorsque la coxalgie est ancienne de deux ou trois ans, cette soudure se rétrécit, et les renflements terminaux de l'Y sont réduits à une mince lamelle. L'intervalle des pièces osseuses se présente sous la forme d'une ligne étroite.

Comme les néoplasies osseuses constatées autour de l'articulation, le rétrécissement du cartilage en Y traduit l'irritation directe qu'il subit de la part du foyer tuberculeux. Il a vieilli prématurément. Sur le cotyle coxalgique d'un jeune enfant, il est aussi étroit que sur le bassin normal d'un sujet plus âgé de quelques années. Il ne s'ensuit pas une exagération notable de la croissance de l'os.

iliaque. Les dimensions en longueur de ses trois pièces ne sont pas augmentées. Mais sait-on bien quelle part le cartilage de conjugaison en Y prend au développement de l'os iliaque?

Cartilage de conjugaison de la tête fémorale. — Les coupes du col et de la tête du fémur font voir que le cartilage de conjugaison cervico-céphalique est, comme l'Y, rétréci dans la deuxième ou troisième année de la coxalgie. Le fait est parfois mis en vue sur les radiographies. Cette modification est aussi le résultat de l'irritation (Voy. fig. 67, p. 73).

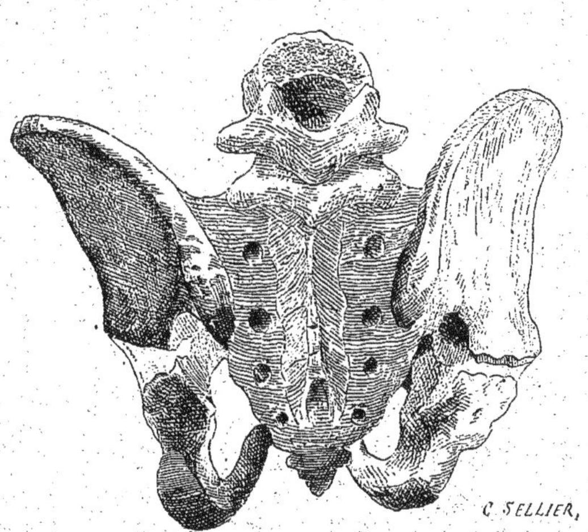

Fig. 1. — Même pièce que la figure 70.

Face postérieure du bassin. Coxalgie droite.

La branche postérieure du cartilage en Y est plus étroite du côté de la coxalgie.

Nous ne saurions dire si l'augmentation de volume de la tête, constatée quelquefois, provient pour une part de l'excitation ostéogénique du cartilage conjugal. Nous avons constaté, sur quelques pièces, un léger excès de longueur du col fémoral du côté malade. Une mesure attentive au compas faite sur des points symétriques montrait un allongement de quelques millimètres.

Altérations de structure du tissu osseux dans le voisinage immédiat de la hanche. — Ce qui précède a trait aux progrès de l'ossification aux dépens des organes ostéogènes logés dans la jointure.

La marche normale de l'ossification a été troublée en ce qu'elle a été trop précoce.

La qualité des tissus produits est généralement anormale ; de même les caractères du tissu osseux, né avant la coxalgie, sont altérés au contact du foyer tuberculeux.

Des coupes pratiquées sur l'os iliaque et sur l'extrémité supérieure du fémur montrent assez souvent un changement de coloration notable du tissu spongieux de la tête. Généralement il est plus pâle, soit grisâtre, soit plutôt jaune pâle. Avec la coloration grise s'allie d'ordinaire une augmentation de densité; au contraire la raréfaction des trabécules est accompagnée d'une dégénérescence graisseuse de la moelle avec une couleur jaune citrin. Des modifications analogues peuvent se voir sur l'os iliaque au niveau du cotyle et au voisinage, mais y sont moins frappantes.

Il arrive assez souvent que le noyau osseux qui constitue la tête se présente avec une coloration et une densité toute différente de la coloration et de la densité du col.

Le cartilage conjugal forme une barrière qui arrête au moins pour un temps la dystrophie du tissu spongieux.

Cette disposition n'est peut-être pas la plus fréquente. Le changement de coloration du tissu osseux — teinte pâle, graisseuse ou anémique — affecte sur beaucoup de pièces anatomiques à la fois le noyau osseux de la tête et la partie interne du col. Le fait s'explique, si l'on se rappelle que le point ostéogénique spécial de la tête ne forme pas la totalité de la tête. Le cartilage de conjugaison cervico-céphalique se termine en dedans sous le cartilage diarthrodial, à 7 ou 8 millimètres au-dessus du col (Voy. fig. 72). Un segment de la tête appartient par son développement au col fémoral, autrement dit au point ostéogénique de la diaphyse. Il n'y a pas lieu de s'étonner, si la dystrophie osseuse, produite par le foyer tuberculeux sur le fémur, envahit la partie interne du col, aussi bien que le noyau osseux céphalique.

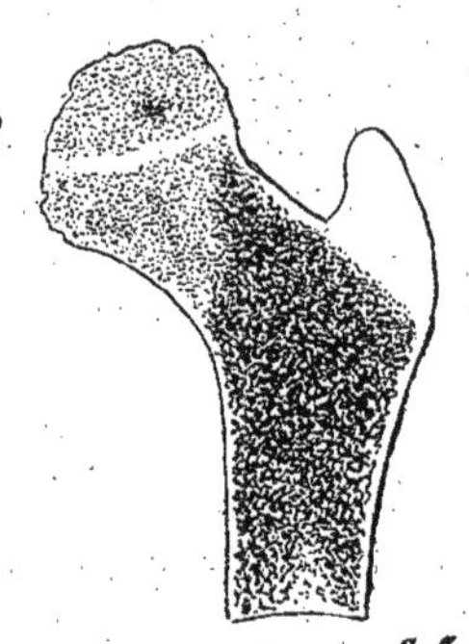

Fig. 72. — *Coupe de l'extrémité supérieure du fémur dans un cas de coxalgie terminé par une méningite tuberculeuse.*

Le tissu de la tête et de la partie interne du col du fémur est d'une teinte pâle, suite de dystrophie au voisinage immédiat du foyer tuberculeux de la hanche.

DYSTROPHIES A DISTANCE.

Modifications des diaphyses : atrophie en épaisseur, minceur du tissu compact et élargissement, allongement du canal médullaire, raréfaction du tissu spongieux, caractères anormaux. — Les troubles de croissance et les modifications de structure et de forme sont plus frappants et plus connus sur les os du bassin et sur le squelette du membre inférieur, à distance de la hanche.

Une coupe longitudinale de l'un des grands os du membre inférieur, du fémur par exemple, met en vue l'ensemble complexe des altérations du tissu compact, du tissu spongieux et de la moelle. L'étude exige la comparaison du côté malade et du côté sain.

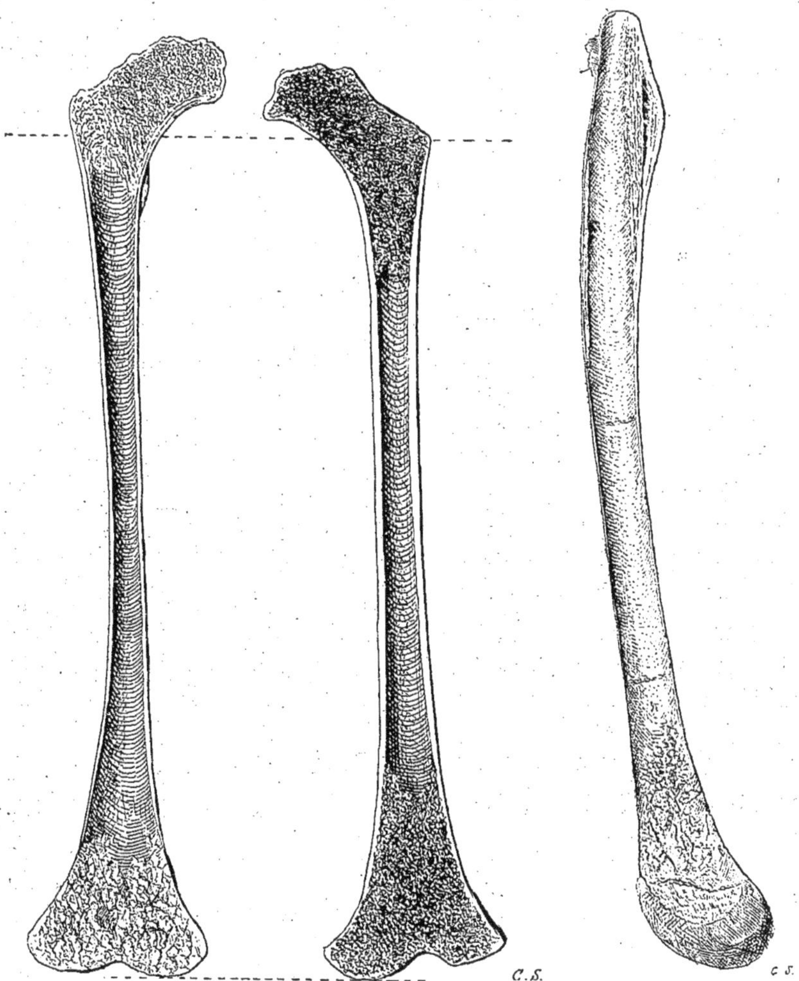

FIG. 73. — *Coxalgie gauche.*

Coupe verticale des deux fémurs. Les épiphyses supérieures et inférieures sont détachées.

Allongement et dystrophie de la diaphyse fémorale du côté malade.

Allongement du canal médullaire, amincissement du tissu compact, raréfaction du tissu spongieux du côté malade.

Épaississement du col fémoral du même côté.

FIG. 74. — *Coupe du fémur dans un cas de coxalgie fistuleuse ancienne.*

Minceur extrême du tissu compact. Canal médullaire très large. Tissu spongieux raréfié vers les épiphyses.

Couche d'hyperostose sur la face postérieure du fémur, en haut.

Déjà l'examen extérieur montre clairement que la colonne diaphysaire est moins épaisse du côté malade que du côté sain; la différence se traduit par 1, 2, 3 millimètres en moins sur le diamètre de l'os malade.

Cette diminution est propre à la diaphyse ou, du moins, elle touche à peine les régions épiphysaires. Ainsi, sur le même os, tibia ou fémur, la partie moyenne de la diaphyse est manifestement plus mince ; au contraire, les extrémités articulaires voisines du genou, la région trochantérienne, la région malléolaire, conservent sensiblement les proportions du côté sain.

Sur la coupe, l'épaisseur du cylindre du tissu compact est moindre du côté malade. L'amincissement peu prononcé, à peine appréciable à la vue, dans la coxalgie récente, est excessif chez nombre de jeunes malades, atteints de coxalgie ancienne et fistuleuse.

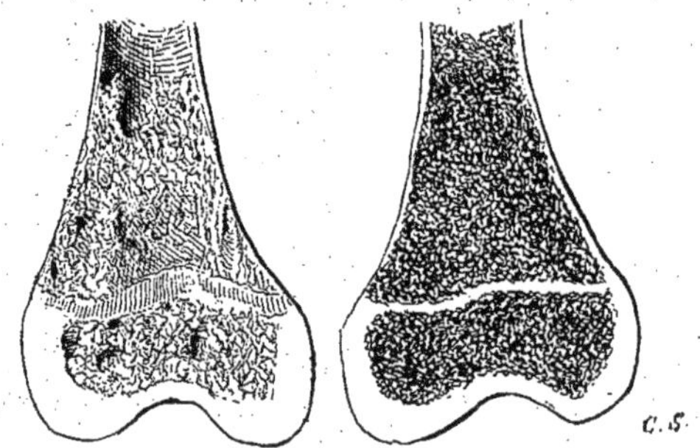

Fig. 75. — *Coupe verticale et transversale de la région condylienne des deux fémurs dans un cas de coxalgie droite ancienne.*

Le fémur droit (dessin gauche le plus clair) a subi jusqu'à son extrémité inférieure une dystrophie rappelant quelques-uns des caractères du rachitisme.

Raréfaction extrême du tissu spongieux du bulbe osseux et de l'épiphyse elle-même.

Lacunes larges, creusées dans son épaisseur.

Épaississement et altération de structure du cartilage de conjugaison.

Lannelongue a déjà décrit et figuré des exemples de fémur dont le cylindre d'os compact se trouvait réduit à l'épaisseur d'un mince carton.

Nous avons rencontré un certain nombre de cas du même genre chez des malades qui avaient subi la désarticulation de la hanche après une suppuration fistuleuse abondante et de longue durée (Voy. fig. 74).

L'atrophie du tissu compact est généralisée ; elle s'étend à toute la longueur du fémur ; on la retrouve à un degré un peu moindre sur le tibia et sur les os longs du pied.

En regard du tissu compact atrophié de la diaphyse se place un canal médullaire agrandi en tous sens. Le fait paraît évident à l'œil, car il y a une opposition entre le petit diamètre de l'os et la largeur du canal médullaire. L'usage du compas permet de s'assurer que ce n'est pas seulement une apparence. L'élargissement du canal médullaire est un fait réel, puisque son diamètre est d'habitude plus grand du côté malade que du côté sain.

En outre, les extrémités du canal médullaire pénètrent à une distance anormale dans les épiphyses, par suite de l'atrophie et même de la disparition partielle du tissu spongieux.

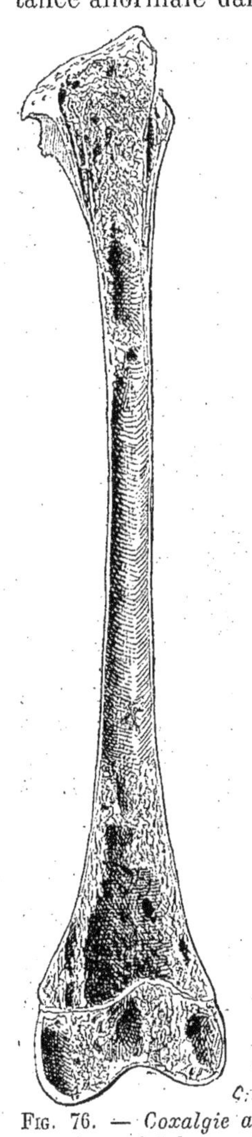

Fig. 76. — *Coxalgie ancienne fistuleuse.*

Coupe verticale et transversale du fémur. Épaississement par hyperostose de l'extrémité supérieure privée de tête et de col. Dystrophie de la diaphyse et de l'épiphyse inférieure. Amincissement du tissu compact. Raréfaction extrême du tissu spongieux des deux extrémités de la diaphyse et de l'épiphyse inférieure. Grandes lacunes dans ce tissu, surtout au niveau du bulbe et de l'épiphyse de l'extrémité inférieure de l'os.

Sur les pièces de coxalgie ancienne et grave, les parties bulbaires des grands os, fémur et tibia, ont subi une dystrophie excessive. La trame de leur tissu spongieux est tellement raréfiée qu'elle n'est plus représentée que par de longues trabécules isolées ou une dentelle légère à larges mailles.

Certains de ces os, après une macération complète, deviennent transparents, en quelque sorte. En les plaçant entre l'œil et une source de lumière, on voit qu'ils se laissent traverser en nombre de points par les rayons lumineux.

Dans les régions où, à l'état sain, le tissu spongieux se laisse pénétrer avec quelque difficulté par la pointe du couteau, on trouve, au contraire, au cours de la coxalgie, de vastes lacunes remplies de moelle (fig. 75 et 76).

Les caractères physiques de la moelle sont modifiés autant que ceux du tissu osseux. Elle est généralement pâle, plutôt grise, comme chez les cachectiques, que jaunâtre, comme chez les vieillards.

Si elle offre une coloration foncée, elle est alors violacée et non pas rosée, comme la moelle normale des os jeunes. Elle est constamment ramollie jusqu'à la diffluence.

En examinant avec soin ces coupes, on y aperçoit chez certains malades de petits points blanchâtres disséminés ou réunis par petits groupes que Lannelongue a déjà signalés et qu'il considère comme autant de granulations tuberculeuses.

Si on examine de près la surface ruginée des diaphyses osseuses, fémur et tibia, on constate que les orifices vasculaires sont plus larges du côté malade que du côté sain. Il en est ainsi pour le trou nourricier principal de la diaphyse et pour les orifices secondaires, plus fins, des extrémités.

Atrophie à distance des différentes pièces de l'os iliaque. — Les mêmes altérations atrophiques s'observent sur les trois pièces de l'os iliaque.

L'ilium, à la partie moyenne des fosses iliaques et au niveau de la crête, est généralement plus mince du côté malade. On le constate au toucher entre les doigts, à la mensuration avec le compas et aussi par l'examen de la transparence. A contre-jour, l'ilium du côté malade est beaucoup plus translucide que celui du côté sain.

De même, la tubérosité de l'ischion est moins épaisse de dehors en dedans, ou d'avant en arrière, du côté malade que du côté sain. Elle est moins massive ;

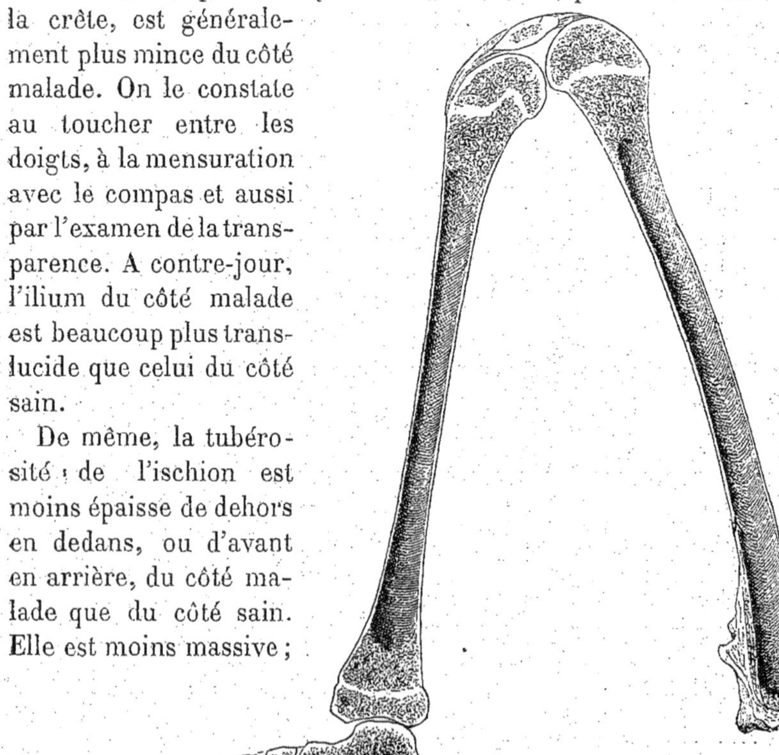

Fig. 77. — *Coxalgie ancienne fistuleuse.*

Coupe verticale antéro-postérieure du squelette du membre malade. Dystrophie de tous les os. Amincissement du tissu compact des diaphyses : fémur, tibia, premier métatarsien, phalanges. Allongement du canal médullaire et raréfaction du tissu spongieux des mêmes os.

elle apparaît comme rétrécie au-dessous du corps de l'ischion, qui est plutôt épaissi près du cotyle.

La branche ischio-pubienne est amincie, grêle. Le corps du pubis participe aussi à cette atrophie de toutes les régions de l'os iliaque, éloignées du cotyle.

Le trou ovale a été trouvé plus étroit en hauteur sur la plupart de nos bassins. Par exception, il peut être élargi.

Les dimensions en longueur de chaque pièce de l'os iliaque à partir du cartilage en Y vers les extrémités de l'os sont généralement diminuées. De même les dimensions de l'ilium mesurées de l'épine iliaque antéro-supérieure à l'épine iliaque postéro-supérieure.

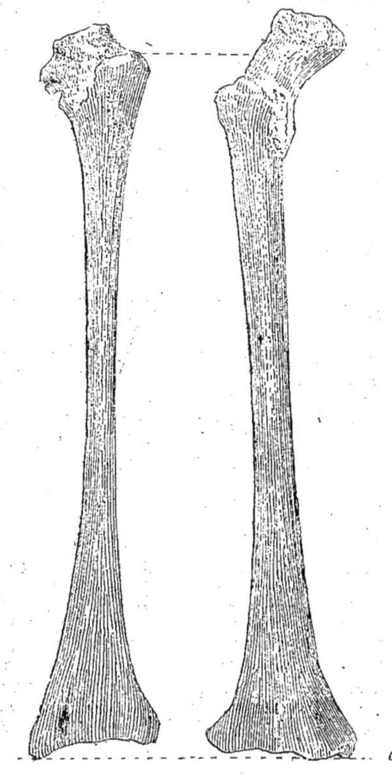

Fig. 78. — *Coxalgie droite.*

Vue postérieure des deux fémurs, dont les épiphyses supérieures et inférieures ont été enlevées ; il ne reste que les diaphyses.

Le col du fémur du côté malade est raccourci par ulcération et épaissi.

La diaphyse mesurée de l'interligne dia-épiphysaire inférieur au sommet du grand trochanter est plus longue du côté malade, ce qui n'empêche pas le fémur du côté sain, qui a un col normal, d'être plus long, pris dans sa totalité.

Le diamètre de la diaphyse à sa partie moyenne est diminuée du même côté malade.

L'os iliaque, mesuré dans son ensemble, de la tubérosité ischiatique au point le plus élevé de la crête, est par suite plus court du côté malade. Nous avons constaté ce fait dans presque tous les cas se rapportant à la coxalgie fermée, ou du moins, à des bassins non altérés par l'ostéite infectieuse secondaire. La diminution de hauteur n'atteint que de faibles proportions ; elle ne dépasse guère 1 centimètre sur les bassins d'enfants que nous avons vus.

Troubles de la croissance en longueur du squelette du membre inférieur. — Nous verrons, dans l'étude clinique de la coxalgie, qu'il faut ajouter aux altérations précédentes un certain degré de ralentissement de la croissance des os en longueur. Mais ce ralentissement ne se traduit à la mensuration qu'au bout d'une assez longue période. Dans le courant de la deuxième et de la troisième année, à plus forte raison plus tard, cinq, six, dix ans, on constate entre les deux tibias une différence de 5 à 15 ou 20 millimètres au détriment du côté malade. De même le pied du côté malade est plus court que le pied du côté sain de 5, 10, 15 millimètres. Pour ce qui regarde le fémur, nous avons observé la disposition contraire à la période active de la maladie, dans le courant des deux, ou trois premières années.

En mesurant avec soin la longueur du fémur depuis le grand trochanter jusqu'au genou, nous avons pu constater, dans un certain nombre d'autopsies, que cet os était plus long de 2, 3, 4 millimètres du côté malade.

Cet excès de longueur, de minime importance, peut être rapporté, croyons-nous, comme les hyperostoses du voisinage de la hanche, à une excitation directe des cartilages ostéogéniques de l'extrémité supérieure du fémur : cartilage conjugal cervico-céphalique et cartilage conjugal du grand trochanter.

Plus tard, le fémur, comme le tibia et les os du pied, éprouve lui aussi un ralentissement de croissance et devient plus court que son congénère.

Nous verrons que ce défaut de longueur du fémur et du tibia représente une différence de quelque importance entre les deux membres inférieurs, sain et malade, et qu'il faudra en tenir compte cliniquement dans l'interprétation du raccourcissement de la coxalgie.

On pourrait éprouver, au premier abord, quelque étonnement en comparant les troubles de nutrition, résultant de la coxalgie dans le voisinage immédiat de la coxalgie et à distance. Nous avons attribué les hyperostoses discrètes de la région coxale à une excitation directe des organes ostéogéniques par le foyer d'inflammation articulaire. La même explication ne peut pas convenir aux lésions atrophiques des os à distance de la hanche.

Il s'agit ici d'un ralentissement de nutrition et de développement, associé avec une dystrophie, rappelant par certains côtés les caractères de la sénilité.

Le ralentissement de nutrition et de développement est représenté par le défaut d'épaisseur de la diaphyse: inertie du périoste, et par la moindre croissance des os en longueur: inertie des cartilages conjugaux.

A la sénilité pathologique se rapportent l'élargissement et l'allongement du canal médullaire, la raréfaction du tissu spongieux et les modifications de structure de la moelle.

Aucune interprétation satisfaisante n'a été fournie, croyons-nous, de ces dystrophies, qui ne sont au reste pas confinées exclusivement sur le squelette, puisque l'on verra aussi toutes les parties molles, téguments, muscles, vaisseaux et nerfs, également altérés. On est porté à faire intervenir le système nerveux, mais nous ne sommes pas en état de préciser son mode d'action.

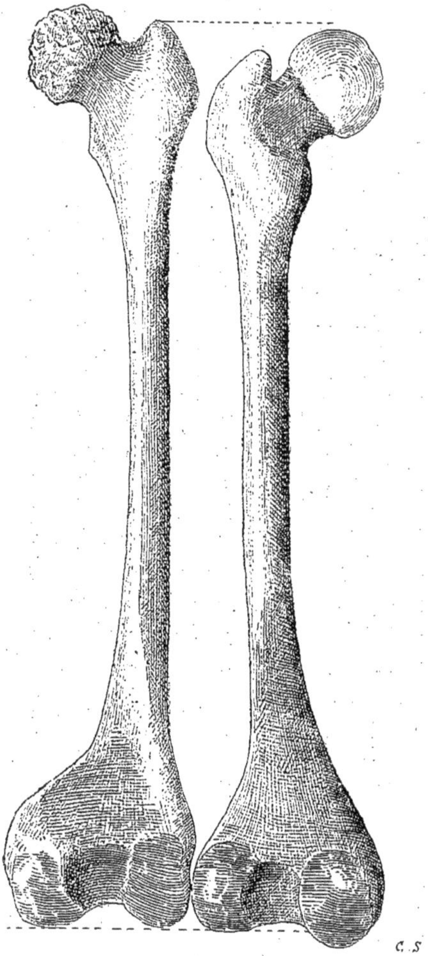

Fig. 79. — *Coxalgie droite.*

Vue postérieure des deux fémurs juxtaposés symétriquement. Le fémur droit (du côté de la coxalgie), mesuré du genou au sommet du grand trochanter, est plus long que le fémur gauche (du côté sain).

Le col fémoral est un peu épaissi du côté de la coxalgie.

La culture d'un parasite comme le bacille tuberculeux sur une articulation d'un membre, hanche, genou, cou-de-pied, altère la nutrition et le développement de ce membre sur toute sa longueur, mais plus spécialement sur la partie excentrique. Si l'on voulait faire une comparaison, nous pourrions dire qu'un phénomène analogue se produit sur la branche d'un arbre, sur le trajet de laquelle s'est implantée une touffe de végétaux ou d'animaux parasitaires. Un rameau mince de pommier est maigre et rabougri au delà du point sur lequel le gui s'est développé.

Les dystrophies consécutives aux maladies articulaires et plus spécialement aux arthrites tuberculeuses, comme la coxalgie, ont attiré depuis longtemps l'attention.

Au sujet de la coxalgie, Nélaton écrit, dans son Traité de pathologie : « La brièveté absolue du fémur du côté malade est un fait assez commun... Il y a là un véritable arrêt de développement qui produit entre les deux membres une différence de longueur, d'autant plus prononcée que la maladie dure depuis plus longtemps. Cet arrêt de développement, qui porte en même temps sur les os de la jambe, peut quelquefois produire une différence de longueur de 3 à 4 centimètres. »

Ollier et ses élèves, qui ont beaucoup étudié les troubles de développement des os par la méthode expérimentale et par l'observation clinique, ont attiré l'attention sur les modifications du poids, du diamètre et de la longueur des os au cours des ostéites, des arthrites de diverse nature, ainsi qu'à la suite des traumatismes accidentels ou opératoires. Ces études sont reproduites dans le Traité de la régénération des os, dans la thèse de Mondan, dans le Traité des résections d'Ollier.

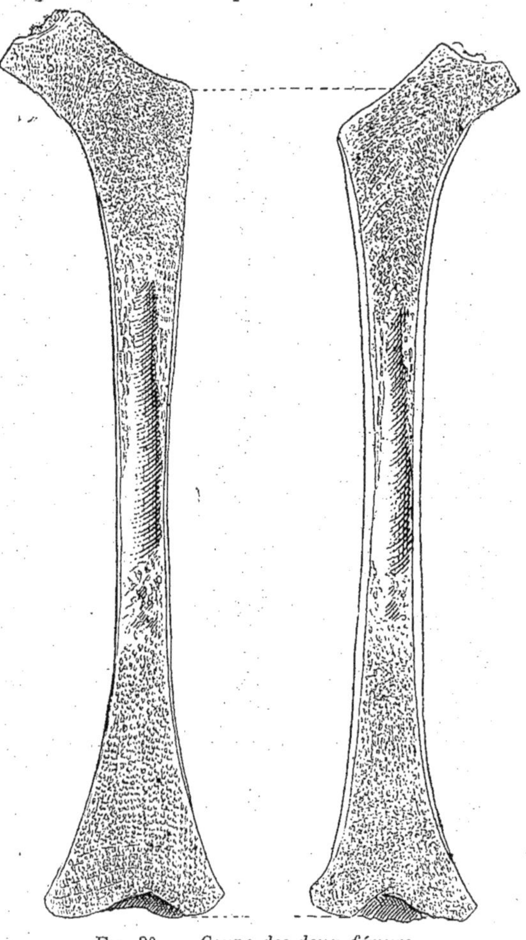

Fig. 80. — *Coupe des deux fémurs.*

Sur le fémur malade, placé à gauche de la figure, le tissu compact est aminci. La diaphyse est plus longue.

Ollier revient plusieurs fois sur une dystrophie spéciale, qu'il désigne sous le nom d'allongement atrophique. Comme cette altération peut survenir en particulier dans la coxalgie, nous devons la définir.

Ollier désigne sous ce nom d'allongement atrophique une modification indirecte et à distance.

C'est ainsi que, dans la coxalgie, opérée ou non opérée, le tibia, dont la diaphyse amincie offre d'ailleurs un élargissement de son canal médullaire avec raréfaction des épiphyses, diminution d'épaisseur du tissu compact, se trouve néanmoins allongé de quelques millimètres. Les fonctions du périoste sont ralenties, les fonctions des cartilages de conjugaison ont pris une suractivité passagère. Il y a à la fois atrophie de la diaphyse et allongement de la même diaphyse, d'où l'expression d'allongement atrophique, dont les deux termes sont en apparence contradictoires.

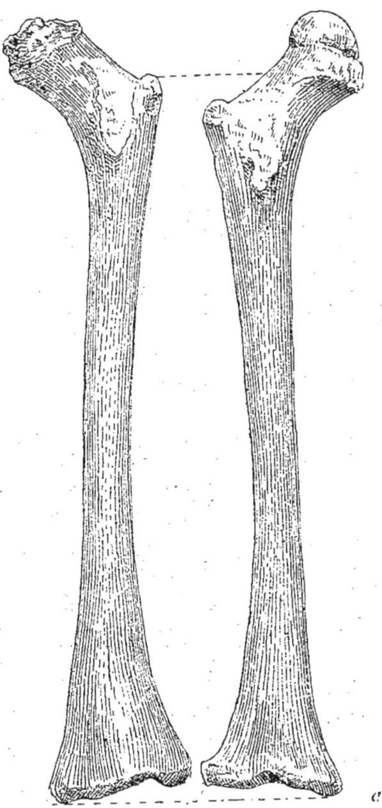

Fig. 81. — *Coxalgie droite.*

Vue postérieure des deux fémurs dont les épiphyses inférieures ont été détachées.

La diaphyse fémorale mesurée de l'interligne diaépiphysaire inférieur au sommet du grand trochanter, est plus longue du côté malade (figure du côté gauche). Mais la tête fémorale étant ulcérée du côté malade, les deux fémurs, mesurés dans leur longueur totale, sont à peu près d'égale longueur.

Ollier, après avoir décrit ce phénomène longuement et à plusieurs reprises, lui reconnaît surtout un intérêt physiologique; l'allongement, en effet, est peu considérable : quelques millimètres, et de plus il est passager. Le même tibia, qui est allongé à une certaine période de la coxalgie, à la suite d'une résection, dit Ollier, subit plus tard un ralentissement de croissance en longueur; il devient plus court que le tibia du côté sain.

Nous avons réellement observé quelquefois un allongement notable du tibia au cours de la coxalgie opérée ou non opérée; mais le fait est peu fréquent; nous voulons parler d'un allongement indiscutable atteignant 8 ou 10 millimètres. Les mensurations sur le vivant apprécient mal un changement de longueur de 2 ou 3 millimètres.

L'allongement atrophique du tibia dont parle Ollier est rare et temporaire; le ralentissement de la croissance de cet os est au contraire très fréquent et sensible (5, 10, 15 millimètres) chez beaucoup d'enfants, dont la coxalgie remonte à deux, trois ans ou davantage.

Nous reviendrons sur l'intérêt pratique de ces dystrophies osseuses dans l'étude clinique de la coxalgie, pour signaler leur importance dans le raccourcissement.

Les troubles dystrophiques à distance, que nous venons d'esquisser pour la hanche, sont, croyons-nous, ignorés dans la plupart de leurs détails, puisque nos classiques en font à peine mention, encore est-ce en général sous une forme erronée. Seul le raccourcissement du tibia et du pied ont éveillé l'attention.

L'allongement du fémur, dans les seconde et troisième années de la coxalgie, paraît plus spécialement contraire à l'opinion classique, d'après laquelle la tuberculose articulaire entraînerait communément un ralentissement de croissance en longueur. Pourtant, l'observation anatomique fournit, pour ce qui concerne l'allongement du fémur (diaphyse), des résultats d'un contrôle facile. Cette diaphyse est allongée dans les deuxième et troisième années de la coxalgie.

On s'étonnera moins de cette observation de physiologie pathologique, si l'on se reporte à l'histoire de la tuberculose du genou. Ici, le foyer inflammatoire, capable d'exciter la fonction ostéogénique des cartilages conjugaux, se trouve dans le voisinage immédiat des deux épiphyses les plus fertiles du membre inférieur. L'allongement du tibia et du fémur, dans les seconde et troisième années de la tuberculose du genou, est un fait habituel et frappant. Le membre inférieur est allongé de 1 à 3 centimètres.

Il serait superflu de nous étendre davantage sur cette question, étudiée seulement par l'école d'Ollier, mise en relief dans un mémoire publié en collaboration avec M. Bufnoir, notre interne d'alors, et ensuite dans un travail de M. Génévrier.

Il s'agit là d'un fait de physiologie pathologique, qui se retrouve sous une forme plus ou moins frappante dans l'étude de toutes les tumeurs blanches.

DYSTROPHIES DES PARTIES MOLLES.

1° *Dystrophie des parties molles au voisinage de la hanche.* — La réaction du foyer tuberculeux coxal n'intéresse pas exclusivement les os. Toutes les parties molles de la région sont modifiées en même temps et sans aucun doute par un mécanisme analogue.

La capsule articulaire n'est pas seulement ramollie par sa face interne, ulcérée, perforée. Les parties extra-articulaires subissent en même temps un processus de défense, épaississement, sclérose.

En dehors de l'articulation, l'œdème des parties molles, tantôt limité aux parties profondes, tantôt diffusant au contraire jusqu'au tissu cellulaire sous-cutané, appartient aux réactions secondaires du foyer inflammatoire de la hanche.

Le degré de l'œdème et du gonflement est en rapport avec la marche de l'arthrite. Avec une coxalgie lente et froide, le gonflement est profond; les parties superficielles restent souples. La coxalgie prend-elle une marche grave et rapide, le gonflement s'étend jusqu'au pannicule sous-cutané. Il persistera, du reste, aussi longtemps que la culture articulaire et ne cessera qu'un certain temps après la guérison. L'œdème des parties molles autour de l'articulation est une traduction extérieure de l'activité de la culture bacillaire dans la cavité articulaire.

2° *Dystrophie des parties molles à distance.* — Les troubles de nutrition, qui sont la conséquence de la coxalgie, affectent en même temps que le squelette tous les tissus du membre inférieur.

Le chirurgien est surtout frappé par l'atrophie musculaire. La clinique enseigne que cette dystrophie est très précoce, qu'elle est surtout accentuée autour de la hanche et sur la cuisse, mais qu'elle s'étend à la totalité du membre.

Lorsque la coxo-tuberculose est ancienne et surtout compliquée de suppurations fistuleuses, les muscles fessiers forment des couches minces dont le tissu offre une coloration rose pâle ou même grisâtre. Ces muscles ont subi une dégénérescence très accentuée: atrophie, destruction, dégénérescence graisseuse des fibres musculaires, sclérose fasciculaire.

L'atrophie et la dégénérescence sont moins profondes en dehors du contact des abcès et des fistules, à mesure qu'on s'éloigne vers l'extrémité du membre, et la clinique nous apprendra que le système musculaire, appartenant au genou et au cou-de-pied, reprendra toujours ses fonctions d'une manière satisfaisante après la guérison de la coxalgie même grave, longue et compliquée.

La peau et son pannicule graisseux subissent des modifications visibles. L'épiderme est souvent altéré dans les vieilles coxalgies. Le système pileux est en général plus développé du côté malade que du côté sain. La différence est souvent frappante; le même fait, du reste, est d'observation vulgaire dans la tuberculose du genou ou même du pied.

Le pannicule graisseux est épaissi et généralement de consistance plus ferme. Il semble plus directement attaché aux surfaces aponévrotiques, comme si le fascia lamelleux était devenu moins lâche.

Les vaisseaux, artères et veines, sont atrophiés et leur calibre diminué.

Ostéomyélite infectieuse secondaire de la coxalgie fistuleuse. — Tout ce qui précède se rapporte aux altérations osseuses de la coxalgie fermée.

Obs. III. — *Os iliaque hypertrophié au voisinage du foyer coxalgique, atrophié à distance.* — *Détroit supérieur aplati du côté sain, élargi du côté malade par allongement de la ligne innominée.* — *Détroit inférieur rétréci, aplati du côté malade.*

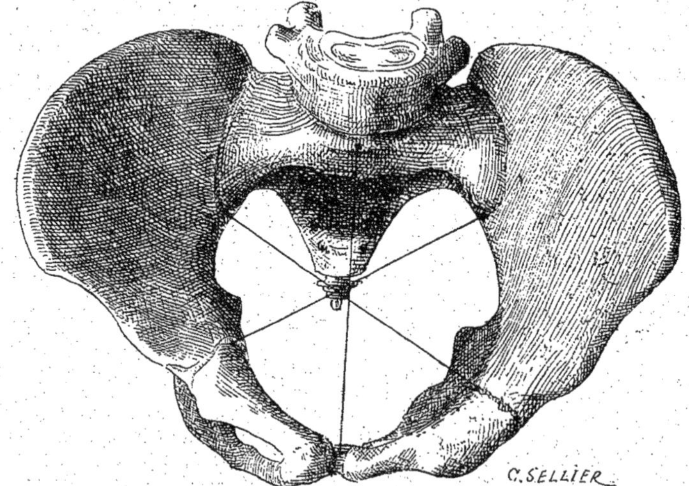

Fig. 82. — *Coxalgie gauche.*

Épaississement de la branche horizontale du pubis gauche.
Aile iliaque gauche redressée, plane.
Torsion de la ceinture pelvienne antérieure par déviation en sens inverse des deux ischions.
Sacrum dévié vers le côté sain.
Détroit supérieur aplati du côté sain; excavé et allongé du côté malade.
Fosse iliaque gauche comblée par une épaisse couche d'hyperostose.

L'observation clinique et anatomique de la coxalgie se trouve dans la thèse de Gaudefroy. Ce bassin provient de l'autopsie d'un enfant de douze ans atteint de coxalgie gauche fistuleuse, arrivé cachectique à Berck et mort avec une dégénérescence amyloïde très prononcée des viscères.

« Cavité cotyloïde remplie par des couches osseuses de nouvelle formation; la profondeur de la cavité est diminuée. A la partie supéro-interne de la cavité, il existe une logette contenant un séquestre dentelé, mobile, de 1 centimètre de long sur 5 millimètres de large; l'os iliaque, considérablement épaissi, mesure, à 1 centimètre au-dessous de l'épine iliaque antérieure et inférieure, 25 millimètres, et un peu au-dessous dans la partie épaissie, 3 centimètres. Du côté sain, au même niveau que la première mensuration, au lieu de 25 millimètres, on trouve 8 millimètres. A la coupe, ...ostéite condensante. » Th. Gaudeffroy, Paris, 1896, p. 32 (Voy. fig. 82).

L'os iliaque est hypertrophié surtout au voisinage du cotyle, il est atrophié dans les régions distantes (aile iliaque plus courte, branche ischio-pubienne et ischion plus grêles à gauche).

Le cartilage en Y est partiellement ossifié du côté malade.

Le sacrum est dévié vers le côté sain, mais il est également développé des deux côtés.

Grand bassin. — L'aile iliaque malade est relevée, moins longue et moins large. La crête iliaque est redressée.

Le *détroit supérieur* est arrondi en arc à courbures régulières, la partie la plus large répondant au côté malade; la ligne innominée du côté sain est aplatie dans ses trois quarts antérieurs et arrondie en arrière. Celle du côté malade est plus cintrée; c'est une courbe régulière de plus court rayon.

De plus, la ligne innominée est plus longue du côté malade.

De la symphyse pubienne au cartilage iléo-pubien :

Côté sain	42	millimètres.
Côté malade	45	—

Du cartilage iléo-pubien à la symphyse sacro-iliaque :

Côté sain	36	millimètres.
Côté malade	46	—

C'est donc surtout sur l'ilion que porte l'accroissement.

La symphyse pubienne est rejetée du côté sain.

Diamètre promonto-pubien	80	millimètres.
— oblique droit	81	—
— — gauche	83	—
Sacro-cotyloïdien droit	54	—
— gauche	62	—

Excavation. — Le sacrum a sa pointe déviée à droite. La paroi latérale saine présente une voussure au niveau de la région cotyloïdienne enfoncée vers le pelvis, la tubérosité ischiatique paraît déjetée en dehors.

La paroi latérale gauche est plane avec quelques irrégularités d'hyperostose, et oblique en bas et en dedans par suite de la bascule de l'ischion en dedans et en arrière.

L'axe de l'excavation est donc dévié vers le côté sain.

Le *détroit inférieur* est déformé surtout par la torsion de la ceinture pelvienne antérieure. L'ischion gauche est déjeté en dedans; l'ischion droit en dehors. Le détroit inférieur est oblique, aplati à gauche, allongé dans le sens du diamètre oblique droit.

Diamètre sous-sacro-pubien	72	millimètres.
Inter-ischiatique	59	—

Le détroit inférieur est donc aussi rétréci dans tous les sens mais surtout transversalement.

Le sacrum est dévié vers le côté sain et le centre du détroit inférieur transporté de ce côté.

Les productions osseuses de nouvelle formation, indiquées dans cette variété de la maladie, se trouvent, ainsi qu'on l'a vu, limitées à la région articulaire.

Du côté de l'os iliaque, on les trouve exclusivement sur la face externe du sourcil cotyloïdien, à la partie inférieure, déshabitée, du cotyle.

Sur le fémur, elles ne dépassent pas les limites du col.

Toutes ces végétations osseuses fort discrètes n'ont qu'une petite étendue et d'habitude une faible épaisseur.

L'irritation productive exercée par l'inflammation tuberculeuse pure ne retentit sur les organes ostéogènes, cartilage et périoste, que dans une zone très restreinte, de quelques centimètres.

A la période plus avancée et beaucoup plus grave où le foyer tuberculeux de la hanche se trouve associé avec les cultures pyogènes (staphylocoques et streptocoques), des altérations osseuses, d'un caractère tout différent, se produisent au-dessus et au-dessous de la jointure sur l'os iliaque et sur le fémur. On ne les trouve, avec un large développement, que chez les sujets dont la coxalgie s'est compliquée d'une suppuration fistuleuse de forme grave, avec fièvre. La mort en est souvent la conséquence ; en même temps

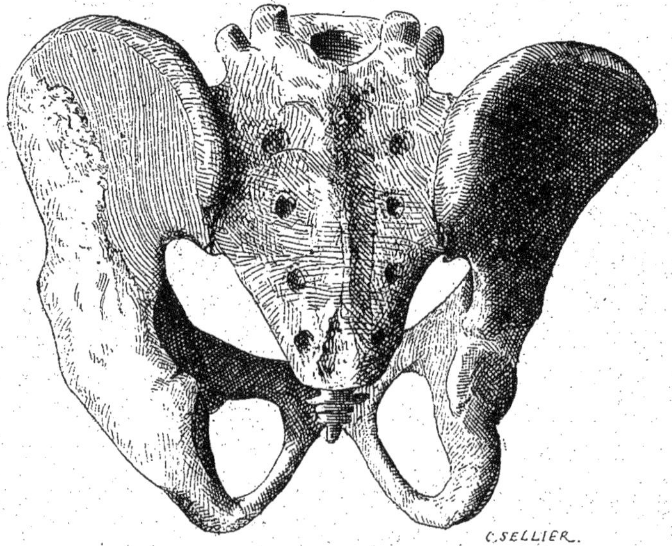

Fig. 83. — *Face postérieure du bassin* de la figure 82.

Hyperostose de l'os iliaque malade ; épaississement considérable de la branche ilio-ischiatique.
Allongement en hauteur de tout l'os iliaque.
Aile iliaque redressée à gauche.
Ischion gauche rejeté en dedans.
Sacrum dévié vers le côté sain.
Échancrure sciatique plus large à gauche.

qu'on trouve la dégénérescence graisseuse ou amyloïde du foie et des reins, on constate le plus souvent sur l'os iliaque et sur le fémur des hyperostoses étendues offrant une certaine ressemblance avec les hyperostoses de l'ostéomyélite infectieuse prolongée.

Ces lésions font au contraire le plus souvent défaut dans les cas où la suppuration fistuleuse ne revêt pas les caractères d'une infection grave ; comme il arrive, par exemple, chez nombre de malades dont la fistule coxo-fémorale persiste indéfiniment, mais a pour point de départ une lésion purement locale, telle qu'un séquestre ou une simple dénudation du cotyle.

Toutes les parties de l'os iliaque ainsi atteintes offrent des altérations rappelant d'une manière générale ce que l'on voit sur les grands os des membres, à la suite d'une ou plusieurs poussées d'ostéomyélite infectieuse à staphylocoques ou à streptocoques.

Le caractère dominant est l'abondance et l'étendue de l'hyperostose.

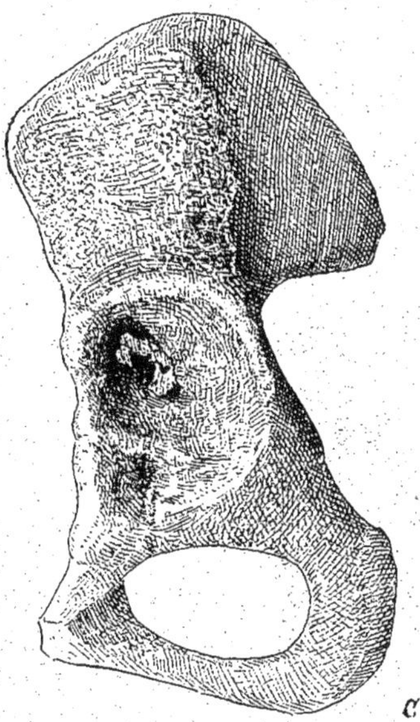

FIG. 84. — *Ostéomyélite infectieuse secondaire de l'os iliaque gauche dans un cas de coxalgie fistuleuse ancienne.*

Hyperostose rugueuse de la fosse iliaque externe.

Petit séquestre à la partie supérieure du cotyle.

On peut déjà trouver une certaine quantité d'os néoformé au niveau même du cotyle (Voy. fig. 84). Perforé sur un point, le fond du cotyle est considérablement épaissi partout ailleurs.

La région du sourcil est hyperostosée et en même temps changée de forme. Le relief normal linéaire du sourcil a fait place à une surface raboteuse irrégulièrement arrondie.

Ces caractères limités à la région cotylienne elle-même pourraient n'offrir qu'un médiocre intérêt.

Mais les traces de l'ostéomyélite s'étendent au loin.

Sur l'ilium, les deux fosses iliaques interne et externe sont occupées sur une partie ou sur la totalité de leur étendue par des couches plus ou moins importantes d'os nouveau. La répartition régionale de ces productions ostéophytiques varie d'un sujet à l'autre. Il n'est pas rare (Voy. fig. 82 et 83) que la concavité des fosses iliaques soit entièrement comblée. Au creux normal des faces externe et interne de l'os sont substitués de larges reliefs arrondis, dont la surface est criblée d'orifices vasculaires. Le renflement de l'os peut ainsi s'étendre jusqu'à la crête iliaque.

Sur certaines coupes verticales de l'ilium ainsi altéré, on distingue le dessin de l'os normal à des tractus osseux qui en marquent l'épaisseur connue. De chaque côté de ces travées, plus ou moins incomplètes, s'accolent les couches d'os spongieux nouvellement formées. Notre maître Lannelongue a figuré, dans ses leçons (pl. III, p. 34), un remarquable exemple d'ilium ainsi altéré. La chromolithographie de cette figure montre clairement les limites de l'os ancien sur une partie de la coupe. L'hyperostose surajoutée sur chaque face est nettement distincte dans la même région. Sur le reste de la figure, l'os ancien et l'os nouveau sont confondus dans une masse à peu près uniforme.

Les mêmes altérations se montrent sous une forme moins frappante, sur l'ischion et sur le pubis. Ces deux segments de l'os

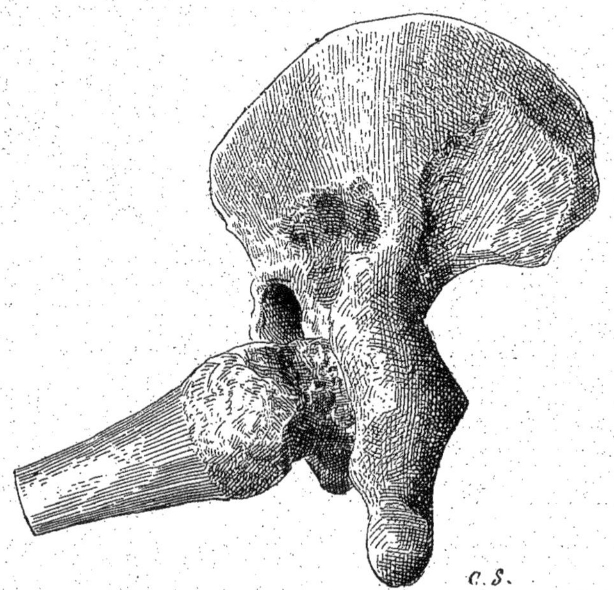

Fig. 85. —*Coxalgie gauche, fistuleuse ancienne.*

Hyperostose rugueuse de la fosse iliaque externe. Trace d'une ostéomyélite infectieuse secondaire.

iliaque sont, eux aussi, recouverts en partie par une couche irrégulière d'hyperostose qui leur donne un aspect massif, faisant contraste avec l'atrophie habituellement observée sur ces deux os à quelque distance du cotyle dans la coxalgie fermée.

Une autre conséquence assez inattendue s'est présentée sur une des pièces de notre collection (Voy. fig. 94). Sur ce bassin, l'hyperostose est très étendue, mais n'atteint pas des proportions telles qu'elle arrive à combler les deux fosses iliaques. On est frappé de trouver, à la mensuration, une augmentation notable de longueur de l'os iliaque dans son ensemble.

Les mesures ont été prises du sommet de la crête iliaque à la tubérosité de l'ischion. On trouve du côté sain 145 millimètres, du côté malade 160 millimètres, soit une différence de 1 centimètre et demi en faveur du côté malade.

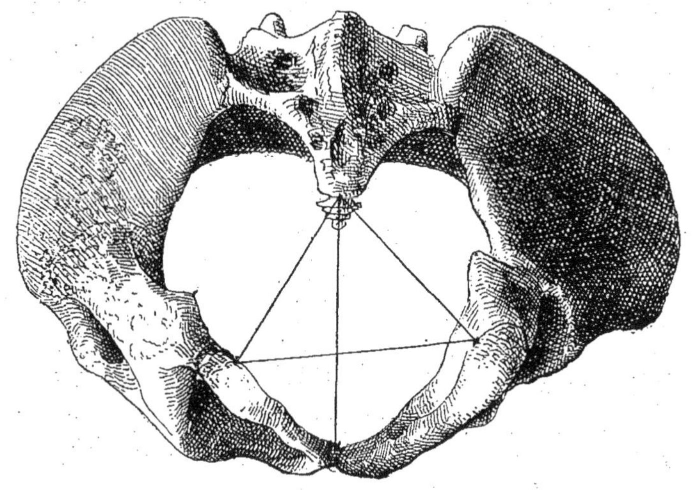

Fig. 86. — *Hyperostose de l'os iliaque malade.*

Ischion malade repoussé en dedans ; ischion sain en dehors.
Obliquité différente des branches ischio-pubiennes.
Détroit inférieur rétréci, aplati à gauche, alors que le détroit supérieur est aplati à droite.
Fosse iliaque externe comblée par une couche d'hyperostose.

En examinant l'os en détail, on démontre que l'allongement affecte l'ischion et l'ilium.

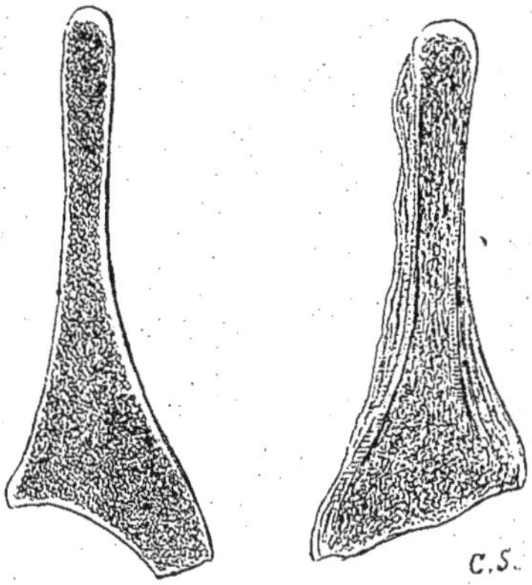

Cet allongement semble attribuable à une irritation ostéogénique des cartilages épiphysaires de la crête iliaque et de la tubérosité ischiatique.

D'autres altérations propres à l'ostéomyélite secondaire siègent au niveau du cotyle. On a déjà décrit les végétations de face pelvienne du cotyle. Elles offrent sur une de nos pièces des proportions importantes.

Le cartilage en Y rétréci, mais toujours conservé en dehors des perforations dans la coxalgie fermée de l'enfant, peut être ossifié entièrement dans la coxalgie anciennement infectée.

Fig. 87. — *Coupe de l'ilium du côté sain* (à gauche) *et du côté malade* (à droite).

Du côté malade l'os est recouvert d'une épaisse couche d'hyperostose étendue de bas en haut depuis la région cotylienne jusque vers la crête iliaque.

Sur le même bassin de coxalgie fistuleuse dont l'os iliaque était hypertrophié en hauteur, le cartilage conjugal du cotyle avait entiè-

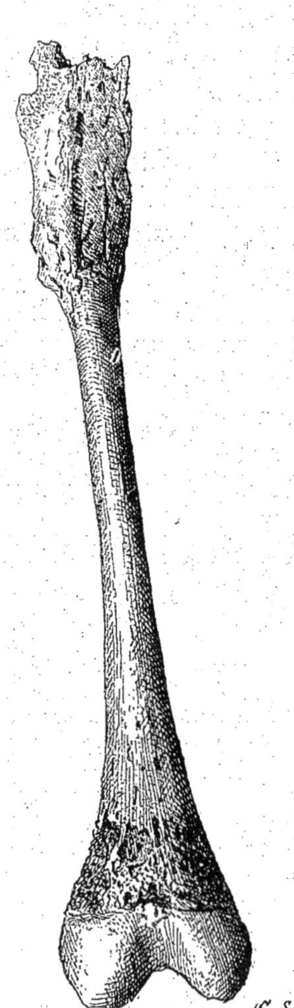

Fig. 88. — *Ostéomyélite infectieuse secondaire du fémur, dans un cas de coxalgie fistuleuse ancienne.*

Hyperostose de l'extrémité supérieure.
Raréfaction dystrophique du tissu osseux vers l'épiphyse inférieure.

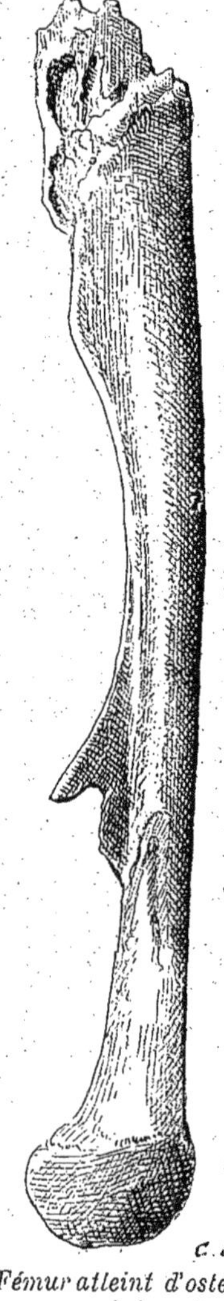

Fig. 89. — *Fémur atteint d'ostéomyélite infectieuse secondaire dans un cas de coxalgie fistuleuse ancienne.*

Hyperostose sur l'extrémité supérieure de l'os.
Production périostique en forme d'arête vers le tiers inférieur.

rement disparu du côté malade. Au fond de la cavité, examinée soit en dedans du bassin, soit à l'extérieur, on ne distinguait plus les limites de chacun des segments de l'os iliaque.

Sur la région sourcilière, les ostéophytes abondants passaient directement d'un segment sur l'autre. Il est à noter que, du côté sain, le cartilage en Y persistait.

Le fémur subit des altérations du même genre, sous une forme différente : l'hyperostose qu'on rencontre à sa surface n'affecte pas la même régularité. Elle n'enveloppe pas la diaphyse du fémur comme il arrive à la suite de l'ostéomyélite aiguë primitive. Habituellement la partie supérieure de la diaphyse est le siège d'aspérités irrégulièrement disposées et ne recouvrant qu'une partie de sa surface. Leur épaisseur et leur forme varient infiniment d'un cas à l'autre : couche mince de tissu nouveau, apophyses pathogéniques irrégulières, en pointes, en lamelles, etc.

Nous avons vu, dans un petit nombre de cas, ces traces d'ostéomyélite s'étendre jusque vers l'extrémité inférieure du fémur.

Si l'hyperostose de l'os iliaque et du fémur dans la coxalgie fistuleuse offre une certaine ressemblance à première vue avec l'hyperostose de l'ostéomyélite infectieuse primitive, à sa période tardive, la structure de l'os altéré est toute différente dans l'un et l'autre cas. La densité, la dureté des masses osseuses de l'ostéomyélite primitive, font contraste avec la friabilité ou du moins la faible consistance des hyperostoses de la coxalgie fistuleuse.

V

BASSIN COXALGIQUE

Tumeur du pelvis en regard du cotyle.
Changement de rapport des trois pièces de l'os iliaque du côté malade.
Modifications de la forme du sacrum, de l'os iliaque du côté sain.
Déformations obstétricales du bassin.
a. Bassin oblique ovalaire avec aplatissement du côté sain. Détroit supérieur. Excavation. Détroit inférieur.
b. Bassin oblique ovalaire avec aplatissement du côté malade. Détroit supérieur. Excavation. Détroit inférieur.
c. Bassin triangulaire avec aplatissement bilatéral. Diminution du diamètre transverse et allongement du diamètre promonto-pubien.

Les faits qui nous sont propres dans ce chapitre proviennent de l'examen d'une collection de bassins coxalgiques, décrits et figurés pour la plupart dans la thèse de notre ancien interne Chalochet (1).

Les altérations cotyliennes précédemment décrites n'occasionnent pas un changement dans la forme générale du bassin. C'est ainsi que les ulcérations de toute origine, compressives ou tuberculeuses, les perforations, les cavernes interstitielles de l'ilium ou de l'ischion, n'ont pas un rapport direct avec les déformations consécutives du pelvis. Les hyperostoses externes, soit du sourcil cotyloïdien, soit de la portion déshabitée du cotyle, méritent à peine d'être rappelées. La face externe du bassin offre peu d'intérêt pratique ; les accoucheurs, que cette question concerne, étudient spécialement les déformations de la face interne du petit bassin.

Il convient du reste de distinguer les difformités purement locales se rapportant à certaines variétés de l'altération tuberculeuse coxale et les modifications de forme se rapportant à l'ensemble du canal pelvien, modifications consécutives à la coxalgie.

Tumeurs rétro-cotyliennes. — Au premier rang des altérations locales du bassin, se placent les tumeurs rétro-cotyliennes.

Sur la face pelvienne du cotyle, l'hyperostose a pris, dans certains faits exceptionnels, de telles proportions qu'il en est résulté une masse osseuse décrite sous le nom de tumeur.

(1) Chalochet, Anatomie du bassin coxalgique chez l'enfant (*Thèse de Paris*, 1901).

Nous n'avons rien observé de pareil sur les pièces dont nous avons disposé. Sur quelques-unes de ces pièces appartenant à la coxalgie fermée, nous avons rencontré une légère voussure répondant à la face pelvienne du cotyle. Cette voussure siégeait, au reste, tantôt du côté malade, tantôt aussi et même exclusivement du côté sain, parfois des deux côtés. Elle ne paraît pas due à une couche d'hyperostose, mais plutôt à un léger enfoncement du fond du cotyle. Cette déformation était fort légère.

Dans quelques cas aussi, des traces d'irritation sont visibles sur la région rétro-cotylienne. En ce point, des trous vasculaires plus nombreux et une légère irrégularité de surface traduisent l'excitation du périoste pelvien à ce niveau.

Si, de la coxalgie fermée, on passe à la coxalgie ouverte, les lésions constatées au même niveau prennent plus d'importance. Sur la pièce de la figure 94, l'excavation est irrégulière, du côté malade; sa surface est raboteuse; des saillies alternent avec des dépressions. Parmi ces hyperostoses, l'une siégeant vers la partie inférieure de la région cotylienne représente un renflement osseux saillant de près de 1 centimètre. Plus haut, une perforation passe obliquement sous l'éminence ilio-pectinée. En bas, au contraire, une large caverne est creusée en puits dans la partie supérieure de l'ischion. Ce cas, même avec ses traces frappantes d'une ostéite très ancienne, n'offre rien qui puisse à proprement parler représenter une tumeur. La forme et les dimensions de l'excavation pelvienne n'en sont pas sérieusement altérées. Les hyperostoses irrégulières observées sur l'excavation de ce bassin se rapportent à une coxalgie très longtemps fistuleuse. Leur production est liée non à la tuberculose, mais à l'ostéite infectieuse secondaire.

Otto (1) rapporte l'étude qu'il a faite du bassin d'une femme de chambre, atteinte de coxalgie double. L'excavation pelvienne offrait cette particularité que, de chaque côté, le fond du cotyle était refoulé d'une manière très sensible vers l'axe pelvien. A sa droite, le plafond cotyloïdien représente à l'intérieur du bassin une saillie de la grosseur et de la forme d'une demi-orange. La boule osseuse ainsi constituée est lisse, à paroi épaisse, large de 7 centimètres à sa base. Son relief dans la cavité pelvienne est de 4 centimètres. Sur sa partie la plus saillante se trouve une perforation large de 1 centimètre, fermée à l'état frais par le périoste.

(1) Otto, *in* Gurlt, *Missstaltungen des Beckens*, p. 25, Berlin, 1854.

Du côté gauche, la disposition est la même avec des proportions moindres. Le fond du cotyle est refoulé vers le bassin de 1 centimètre et demi.

Autre particularité : de chaque côté, la cavité cotyloïde est très profonde. Les têtes fémorales, avec le col tout entier à droite, en partie à gauche, s'y trouvent logées. En sorte que les deux têtes fémorales semblent avoir pénétré dans le bassin ; mais elles sont coiffées par un cotyle osseux, perforé à droite. C'est la voussure de ce cotyle de chaque côté, vers l'axe pelvien, qui constitue le trait caractéristique de ce fait un peu extraordinaire et souvent cité.

Un autre fait, rapporté par Hecker (1), a trait à une tumeur rétro-cotylienne, résultant d'une volumineuse hyperostose. Il s'agit du bassin d'une sage-femme de trente-cinq ans, qui avait eu une arthrite de la hanche droite à l'âge de dix-sept. Un de ses frères, depuis sa vingtième année, offre un raccourcissement du membre inférieur droit. Au moment où cette femme est sur le point d'accoucher, on découvre une tumeur très dure siégeant sur la paroi pelvienne.

Le diamètre transverse de l'excavation ne laisse passer que deux doigts. L'accouchement normal est jugé impossible ; l'opération césarienne est pratiquée plus de vingt-quatre heures après le début du travail. L'enfant, qui pesait 3 625 grammes, survit ; la mère succombe quatorze heures après l'opération.

Le bassin préparé est normal dans sa moitié gauche. Sa moitié droite est au contraire profondément altérée. La tête fémorale du même côté droit a perdu sa forme, comme dans la coxalgie sénile, et s'est enfoncée dans le fond de la cavité cotyloïde.

Le pourtour du sourcil cotyloïdien est surélevé par un dépôt osseux en forme de stalactite.

Sur le côté droit de l'excavation pelvienne, en face du cotyle, on trouve une tumeur osseuse ayant un pourtour de 15 centimètres et une hauteur de $7^{cm},7$. Elle a partout la dureté de l'os, et sa surface est criblée de petits trous. De la présence de cette tumeur résulte un rétrécissement du bassin tel que l'accouchement était impossible. Au niveau de la tumeur, le diamètre de l'excavation est réduit à $6^{cm},2$ (diamètre transverse) et à $5^{cm},3$ (diamètre oblique).

Les termes de l'observation sont à peine suffisants pour démontrer qu'il s'agit bien réellement d'une coxalgie tuberculeuse. En tout cas, la production d'une tumeur d'un pareil volume peut être diffi-

(1) HECKER, *Archiv. f. Gynæk.*, t. XVIII, 1881, p. 44-49.

cilement mise sur le compte d'une coxo-tuberculose simple.

Demelin, dans une revue de la *Gazette des hôpitaux*, rappelle une observation de Mesmel (1), relative à une femme atteinte d'une ankylose coxo-fémorale droite avec la cuisse immobilisée en adduction. Après sept accouchements difficiles, on termine une huitième grossesse par un accouchement prématuré. L'enfant, qui pesait 2650 grammes, extrait par la version podalique, était mort pendant le travail. La mère succombe à l'infection puerpérale. Outre les traces d'une coxalgie ancienne, terminée par ankylose, on trouve une synostose sacro-iliaque à droite. L'ilium droit est plus élevé que le gauche. En regard de la tête fémorale, luxée dans la fosse iliaque externe, une tumeur osseuse, grosse comme une pomme, rétrécissait l'excavation pelvienne. Le diamètre sacro-cotyloïdien droit mesure 55 millimètres. Le même diamètre gauche, 88 millimètres.

Ces hyperostoses et les voussures observées à un degré léger chez l'enfant n'ont pas d'intérêt pratique, mais elles sont de nature à montrer comment peuvent débuter les déformations plus graves qui rétrécissent parfois le bassin et font obstacle à l'accouchement.

Changements de rapports des trois pièces de l'os iliaque dans la coxalgie. — L'os iliaque, déjà modifié sur chacune de ses trois pièces, comme on l'a vu précédemment dans l'étude des dystrophies, subit encore un changement de forme d'un ordre plus général.

Les trois pièces de l'os ne sont plus articulées entre elles de la même manière (Voy. fig. 90 et suivantes).

Le fait le plus saillant est le renversement en dedans à la fois de la crête iliaque et de la tubérosité ischiatique. Ces deux pièces de l'os iliaque ont subi l'une et l'autre un mouvement de charnière.

Obs. IV. — *Coxalgie droite suppurée, réséquée. — Fémur luxé et fixé en flexion et adduction. — Détroit supérieur aplati à gauche; excavation et détroit inférieur aplatis à droite. — Ischion malade fortement repoussé en dedans. — Ligne innominée malade, agrandie.*

Ce bassin provient de l'autopsie d'un enfant qui présentait une coxalgie droite suppurée, pour laquelle on avait pratiqué la résection atypique avec curettage de la hanche.

La coxalgie était en voie de guérison quand l'enfant est mort de méningite.

L'os iliaque malade est généralement atrophié et ne présente, comme trace d'ostéite secondaire infectieuse, qu'un léger épaississement de l'aile iliaque.

L'ilium est peu modifié. L'ischion a subi un certain degré d'atrophie du côté malade. La tubérosité a sensiblement la même épaisseur que du côté sain, mais le corps est profondément ulcéré. La partie de l'ischion qui appartient au cotyle est en partie détruite par une large perforation cotyloïdienne, agrandie par le curettage; le

(1) MESMEL, *Archiv f. Gynæk.*, t. XVIII, p. 79, 1884.

sourcil cotyloïdien est détruit en grande partie. L'ischion ne se trouve plus rattaché, en avant du cotyle, au pubis, en arrière du cotyle, à l'ilium, que par deux minces colonnettes osseuses.

L'ischion est repoussé en dedans, et la partie postérieure de la région cotyloïdienne, enfoncée dans le pelvis, fait saillie dans l'excavation; la branche ilio-ischiatique est tordue (Voy. fig. 90).

Le sacrum est symétrique; son arc s'incline légèrement du côté sain. Les articulations sacro-iliaques sont saines.

Les cartilages en Y sont également conservés des deux côtés.

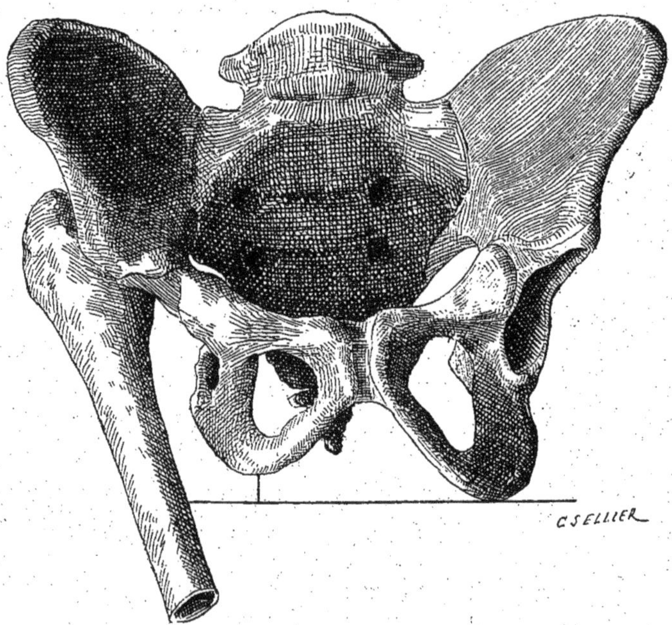

Fig. 90. — *Coxalgie droite ancienne.*

Fémur luxé en adduction.
On aperçoit la partie inférieure du cotyle ulcéré et agrandi.
Ischion malade atrophié, situé sur un plan plus élevé que l'ischion sain.
Ischion malade repoussé en dedans.
Ischion sain dévié en dehors.
Arcade pubienne regardant à droite.
Aile iliaque relevée à droite.
Symphyse pubienne portée à gauche.
Excavation rétrécie à droite; son axe est oblique en bas, à gauche et en avant.

Grand bassin. — Il est peu déformé, sauf un léger déjettement en dedans de l'ilium malade.

Distance du promontoire à l'épine iliaque antéro-supérieure :

Côté sain	77	millimètres.
Côté malade	81	—

Le *détroit supérieur* est peu déformé; il est irrégulièrement arrondi et légèrement aplati du côté malade (Voy. fig. 92).

Diamètres du détroit supérieur :

Antéro-postérieur	66	millimètres.
Oblique droit	75	—
— gauche	72	—
Sacro-cotyloïdien droit	57	—
— gauche	53	—

La ligne innominée du côté sain est aplatie légèrement avec voussure à la zone du cartilage en Y. La ligne innominée du côté malade est plus cintrée; elle est presque coudée en avant de l'échancrure sciatique, et la partie postérieure est fortement concave.

La ligne innominée est allongée de 6 millimètres du côté malade (76 millimètres) sur celle du côté gauche (70 millimètres). Cet allongement porte également sur l'ilium et le pubis.

Le *petit bassin* a subi des déformations plus importantes tenant au transport de la pièce ischiatique en dedans (Voy. fig. 92 et 93). Vus par le détroit supérieur, l'ischion et l'épine sciatique font dans le petit bassin une saillie considérable. Il existe une dislocation des trois pièces de l'os iliaque au niveau du cartilage en Y. L'ischion et le pubis rejetés en dedans font à ce niveau saillie sur l'ilion.

L'excavation est aplatie à droite, tandis que le détroit supérieur est aplati à gauche.

L'axe du petit bassin est dévié, oblique en bas, en avant et à gauche (Voy. fig. 92 et 93).

Le *détroit inférieur* est irrégulier, oblique ovalaire, aplati du côté malade par bascule de l'ischion en dedans et en arrière. L'ischion sain est plutôt porté en dehors. Le centre du détroit inférieur est transporté du côté sain.

La branche ischio-pubienne saine est sur un plan plus antérieur que la branche ischio-pubienne malade.

Diamètre du détroit inférieur :

Antéro-postérieur	64 millimètres.
Bi-ischiatique	56 —

De la tubérosité de l'ischion au sacrum :

Côté sain	45 millimètres.
Côté malade	27 —

L'ilium, dans son ensemble, se porte en dedans par son extrémité supérieure. L'épine iliaque antéro-supérieure et la crête iliaque dans son ensemble sont plus rapprochées du plan médian du côté malade que du côté sain.

Cette asymétrie est manifeste lorsqu'on regarde le bassin de face.

L'aile iliaque est relevée, tend à devenir verticale et plane. La crête iliaque repoussée en dedans est moins infléchie.

La partie postérieure de la crête iliaque forme avec la colonne lombaire un angle notablement plus fermé que du côté sain.

L'ischion verse en dedans comme l'ilium, sa tubérosité ne se porte pas directement en dedans; elle subit aussi un mouvement de recul, en sorte qu'elle se place plus près de la ligne médiane et plus en arrière que la tubérosité du côté sain.

La branche ischio-pubienne est entraînée dans sa partie inférieure par la tubérosité ischiatique; elle se dirige en bas et en arrière à partir de la symphyse pubienne. La différence entre les deux côtés se distingue au premier coup d'œil.

Il résulte de cette déviation en dedans de la tubérosité ischiatique que, en regardant l'excavation pelvienne de haut en bas, on aperçoit du côté de la coxalgie la face interne de l'ischion et l'épine sciatique, faisant saillie vers l'axe promonto-pubien, tandis que du côté sain on voit à peine l'épine sciatique. Le trou ovale, caché sous le pubis du côté sain, est en vue, au contraire, du côté malade.

Cette même inspection de la face interne du bassin montre que les deux plans constitués par la paroi interne de l'ischion, d'une part, et la fosse iliaque interne, d'autre part, s'unissent du côté sain au niveau de la ligne innominée en formant entre eux un angle

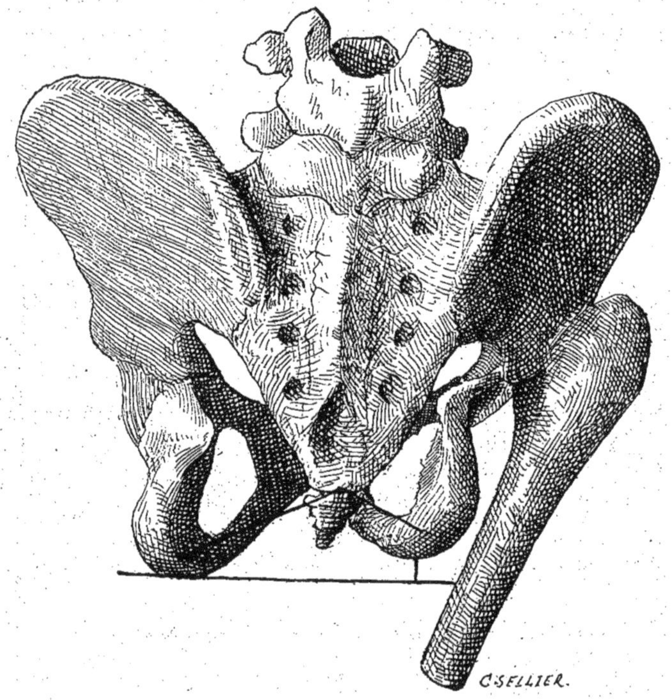

Fig. 91. — *Vue postérieure du bassin de la figure* 90.

Fémur luxé, fixé en adduction.
Ischion malade atrophié, porté en dedans, rapproché du sacrum.
Torsion de la branche ilio-ischiatique.
Ischion malade plus élevé que l'ischion sain.
Aile iliaque malade, relevée et aplatie.
Échancrure sciatique droite rétrécie.

saillant. Du côté malade, cet angle s'efface en grande partie, et les deux plans se continuent, pour ainsi dire, l'un avec l'autre. Ce que l'on vérifie en appliquant une règle sur les côtés de l'excavation pelvienne de chaque côté.

Sur tous les bassins que nous avons examinés, la pointe du sacrum est déviée vers le côté sain.

Ce déplacement de la pointe est assez accentué pour frapper la vue lorsqu'on examine le bassin par sa face postérieure. La crête sacrée décrit une courbe dont la convexité regarde le côté malade.

La plupart de nos figures, représentant le bassin en avant ou en haut, mettent le même fait en évidence.

Cette déviation constante est peu accentuée, ne dépasse guère 1 centimètre. Elle ne suffit pas pour corriger l'effet du déplacement en dedans de la tubérosité ischiatique du côté malade. L'étude du détroit inférieur montrera que la pointe du sacrum reste plus

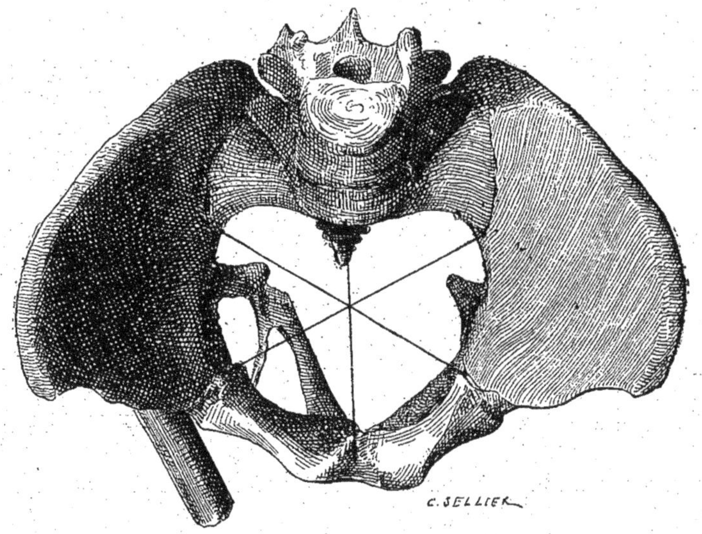

Fig. 92. — *Bassin de la figure 90 vu d'en haut.*

Coxalgie droite réséquée.
Fémur en adduction et flexion.
Ischion malade fortement repoussé en dedans, rendant visible le trou obturateur de ce côté et une large perforation cotyloïdienne.
Détroit supérieur arrondi, excavé à droite, légèrement aplati à gauche.
Symphyse un peu déviée du côté sain.
Cartilages en Y conservés.

rapprochée de l'ischion du côté malade que de l'ischion du côté sain (Voy. fig. 92 et 95).

Nous n'avons eu l'occasion d'étudier le bassin coxalgique que chez l'enfant; aussi n'avons-nous rencontré aucun exemple de synostose sacro-iliaque.

Dans la plupart de nos cas, les deux moitiés du sacrum, les deux ailerons avaient un développement égal et symétrique. Tout au plus avons-nous pu relever, une fois, une légère inégalité sur deux pièces. L'aileron gauche (côte malade) du bassin (Voy. fig. 94) était plus large de 2 millimètres que le droit. Il était aussi plus oblique.

Nous trouvons une diminution de longueur de l'aileron du côté sain dans le sens transversal, notée dans la description de deux bassins de la clinique Tarnier (1).

Dans le premier cas de coxalgie gauche, l'aileron du côté droit est plus court de 1 à 5 millimètres.

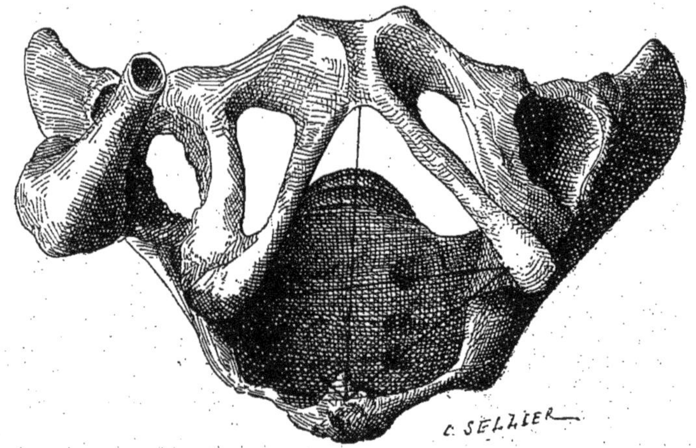

FIG. 93. — *Bassin de la figure 90 vu d'en bas.*

Fémur luxé, fixé en flexion et adduction.
Perforation du cotyle.
Déjettement de l'ischion malade en dedans et en arrière et de l'ischion sain en dehors.
Détroit inférieur aplati à droite, large à gauche.

Dans le second cas, se rapportant également à la coxalgie gauche, l'aileron du côté sain est également plus court dans le sens transversal que son congénère. Différence : 4 millimètres.

Quant à la forme de la face antérieure du sacrum, elle nous a paru régulière, spécialement au niveau de la base de l'os. La direction transversale des ailerons est restée symétrique à droite et à gauche, même lorsque le bassin avait subi une déformation oblique ovalaire.

La déformation la plus importante de l'os iliaque du côté sain est le redressement de la ligne innominée que l'on observe à un degré variable dans presque tous les cas. Elle fait partie du type oblique ovalaire habituel. Par exception, nous avons rencontré, une fois sur quinze, une courbure exagérée de cette ligne innominée. Il s'agissait

(1) RAOUX, Du sacrum dans les bassins asymétriques (*Thèse de Paris*, 1901).

d'un bassin oblique ovalaire avec aplatissement du côté malade : type rare.

Deux autres caractères, que l'on ne peut relever qu'en examinant les pièces avec un soin minutieux, sont également fréquents du côté sain.

Le fond du cotyle est repoussé en dedans et forme une très légère voussure du côté du pelvis.

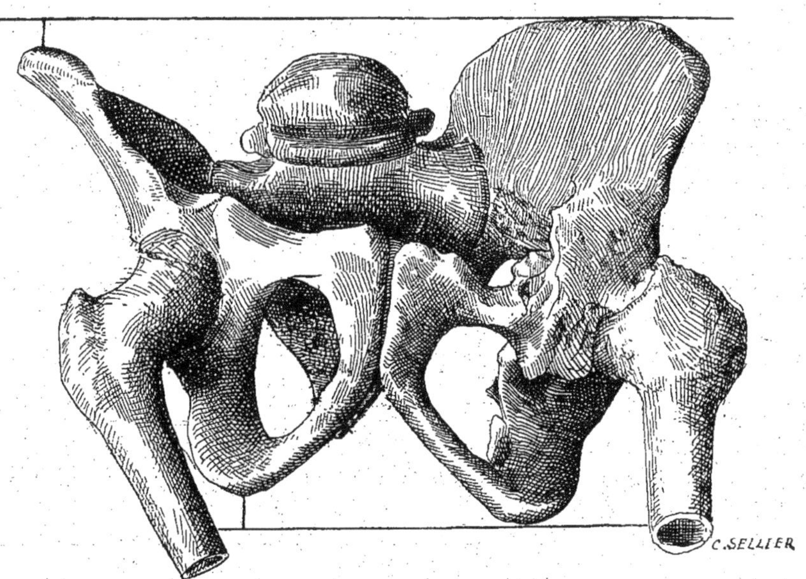

Fig. 94. — *Bassin d'une coxalgie gauche fistuleuse ancienne.*

Os iliaque malade hypertrophié, ulcéré.
Obliquité du plan du détroit supérieur par abaissement du pubis malade.
Symphyse pubienne portée du côté malade.
Pointe du sacrum déviée vers le côté sain.
Aileron sacré plus étroit du côté sain.
Ischion malade descendant plus bas que l'ischion sain ; il est repoussé en dedans ; l'ischion sain est rejeté en dehors.

En second lieu, la tubérosité ischiatique nous paraît aussi avoir subi une faible déviation en dehors, contrairement à l'ischion du côté opposé, toujours fortement dévié en dedans.

Ces détails ont été relevés avec soin dans la thèse de M. Chalochet.

Obs. V. — *Coxalgie gauche, fistuleuse. — Fémur fixé en adduction légère avec flexion. — Ankylose osseuse. — Os iliaque hypertrophié dans toutes ses dimensions du côté malade.*

Sur ce bassin, les sutures des trois pièces de l'os iliaque ne sont pas ossifiées à droite, côté sain ; elles le sont complètement à gauche, côté malade. Cette ossification prématurée est en rapport avec une suppuration fistuleuse très complexe de la hanche.

Ce bassin se présente avec les deux fémurs. Le fémur gauche est ankylosé ; il est fléchi de 75° environ et en légère adduction. L'ankylose paraît, en partie au moins, de nature osseuse.

Examen des différentes parties du bassin.

L'os iliaque du côté malade présente en étendue et en épaisseur une hypertrophie, conséquence de l'ostéite intense dont il porte les marques ; la fistulisation de cette coxalgie a dû ouvrir la porte à une ostéomyélite secondaire très active de l'os iliaque et du fémur.

1° Fémurs. — Le fémur malade lui-même est allongé :

Du sommet du grand trochanter au condyle externe :

Côté malade	328	millimètres.
— sain	311	—

Le col du fémur a perdu une partie de sa longueur ; mais il est épaissi d'avant en arrière et de haut en bas (Voy. fig. 94).

Diamètre vertical du col :

Côté sain	28	millimètres.
— malade	37	—

Diamètre antéro-postérieur du col :

Côté sain	22	millimètres.
— malade	28	—

Le trochanter est comme le col, hypertrophié et couvert de rugosités ; tout le tiers supérieur du fémur est augmenté de volume.

Le moignon renflé qui termine le col fémoral est soudé à la cavité cotyloïde agrandie irrégulièrement dans tous les sens.

2° Os iliaque gauche. — La soudure des trois pièces qui le constituent est complète. La face interne de la région acétabulaire est profondément ulcérée depuis le trou obturateur jusqu'au voisinage de l'articulation sacro-iliaque ; une perforation traverse l'os au-dessous de l'épine iliaque antéro-inférieure ; un trou est creusé à la face interne de l'ischion ; une perte de substance échancre le bord supérieur de la branche ilio-pubienne (Voy. fig. 94).

a. *Ilion.* — L'ilium est redressé, aplati et hypertrophié, surtout en épaisseur :

Épaisseur de l'aile iliaque saine	5	millimètres.
— — — malade	2	centimètres.

L'ilium en entier paraît comme soufflé par suite de l'ostéite.

Hauteur de l'ilium mesurée de la grande échancrure sciatique à la crête iliaque : 75 millimètres de chaque côté.

Longueur de l'ilium mesurée de l'épine iliaque antéro-supérieure à l'épine iliaque postéro-supérieure :

Côté malade	120	millimètres.
— sain	110	—

Longueur de l'ilium mesurée de l'épine iliaque antéro-inférieure à l'épine iliaque postéro-supérieure :

Côté malade	107	millimètres.
— sain	97	—

b. *Pièce ischio-pubienne.* — L'ischion malade est plus développé que du côté sain (Voy. fig. 94 et 95).

Épaisseur de la tubérosité ischiatique :

Côté sain	16	millimètres.
— malade	18	—

Épaisseur de l'ischion mesuré en arrière, au-dessus de l'épine sciatique :

Côté malade	29	millimètres.
— sain	22	—

La branche ilio-ischiatique est également très hypertrophiée (Voy. fig. 95).

Le pubis est dévié du côté malade (Voy. fig. 96). La symphyse est reportée de ce côté de 1 cent. 1/2 environ.

Le corps du pubis et sa branche horizontale sont déformés par des ulcérations irrégulières dont l'une échancre le bord supérieur de la branche ilio-pubienne (Voy. fig. 96).

L'hypertrophie du pubis et de l'ischion se traduit par les mensurations suivantes :

De l'épine du pubis à la tubérosité de l'ischion :

Côté sain	84	millimètres.
— malade	90	—

De la tubérosité à l'éminence iléo-pectinée :

Côté sain	75	millimètres.
— malade	82	—

Hauteur totale de l'os iliaque, de l'ischion à la crête (Voy. fig. 95) :

Côté sain	145	millimètres.
— malade	160	—

3° Sacrum. — La pointe du sacrum est déviée vers l'ischion sain. La crête sacrée présente une convexité à gauche (Voy. fig. 95).

L'aileron gauche est un peu plus large que l'aileron droit (2 millimètres environ). Il est aussi plus bas et plus oblique que l'aileron sain (Voy. fig. 94).

Examen de l'ensemble du bassin.

1° Grand bassin. — L'aile iliaque du côté malade est plane et relevée ; les inflexions de sa crête ont disparu.

L'angle formé par la colonne lombaire et la crête iliaque est beaucoup plus fermé du côté malade que du côté sain (Voy. fig. 94).

2° Détroit supérieur. — Le détroit supérieur est du type oblique ovalaire à petite extrémité postéro-droite, à grosse extrémité répondant à la ligne innominée du côté malade (Voy. fig. 96).

La symphyse pubienne est déformée : le pubis du côté malade a chevauché notablement en avant de son congénère, en sorte que le plan articulaire interpubien est très oblique d'arrière en avant, et de gauche à droite ; l'épine pubienne du côté malade proémine en avant de celle du côté sain. La branche horizontale du pubis est plus basse à gauche qu'à droite (Voy. fig. 96).

Le contour du détroit supérieur est très irrégulier et très anfractueux du côté malade ; la ligne innominée est le siège d'ulcérations profondes, et la branche ischio-pubienne est échancrée en haut. La ligne innominée saine est très fortement redressée avec une légère voussure au niveau de l'éminence iléo-pectinée. L'aileron gauche du sacrum est plus large et plus bas que l'aileron droit.

Diamètres du détroit supérieur :

Promonto-pubien	75	millimètres.
Transverse	90	—
Oblique droit	80	—
— gauche	110	—
Sacro-cotyloïdien droit	53	—
— gauche	80	—

3° Petit bassin. — Le canal pelvien conserve la forme oblique ovalaire du détroit supérieur ; son axe descend en se portant légèrement vers le côté sain.

La face interne de l'acétabulum et de l'ischion du côté malade est fort irrégulière ; on y trouve, au centre et surtout vers la partie inférieure de la région cotyloïdienne, un renflement osseux, saillant de près de 1 centimètre sur le niveau des parties voisines ulcérées. Au-dessus de cette saillie surtout, la face interne de l'os iliaque est creusée irrégulièrement. On y trouve une large perforation, passant en pont sous l'éminence iléo-pectinée, et une large caverne creusée en puits dans la partie supérieure de l'ischion.

Si on examine la direction relative de l'ilium et de l'ischion, on constate qu'elle paraît sensiblement normale du côté sain.

Cependant l'ischion sain est un peu rejeté en dehors par sa partie inférieure, en dedans par sa partie supérieure, d'où saillie de l'épine sciatique de ce côté.

Du côté malade, l'ischion est un peu repoussé en dedans, surtout par sa partie supérieure, cotyloïdienne.

4° Détroit inférieur. — Le détroit inférieur est très irrégulier. L'ischion gauche et la branche ischio-pubienne sont sur un plan plus antérieur que les points analogues du côté sain : ce fait est en rapport avec le chevauchement des pubis. Malgré cela, l'ischion malade et la branche ischio-pubienne sont, en fait, repoussés en dedans et en arrière si on prend comme repère le détroit supérieur.

La pointe du sacrum et le coccyx sont fortement déviés vers le côté sain.

L'arcade pubienne est tournée un peu à droite :

Diamètre bi-ischiatique	85	millimètres.
— sacro-ischiatique droit	52	—
— — gauche	65	—

La grande échancrure sciatique est rétrécie à droite, élargie à gauche par la déviation du sacrum.

De l'épine sciatique au bord sacré :

Côté sain	35	millimètres.
— malade	42	—

Déformations obstétricales du bassin coxalgique. — Les déformations pelviennes qui intéressent les accouchements se rapportent surtout aux détroits supérieur et inférieur et à l'excavation.

Sur la plupart de nos pièces, nous n'avons relevé que les déformations de détails, détails que nous avons précédemment indiqués, et en petit nombre pour chaque cas. Le plus souvent, le détroit supérieur n'offrait qu'une déformation minime, à peine appréciable à l'œil, démontrée par le compas.

Les faits peu nombreux qui nous ont permis d'établir les types accentués que nous allons décrire appartiennent à des déformations exceptionnelles.

Nous avons rencontré sur nos pièces les deux types de bassin oblique ovalaire que l'on trouve décrits schématiquement dans tous les articles de dystocie, relatifs à la coxalgie.

1° Bassin oblique ovalaire avec aplatissement du côté sain, forme habituelle;

2° Bassin oblique ovalaire avec aplatissement du côté malade, forme exceptionnelle;

3° Sur deux pièces de notre collection, M. Chalochet a remarqué un aplatissement bilatéral du petit bassin et a donné à cette forme le nom de type triangulaire avec aplatissement bilatéral.

1° *Bassin oblique ovalaire avec aplatissement du côté sain.*

a. *Détroit supérieur.* — Un exemple de cette déformation est fourni par le bassin de la figure 96.

La ligne innominée, depuis le sacrum jusqu'à la symphyse pelvienne, est redressée du côté droit, sain; elle est au contraire anormalement concave du côté gauche, malade. C'est là le fait fondamental d'où découlent la déformation du détroit supérieur, le déplacement de la symphyse pelvienne et les modifications des différents diamètres.

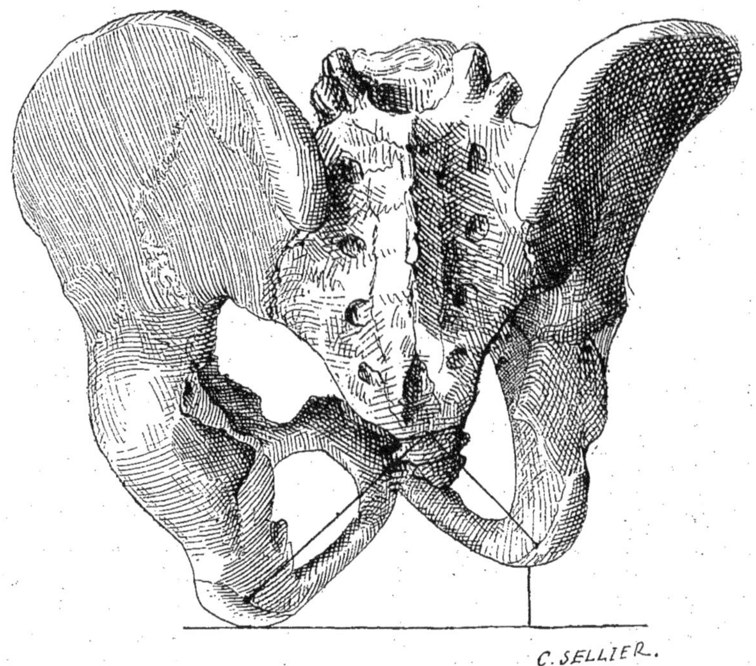

Fig. 95. — *Bassin de la figure 94 vu en arrière.*

Os iliaque malade hypertrophié en hauteur et en épaisseur.
L'aile iliaque malade est plus tournée en arrière que celle du côté sain.
Sacrum et coccyx déviés vers le côté sain.
Crète sacrée convexe à gauche.
La partie postérieure de la crête iliaque gauche recouvre et cache une partie de la moitié gauche du sacrum.
Échancrure sciatique plus large à gauche.
Irrégularités de la région acétabulaire gauche.

Le détroit supérieur a subi une déformation ovalaire, suivant le type de Nægele. La petite extrémité de l'ovale répond à la symphyse sacro-iliaque du côté sain; la grosse extrémité, à la région pectinéale du côté malade.

Dans la région de la symphyse sacro-iliaque, la ligne innominée forme une courbure de plus petit diamètre du côté sain que du côté malade. Au contraire, la partie pectinéale, redressée du côté sain, est incurvée à l'excès du côté malade.

La symphyse pubienne, en conséquence du redressement de la ligne innominée du côté sain, est reportée vers le côté malade.

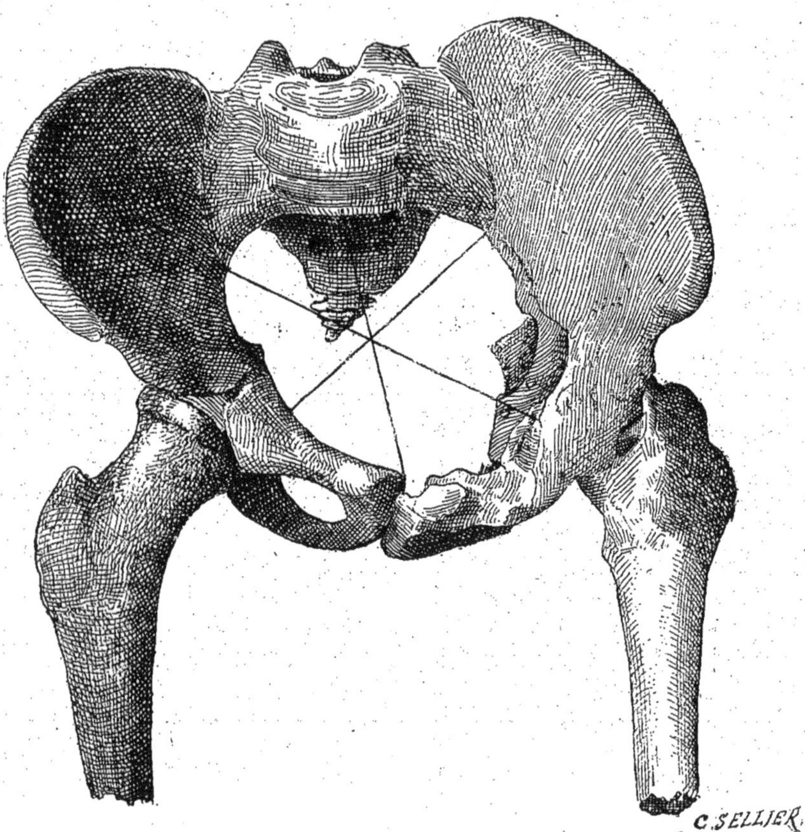

Fig. 96. — *Bassin de la figure 94 vu d'en haut.*

Coxalgie gauche, fistuleuse.
Fémur gauche ankylosé, fléchi et en légère adduction.
Os iliaque gauche hypertrophié.
Fosse iliaque plane et même convexe.
Ulcérations de la face interne du cotyle malade et de la branche ilio-pubienne.
Détroit supérieur oblique ovalaire, aplati à droite.
Symphyse pubienne disloquée, déviée du côté malade.
Sacrum et coccyx inclinés du côté sain.
Pièce ischio-pubienne du côté malade portée en dedans et en arrière; ischion sain porté un peu en dehors.
Cartilage en Y ossifié à gauche.

Les diamètres principaux sont modifiés.

Le diamètre promonto-pubien est peu changé dans sa longueur, mais il est dévié vers le côté malade par son extrémité antérieure, comme la symphyse pubienne.

Le diamètre oblique du côté malade forme le grand axe de l'ovale; il est allongé. Le diamètre oblique du côté sain se rapproche du diamètre transversal du même ovale; il est raccourci.

L'éminence pectinéale est beaucoup plus rapprochée du promontoire du côté sain que du côté malade.

Dans le cas particulier du bassin qui nous a fourni ce type classique de la déformation ovalaire, les deux pubis ont subi une sorte de subluxation l'un sur l'autre : le pubis du côté malade s'est porté en avant et en bas de son congénère. Il en est résulté un abaissement du détroit supérieur du côté malade. La grosse extrémité de l'ovale est plus basse que la petite extrémité. Autrement dit, le plan du détroit supérieur est oblique, abaissé du côté malade.

Ce cas de la figure 96 montre la déformation ovalaire à un degré très accentué; mais l'étude en série de nos pièces nous a montré la même déformation, à des degrés beaucoup plus atténués. Elle était à peine visible. La mensuration des diamètres au compas était nécessaire pour la démontrer.

b. *Excavation.* — Les parois de l'excavation offrent des altérations de détail qui nous sont déjà connues. Elles sont en outre déformées dans leur ensemble par suite des déviations de l'ischion et de la pointe du sacrum, déviations déjà mentionnées elles aussi. Nous pourrons être bref.

Les altérations de détail siègent sur la face pelvienne du cotyle malade; ce sont les perforations, la voussure légère, visible sur quelques bassins, et surtout les aspérités, les ostéophytes plus ou moins épais, observés sur les bassins offrant les lésions propres à l'ostéomyélite infectieuse secondaire.

Rappelons en un mot les cas de tumeur osseuse rétro-cotylienne de Hœcker, le cas de voussure énorme au niveau des deux cotyles (coxalgie double), le cas de Mesmel avec une tumeur osseuse intra-pelvienne en regard de la tête luxée, dans la fosse iliaque externe. Le rétrécissement occasionné par ces tumeurs a donné lieu dans chaque cas à une dystocie grave. Dans le cas de Hœcker, on pratique une opération césarienne (diamètre oblique, 53 millimètres). Mesmel provoque un accouchement prématuré (diamètre oblique, 55 millimètres). Le bassin décrit par Otto était rétréci de chaque côté par une tumeur osseuse dont la saillie intrapelvienne mesurait 4 centimètres à droite et 15 millimètres à gauche.

L'excavation est modifiée dans son ensemble par la déviation anormale de la tubérosité ischiatique malade vers le pelvis, et aussi par la déviation de la pointe du sacrum vers le côté sain.

La paroi de l'excavation du côté malade descend obliquement en bas et en dedans. Nous savons que, vu d'en haut, le bassin déformé offre du côté malade une saillie constituée par la tubérosité ischia-

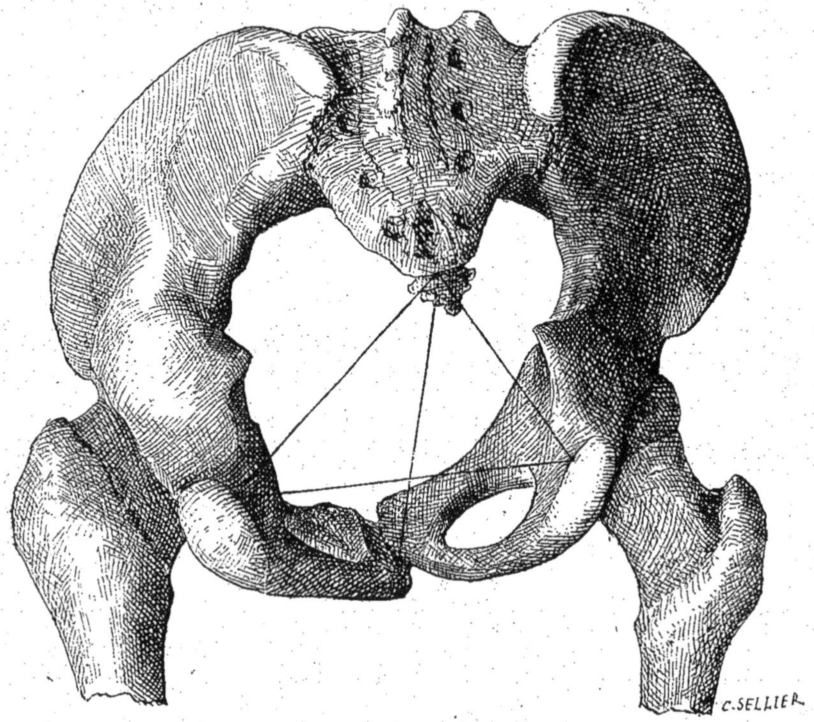

FIG. 97. — *Bassin de la figure 94, vu d'en bas.*

Os iliaque gauche épaissi et irrégulier.
Symphyse pubienne disloquée; branche ischio-pubienne gauche sur un plan antérieur à celui de la branche droite.
Ischion gauche repoussé en dedans, ce qui fait que le trou obturateur est moins visible de ce côté.
Sacrum et coccyx fortement déviés vers le côté sain.
Échancrure sciatique beaucoup plus large à gauche.
Détroit supérieur oblique ovalaire.

tique et aussi par l'épine sciatique. Cette saillie de l'ischion en dedans donne lieu à un certain degré de rétrécissement, qui sera apprécié par la mensuration du détroit inférieur.

Du côté sain, la face interne de l'ischion non seulement n'est pas déviée en dedans, mais paraît plutôt, sur quelques bassins, légèrement portée en dehors.

Si l'on joint à cette double déviation des ischions l'inclinaison de la pointe sacrée vers le côté sain, on complète le tableau spécial de l'excavation pelvienne des coxalgiques.

L'axe du canal pelvien se dévie inférieurement vers le côté sain.

c. *Détroit inférieur.* — Nous retrouvons ici les deux modifications anatomiques qui ont altéré la forme de l'excavation pelvienne : déviation des tubérosités ischiatiques et de la pointe sacrée.

Le détroit inférieur est irrégulier et aplati du côté malade, l'ischion étant rapproché de l'axe antéro-postérieur. Rappelons que le détroit supérieur est aplati du côté sain.

Le diamètre biischiatique est raccourci.

Si nous nous en rapportons à l'examen de nos pièces, dont les déformations étaient accentuées, nous sommes porté à conclure que le détroit inférieur est souvent plus déformé et plus étroit que le détroit supérieur, et la difficulté à prévoir dans l'accouchement aurait surtout son siège au niveau des ischions.

2° *Bassin oblique ovalaire avec aplatissement du côté malade.* — Cette variété est exceptionnelle, de l'avis des accoucheurs ; elle est néanmoins représentée par l'une de nos pièces.

Notre description est exclusivement basée sur l'examen de ce bassin qui appartenait à une coxalgie très ancienne, fistuleuse, traitée sans succès par la résection et en dernier lieu par la désarticulation.

Les altérations de détail constatées sur l'os iliaque du côté malade sont celles qui forment le tableau général de notre description (Voy. fig. 99). L'ostéomyélite secondaire ne semble avoir joué qu'un rôle accessoire dans ce cas. Elle ne s'est pas étendue à une grande distance du cotyle.

Le grand bassin est modifié en ce que l'ilium du côté malade est relevé, presque vertical sur toute son étendue. La crête iliaque dans toute sa longueur est rapprochée du plan médian.

a. *Détroit supérieur.* — Le détroit supérieur est oblique ovalaire, mais la disposition de l'ovale est inverse de celle du type précédent. La grosse extrémité de l'ovale répond à l'os iliaque du côté sain. Le sommet est situé au niveau de la symphyse sacro-iliaque du côté malade. La ligne innominée est remarquablement modifiée du côté malade. Entre la symphyse sacro-iliaque et le pubis, elle a subi un redressement très accentué. Elle devient presque rectiligne ; mais cette portion iliaque forme avec l'aileron sacré un angle de 90° environ.

Du côté sain, la ligne innominée, plus concave qu'à l'état normal,

Obs. VI. — *Coxalgie gauche suppurée. — Désarticulation de la hanche. — Atrophie de tout l'os iliaque, sauf au niveau de la ligne innominée (allongement de la branche ilio-pubienne). — Bassin à type oblique ovalaire aplati du côté malade. — Détroit inférieur oblique, aplati du côté malade.*

Ce bassin provient d'une coxalgie gauche suppurée, fistuleuse, traitée finalement

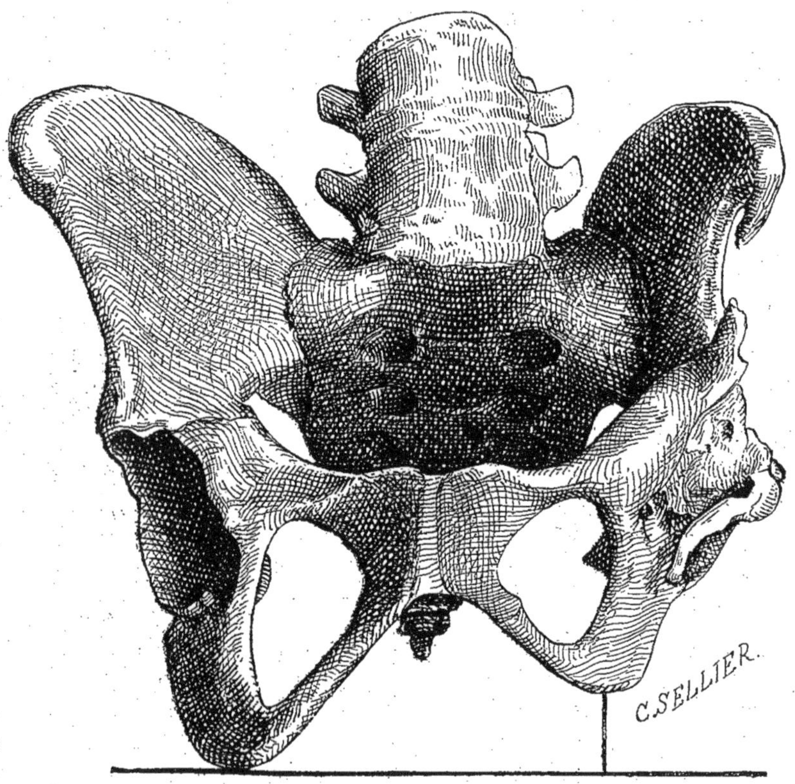

Fig. 98. — *Bassin oblique ovalaire avec aplatissement du côté malade.*

Atrophie de tout l'os iliaque malade.
Ischion malade plus élevé, plus interne, plus postérieur que l'ischion du côté sain.
Aile iliaque atrophiée, perforée, redressée.
Crête moins élevée que du côté sain.
Cotyle rempli par une masse osseuse, surmontée d'une languette osseuse, production périostique formée après la désarticulation.
Symphyse portée du côté sain.
Pointe du sacrum et coccyx déviés vers le côté sain.
Ischion sain déjeté en dehors.

par la désarticulation. Il est extrêmement intéressant, tant par l'étendue des lésions d'ostéite que présente l'os iliaque malade, que par l'intensité des lésions d'ordre trophique, et par sa déformation d'ensemble.

Examen de chacune des parties du bassin isolément.

1° Os iliaque malade. — L'os iliaque du côté malade est, dans son ensemble, extrêmement atrophié dans toutes ses dimensions, longueur, largeur, hauteur, épaisseur Voy. fig. 98). Seule la ligne innominée a gardé sa longueur normale.

De l'ischion à l'épine iliaque antéro-supérieure :

Côté sain	145 millimètres.
— malade	125 —

a. *Région cotyloïdienne.* — La cavité cotyloïdienne est comblée par une masse osseuse qui semble surajoutée, et qui est vraisemblablement constituée par les débris

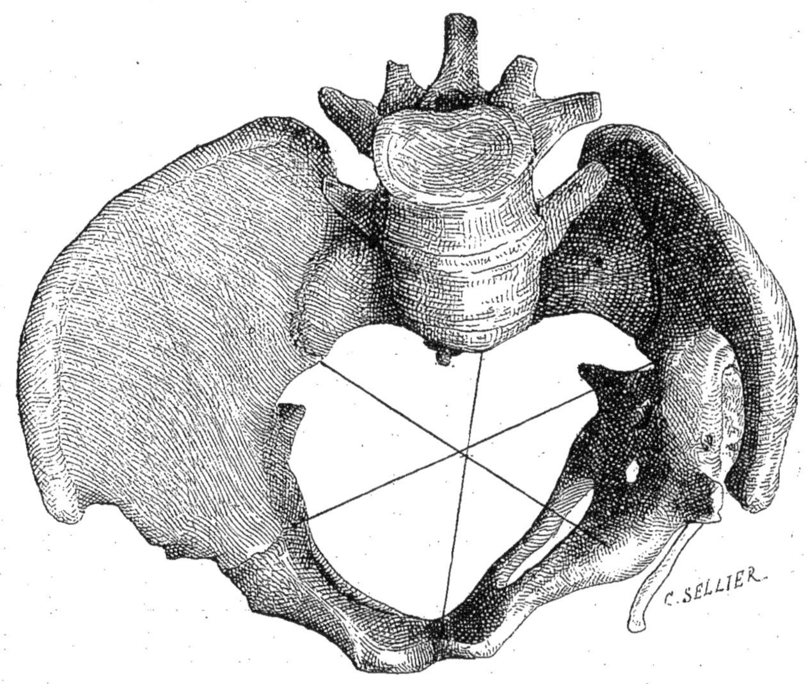

Fig. 99. — *Bassin de la figure* 98 *vu d'en haut.*

Coxalgie gauche.
Désarticulation.
Os iliaque malade atrophié.
Perforations du cotyle et de l'aile iliaque.
Languette osseuse représentant un rudiment de fémur régénéré après la désarticulation.
Pièce ischio-pubienne repoussée en dedans.
Épine sciatique saillante.
Symphyse pubienne portée du côté sain.
Pointe du coccyx portée du côté sain.
Détroit supérieur oblique ovalaire; excavé à droite, aplati à gauche.

de la tête fémorale soudés avec les 3 pièces constituant l'os iliaque ; cette masse laisse voir cependant encore une perforation du fond du cotyle.

A cette masse se rattache un petit appendice osseux, étroit, long de 5 cent. 1/2, qui représente une ébauche de reproduction du fémur par le périoste conservé dans le moignon de désarticulation (Voy. fig. 99).

Les 3 pièces de l'os iliaque sont soudées complètement.

Du côté sain le cartilage en Y est encore entier.

b. *L'ilium* est, dans sa partie antérieure, au-dessus et en arrière du cotyle, troué par une perforation de la grandeur d'une pièce de 5 francs, perforation qui empiète sur le bord antérieur de l'os entre les deux épines iliaques.

L'ilium est très réduit dans ses dimensions; hauteur maxima de la grande échancrure sciatique à la crête iliaque :

Côté sain.. 85 millimètres.
— malade.. 75 —

Distance entre l'épine iliaque antéro-supérieure et l'épine iliaque postéro-supérieure :

Côté sain.. 123 millimètres.
— malade.. 108 —

c. *Le pubis* est plus mince et moins élevé que celui du côté sain; ses insertions sont moins indiquées.

La branche ilio-pubienne est plus grêle, surtout en son milieu; elle est rectiligne et non concave; de plus, elle est plus longue que du côté sain (Voy. fig. 98).

De la symphyse pubienne au cartilage ilio-pubien droit.......... 49 millimètres.
— — à la ligne de soudure ilio-pubienne gauche.......................... 57 —

d. *L'ischion* est atrophié en surface, en épaisseur et en hauteur; la branche ischio-pubienne est plus grêle, plus rectiligne, plus obliquement descendante que celle du côté sain.

Par suite de cette atrophie, l'ischion est sur un niveau bien plus élevé du côté malade que du côté sain (Voy. fig. 98).

Hauteur de la tubérosité ischiatique à la branche horizontale du pubis :

Côté sain.. 76 millimètres.
— malade.. 70 —

De la tubérosité ischiatique à l'épine du pubis :

Côté sain.. 93 millimètres.
— malade.. 89 —

Le trou ovale est plus petit du côté malade dans son ensemble (Voy. fig. 98). En l'examinant de plus près, on voit qu'il est moins long (par atrophie des branches de l'ischion).

Longueur du trou ovale :

Côté sain.. 45 millimètres.
— malade.. 42 —

Mais il est plus large en haut par suite de l'allongement de la branche ilio-pubienne largeur du trou ovale :

Côté malade.. 28 millimètres.
— sain.. 23 —

L'*épaisseur* de l'os iliaque est très différente à droite et à gauche.

L'ilium détruit en partie se prête difficilement à la comparaison.

L'ischion et la branche ischio-pubienne sont notablement moins épais à gauche.

Épaisseur de l'ischion :

Côté sain.. 20 millimètres.
— malade.. 16 —

Épaisseur de la branche horizontale du pubis au-dessus du trou ovale, de haut en bas :

Côté sain.. 12 millimètres.
— malade.. 9 —

Épaisseur de dehors en dedans :

Côté sain.. 10 millimètres.
— malade.. 8 —

2° Le sacrum a sa concavité normale, son axe est oblique en bas vers le côté sain. Les deux moitiés sont également développées. Vue en arrière, sa moitié gauche paraît plus petite; en réalité, elle n'est pas atrophiée, mais la partie postérieure de la crête iliaque repoussée en dedans la masque en partie.

Bassin vu d'ensemble. — Déformation.

1° Grand bassin. — Il paraît normal à droite. Du côté malade, l'aile iliaque est fortement relevée, presque verticale. La partie postérieure de la crête iliaque devient presque tangente aux apophyses transverses des dernières lombaires.

2° Détroit supérieur. — Le détroit supérieur est oblique, ovalaire, aplati du côté de la coxalgie, à petite extrémité postéro-gauche, à grosse extrémité droite (Voy. fig. 99).

Du côté malade, la ligne innominée est coudée et composée de deux parties; une partie antérieure rectiligne, longue de 8 centimètres; une partie postérieure courte et concave qui mesure 26 millimètres.

Du côté sain, la ligne innominée est plus fortement cintrée que normalement. Au niveau de l'éminence ilio-pectinée, elle présente cependant une légère voussure.

Le sacrum regarde le côté aplati; son aileron gauche est sur un plan un peu inférieur à celui de l'aileron droit.

La symphyse pubienne est fortement portée du côté sain (Voy. fig. 98).

Diamètres du détroit supérieur :

Promonto pubien	80 millimètres.
Transverse maximum	102 —
Oblique droit	103 —
— gauche	84 —
Sacro-cotyloïdien droit	73 —
— gauche	59 —

La longueur du contour innominé est sensiblement égale des deux côtés; à gauche, la partie iliaque de la ligne innominée est raccourcie, mais la portion pubienne est allongée de 1 centimètre environ, en sorte que la longueur totale n'a pas varié.

3° Excavation. — L'excavation est aplatie du côté malade; l'ischion et ses branches sont repoussés en dedans et en arrière.

La paroi gauche de l'excavation est oblique de haut en bas et de dehors en dedans. A droite, la paroi latérale est verticale, en sorte que le pelvis se rétrécit de haut en bas.

La paroi latérale gauche atrophiée est plus courte (72 millimètres) que la paroi droite (80 millimètres).

La face pelvienne du cotyle est irrégulière et présente deux perforations.

L'épine sciatique du côté malade est plus saillante en dedans.

L'échancrure sciatique est plus étroite à gauche, en hauteur et en largeur. Hauteur de l'échancrure, du sommet à l'épine sciatique :

Côté droit	43 millimètres.
— gauche	35 —

Largeur de l'échancrure :

Côté gauche	32 millimètres.
— droit	39 —

Le sacrum a son axe dévié vers le côté sain.

Du côté sain, il existe une légère voussure, correspondant au point d'union des trois pièces de l'os iliaque.

4° Le détroit inférieur est irrégulier et oblique ovalaire comme le détroit supérieur. La pointe du sacrum est déviée du côté sain; l'ischion gauche est fortement repoussé en dedans et en arrière, l'ischion droit plutôt dévié en dehors (Voy. fig. 100).

La branche ischio-pubienne droite est convexe en dehors; la branche gauche rectiligne et plus oblique; l'ouverture de l'arcade pubienne est tournée vers la gauche.

Diamètres du détroit inférieur :

Sous-sacro-pubien	91 millimètres.
Sacro-ischiatique gauche	53 —
— droit	65 —
Bi-ischiatique	82 —

Le centre du détroit inférieur est transporté en avant et à droite. L'axe de l'excavation est oblique dans le même sens.

En résumé, dans ce genre de déformation, le bassin présente les caractères suivants :

α. *Grand bassin* asymétrique; aile iliaque malade relevée, redressée et aplatie, regardant franchement en-dedans; angle vertébro-iliaque diminué du côté malade.

β. *Détroit supérieur* du type oblique ovalaire; aplati du côté malade ; espace sacro-cotyloïdien rétréci du côté malade ; ligne innominée malade presque rectiligne dans ses trois quarts antérieurs, coudée au niveau de la partie étroite de l'ilium, concave en arrière; ligne innominée saine fortement cintrée, concave à ses deux extrémités,

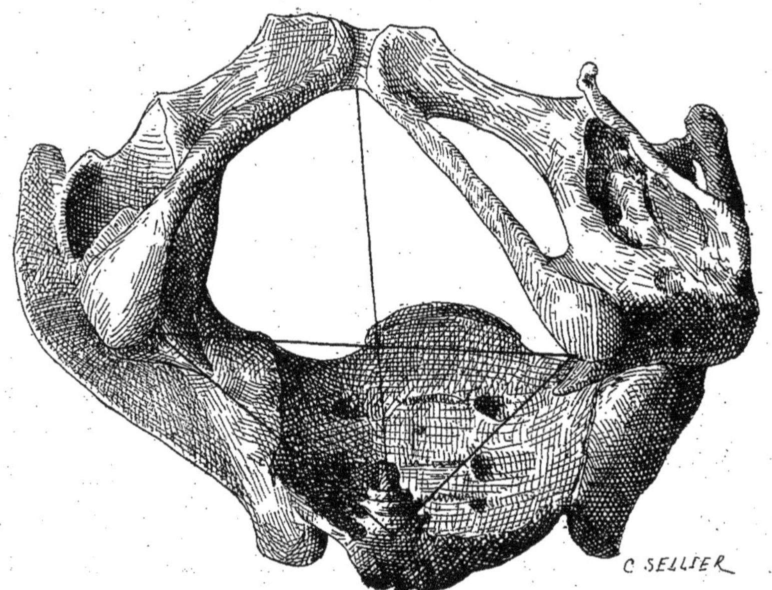

Fig. 100. — *Bassin de la figure 99, vu d'en bas.*

Ischion malade repoussé en dedans; ischion sain en dehors.
Orientation et forme différentes des branches ischio-pubiennes.
Pointe du sacrum portée du côté sain.
Symphyse pubienne portée à droite.
Détroit inférieur oblique ovalaire aplati à gauche.
Échancrure sciatique plus fermée du côté malade.
Aile iliaque gauche relevée; ischion gauche atrophié.

aplatie et voussurée à sa partie moyenne; sacrum regardant du côté malade; pubis porté du côté sain; le grand diamètre est l'oblique sain.

γ. *Excavation* oblique ovalaire, aplatie du côté malade; son axe est dévié du côté sain; épines sciatiques saillantes.

δ. *Détroit inférieur*, irrégulier, oblique ovalaire, aplati du côté malade par déjettement de l'ischion malade en dedans; la pointe sacrée et les deux ischions sont déviés vers le côté sain.

En somme, tout le bassin est oblique ovalaire et aplati du côté malade.

forme un arc de cercle presque régulier, depuis la symphyse jusqu'à l'union du sacrum avec son aileron.

L'aplatissement du bassin du côté gauche, malade, a eu pour conséquence un déplacement notable de la symphyse pubienne vers le côté droit sain.

Le diamètre promonto-pubien a par suite une direction très oblique; sa longueur est de 80 millimètres.

Le déplacement de la symphyse à droite tient à ce que la ligne innominée du côté gauche, redressée, a conservé sa longueur normale : raccourcie, dans sa partie iliaque, elle est allongée au contraire de 1 centimètre environ dans sa partie pubienne.

Des deux diamètres obliques, le gauche (côté malade) est de 84 millimètres; le droit (côté sain) est de 103 millimètres.

b. *Détroit inférieur.* — En examinant le bassin de bas en haut, on constate que la tubérosité de l'ischion du côté malade est fortement déviée en dedans et un peu en arrière, et, malgré que la pointe du sacrum soit portée sensiblement vers le côté sain, la distance de la pointe du sacrum à l'ischion est moindre du côté gauche malade (53 millimètres) que du côté droit sain (65 millimètres).

Le diamètre sous-sacro-pubien, long de 91 millimètres, est oblique par suite de la déviation de la symphyse pubienne vers le côté droit. La figure 100, sur laquelle les diamètres sont tracés, montre que la moitié du détroit inférieur du côté malade est aplatie de dehors en dedans.

c. *Excavation.* — L'excavation est, comme les deux détroits, aplatie du côté malade. Sa paroi gauche (côté malade) est oblique de haut en bas et de dehors en dedans, par suite du déplacement en dedans de la tubérosité ischiatique. Du côté droit sain, la paroi latérale est verticale; il en résulte que le canal pelvien se rétrécit en entonnoir de haut en bas et que son axe est oblique, dévié à droite par son extrémité inférieure.

Le côté gauche de l'excavation est moins haut (atrophie de l'ischion) (72 millimètres) que le côté droit (80 millimètres).

En regardant le pelvis d'en haut, on est frappé de la forte saillie en dedans formée par l'épine sciatique en arrière de l'ischion, lui-même reporté dans le même sens.

L'échancrure sciatique est plus petite à gauche qu'à droite, en hauteur comme en largeur. Sur le côté sain, une légère voussure correspond au fond du cotyle, au confluent des trois branches de l'Y.

3° *Bassin triangulaire avec aplatissement bilatéral.* — Notre élève, Chalochet, a noté, dans notre collection de bassins coxalgiques, deux pièces, sur lesquelles les deux détroits et l'excavation pelvienne étaient déformés symétriquement par aplatissement bilatéral.

Le détroit supérieur est notablement allongé d'avant en arrière, étroit dans le sens transversal. Chacune des lignes innominées, peu

Obs. VII. — *Coxalgie gauche luxée. — Ankylose en adduction. — Détroit supérieur long d'avant en arrière, rétréci transversalement, aplati des deux côtés, surtout du côté sain. — Détroit inférieur régulier, un peu rétréci dans tous les sens.*

Coxalgie gauche. La tête et le col du fémur ont disparu. Le grand trochanter a subi une ascension de 6 centimètres environ et est fixé par ankylose fibreuse à la partie supérieure du cotyle agrandi considérablement dans tous les sens.

Les dimensions des os sont peu modifiées. Cependant il existe une hypertrophie au voisinage de l'articulation malade : elle se manifeste par un élargissement du corps de l'ischion près du cartilage en Y. Du trou obturateur à l'échancrure sciatique, la

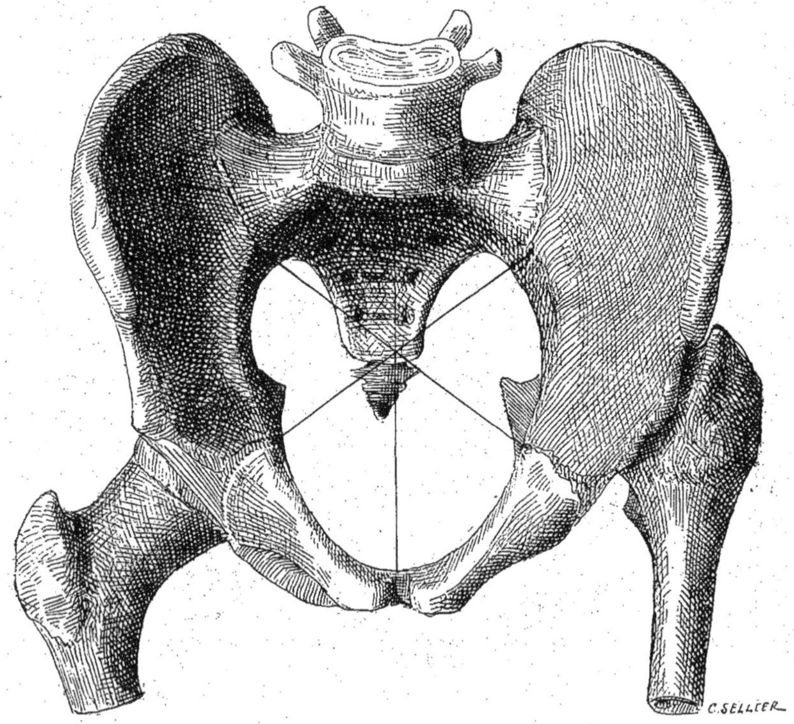

FIG. 101. — *Coxalgie gauche luxée et ankylosée.*

Ailes iliaques relevées surtout à droite.
Détroit supérieur allongé d'avant en arrière ; étroit transversalement ; triangulaire ; aplati plus fortement du côté sain, où la région iléo-pectinée fait une voussure.
Sacrum étroit ; dévié vers le côté sain.
Ischion sain, rejeté en dehors ; ischion malade, en dedans.
Cartilages en Y conservés.

distance est plus longue de 1 centimètre à gauche qu'à droite. En revanche, à distance du foyer coxalgique, les os sont un peu atrophiés en épaisseur (pubis et branches). Le sacrum est symétrique ; ses parties latérales sont étroites ; les articulations sacro-iliaques sont d'ailleurs saines. Les cartilages en Y sont également conservés.

Grand bassin. — Les deux ailes iliaques sont relevées (surtout celle du côté sain, dont l'épine iliaque est fortement repoussée en dedans).

Le *détroit supérieur* est allongé d'avant en arrière, triangulaire, à sommet pubien, (Voy. fig. 101).

Les lignes innominées sont à peine concaves dans leur ensemble ; leur partie moyenne est aplatie, surtout à droite, où la ligne innominée présente même une voussure. Leur longueur est la même des deux côtés.

Les ailerons sacrés sont étroits : la base du sacrum mesure 83 millimètres, sur lesquels 43 appartiennent au corps vertébral.

La symphyse pubienne est portée du côté malade.

Diamètres du détroit supérieur :

Promonto-pubien	105	millimètres.
Oblique droit	86	—
— gauche	92	—
Transverse maximum	84	—
— utile	81	—

L'*excavation* est, elle aussi, allongée d'avant en arrière et rétrécie transversalement. Le sacrum est dévié du côté sain, l'ischion malade repoussé en dedans, et l'axe de l'excavation est de ce fait oblique en bas et à droite. Le sacrum est long, étroit.

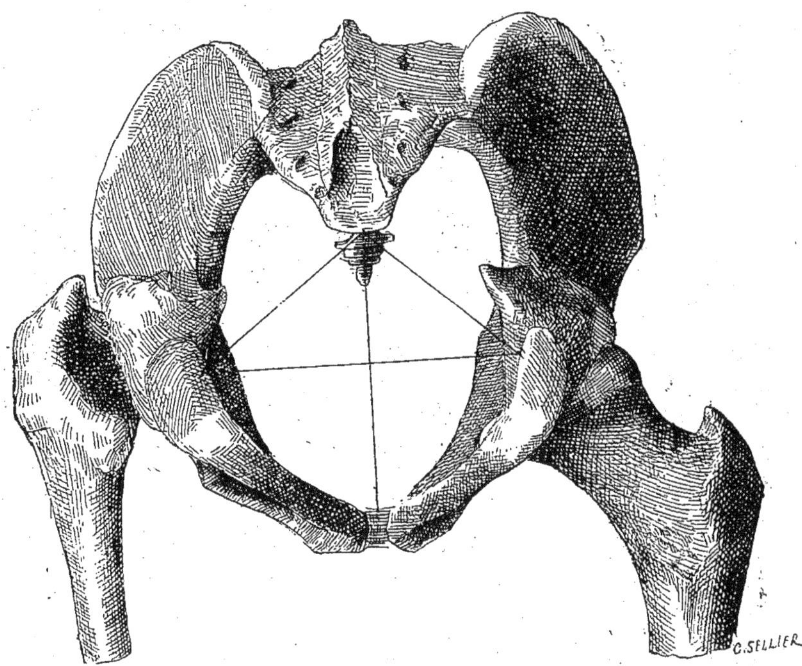

FIG. 102. — *Bassin de la figure 101, vu d'en bas.*

Coxalgie gauche.
Fémur luxé.
Ailes iliaques relevées.
Détroit inférieur régulier ; ischion sain dévié en dehors ; on aperçoit, dans l'aire du détroit inférieur, le détroit supérieur rétréci transversalement et aplati surtout à droite.

A droite, la région acétabulaire est voussurée, repoussée en dedans ; la tubérosité de l'ischion a basculé en dehors.

A gauche, la paroi est voussurée, élargie, et l'ischion est repoussé en dedans très légèrement.

Diamètre sous-sacro-pubien	98	millimètres.
— bi-sciatique	72	—
— transverse (en avant des épines)	79	—

Le *détroit inférieur* est régulier (Voy. fig. 102); son centre est un peu transporté droite par le déplacement dans ce sens des deux ischions et de la pointe sacrée.

Diamètre sous-sacro-sous-pubien.................... 87 millimètres.
— bi-ischiatique.............................. 79 —

En somme, comparé au détroit supérieur, le détroit inférieur est plus régulier; il est aussi large que lui transversalement; mais son diamètre antéro-postérieur est réduit.

concave dans son ensemble, paraît allongée; la symphyse pubienne est projetée en avant :

Diamètre promonto-pubien............................ 105 millimètres.
Diamètre transverse maximum.................... 84 —

L'aplatissement latéral est un peu plus accentué du côté malade, d'où inégalité des deux diamètres obliques.

L'excavation, déformée comme le détroit supérieur, est allongée d'avant en arrière et rétrécie transversalement.

La pointe du sacrum est déviée vers le côté sain, et l'ischion malade est repoussé en dedans suivant la règle habituelle.

Du côté sain, la région cotylienne est voussurée vers le pelvis, et la tubérosité ischiatique a légèrement basculé en dehors.

Le détroit inférieur est à peine irrégulier. Son centre est un peu déplacé vers le côté sain par suite de la légère déviation des deux tubérosités ischiatiques et de la pointe du sacrum dans ce sens. Il est étroit transversalement, comme l'excavation et le détroit supérieur.

VI

TUBERCULOSE JUXTACOXALE

Os iliaque.
Ischion, fréquente; séquestres constants. Symptômes, siège de l'abcès, diagnostic. Traitement.
Ilium. Siège dans les parties épaisses spongieuses, sourcil cotyloïdien, crête iliaque, partie postérieure de l'ilium, face interne de l'ilium, face interne du cotyle.
Pubis. Historique. Clinique, début insidieux, siège et volume de l'abcès, fistule; troubles fonctionnels de la hanche. Troubles vésicaux. Diagnostic, étude anatomique. Propagation chez l'enfant, chez l'adulte.
Branche ischio-pubienne.
Extrémité supérieure du fémur. Régions bulbaire, sous-trochantérienne et cervicale.
Rapports de la tuberculose juxtacoxale avec la coxalgie.

On a vu que des chirurgiens éminents, spécialement Lannelongue, affirmaient l'origine osseuse de la tuberculose coxale. Cette opinion est basée sur un certain nombre d'examens anatomiques de la coxo-tuberculose au début, dans lesquels on a trouvé sur le fémur ou l'os iliaque un îlot tuberculeux en communication avec la hanche. Mais elle ne peut être généralisée, faute de preuves. Nous croyons trouver des arguments indirects à l'appui de l'origine osseuse de la coxalgie dans l'étude des foyers tuberculeux juxtacoxaux.

On ne justifiera pas par ces faits l'opinion généralisatrice qui veut que la coxalgie soit toujours d'origine primitivement osseuse, mais on verra comment un foyer tuberculeux, développé aux confins du cotyle ou de la tête fémorale, menace la jointure et, selon des éventualités difficiles à déterminer, l'épargne ou l'envahit.

Sous le nom de tuberculose juxtacoxale, nous entendons anatomiquement les localisations tuberculeuses très voisines de la hanche. On verra qu'en clinique la coxalgie peut parfois être simulée par un tableau symptomatique en rapport avec une tuberculose dont le siège est plus ou moins éloigné.

On peut observer la tuberculose juxtacoxale sur tous les points du squelette de la hanche, c'est-à-dire sur les différentes parties de l'os iliaque entourant le cotyle, sur la base du col fémoral, le grand trochanter et la partie supérieure de la diaphyse.

En ce qui regarde l'os iliaque, nous avons observé des foyers tuberculeux : 1° sur l'ischion ; 2° sur la région sourcilière de l'ilium ; 3° sur le pubis ; 4° sur la branche ischio-pubienne.

Tuberculose de l'ischion. — D'après notre pratique, la tuberculose de l'ischion est la plus fréquente des tuberculoses juxtacoxales.

Un de nos élèves, M. Lance (1) a pu réunir à l'Hôpital maritime 11 observations, parmi lequelles 8 nous sont personnelles, se rapportant à des enfants opérés par nous.

Une malade avait été opérée par M. Kirmisson, une autre par M. Lejars. Dans un cas, il n'y a pas eu d'intervention.

Deux caractères se retrouvent chez tous nos malades : un foyer volumineux contenant un ou plusieurs séquestres, un abcès symptomatique.

La destruction osseuse est toujours très étendue relativement au volume de l'ischion. Chez un de nos opérés, pour le moins, nous avons noté la nécrose totale du corps de l'ischion. Dans tous les cas, la caverne tuberculeuse s'étendait à une partie notable de ce corps ischiatique, la moitié et le plus souvent davantage. Il est, au reste, difficile d'apprécier la quantité de tissu osseux laissé après l'évidement.

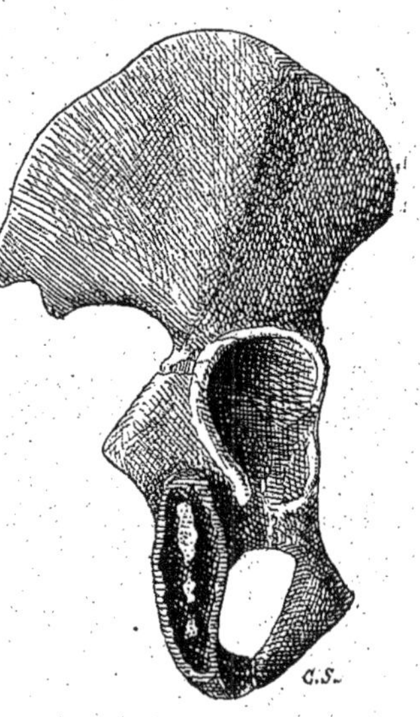

Fig. 103. — *Tuberculose de l'ischion droit.*

Caverne osseuse contenant trois séquestres.

Dans une de nos observations, la branche ischio-pubienne était détruite en même temps qu'une partie de l'ischion lui-même. On reviendra sur ce fait dans l'étude de la tuberculose de la branche ischio-pubienne.

Nous avons constamment trouvé un ou plusieurs séquestres. Le séquestre unique était volumineux. Les parties séquestrées, en un ou plusieurs fragments, représentaient la plus grande partie de l'ischion. En pratiquant des coupes de ces séquestres, nous avons trouvé dans tous les cas une partie plus ou moins importante, constituée par un îlot d'infiltration, tissu dense, blanc grisâtre, exsangue, à nu ou enchâssé par du tissu osseux, vasculaire, raréfié.

(1) Lance, Étude sur la tuberculose juxtacoxale chez l'enfant (*Revue d'orthopédie*, 1er juillet, 1er septembre, 1er novembre 1901).

L'abcès siège à la partie inférieure de la fesse. Chez nos malades, il émergeait presque toujours en bas vers la partie supérieure de la cuisse, au-dessous du muscle grand fessier. C'est là qu'il s'ouvre d'habitude.

Nous avons cependant observé des ouvertures fistuleuses dans le pli interfessier (un cas).

La communication de l'abcès avec le foyer osseux a eu lieu chez tous nos malades, sauf un, sur la face externe ou le bord postérieur de l'os. Dans le cas exceptionnel, le trajet ouvert à la peau, dans le pli interfessier, arrivait à la face interne de l'ischion.

En aucun cas, la fistule n'arriva directement sur le bord inférieur de l'os. On comprend la raison de cette disposition : l'extrémité inférieure de l'ischion, qui sert d'attache aux muscles de la face postérieure de la cuisse, est encapsulée chez l'enfant dans l'épaisse couche de cartilage qui forme alors sa tubérosité ; ce cartilage ne se laisse pas traverser par le processus tuberculeux ; les trajets s'établissent plus facilement sur les faces externe et interne de l'os, revêtues du seul périoste.

Étude clinique. — Aucun de nos malades ne s'est présenté avant la formation de l'abcès. Un seul portait un abcès fermé. Les autres nous sont arrivés plus tardivement, à la période fistuleuse.

Période d'abcès. — Le jeune garçon que nous avons vu avec un abcès fermé nous était adressé comme atteint de coxalgie.

L'abcès siégeait sur la face postérieure de la cuisse, immédiatement au-dessous du bord inférieur du grand fessier ; il offrait le volume d'une petite orange. Malgré ces notables dimensions, une certaine attention me fut nécessaire pour déterminer sans erreur possible le phénomène caractéristique de la fluctuation ; la collection était profondément située, ne reposant sur aucun plan résistant.

L'origine de cet abcès ne pouvait être placée dans la hanche ; les signes de la coxalgie, évidents d'habitude à la période d'abcès, faisaient défaut ; tous les mouvements étaient libres, sauf la flexion, limitée par la présence de l'abcès au-dessous de la fesse. La face antérieure de la région de la hanche conservait sa forme et sa souplesse normales. Le grand trochanter était à sa place. L'enfant ne boitait pas d'une manière sensible. On boite nécessairement avec une coxalgie compliquée d'abcès.

D'un autre côté, l'abcès ne venait pas non plus de la colonne lombaire, dont la mobilité était parfaite et qui n'offrait au surplus aucune déformation.

Après cette exclusion du mal de Pott et de la coxalgie, il restait à déterminer le point de départ probable de l'abcès sur le fémur ou sur le bassin.

Le fémur semblait hors de cause, mais surtout la situation

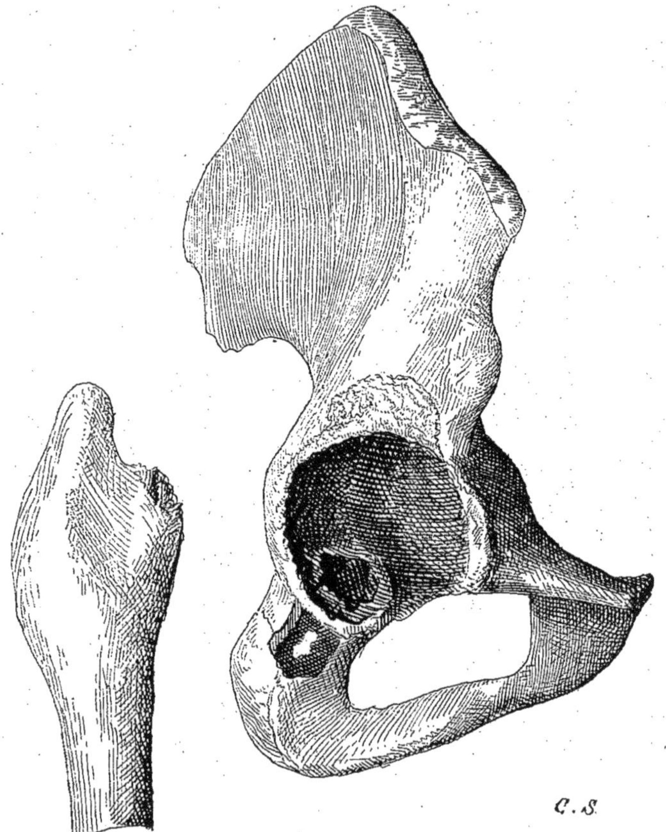

Fig. 104. — *Coxalgie droite probablement d'origine ischiatique.*

Caverne de l'ischion ouverte dans la partie inférieure du cotyle. Séquestre. Le col et la tête du fémur sont entièrement détruits par ulcération avant l'intervention. Opéré le 2 décembre 1901.

s'éclairait d'elle-même, par ce fait qu'au-dessus de l'abcès, à la partie inférieure et interne de la fesse, la main sentait une résistance profonde, une masse arrondie faisant corps avec l'ischion, d'où la conclusion que l'abcès froid provenait selon toute probabilité de l'ischion.

Période de fistule. — La fistule était unique dans tous nos cas, sauf un. Elle siégeait au voisinage du pli fessier, une seule fois dans le pli interfessier.

Dans le cas de fistules multiples, cinq ou six orifices étaient groupés sur la partie inférieure de la fesse et plus bas sur la cuisse.

Chaque fois, le problème clinique consistait dans la recherche du point de départ des trajets fistuleux.

Ici comme dans les cas d'abcès fermé, l'exclusion de la coxalgie et du mal de Pott était sans difficultés.

De plus, la région de l'ischion, coiffée par le grand fessier, était manifestement tuméfiée. Chez le malade porteur de fistules multiples, les tissus infiltrés et indurés semblaient faire corps avec la tubérosité ischiatique. Un stylet introduit dans les trajets aboutissait profondément sur l'ischion, mais, détail à part, sans pénétrer dans son épaisseur, sans révéler une surface osseuse dénudée. En tout cas, le diagnostic de l'ostéite de l'ischion ne nous a jamais opposé une réelle difficulté.

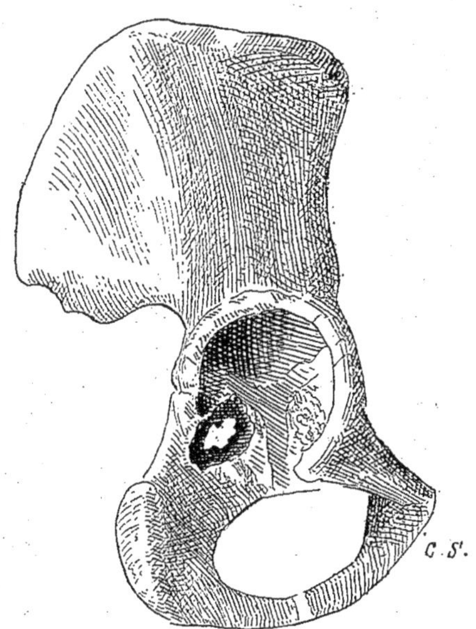

Fig. 105. — *Coxalgie droite.*

Cavernule de l'ischion. Séquestre. Opéré le 14 mars 1898.

Traitement. — Dans le cas d'un jeune garçon porteur d'un abcès fermé, nous avons proposé et réalisé l'incision large et le curettage de l'abcès, suivis de l'évidement et du curettage de l'ischion, en terminant par une réunion complète sans drain. La caverne ischiatique contenait un gros séquestre. La guérison fut obtenue par première intention sans aucun incident consécutif. Nous avons appris dans la suite, au bout de plusieurs années, que cette guérison ne s'était pas démentie.

Les autres cas de tuberculose de l'ischion, qui se présentaient à l'état fistuleux, ont tous été traités par l'incision du trajet, par l'évidement de l'os après ablation des séquestres. Comme l'infection associée était manifeste, la plaie opératoire a été traitée par le pansement ouvert à la gaze iodoformée.

Le seul détail à relever dans cette petite intervention est relatif à la direction du trajet fistuleux. Arrivé au voisinage de l'os, ce trajet décrivait chez tous les malades un coude avant de pénétrer dans le foyer.

La guérison par seconde intention a toujours été obtenue régulièrement dans un délai de deux à trois mois pour les malades dont la fistule était unique; au contraire, pour l'enfant dont la région fessière était largement altérée par un groupe de fistules fongueuses, les soins ont duré un temps beaucoup plus long, sept à huit mois.

TUBERCULOSE DE L'ILIUM.

L'ilium, mince dans sa partie moyenne, est constitué dans toutes ses parties périphériques : région sourcilière, région de la crête iliaque, région postérieure, par une couche épaisse de tissu spongieux revêtu sur chaque face par une lame compacte.

Ces parties épaisses sont aussi celles au niveau desquelles l'ostéogénie est spécialement active : cartilages conjugaux du cotyle, cartilage épiphysaire de la crête iliaque.

Bien qu'on puisse sans doute rencontrer des foyers tuberculeux sur tous les points de l'ilium, on en observe plus communément au niveau des parties épaisses, à tissu spongieux abondant.

a. *Tuberculose de la région sourcilière.* — Les tubercules localisés sur ce point sont exceptionnels : nous n'en connaissons pas d'observations publiées en dehors de celles qui nous sont propres.

Chez deux de nos malades, considérés comme coxalgiques, l'examen du tableau symptomatique nous a conduit, au contraire, à éliminer l'idée d'une affection de la hanche, sans nous permettre de déterminer cliniquement le siège exact du point de départ des accidents. Chacun de ses malades portait un abcès au-devant de la partie supérieure de la cuisse, ouvert chez l'un, non ouvert chez l'autre, au moment de l'arrivée à Berck, mais devenu dans la suite superficiel et prêt à s'ouvrir.

Dans les deux cas, l'intervention, qui a consisté à suivre par une incision le trajet fistuleux ou la cavité de l'abcès, a conduit sur un point de départ osseux, localisé très près de la hanche, immédiatement au-dessus du sourcil.

Chez le premier des deux malades, trois petits séquestres en voie de migration sont trouvés dans le trajet fistuleux. Le foyer osseux d'origine siège à la partie supérieure du sourcil cotyloïdien. C'est une caverne large de 2 centimètres admettant l'extrémité du doigt ; elle est très voisine de l'articulation coxo-fémorole. Le doigt sent sur sa paroi inférieure le cartilage diarthrodial et distingue, à travers ce cartilage, les mouvements de la tête fémorale, lorsque l'on change l'attitude de la cuisse (Voy. fig. 106).

Dans le deuxième cas, la lésion osseuse de même siège offre

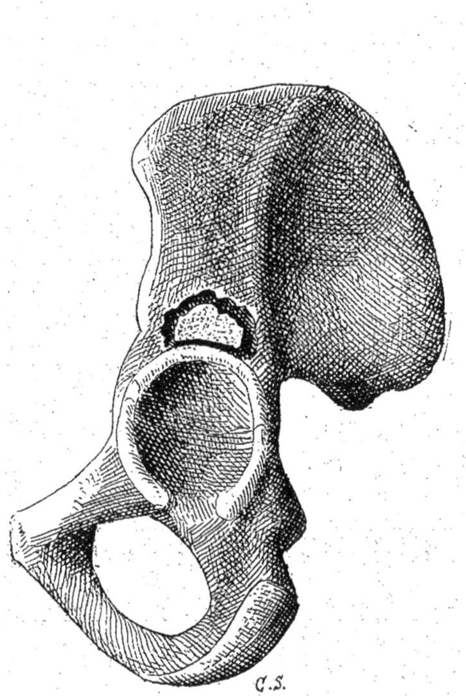

Fig. 106. — *Foyer tuberculeux juxtacoxal occupant le sourcil cotyloïdien et la partie adjacente de la fosse iliaque.*

Séquestre volumineux. Le fond de la caverne répond en bas à la face extra-articulaire du cartilage diarthrodial de la hanche.

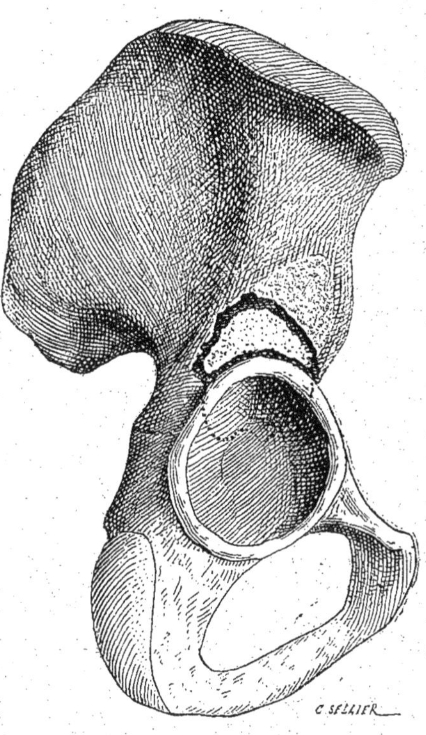

Fig. 107. — *Tuberculose du sourcil cotyloïdien du côté droit.*

Volumineux séquestre. Un îlot osseux, voisin de la caverne, est infiltré de tuberculose. La paroi inférieure de la caverne est formée par le cartilage diarthrodial de la hanche. L'articulation est saine à cette époque. Dans la suite, le cartilage s'est ulcéré, puis perforé. Une coxalgie de forme grave s'en est suivie.

une beaucoup plus grande étendue et, par suite, menace plus gravement l'articulation (Voy. fig. 107).

On découvre un séquestre volumineux, mobile, constitué par une grande partie du sourcil cotyloïdien. Ce séquestre enlevé, la paroi de la caverne est encore formée d'une couche de tissu osseux suspect, gris blanchâtre. En bas, comme dans le cas précédent, le cartilage diarthrodial de la hanche est à nu, sur une étendue de 3 centimètres de dehors en dedans et de 2 centimètres d'avant en arrière. On sent la tête fémorale rouler sous le doigt à travers le cartilage. Le séquestre est formé de tissu grisâtre, peu vasculaire.

Le malade n'ayant pas guéri, la suppuration au contraire persistant avec une abondance inquiétante, une seconde intervention jugée

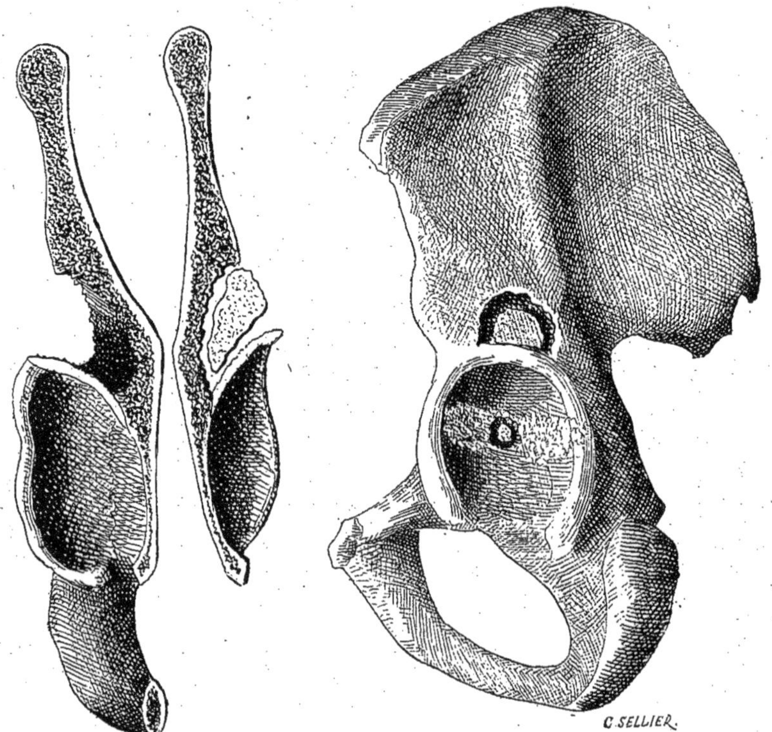

Fig. 108. — *Sujet de la figure* 107.

Rapport du séquestre et de la caverne tuberculeuse avec le cartilage diarthrodial.

Fig. 109. — *Coxalgie gauche.*

Séquestre central du cotyle. Deuxième séquestre sur le sourcil cotyloïdien. Fille opérée le 29 juin 1898.

nécessaire a montré que l'os iliaque est encore infiltré, blanc, grisâtre, exsangue sur une notable étendue au-dessus de la caverne évidée la première fois.

Dans la suite, les symptômes de coxalgie sont apparus ; le cartilage diarthrodial, seule barrière de défense, s'est laissé pénétrer par l'envahissement tuberculeux.

Ce fait montre anatomiquement le passage de la juxtacoxalgie à la coxalgie elle-même.

b. *Tuberculose de la crête iliaque.* — Nous avons rencontré des lésions tuberculeuses de l'ilium dans sa partie supérieure, au niveau et au-dessous de la crête iliaque, chez un certain nombre de malades.

Deux d'entre eux éprouvaient des symptômes qui n'étaient pas sans offrir une ressemblance trompeuse avec la coxalgie, d'autant que l'un et l'autre portaient un abcès fermé au-devant et en dehors de la crête.

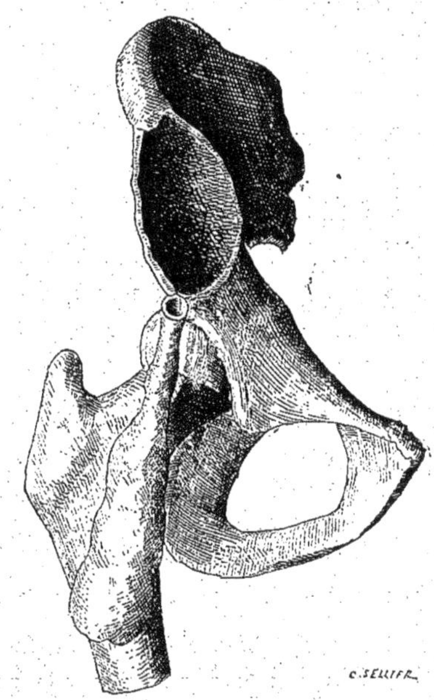

Fig. 110. — *Tuberculose de l'ilium.*

Caverne tuberculeuse, creusée dans l'épaisseur de l'ilium, au-dessous de la partie antérieure de la crête iliaque.

Abcès parti de cette caverne et descendant au-devant de la hanche jusqu'à la face antérieure de la cuisse.

Chez le malade porteur de cette lésion, la hanche dont les mouvements étaient limités offrait aussi en avant une tuméfaction due à la présence de l'abcès.

La coxalgie avait été longtemps admise, jusqu'à ce qu'un examen plus attentif ait démontré à la fois une étendue considérable des mouvements, l'absence d'ascension du grand trochanter et la présence d'une tuméfaction évidente de l'ilium.

La claudication et la limitation des mouvements, associées avec la présence d'un abcès, nous avaient fait croire à une coxalgie pendant un certain temps. Mais la conservation des mouvements dans une grande étendue nous mit en éveil, et on découvrit une tuméfaction qui put être rattachée à la partie supérieure et antérieure de l'os iliaque.

Dans les deux cas, une intervention mit à nu une véritable caverne logée dans un renflement de l'os iliaque en *spina ventosa*. Chez le premier de nos malades, cette cavité, longue de 7 à 8 centimètres et située au-dessous de la partie antérieure de la crête iliaque, contenait un petit séquestre lamelleux et dentelé au milieu du pus et de fongosités (fig. 110). Dans le second cas, la caverne qui répondait ainsi à la partie antérieure et supérieure de l'ilium était de moindre volume : grosseur d'une noix. Des prolongements ou canaux étroits en partaient en diverses directions dans l'épaisseur de l'os.

Les parois de ces cavernes étaient formées d'une couche mince d'hyperostose, rappelant l'hyperostose des *spina ventosa* de la main et du pied.

Outre cette forme d'ostéite tuberculeuse, dans laquelle on retrouve le gonflement spécial que rappelle le mot de *spina ventosa*, nous avons observé plusieurs fois des foyers tuberculeux localisés au niveau de la crête (Voy. fig. 111).

D'autres fois, les altérations étaient beaucoup plus diffuses, vaste décollement de la fosse iliaque externe, ou plutôt caverne tuberculeuse, dont la paroi osseuse externe faisait défaut.

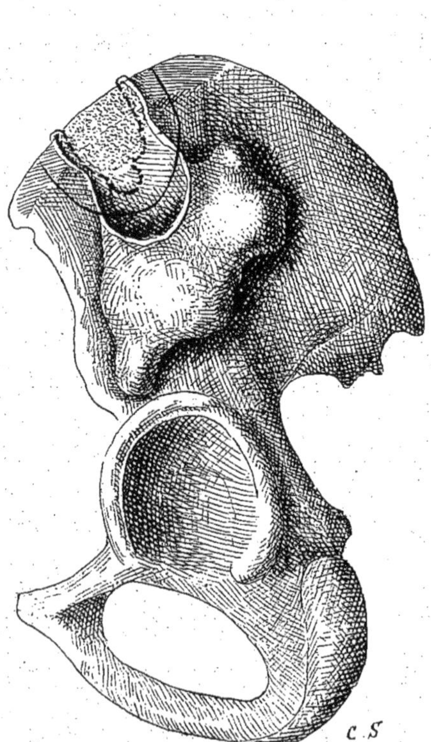

Fig. 111. — *Tuberculose de la crête iliaque.*

Ilot d'infiltration grise de l'ilium au niveau et audessous de la crête. Abcès de la fosse iliaque externe.

Lésion observée chez une infirmière, morte de tuberculose, à marche rapide, osseuse, puis viscérale (poumons).

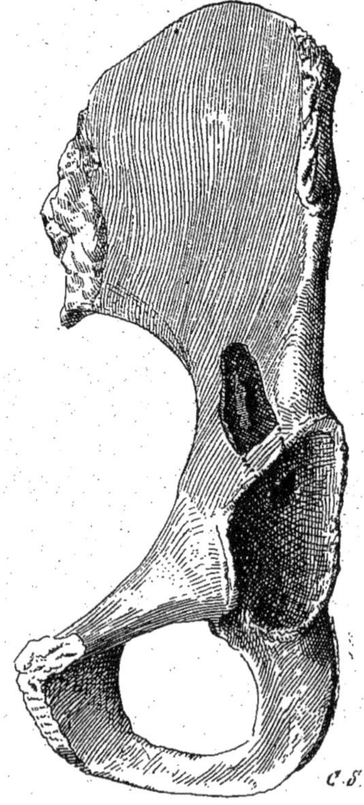

Fig. 112. — *Os iliaque gauche. Coxalgie gauche avec caverne.*

Caverne tuberculeuse du cotyle. La partie profonde de cette caverne, ouverte dans la fosse iliaque interne, était l'origine d'une fistule de la racine de la cuisse. Petit séquestre dans la caverne. Fille opérée en 1898.

c. *Tuberculose de la partie postérieure de l'ilium.* — Cette variété anatomique n'est pas très rare, mais les accidents qui s'y rattachent, douleur, tuméfaction, abcès, ont peu de rapport avec la coxalgie. C'est plutôt avec les altérations du sacrum ou de la colonne lombaire que l'on peut cliniquement les confondre. Nous sommes convaincu que nombre de faits analogues à ceux qui nous occupent ont été mis par les auteurs sur le compte de la sacro-coxalgie, chapitre pour nous extrêmement restreint, sinon purement imaginaire, en ce qui concerne la tuberculose des enfants.

Chez nos malades, la tuberculose de la partie postérieure de l'ilium s'est présentée le plus souvent sous la forme d'excavations fongueuses ou de cavernes contenant à la fois des fongosités et de petits séquestres. Une de nos observations fut spécialement malheureuse. L'enfant portait un trajet fistuleux près du sacrum du côté droit. Une première intervention ne put suivre le trajet jusqu'au foyer osseux. Dans une deuxième, la caverne fut mise à nu avec un séquestre, mais la hanche était ouverte, et il s'en suivit une coxalgie de forme grave.

d. *Tuberculose de la face interne de l'ilium.* — Nous avons rencontré des cas de tuberculose de l'os iliaque dans lesquels le trajet fistuleux, ouvert à l'extérieur, nous a conduit sur la face interne de l'os iliaque.

C'est ainsi que, chez un malade opéré en 1895, une fistule de la partie postérieure de la fesse passait par-dessus la partie postérieure de la crête iliaque et aboutissait à la face interne de l'os, au voisinage du sacrum, à un foyer tuberculeux, contenant un séquestre.

e. *Tuberculose de la face pelvienne du cotyle.* — Sous ce titre, on peut citer un fait de Marjolin reproduit par nombre d'auteurs.

Ostéite du bassin siégeant à la surface quadrilatère post-cotyloïdienne, simulant ou précédant une coxalgie.

Une fillette de six ans et demi entre dans le service de Marjolin le 8 novembre 1871 avec les signes d'une coxalgie du côté droit. Claudication depuis six mois, attitude vicieuse de la cuisse, mouvements impossibles (extension et abduction).

Mort au cours d'une broncho-pneumonie double.

Autopsie. — L'articulation coxo-fémorale droite paraît exempte de toute altération. « Mais, en examinant avec soin l'intérieur du bassin, M. Bouilly trouva le muscle obturateur externe soulevé par une petite tumeur du volume de la moitié d'un œuf et formée par une collection de pus, en partie concret, de la même nature que celui qu'on trouve dans les abcès consécutifs à la carie du corps des vertèbres. Après avoir nettoyé ce foyer, il fut facile de voir que, au niveau de la face interne du bassin correspondant au fond de la cavité cotyloïde, non seulement le périoste était détruit, mais la substance osseuse était le siège bien manifeste d'une ostéite déjà très avancée, et, d'après cette pièce, je ne doute pas que, si l'enfant eût vécu, l'affection eût détruit la paroi osseuse qui la sépare de l'articulation (1). »

Tuberculose du pubis. — J'ai observé six cas de tuberculose du pubis. Trois fois la lésion siégeait sur le corps du pubis; une fois sur la branche ischio-pubienne; deux fois sur le corps du pubis et la branche ischio-pubienne.

Cette localisation tuberculeuse est peu fréquente. Ollier n'en a

(1) Marjolin, *Bull. Soc. de Chir.*, 2e série, t. XI, p. 287, 1871.

rencontré qu'un petit nombre de cas dans sa large pratique de la chirurgie osseuse. En parcourant la thèse de son élève Goullioud (1), le *Traité de régénération des os* et le *Traité des résections* (2), on en compte seulement 4 observations. Goullioud rapporte un cinquième cas recueilli dans le service de Mollière.

On trouve une observation dans le *Traité de la suppuration* de Chassaignac (3); une autre, de Duplay, dans la thèse de Pozzi (4); 2 cas de Heurtaud (de Nantes) et 1 de Vignard (de Nantes) dans la thèse de Labeyrie (5). Soit en tout une dizaine de cas auxquels nous ajoutons nos 6 observations personnelles.

A supposer que des recherches bibliographiques plus étendues réunissent un certain nombre d'autres faits, il n'en est pas moins clair que la tuberculose du pubis est peu fréquente (6).

Mes 6 observations se rapportent à des enfants de neuf à douze ans. Les 10 autres cas comprennent 4 enfants de six à dix ans et 6 adultes de dix-neuf à quarante-trois ans.

Sur les 9 enfants, il y a 6 garçons et 3 filles; sur les 6 adultes, 1 homme et 5 femmes.

Il convient de ne pas confondre la tuberculose pubienne avec la symphysite infectieuse, survenue après un accouchement laborieux. De même, l'ostéomyélite infectieuse à marche aiguë et bruyante occupe une place à part.

ÉTUDE CLINIQUE.

Il semble que la tuberculose pubienne se développe d'abord à l'état latent, qu'elle n'occasionne aucun trouble sensible, aussi longtemps que le foyer reste inclus dans l'épaisseur de l'os.

Par exception, une de nos malades, âgée de dix-neuf ans, déjà atteinte de tuberculose de trois grandes jointures, cou-de-pied droit et deux coudes, depuis plus de trois ans, se plaignit d'une douleur dans la région du pubis gauche. En explorant cette région, la pression de l'extrémité de l'index parvenait à localiser la douleur sur un point exactement circonscrit dans le voisinage de l'épine pubienne.

(1) Goullioud, *Des ostéites du bassin*, Lyon, 1883, p. 92, 97, 100 et 104.

(2) Ollier, *Traité de la régénération des os*, vol. II, p. 180, et *Traité des résections*, vol. III, 1891, p. 927 et 928.

(3) Chassaignac, *Traité de la suppuration*, vol. II, p. 664.

(4) Pozzi, Phlegmons et fistules de l'espace pelvi-rectal supérieur (*Thèse de Paris*, 1873).

(5) Labeyrie, Tuberculose du pubis et de la symphyse pubienne (*Thèse de Paris*, 1900).

(6) Un cas de Bilhaut publié dans son journal, 1902.

Le diagnostic de tuberculose pubienne fut émis comme probable. L'année suivante, il fut confirmé par le développement d'un abcès profond dans l'épaisseur du bord interne de la cuisse, au-dessus du pli de l'aine.

A part le fait qui précède, les observations montrent qu'il n'a été souvent établi qu'après une longue période de suppuration fistuleuse.

Les malades ont attendu longtemps l'intervention curative, parce que l'origine pubienne de la suppuration n'était pas établie. La plupart ont subi plusieurs opérations sucessives pour la même raison. Une première fois, l'abcès est ouvert, mais la fistule n'est pas explorée. Ce n'est qu'à la deuxième ou à la troisième intervention qu'on la poursuit jusqu'à l'os malade. Si le diagnostic avait été soupçonné, chaque malade aurait subi une seule opération et aurait guéri facilement au lieu de garder une suppuration fistuleuse pendant des mois ou des années, jusqu'à dix ans et plus.

Abcès symptomatique. — La première manifestation de la tuberculose pubienne est d'ordinaire l'abcès symptomatique.

Il occupe deux sièges principaux : la partie interne de la cuisse, c'est le cas le plus fréquent; la région hypogastrique (quatre fois sur quinze).

L'abcès de la racine de la cuisse est situé exactement à la partie interne du pli de l'aine, dans le pli génito-crural ou encore dans la région des adducteurs.

Il est peu douloureux le plus souvent. Par exception, il a été annoncé par des troubles dans la région malade, ou par des troubles vésicaux (Ollier).

Son développement peut être très lent, ou plutôt la collection peut rester stationnaire pendant une longue période, dix-huit mois (Heurtaud, un cas), quatre ans et demi (Vignard, un cas), avant de menacer la peau. Ce sont des exceptions. Les abcès que j'ai vus se former ne dataient que de quelques semaines.

Quel que soit leur volume, noix, orange, tête de fœtus, on les reconnaît facilement dans la région de la cuisse.

Dans le cas de Vignard, une collection hypogastrique, du volume d'un œuf, fut prise successivement pour un fibrome de la paroi abdominale et pour une hernie abdominale.

Fistules. — Plusieurs malades se sont présentés seulement après l'ouverture spontanée de leur abcès, ou bien une incision a été pratiquée antérieurement. On a sous les yeux une ou plusieurs fistules.

La fistule unique, suite de l'ouverture spontanée ou de l'incision, a le même siège et la même valeur clinique que l'abcès.

La multiplication des trajets, des orifices, peut occasionner une plus grande difficulté d'interprétation.

Chez un de nos malades, deux fistules s'ouvraient dans le triangle de Scarpa, trois dans la région fessière ; aucune n'occupait le voisinage de la branche ischio-pubienne, malade dans ce cas. Le siège ou plutôt la dissémination des fistules autour de la hanche était une source d'erreur. J'ajoute que le même malade offrait des troubles fonctionnels de la hanche elle-même et un gonflement de toute la région.

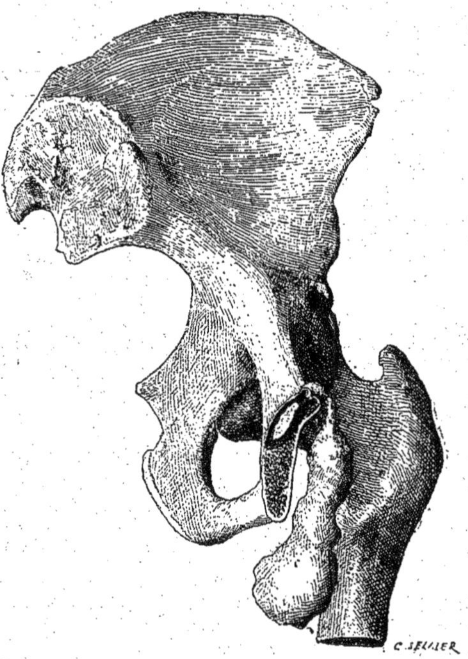

FIG. 113. — *Tuberculose du corps du pubis gauche.*

Caverne dans la partie supérieure de cet os contenant un séquestre entièrement libre.

L'abcès symptomatique communique avec la caverne par un trajet qui monte au-devant du pubis, passe d'avant en arrière sur son bord supérieur et aboutit à la cavité par la face pelvienne.

Une fillette, entrée en 1902 à l'Hôpital maritime, portait une fistule hypogastrique et une fistule de l'anus, toutes deux sur des cicatrices opératoires. Nous avons cherché et trouvé la lésion d'origine entre les deux orifices des fistules. La sonde cannelée arrivait sur le pubis par la fistule abdominale (fig. 114).

En 1905, une petite fille s'est présentée avec une fistule anale déjà opérée. Le trajet, un peu large et par suite suspect d'une origine osseuse, nous a conduit sur le pubis droit. Il côtoyait la paroi vaginale.

La même enfant était en même temps atteinte d'une coxalgie gauche compliquée d'un abcès fermé.

Un petit garçon, observé par Duplay, avait à la fois deux fistules, l'une dans le pli génito-crural, l'autre sur la marge de l'anus. C'est par la fistule de l'anus, dilatée, que le doigt découvrit un foyer osseux de la face postérieure du pubis.

Si la fistule à l'anus s'était présentée isolément au lieu d'être associée avec la fistule hypogastrique, ou inguino-scrotale, la difficulté du diagnostic aurait pu être réelle avant l'exploration, comme chez notre malade.

Une fillette actuellement en traitement portait une fistule à l'extrémité inférieure d'une cicatrice opératoire du pli de l'aine. Cette fistule persistante a nécessité une deuxième intervention, qui nous a conduit sur le pubis. A la première opération, on avait curetté un abcès froid sans en trouver l'origine.

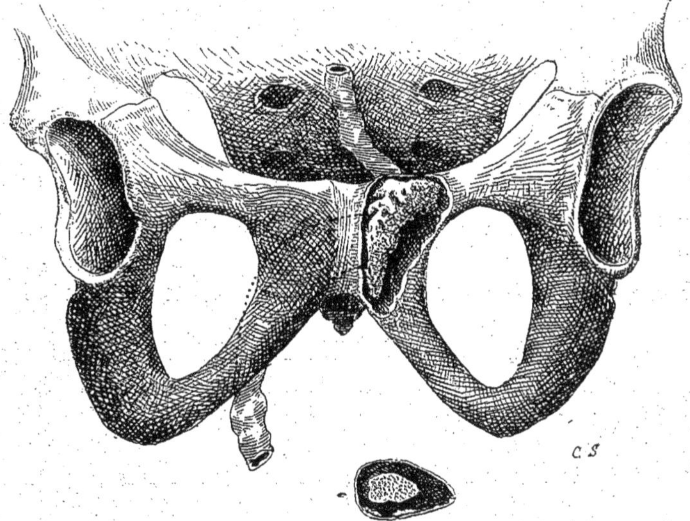

Fig. 114. — *Tuberculose du pubis gauche.*

Caverne étendue à la plus grande partie du corps de cet os. Séquestre volumineux complètement libre. Deux fistules : une ascendante vers la paroi abdominale ; une descendante en arrière du pubis droit. Cette dernière se dirige vers la région anale.

On conçoit que les abcès et les fistules dont il vient d'être question aient pu occasionner des troubles de voisinage.

Aux abcès et fistules de la région inguinale ou génito-crurale se rattachent la claudication et la gêne de certains mouvements de la hanche. Les abcès ou fistules hypogastriques ont, par exception, causé des troubles graves du côté de la vessie.

Trouble du côté de la hanche. — Déjà, chez un malade observé par Chassaignac, on avait cru être en présence d'une coxalgie. La cuisse était fixée en abduction ; la saillie du grand trochanter avait fait penser à une luxation pathologique de la hanche.

Quatre de nos six malades avaient été envoyés à Berck comme atteints de coxalgie.

Tous les quatre boitaient en effet. La claudication et la présence de l'abcès ou de la fistule avaient suffi; le diagnostic de coxalgie avait paru évident et n'avait pas été confirmé par un examen direct suffisant.

Chez le premier malade que j'ai eu sous les yeux, j'ai commis la méprise. Mon attention n'était pas éveillée dans la bonne direction; de plus le cas se présentait avec des circonstances particulièrement trompeuses. J'y ai fait allusion à propos des fistules multiples. Cinq orifices étaient disposés autour de la hanche, deux en avant dans le triangle de Scarpa, trois en arrière dans la région fessière. Le cuisse était fléchie, les mouvements de la hanche assez limités, la claudication très accentuée, la suppuration abondante, la région notablement tuméfiée. Une fois le rachis reconnu indemne, le diagnostic de coxalgie semblait s'imposer. L'erreur aurait pu, je crois, être évitée, ou du moins le doute aurait pu être éveillé par l'examen plus attentif des mouvements imprimés à la hanche. Mais il aurait fallu connaître d'avance l'histoire de la tuberculose pubienne. Je l'ignorais.

Chez un autre malade, qui s'est présenté à l'Hôpital maritime en 1904, la situation était la même. La région de la hanche était entourée de trajets occupés par des drains en dedans, en avant et en arrière.

Comme le malade endolori redoutait même un examen superficiel, le diagnostic de coxalgie fut d'abord admis comme évident. De plus une opération s'imposait. Au moment d'opérer, le malade endormi, l'absence de coxalgie fut reconnue à la liberté des mouvements, à l'absence d'ascension du fémur.

L'exploration des fistules finit par conduire sur le pubis.

J'avais, à tort, omis de faire faire la radiographie, prétextant l'état de souffrance du malade.

Si le cas était réellement obscur, il est unique parmi les six que j'ai observés.

La présence d'un abcès, d'une ou deux fistules dans le pli de l'aine ou dans le pli génito-crural, occasionne sans doute une certaine gêne des mouvements de la hanche et, par suite, une claudication plus ou moins forte; mais le diagnostic de coxalgie ne peut être posé qu'*a priori*; le moindre examen de la hanche l'infirme de suite.

En effet, s'il s'agissait d'une coxalgie, ce serait une coxalgie suppurée, fistuleuse, donc ancienne et caractérisée par des signes évidents, que je n'ai pas à énumérer.

Au contraire, les troubles de la hanche sont légers dans le cas qui nous occupe : fistule du pli de l'aine d'origine extracoxale. L'abduction de la cuisse est limitée; l'extension et la flexion peuvent n'être pas tout à fait complètes ; l'abduction elle-même est douloureuse lorsqu'on la force à ses limites. Mais ces trois derniers mouvements sont libres dans une très grande étendue. On les imprime sans occasionner aucune gêne. La cuisse se fléchit au delà de l'angle droit ; elle s'étend jusqu'à la rectitude. Rien de pareil ne se voit dans la coxalgie compliquée d'abcès et de fistule. Inutile d'ajouter l'absence d'empâtement autour de la hanche. La liberté large des mouvements écarte l'idée de coxalgie suppurée. On doit chercher l'origine de l'abcès ou de la fistule, et, si la colonne vertébrale est saine, le champ de recherches se rétrécit; on est conduit à porter son attention vers quelques parties voisines du bassin. Le diagnostic, s'il n'est posé, est du moins soupçonné, ce qui est suffisant pour la pratique. L'exploration de la fistule avant ou pendant l'intervention fait le reste.

Troubles vésicaux. — Ces troubles semblent peu fréquents. Ils ne sont pas toujours liés à l'abcès hypogastrique. Le petit gaçon de neuf ans, observé par Duplay, portait une fistule de l'aine et une deuxième fistule située à la marge de l'anus. Au bout d'une certaine durée de cette suppuration survint l'incontinence des urines, légère d'abord, aggravée dans la suite jusqu'à l'opération, qui fut faite seulement au bout de plusieurs mois et permit d'enlever un séquestre de la face postérieure du pubis.

L'incontinence disparut.

Un cultivateur de trente ans, observé par Ollier (1), éprouvait, trois ans avant l'arrivée à l'hôpital, des phénomènes morbides du côté des organes génito-urinaires, sans pouvoir les rattacher à des excès de boisson ou des excès vénériens. Les urines étaient chargées, très foncées, les mictions plus fréquentes. En outre, dès que l'envie d'uriner se faisait sentir, le malade devait se tenir le canal de l'urètre serré entre les doigts sous peine de laisser l'urine souiller ses vêtements. Ces phénomènes cessèrent au bout d'un mois et demi environ.

Trois mois après, une tumeur apparut à l'extrémité interne du pli de l'aine gauche, dans le sillon inguino-scrotal. Ce n'est que six mois plus tard que le malade entre à l'hôpital.

(1) Goullioud, *op. cit.*, obs. XXXIV, p. 100.

L'abcès est ouvert au bistouri; il s'écoule un liquide séro-purulent d'odeur fétide. La suppuration est abondante les semaines suivantes.

Trois mois après, le malade sort de l'hôpital en conservant sa fistule.

Une année plus tard, la malade revient avec sa fistule. Un stylet découvre un séquestre mobile; on l'extrait. Il avait 1 centimètre de base sur un de hauteur (forme pyramidale).

Le malade quitte l'hôpital au bout de quelques semaines, ne présentant plus aucun trouble du côté des organes génito-urinaires.

L'auteur ne précise pas le siège du séquestre ni l'étendue de sa caverne.

Un deuxième malade d'Ollier a une histoire plus curieuse (1).

Mlle G. (de Montélimar), âgée de dix-neuf ans, vient en 1871 consulter Ollier pour une fistule sus-pubienne. Le stylet rencontrait un point osseux dénudé, non mobile, situé sur la face postérieure du pubis et présentant une étendue de 1 centimètre environ. L'opération est ajournée à cause des douleurs prévésicales et de la non-mobilité de la portion mortifiée de l'os.

La malade n'est revue que cinq ans après. Pendant ce temps, elle avait été opérée par un chirurgien de Nîmes, qui lui avait enlevé un séquestre. La fistule sus-pubienne s'était fermée.

La malade se maria alors et ne souffrit pas de quelque temps. Mais, peu après, apparurent tous les symptômes d'une cystite, douleurs en urinant, mictions fréquentes, urines purulentes. Ces symptômes furent calmés, mais ils durèrent un an environ.

En 1876, un médecin de Montélimar reconnut l'existence d'un calcul et envoya la malade à Lyon. A ce moment, la fistule sus-pubienne était cicatrisée.

Séance de lithotritie, morcelant un calcul de 4 centimètres environ. Il renfermait un corps dur qui fut difficilement tiré par l'orifice urétral dilaté.

Grande fut la surprise, quand, au centre du calcul scié, on trouva un fragment de tissu spongieux long de 15 millimètres, large de 8 millimètres.

La malade interrogée ne se souvient pas de l'issue de l'urine par la fistule sus-pubienne.

(1) Goullioud, *op. cit*, obs. XXXII, p. 97; *Traité des résections*, vol. III, obs. XIX, p. 929.

Le chirurgien de Nîmes interrogé assura que la vessie n'avait pas été touchée pendant l'opération.

Guérison absolue.

TRAITEMENT ET ANATOMIE PATHOLOGIQUE.

La lecture des observations publiées montre deux points faibles. Le diagnostic est établi très tardivement et, de plus, comme conséquence, les malades attendent très longtemps et sans bonne raison l'opération qui supprime l'obstacle à la guérison : ablation de séquestre, curettage et drainage.

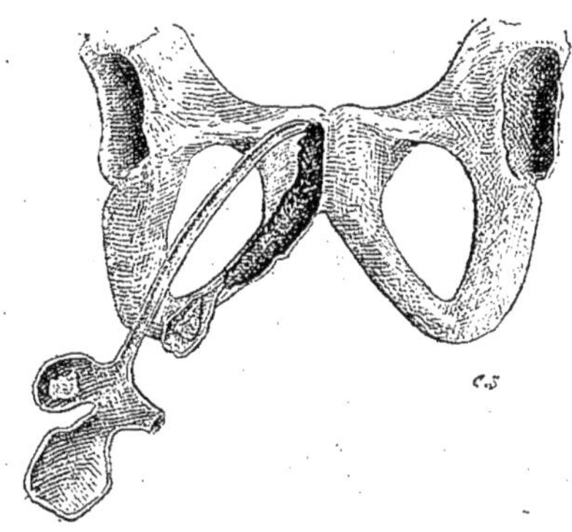

Fig. 115. — *Tuberculose du pubis et de la branche ischio-pubienne du côté droit*

Caverne creusée dans l'épaisseur de ces parties osseuses.

Longue fistule descendant de la partie supérieure du foyer pubien et ouverte inférieurement. Un de ses diverticules contient un petit séquestre.

Un autre séquestre également de petit volume est logé dans un autre cul-de-sac rattaché à l'extrémité inférieure de la caverne tuberculeuse.

Presque toujours, le chirurgien s'est borné, dans une première intervention, à inciser l'abcès sans en chercher l'origine osseuse, qui ne paraît pas même soupçonnée ; ou bien l'abcès s'est ouvert spontanément, et l'on remet indéfiniment la guérison opératoire de la fistule.

D'une manière comme de l'autre, les malades gardent pendant des mois, même des années, cinq ans, dix ans et plus, une suppuration plus ou moins abondante.

Il suffisait cependant d'établir par exclusion les points les plus importants du diagnostic et reconnaître l'intégrité de la hanche, de la colonne lombaire, pour circonscrire l'origine probable de la suppuration au squelette voisin de l'abcès ou de la fistule.

Si l'on ne peut préciser cette origine d'après les signes extérieurs, reste le recours de l'exploration du trajet avant ou pendant l'intervention.

La seule exploration avec la sonde, avant l'opération, ne conduit pas toujours jusque sur la surface osseuse de l'os dénudé.

Chez une de nos malades, atteinte de deux fistules, hypogastrique et juxta-anale, la sonde exploratrice arrivait de suite sur le pubis. Au contraire, chez une autre malade, une fistule du sillon génito-crural ne laissait pas l'instrument entrer jusqu'à la lésion osseuse (fig. 114, p. 138).

Dans un troisième cas, le trajet, coudé à deux reprises, fut difficile à suivre, même au cours de l'opération.

Duplay, dans son cas, ne parvint à la lésion de la face postérieure du pubis qu'après avoir exploré avec le doigt une fistule à l'anus, préalablement dilatée.

La nature de l'opération à faire est simple. Il s'agit d'inciser le trajet et de le suivre jusqu'à la partie osseuse malade, d'enlever le séquestre, s'il y a lieu, d'ouvrir largement la cavité qui le contient, d'établir une communication large et directe de cette cavité avec l'extérieur, afin de permettre un pansement ouvert, avec la gaze iodoformée, comme s'il s'agissait de l'évidement d'un os long des membres.

Si le trajet est direct vers le pubis, il n'y a aucune difficulté.

Chez un de nos malades, le trajet fut difficile à découvrir au cours du curettage de l'abcès génito-crural. Après une recherche attentive en bas vers l'ischion, puis en haut, je finis par le découvrir dans cette dernière direction. La sonde cannelée parvint d'abord au niveau du bord supérieur du pubis. Ensuite le trajet se trouve devié une première fois d'avant en arrière, une deuxième fois de haut en bas, derrière le pubis. Ce n'est qu'après cette double coudure que la sonde put entrer dans une caverne ouverte sur la face postérieure de cet os (fig. 113, p. 137).

Un séquestre en fut extrait. Ensuite la paroi antérieure de la caverne fut détruite, de manière à permettre un drainage large et direct.

Habituellement, on ne rencontre pas ces difficultés. La fistule conduit assez directement à la surface osseuse, dénudée ou creusée d'une caverne avec ou sans séquestre. La conduite à tenir en pareil cas est toute simple. Inutile d'insister.

Nous pensons cependant qu'il convient de pratiquer le curettage avec grand soin pour éviter les mécomptes dans la suite. Chez un de nos malades, nous avons découvert deux diverticules secondaires du trajet fistuleux et du foyer osseux lui-même, contenant l'un et l'autre un séquestre. Si les séquestres avaient été oubliés, il s'en serait apparemment suivi un retard plus ou moins long de la guérison.

Le siège et la disposition du foyer tuberculeux n'ont été étudiés qu'à l'occasion de l'intervention chirurgicale. . . .

On doit faire, d'après les obervations que j'ai lues, une distinction entre les enfants et les adultes.

Chez les enfants, la lésion est exclusivement osseuse, en ce sens que la symphyse pubienne est indemne, tandis que, à l'âge adulte elle est détruite par la suppuration et les fongosités. Cette différence tient sans doute à ce que, chez l'enfant, l'articulation interpubienne est défendue contre l'envahissement du foyer osseux par

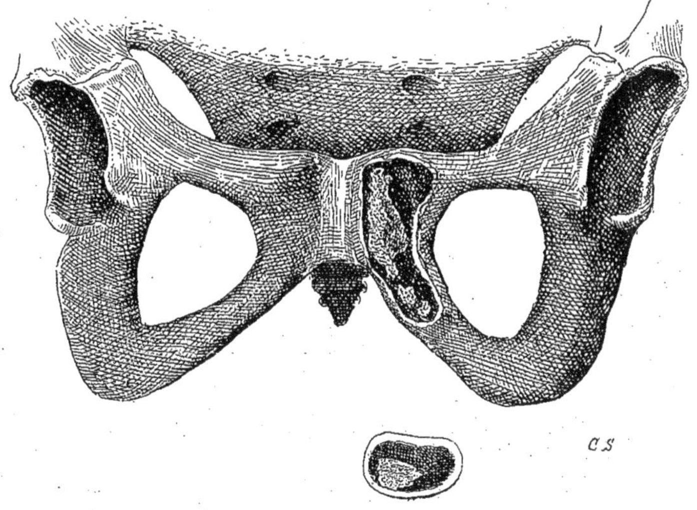

FIG. 116. — *Tuberculose du pubis gauche.*

Caverne creusée principalement dans le corps de cet os et descendant vers la branche ischio-pubienne. Trois séquestres, un principal et deux petits. Le séquestre principal, libre sur la plus grande partie de sa surface, est encore adhérent par sa face antérieure : ce que montre la coupe située au-dessous de la figure principale. La malade à laquelle se rapporte ce dessin a été atteinte de coxalgie consécutive.

un rempart cartilagineux, d'autant plus épais que le sujet est plus jeune, au lieu que, chez l'adulte, le tissu osseux confine immédiatement au fibro-cartilage propre de l'articulation, dont la résistance à l'infection tuberculeuse est beaucoup moindre.

Quoi qu'il en soit, chez nos six malades, la lésion était localisée trois fois sur le corps du pubis, une fois sur la branche ischio-pubienne, deux fois sur cette branche ischio-pubienne, en même temps que sur le corps du pubis.

Constamment, nous avons trouvé un ou plusieurs séquestres. Dans les trois cas de tuberculose du corps du pubis, un seul séquestre occupait la caverne. Il représentait une partie importante et même la presque totalité du corps pubien. La caverne, qui emprisonnait les séquestres, était fermée en avant et en arrière par une paroi fibreuse solide et par un revêtement de tissu osseux, partiel ou complet : périoste épaissi et doublé d'hyperostose plus ou moins abondante.

En dedans, la symphyse était intacte. En dehors et en bas, les portions osseuses voisines offraient de petits décollements anfractueux, faciles à suivre jusqu'au bout.

Chaque fois, la caverne touchait le bord supérieur de l'os. Son ouverture était située une fois en arrière et en haut, une fois en haut.

Chez un de nos malades, la branche ischio-pubienne était détruite sur toute sa longueur et formait un long séquestre.

Dans un cas, la branche descendante du pubis et la partie interne du corps du pubis étaient détruites. La caverne était remplie de fongosités. Deux petits séquestres avaient émigré, l'un dans un diverticule du trajet fistuleux, l'autre dans un trajet secondaire parti du foyer pubien lui-même. Le trajet fistuleux offrait cette particularité que, au lieu de se rendre à la partie du foyer osseux la plus rapprochée de l'orifice cutané, il remontait jusqu'au bord supérieur du pubis et entrait dans la caverne tuberculeuse par son point culminant (fig. 118).

La branche ischio-pubienne était partiellement détruite dans un autre cas. A sa surface se trouvaient deux petits séquestres. Plus haut, un séquestre volumineux représentait la plus grande partie du corps du pubis. Ce séquestre, isolé en arrière, en dedans et en dehors, était encore adhérent par une partie de sa surface antérieure (fig. 116).

Les observations publiées par les chirurgiens contiennent peu de détails anatomo-pathologiques.

Celles qui concernent les enfants font une courte mention des lésions osseuses, rappelant ce que nous avons vu nous-même.

Toutes les fois qu'il s'agit d'adultes, l'envahissement de la symphyse est mentionné. La lésion osseuse elle-même consiste tantôt en une dénudation du pubis, tantôt en une lésion plus profonde avec ou sans séquestre. Ollier, chez l'une de ses malades, a été conduit à ruginer ou à enlever en plusieurs fois le pubis, la branche ischio-pubienne et même une partie de l'ischion.

Dans ce cas, il note la reproduction de la branche ischio-pubienne, précédemment enlevée.

Quelle qu'ait été l'importance de la destruction osseuse, avec ou sans envahissement de la symphyse, aucun trouble de la marche, lié à un défaut de solidité du bassin, n'a été signalé.

Aucun malade ne boite après la guérison.

Je n'ai fait aucune allusion à l'envahissement de la hanche par un foyer tuberculeux de la branche horizontale du pubis. Ce n'est pas que le fait ne se réalise ; j'en ai observé des exemples. Lance, mon élève, en a rapporté dans son mémoire sur la tuberculose juxtacoxale.

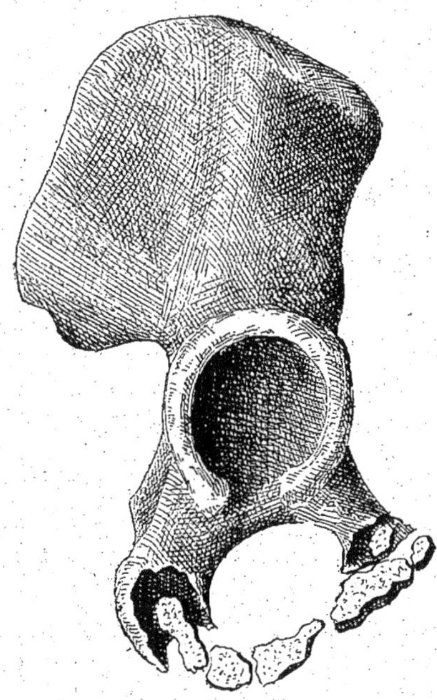

Fig. 117. — *Tuberculose du pubis, de l'ischion et de la branche ischio-pubienne du côté droit.*

Chapelet de séquestres.

Une malade, opérée par moi à deux reprises pour tuberculose pubienne, avait dès le début quelques troubles fonctionnels de la hanche. Une année après la guérison du pubis, la coxalgie est devenue évidente. Un abcès traité par les ponctions s'est ouvert. Deux séquestres se sont éliminés par la fistule, qui a guéri ensuite spontanément.

En 1906, j'ai réséqué la hanche chez deux fillettes dont la coxalgie avait manifestement pour origine une caverne du pubis, contenant chaque fois un séquestre.

Un jeune garçon actuellement en traitement à l'hôpital pour une tuberculose pubienne éprouve des symptômes d'irritation de la hanche correspondante.

Tuberculose de la branche ischio-pubienne. — On a déjà rapporté précédemment, avec la tuberculose de l'ischion, une observation dans laquelle la branche ischio-pubienne tout entière était détruite, représentée par un chapelet de séquestres. Ce foyer de tuberculose comprenait en même temps, en bas, la tubérosité de l'ischion et, en haut, une partie notable du corps du pubis, également nécrosé (fig. 117).

C'est le seul exemple que nous ayons vu d'infection tuberculeuse comprenant à la fois l'ischion, le pubis et la branche ischio-pubienne.

Cliniquement, on avait été frappé de l'intégrité de la hanche. Un trajet fistuleux s'ouvrait au-dessous du grand fessier, en arrière de la cuisse. Ce trajet conduisait dans la région fessière à un large décollement. Une recherche attentive du point de départ osseux amène la découverte de la caverne ischiatique. En poursuivant le curettage, on enlève successivement la branche ischiatique séquestrée et finalement le corps du pubis.

Un second cas est anatomiquement analogue.

Une fistule située sur la face interne de la racine de la cuisse droite conduit la sonde vers l'extrémité interne du pli de l'aîne, à travers l'interstice du pectiné et des adducteurs. On pénètre dans l'épaisseur du pubis près de son bord supérieur. Après ouverture large de ce foyer, on constate une destruction d'une partie du pubis et des deux tiers supérieurs de la branche ischio-pubienne. De petits séquestres avaient été trouvés dans le trajet fistuleux, à quelque distance de la peau.

Dans un troisième fait, nous avons aussi découvert une nécrose tuberculeuse de la branche ischio-pubienne, chez un malade dont la région fessière et la région trochantérienne étaient criblées par cinq ou six fistules.

J'avais cru la coxalgie évidente. Or la hanche était saine, et les trajets conduisaient à travers la racine de la cuisse jusque sur la branche ischio-pubienne nécrosée.

TUBERCULOSE EXTRA-ARTICULAIRE DE L'EXTRÉMITÉ SUPÉRIEURE DU FÉMUR.

Le groupe de faits réunis sous le nom d'ostéite ou même de tuberculose du grand trochanter se rapportent très généralement à la tuberculose de la partie supérieure de la diaphyse fémorale.

Le terme de trochantérite, comme expression générale, traduirait une erreur anatomique, tout au moins chez les jeunes sujets. Le grand trochanter est, en effet, presque toujours indemne : tout au plus l'ai-je trouvé atteint secondairement. C'est la région bulbaire du fémur qui est malade (1).

(1) Notre élève, M. Lance, a divisé arbitrair[illegible] ne d'observations recueillies à l'Hôpital maritime en deux catég[illegible] u grand trochanter et tuberculose de l'extrémité supérieure [illegible] le. Les observations de trochantérite désignent des foyers [illegible] nt constamment dans la diaphyse fémorale et non dans le g[illegible] out au plus, le grand trochanter est-il une fois pris en m[illegible] a diaphyse voisine (LANCE, *loc. cit.*).

Obs. VIII. — Renée B..., âgée de cinq ans, entre à l'Hôpital maritime le 17 novembre 1900. Elle est envoyée à Berck avec le diagnostic de coxalgie fistuleuse et présente à l'arrivée une fistule au niveau de la région trochantérienne du côté droit. La partie supérieure du fémur semble tuméfiée; elle est douloureuse à la pression.

La malade n'offre pas de signes de mal de Pott, l'extension de la cuisse est complète; l'abcès n'est pas venu du rachis par la gaine du psoas.

Les mouvements de la hanche ont leur étendue normale : pas de coxalgie.

Il s'agit d'une ostéite de la partie supérieure du fémur.

La malade boite, mais marche avec assurance et en faisant des mouvements de la hanche du côté malade.

Le membre droit présente un allongement réel évident. Cet allongement, à la mensuration, est d'un peu plus de 2 centimètres.

4 *Janvier* 1901. — De nouvelles fistules se sont ouvertes sur la face externe de la cuisse. Une intervention a été décidée. Le trajet conduit sur la partie antérieure du grand trochanter. On trouve là une petite caverne contenant un séquestre de la grosseur d'un pois. La caverne, qui a 2cm,5 de hauteur sur 2 centimètres de profondeur, pénètre dans le grand trochanter, qui paraît ossifié prématurément (fig. 118).

Pansement ouvert. Guérison en deux mois.

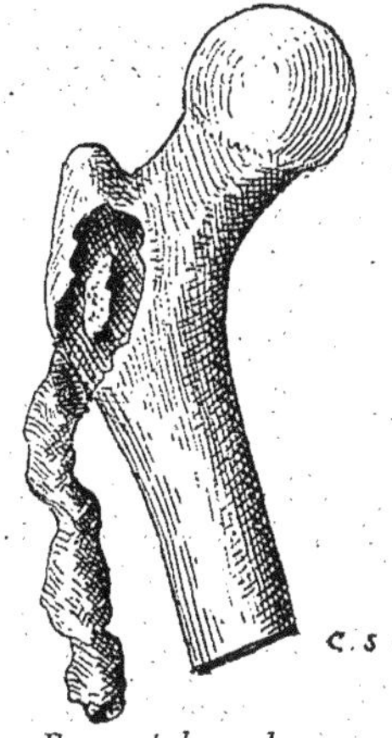

Fig. 118. — *Foyer tuberculeux sous-trochantérien avec séquestre.*

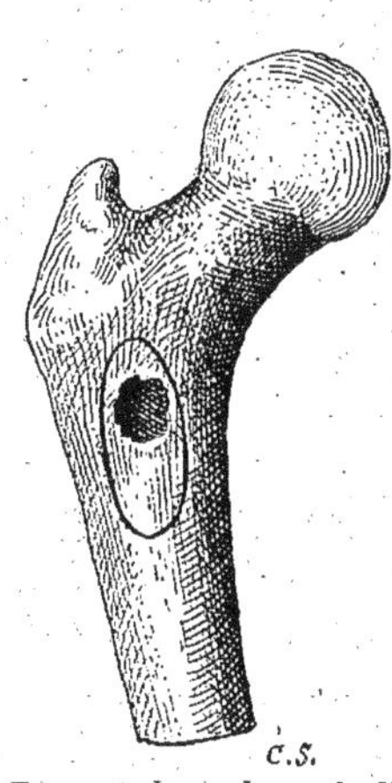

Fig. 119. — *Foyer tuberculeux de l'extrémité supérieure du fémur gauche, sur sa face postérieure immédiatement au-dessous du col.*

Orifice de la caverne. Le trait elliptique indique les limites de la cavité.

Obs. IX. — *Tuberculose multiple. — Adénite tuberculeuse cervicale antérieure. — Ostéite de l'olécrâne droit. — Ostéite de la partie supérieure du fémur.* — Marie C..., dix ans et demi, entre à l'Hôpital maritime le 12 novembre 1896.

Au moment de l'arrivée, cicatrice ganglionnaire du côté gauche du cou avec quelques ganglions peu volumineux et durs.

Au tiers supérieur de l'avant-bras droit, fistulette occupant la partie moyenne d'une cicatrice opératoire : ostéite de la partie supérieure du cubitus.

Au-dessous du pli fessier gauche, fistule avec suppuration assez abondante. Gonflement de l'extrémité supérieure du fémur. Hanche saine et colonne lombaire saines. Pas de collection intrapelvienne.

Intervention pour cette fistule le 28 décembre 1896. — En suivant le trajet fistuleux, on est conduit sur l'orifice d'un foyer de tuberculose osseuse, situé à la partie supérieure de la diaphyse, en arrière et en dedans. Au-dessous de l'orifice élargi, on découvre et on enlève un foyer d'infiltration jaunâtre, avec du pus mal lié. Ce foyer est bien limité de toutes parts. Pansement ouvert.

25 *Juin* 1896. — La lésion de l'extrémité supérieure du fémur est complètement cicatrisée.

Cette proposition est du moins justifiée par tous les faits observés par nous à l'Hôpital maritime.

Chez sept malades opérés, le foyer tuberculeux siégeait au-dessous du grand trochanter, soit directement sur la face externe de l'os, soit sur l'une de ses faces antérieure ou postérieure. Il s'agissait d'une

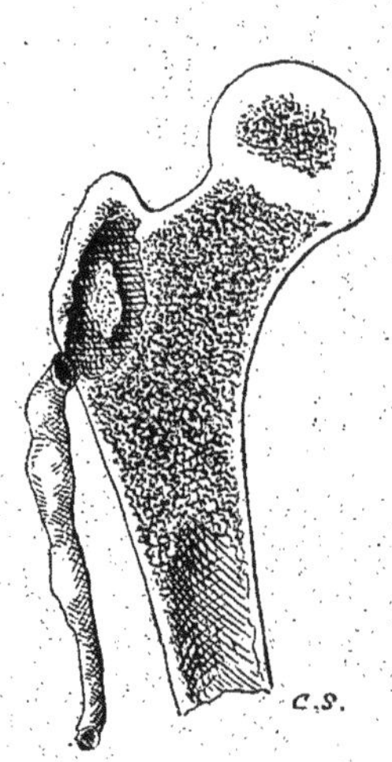

FIG. 120. — *Foyer tuberculeux sous-trochantérien avec séquestre.*

Trajet fistuleux. La cavité offre cette particularité qu'elle siège dans la diaphyse et dans le grand trochanter lui-même, dont le cartilage est lui-même excavé.

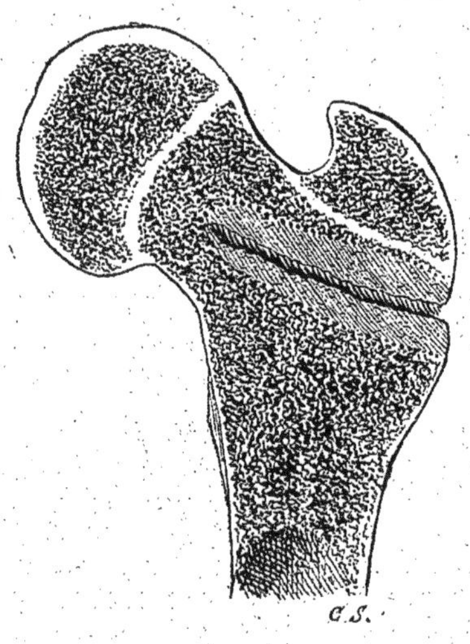

FIG. 121. — *Foyer tuberculeux du bulbe supérieur du fémur ouvert extérieurement au-dessous du cartilage conjugal du grand trochanter et pénétrant sous la forme d'un étroit trajet dans l'épaisseur du col fémoral.*

La partie profonde du trajet se trouve dans la région articulaire.

excavation généralement assez profonde pouvant loger l'extrémité d'un doigt. Chez un opéré, elle se prolongeait dans l'axe du col sous la forme d'un étroit tunnel jusqu'à une profondeur de 5 centimètres à partir de la surface de l'os (fig. 121).

Dans un autre cas, la cavité moins profonde avait envahi, de bas en haut, le trochanter lui-même. On distinguait nettement, après le curettage, le cartilage d'union de cette saillie osseuse avec la diaphyse (fig. 120).

Trois fois sur six, nous avons enlevé un séquestre.

L'étude clinique de la tuberculose juxtacoxale montre que des foyers tuberculeux du fémur ou du bassin donnent lieu à des symptômes qui rappellent plus ou moins le tableau de la coxalgie. Autrement dit, le chapitre de la juxtacoxalgie peut être fort étendu si l'on s'en tient à la symptomatologie.

Au contraire, les seuls foyers tuberculeux du fémur ou de l'os iliaque qui méritent anatomiquement la qualification de juxtacoxaux sont ceux qui, par leur voisinage, constituent pour la hanche une menace directe, puisqu'ils peuvent, en s'agrandissant, envahir cette articulation.

Obs. X. — Camille M..., huit ans et demi, entrée en décembre 1897 au sanatorium Parmentier, pour une coxal-

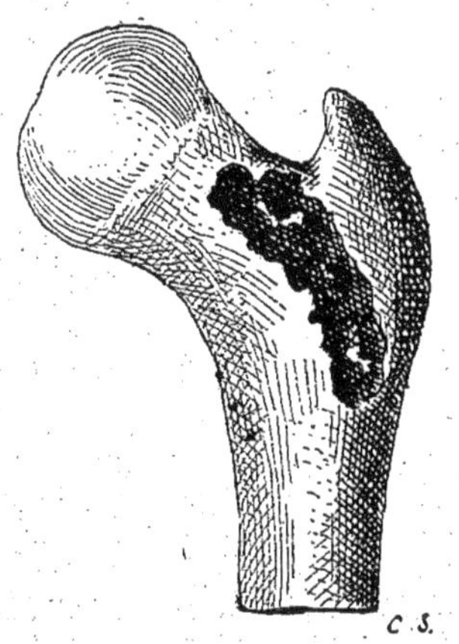

Fig. 122. — *Coxalgie gauche ancienne.*

Caverne tuberculeuse avec séquestres sur la face antérieure du col et de la région sous-trochantérienne du fémur.

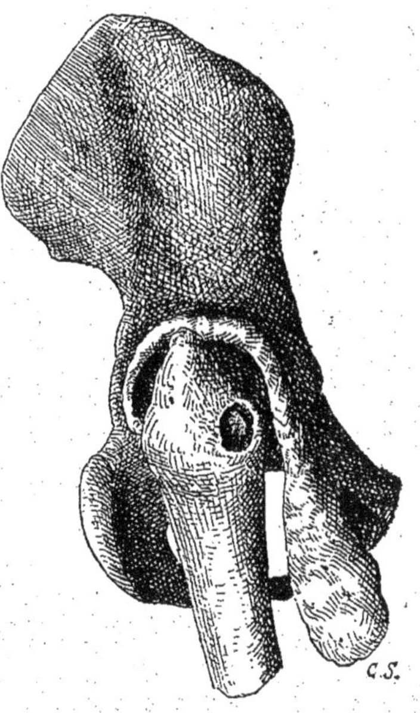

Fig. 123. — *Coxalgie droite.*

Abcès antérieur, dont le trajet de communication passe par-dessus le col fémoral et pénètre dans l'articulation coxo-fémorale par sa face postérieure.

gie gauche ancienne, avec adduction et rotation en dedans de la cuisse, raccourcissement considérable.

Du côté droit, le fémur est atteint d'une ostéite tuberculeuse occupant la plus grande partie de la diaphyse. Les deux extrémités de l'os sont gonflées.

Un abcès petit et dur siège en avant de la racine de la cuisse. Une fistule s'ouvre sur la partie moyenne de sa face externe ; un stylet engagé dans la fistule se dirige vers le grand trochanter.

Obs. XI. — *Coxalgie droite. — Ostéite tuberculeuse du col du fémur, avec séquestre. — Résection avec réunion par première intention. — Guérison.*

V..., âgée de neuf ans, entrée à l'Hôpital maritime le 1er janvier 1896. Elle avait déjà fait un séjour de six mois à l'Hôpital maritime en 1896.

Un abcès qui, après de nombreuses ponctions, avait disparu, s'est reproduit. Les ponctions et les injections renouvelées ne modifiant pas la collection, une intervention est décidée.

Résection le 27 juillet 1896. — Le trajet pénètre dans l'articulation en arrière, après avoir contourné le bord supérieur du col (Voy. fig. 123). Sur le bord antérieur du grand trochanter, on trouve un foyer tuberculeux avec séquestre, indépendant du trajet de l'abcès. La caverne se prolonge dans le col et communique avec la hanche (Voy. fig. 123 et 124). Ablation de la tête et du col, curettage minutieux. Réunion par première intention sans drain.

L'enfant part le 20 septembre, guérie. Cette guérison est confirmée quelques mois plus tard. L'enfant fait ensuite un séjour à Saint-Pol-sur-Mer.

De ce nombre font partie les foyers tuberculeux de l'ischion, du sourcil cotyloïdien, de la branche horizontale du pubis, d'une part ; du col et de la région sous-trochantérienne du fémur, d'autre part.

Lorsque la coxalgie est compliquée d'une caverne osseuse, on est autorisé, la plupart du temps, avons-nous dit antérieurement, à considérer cette caverne comme un foyer primitif, extra-articulaire, ouvert secondairement dans la jointure.

Cette évolution est évidente pour quelques-unes de nos observations. Nous avons vu une caverne de l'ischion avec ses séquestres en communication avec la hanche (Voy. fig. 2, p. 4). De même une caverne de la face antérieure du fémur, contenant un séquestre, communique avec la hanche par un trajet long et étroit, chez un autre de nos opérés (Voy. fig. 123 et 124).

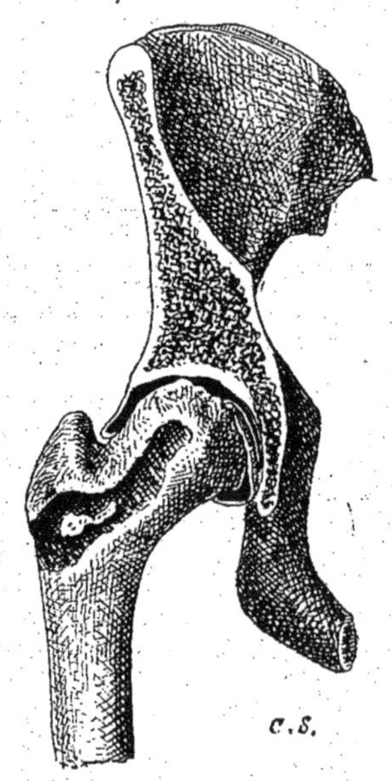

Fig. 124. — Même malade que pour la figure 123. *Coxalgie droite.*

Séquestre et caverne du col et de la partie sous-trochantérienne du fémur. La caverne tuberculeuse suit la face antérieure du col fémoral jusqu'à la tête. Une partie de cette caverne appartenant à la portion intrascapulaire du col.

Ces deux exemples et quelques faits cités plus haut établissent clairement qu'un foyer extra-articulaire peut se propager dans la direction de la hanche et entraîner une coxalgie secondaire. Cette propagation s'est faite sous nos yeux dans le cas des figures 107, 108, opéré d'abord pour un tubercule du sourcil cotyloïdien et puis secondairement atteint d'une coxalgie grave.

La démonstration de l'envahissement consécutif de la hanche est moins nettement établie pour nombre d'autres cas, où l'on trouve une caverne plus ou moins importante, avec ou sans séquestre communiquant avec le foyer articulaire. La disposition des lésions ne donne la preuve directe ni du caractère primitif de la caverne, ni de sa formation secondaire. L'analogie seule porte à croire que, pour un certain nombre de faits du moins, les diverticules osseux, dont nous parlons, sont plutôt d'origine primitive.

DEUXIÈME PARTIE

ÉTUDE CLINIQUE

Nous commençons l'étude clinique par le tableau symptomatique aux différentes périodes. Une place à part est accordée à la définition du raccourcissement suivant notre méthode. Ensuite viennent les chapitres relatifs aux abcès, à la marche et au diagnostic.

Les associations tuberculeuses de coxalgie et spécialement la coxalgie double sont l'objet d'une étude à part. Il en est de même des notions si importantes ajoutées à la clinique par la radiographie.

I

SYMPTOMES DES DEUX PREMIÈRES PÉRIODES

Période de début. — Début lent : claudication, fatigue. Examen de la marche, signe du maquignon. Limitation des mouvements, examen des deux côtés. L'extension est à peine limitée, malade couché sur le ventre, puis l'abduction, la rotation, la flexion en dernier lieu. Douleur à la hanche, au genou, provoquée par la marche. Recherche de la douleur par la pression, par les chocs sur le trochanter, sur le talon. Atrophie musculaire du droit antérieur, des vastes interne et externe. Aplatissement du relief de la cuisse. Atrophie peut être masquée par l'épaississement du tissu cellulaire. Modification de la fesse. Signe de l'épreuve. Engorgement ganglionnaire, traduisant la nature tuberculeuse de l'arthrite; siège au-dessus de l'arcade fémorale sur les vaisseaux iliaques.

Début brusque par la douleur, les contractures, la fièvre quelquefois.

Deuxième période. — Accentuation des signes précédents. Limitation très marquée des mouvements. Attitude fixe. La limitation est surtout due à la contracture. Abaissement de la hanche malade, d'où allongement apparent. Douleur variable, peut même faire défaut. Douleur précoce avant l'altération des os, douleur tardive, de l'abcès. Douleur précoce, calmée par le repos. Alternatives de douleur et d'accalmie par le repos. Douleur tardive, plus tenace, plus aiguë précède souvent l'abcès, s'atténue quand il apparaît. Empâtement de la région annonce souvent l'abcès. Cri nocturne, description, pathogénie; calmé par appareil plâtré, mais exceptions. Atrophie musculaire. Épaississement du tissu cellulaire, manière de le rechercher. Épaissisement de la hanche, gonflement, palpation.

Le tableau clinique de la coxalgie doit être étudié à trois périodes successives.

1° Période de début, dont les symptômes sont peu accentués, parfois intermittents ; période de diagnostic ;

2° Période de l'arthrite coxo-fémorale indiquée par les contractures, l'attitude vicieuse de la hanche, la limitation des mouvements ;

3° Période des luxations et de la suppuration fermée ou fistuleuse.

PÉRIODE DE DÉBUT.

L'étude clinique de la coxalgie au début consiste à établir le diagnostic : reconnaître l'arthrite coxo-fémorale et déterminer sa nature tuberculeuse.

La coxalgie peut affecter plusieurs formes de début, dont deux principales : l'une habituelle, lente et insidieuse ; l'autre brusque et bruyante, celle-ci exceptionnelle.

Début lent. — On reconnaît la coxalgie à début lent à un ensemble de signes tous peu accentués, mais formant un tableau presque toujours caractéristique.

Ce sont : la claudication, la limitation des mouvements de la hanche ou de certains d'entre eux, la douleur, l'atrophie musculaire, associée avec l'épaississement de la peau et de son tissu cellulaire : signes de l'arthrite.

L'engorgement ganglionnaire s'ajoute comme un indice de la nature tuberculeuse de l'arthrite.

Le chirurgien est consulté d'habitude, parce que l'enfant boite. Il marche moins volontiers, se fatigue vite, demande à se reposer, demande qu'on le porte. Cette boiterie peut être d'abord fort légère, à peine sensible le matin après le repos de la nuit, plus visible après une marche un peu longue, en général plus évidente le soir.

Un repos de quelques jours imposé par le médecin, après un premier examen, peut la faire disparaître momentanément ; mais elle se reproduit d'elle-même, en quelque sorte, ou à la suite d'une marche considérée comme fatigante.

Le premier point de l'examen porte sur cette claudication.

Le malade marche : les deux pas sont inégaux, l'appui sur le pied du côté malade est plus court ; la durée de deux pas successifs est inégale ; l'oscillation du membre malade est plus lente que celle du côté sain.

L'enfant pose avec sûreté et avec une légère précipitation le pied du côté sain ; au contraire, il pose le pied malade avec plus de douceur, avec quelque précaution, semble-t-il, d'où une différence entre les deux bruits. Le posé du pied malade diffère du posé du pied sain à l'oreille comme à la vue ; il est moins sonore.

Ce caractère de la marche a été souvent désigné sous le nom de signe du maquignon. Il suffit, en effet, d'écouter le rythme de la marche pour distinguer la claudication.

Sauf rare exception, la claudication est évidente ; lorsqu'elle est évidente, on la reconnaît sans difficulté spéciale. Les personnes qui entourent l'enfant renseignent sur ce point avec une exactitude suffisante.

A l'examen d'un enfant qui boîte de la hanche, on reconnaît un caractère physiologique intéressant : l'extension de la cuisse est moins complète du côté malade, et ce fait paraît être la cause principale de la claudication.

Il en est tout autrement dans la luxation congénitale, dont la claudication a une physionomie différente.

La forme de la claudication, par l'extension incomplète de la cuisse, fait prévoir qu'il ne s'agit pas d'un signe isolé. La limitation des mouvements lui est intimement associée.

C'est le second symptôme qu'on examine.

L'enfant couché sur un plan résistant, on porte la cuisse dans toutes les directions, flexion, extension en dehors et en dedans.

Nous avons l'habitude de procéder à cet examen en commençant par le côté sain pour chaque mouvement à mettre à l'essai. C'est un moyen d'inspirer au malade un sentiment de sécurité ; il se prête plus docilement à l'examen. En outre, il est utile de comparer l'étendue de chaque mouvement d'un côté, puis de l'autre.

La flexion peut paraître complète, lorsque le tableau de la coxalgie est à peine esquissé. Tout au plus éprouve-t-on un peu plus de difficulté à faire toucher la base du thorax avec la cuisse, chez les petits enfants. Aussi a-t-on dit que le mouvement qui se trouve limité, en premier lieu, est l'abduction.

Il est exact que l'abduction est plus tôt limitée que la flexion. Ici encore la comparaison des deux côtés est indispensable. La cuisse saine en abduction se couche, pour ainsi dire, sur le plan du lit d'examen.

Du côté malade, le mouvement s'arrête avant d'atteindre sa limite normale.

A notre avis, c'est l'extension qui est atteinte de la manière la plus évidente dès le début de l'arthrite, mais son étude exige une précaution. Le malade doit être couché sur le ventre.

Si, en effet, l'extension est presque complète, si elle n'est limitée qu'à un faible degré, on parvient sans peine, le malade étant couché sur le dos, à mettre le membre tout entier en contact avec le plan du lit, sans produire d'ensellure. On pourrait croire qu'il est ainsi complètement étendu. L'épreuve n'est concluante qu'en examinant le malade couché sur le ventre (fig. 125 et 126).

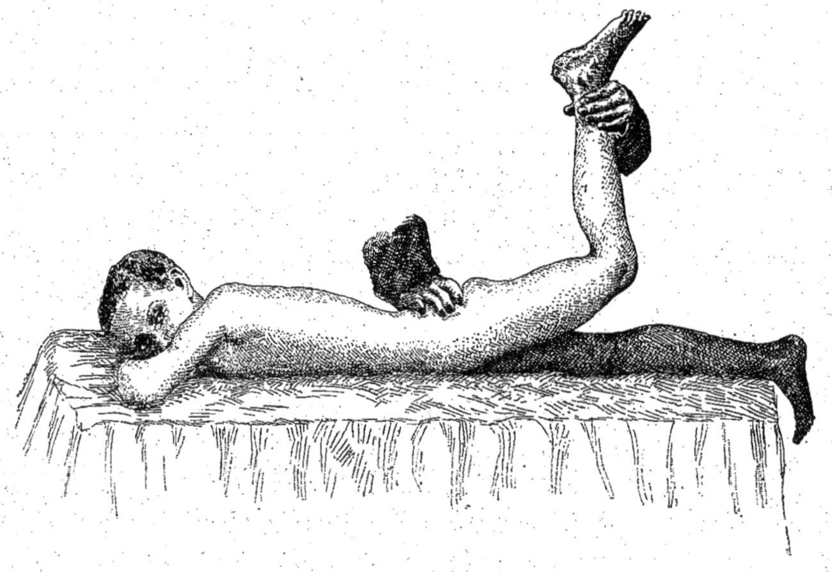

FIG. 125. — *Examen de l'extension.*

Côté sain : l'extension dépasse notablement la rectitude.

On commence par le côté sain. En prenant au-dessus du cou-de-pied la jambe demi-fléchie, on porte lentement la cuisse jusqu'aux limites extrêmes de l'extension. Pendant cette manœuvre, le bassin est solidement appliqué sur le lit par la main gauche de l'explorateur. Normalement, ce mouvement d'extension dépasse la rectitude, et on soulève le genou à une notable hauteur au-dessus du plan du lit.

Arrivant ensuite au côté malade, le même essai est renouvelé en maintenant toujours le bassin fixé ; la cuisse se détache plus difficilement du plan du lit. Le genou s'élève à une moindre hauteur.

Ce mode d'exploration met en évidence une minime différence entre l'étendue du mouvement d'extension des deux hanches.

Nous tenons à répéter que le mouvement d'extension est le premier atteint. Souvent nous avons constaté que la flexion semblait complète, que l'abduction était à peine modifiée, alors que déjà l'extension était limitée d'une manière frappante. Si ce fait n'est pas relevé d'habitude par les auteurs, il faut l'attribuer à ce qu'on n'examine pas les malades dans la position, qui convient à l'essai de l'extension.

Nous complétons l'étude des mouvements par l'examen de la rotation. En saisissant à la fois les deux pieds et en les faisant tour-

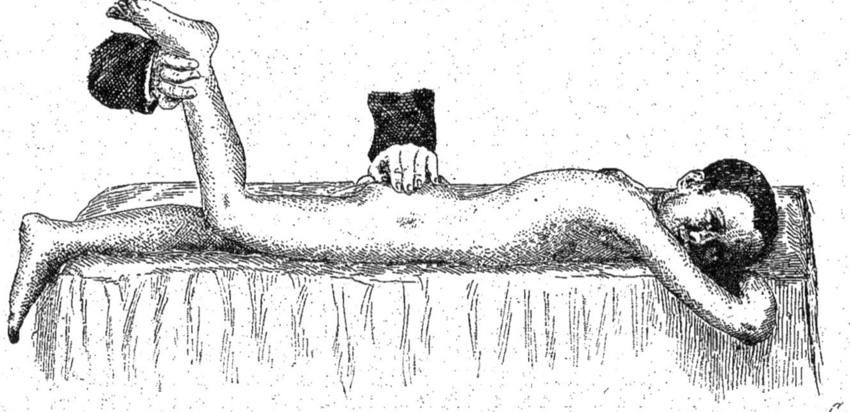

Fig. 126. — *Examen de l'extension. Coxalgie.*

La cuisse ne peut être détachée du plan du lit.

ner simultanément en dedans et en dehors, de manière à coucher successivement le bord interne ou le bord externe de chaque pied sur le plan du lit, on constate souvent plus de difficulté du côté malade pour compléter ces mouvements.

Peut-être y a-t-il quelque intérêt à remarquer que les mouvements, qui se trouvent limités à la période la plus précoce, sont ceux auxquels s'opposent les muscles, qui sont dans les rapports les plus directs avec l'articulation.

Le psoas s'enroule sur la capsule par son tendon; l'extension est touchée la première.

Les adducteurs et particulièrement le muscle pectiné sont aussi très voisins de la hanche : leur vigilance limite de très bonne heure l'abduction.

Le biceps de la cuisse et le demi-membraneux, qui s'opposent à la flexion, sont en contact un peu moins direct avec l'articulation coxo-fémorale.

Dans la forme lente et insidieuse, le symptôme douleur n'occupe au début qu'une place très accessoire. Elle peut être nulle pour ainsi dire.

Nombre d'enfants boitent légèrement, tirent la jambe, suivant une expression commune, pendant plusieurs semaines, sans se plaindre d'aucune douleur précise. C'est la claudication qui cause de l'inquiétude, nullement la douleur. Cependant le coxalgique éprouve souvent, presque au début de son affection, une douleur caractéristique localisée au genou. Cette douleur est toute subjective, l'enfant s'en plaint de lui-même. On examine le genou ; il a conservé sa forme normale, on cherche en vain la douleur à la pression.

Il s'agit d'une sensibilité profonde, d'une localisation souvent un peu vague ; elle siège dans le genou ou sur l'extrémité inférieure du fémur ; l'exploration du genou avec la main ne sert pas à fixer son siège. Elle s'accuse aussi bien au repos que pendant la marche, souvent plutôt la nuit. Elle peut persister longtemps, elle cède au repos d'habitude.

On pourrait dire de cette douleur qu'elle n'est pas à proprement parler un symptôme initial ; lorsqu'elle se montre, la limitation des mouvements est évidente.

Lannelongue attribue une certaine importance à l'étude de la douleur dans la région de la hanche par la pression.

Il la recherche de préférence en dedans, sur la face interne de la cuisse, immédiatement au-dessous de la branche ischio-pubienne. C'est là qu'on peut en premier lieu la provoquer. On peut aussi presser la tête du fémur dans le pli de l'aîne, en dehors de l'artère fémorale, ou bien encore à travers les muscles fessiers, au-dessus du grand trochanter, la cuisse étant fléchie.

Avec des malades en état de rendre un compte suffisamment exact des effets comparés de la pression sur les points symétriques du côté malade et du côté sain, on recueille souvent des renseignements précis. Il convient de répéter plusieurs fois la même exploration pour en tirer un résultat convaincant.

La douleur à la pression, comme la douleur du genou, accompagne, mais ne précède pas les contractures qui limitent les mouvements.

Rarement les malades se plaignent de souffrir au niveau de la hanche, à la période de début.

Il a été d'usage d'explorer la sensibilité de la hanche médiatement par des chocs sur le grand trochanter, sous le talon, sur l'extrémité inférieure du fémur, le genou étant fléchi. Ce qui précède fait prévoir que cette étude toute théorique donne peu de résultat.

A mon avis, on doit ne tenir aucun compte de la valeur diagnostique de ce procédé, inutile au début, parce qu'il ne donne aucun résultat, la hanche n'étant pas sensible; superflu plus tard, à l'époque où la région de la hanche est douloureuse.

L'atrophie musculaire est un signe très précoce dans toute arthrite, qu'il s'agisse de la hanche ou de toute autre jointure, que l'arthrite soit tuberculeuse ou d'autre nature.

Elle est sensible au bout de quelques jours, accentuée au bout de quelques semaines.

A la vue, la forme de la cuisse est modifiée; certains reliefs s'effacent; on s'en aperçoit par la comparaison des deux cuisses. La saillie arrondie du vaste interne au-dessus et en dedans de la rotule disparaît; de même la convexité à longue courbure dessinée sur la face antéro-externe de la cuisse normale. Les deux portions volumineuses du triceps semblent affaissées. Au lieu de la forme arrondie de la cuisse saine en avant, on trouve du côté malade un aplatissement manifeste.

Ce changement d'aspect s'associe avec un changement de consistance.

Pour peu que l'arthrite remonte à quelques semaines, la diminution des muscles devient évidente.

Le fait n'est pas toujours confirmé pour la mensuration de la circonférence de la cuisse.

En mesurant avec la plus grande attention d'un côté, puis de l'autre, on trouve fréquemment une légère différence au détriment du côté malade; mais on peut à peine tirer une conclusion d'une diminution de quelques millimètres.

L'atrophie musculaire peut d'ailleurs être, au moins partiellement, compensée au point de vue du volume de la cuisse par l'épaississement du tissu cellulaire sous-cutané.

Une main exercée trouve au pannicule sous-cutané des caractères anormaux du côté malade.

A la palpation, il se montre plus résistant. Lorsqu'on essaie de former un pli avec la peau doublée du tissu cellulaire sous-cutané, on trouve que ce pli est plus épais sur la cuisse malade, qu'il se soulève moins librement. Le système cutané adhère plus solidement au *fascia lata*. Il glisse moins bien à sa surface.

Il semble que le *fascia superficialis* dans son ensemble ait subi un léger degré d'infiltration. Cette altération est toujours associée à l'atrophie musculaire.

On confirme les troubles dystrophiques de la peau et du muscle en examinant la région fessière comme la cuisse.

Le relief du muscle grand fessier est aplati du côté malade et la peau plus épaisse et plus abondante.

Au relâchement du muscle grand fessier est liée une modification du pli sous-fessier : ce pli est moins profond et abaissé.

Le malade placé debout, les deux pieds rapprochés, reste difficilement appuyé d'une manière égale sur les deux membres inférieurs. Si on l'observe pendant quelques instants, il ne tarde pas à fléchir un des genoux, celui du côté malade, et à prendre la position hanchée sur le côté sain. Lannelongue attribue à ce caractère particulier une certaine valeur diagnostique et le désigne sous le nom de signe de l'épreuve.

Les symptômes précédents traduisent l'arthrite ; l'engorgement ganglionnaire indique la nature tuberculeuse de cette arthrite.

Les ganglions symptomatiques de la coxalgie doivent être cherchés au-dessus de l'arcade fémorale, à la partie interne et inférieure de la fosse iliaque.

On les sent en déprimant la paroi abdominale ; généralement une seule masse arrondie, paraissant avoir le volume d'une olive, est nettement distincte ; par exception, elle est bilobée : on croit sentir deux ganglions adjacents.

Pour se convaincre de la réalité de l'engorgement, on compare le côté malade avec le côté sain.

On peut trouver les ganglions des triangles de Scarpa légèrement engorgés, durs, sensibles sous le doigt ; mais cette altération, habituellement bilatérale, n'a pas de signification précise en ce qui regarde la coxalgie.

Les ganglions du triangle de Scarpa ne semblent pas être en rapport avec les lymphatiques de la hanche.

La présence de l'engorgement ganglionnaire, localisé, comme nous venons de le dire, sur le trajet des vaisseaux iliaques, presque immédiatement au-dessus du ligament de Fallope, est à peu près constante. Le volume des ganglions est d'ailleurs variable, et, chez quelques malades, dont la paroi abdominale est épaisse et résistante, leur exploration peut être difficile ; on ne les sent que d'une manière obscure.

Début brusque. — Nous avons vu la coxalgie débuter brusquement comme une arthrite aiguë.

Un enfant est pris subitement d'une douleur violente de la région de la hanche. Le membre inférieur correspondant est de suite fixé par les contractures. La sensibilité de la région est telle que toute exploration est redoutée, que le moindre choc, le moindre contact arrache des cris.

On peut être trompé par l'allure bruyante de ce début, qui rappelle soit le rhumatisme articulaire aigu, soit l'ostéomyélite du bassin ou du fémur.

La confusion est d'autant plus à craindre que les symptômes douloureux et les contractures peuvent être accompagnés d'une fièvre violente avec transpiration diffuse, ascension du thermomètre au-dessus de 39°.

Mais cet orage est de peu de durée. L'accalmie, qui survient après un petit nombre de jours, laisse le malade exempt de douleur et de fièvre. Dans la suite, on se trouve devant le tableau de la coxalgie à marche lente. On ne peut plus penser au rhumatisme articulaire aigu, ni à l'ostéomyélite infectieuse. Les difficultés du diagnostic ont disparu.

DEUXIÈME PÉRIODE.

Dès que les symptômes du début deviennent un peu accentués, le diagnostic est évident. La maladie entre dans ce que l'on est convenu d'appeler, pour l'étude, la seconde période.

Cette seconde période persiste jusqu'à l'apparition soit de la luxation, soit des abcès.

Ainsi comprise, la deuxième période de la coxalgie forme un tableau dans lequel on retrouve les signes du début, devenus plus évidents.

Le gonflement de la région de la hanche, qui fait d'habitude défaut au début, peut apparaître à la deuxième période. Il présage souvent l'abcès.

La limitation des mouvements est beaucoup plus marquée; par exemple, la flexion ne dépasse pas l'angle droit; l'extension est aussi limitée; la cuisse ne peut être appliquée sur le plan du lit, ou elle ne l'est que moyennant une ensellure considérable. De même la cuisse ne peut être portée notablement ni en dehors ni en dedans. La rotation elle-même ne se fait que dans une très faible étendue.

A un degré un peu plus grave, tous les mouvements actifs ou

passifs sont pour ainsi dire abolis : la cuisse est fixée dans une attitude presque toujours la même : en flexion avec abduction et rotation en dehors.

La flexion est constante, plus ou moins accentuée ; elle atteint le plus souvent 45°, ne dépasse que par exception 90°.

L'abduction est aussi très habituelle, moins constante que la flexion.

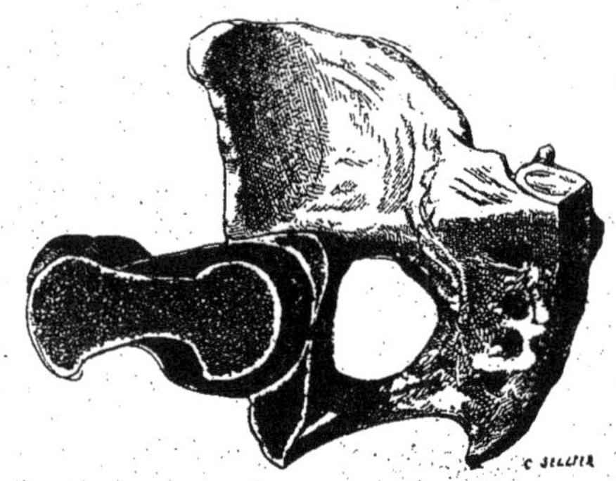

Fig. 127. — Figure de l'atlas de Bonnet. Capsule distendue par une injection.

La rotation en dehors, très fréquente, fait pourtant défaut assez souvent ; le pied peut être dirigé directement en avant, il est rarement en rotation interne.

Pour examiner les mouvements passifs à cette période, il convient, comme au début, de placer le malade dans le décubitus dorsal sur un plan rigide. On a soin d'explorer toujours en premier lieu le membre du côté sain, afin que le jeune malade se rende bien compte des manœuvres auxquelles il va être soumis et qu'il les appréhende moins.

On doit déjà, de ce côté, procéder avec une grande douceur. La jambe, maintenue en extension complète sur la cuisse, est saisie fermement avec l'une des mains, tandis que l'autre main maintient la région de la hanche.

On imprime lentement et avec précaution à ce membre sain des mouvements variés : flexion, extension, abduction et adduction. Ensuite seulement on procède aux mêmes manœuvres, avec les mêmes précautions du côté malade. Si l'enfant résiste, au lieu d'insister, on revient au côté sain. D'habitude, après une ou plusieurs de ces petites épreuves préalables, on parvient à faire exécuter, au membre malade, les différents mouvements de la hanche dans l'étendue qui leur est conservée.

On doit, au reste, s'arrêter dès qu'on éprouve la résistance des muscles. Inutile de provoquer la douleur en forçant aucun mouvement.

L'étendue des mouvements conservés varie d'un malade à l'autre, on peut même dire d'un jour à l'autre. Il suffit qu'un malade qui marchait en liberté soit reposé quelques jours pour que la mobilité de la hanche presque abolie par la fatigue reparaisse.

La fixation presque complète de l'articulation est associée le plus souvent avec un certain degré de sensibilité de la région ou avec de l'empâtement.

Cette limitation des mouvements à une période précoce de la coxalgie est exclusivement liée à la contracture musculaire. Il suffit d'endormir le malade pour rendre à la hanche la plus grande partie de sa mobilité; au bout d'un certain temps, les rétractions ligamenteuses et les altérations des surfaces articulaires prennent peu à peu une part de plus en plus importante à la raideur articulaire.

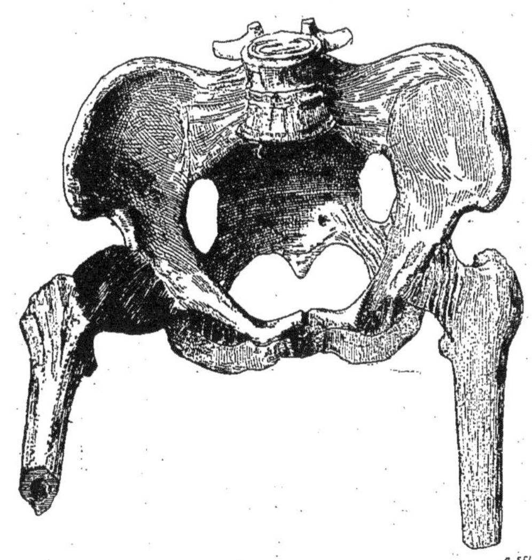

Fig. 128. — Figure de l'atlas de Bonnet.

Fémur en abduction et flexion. Attitude résultant de la distension de la capsule par une injection. Bonnet attribuait, sans preuve directe, l'abduction de la deuxième période à un épanchement articulaire, dont l'existence est problématique.

Si l'on rapproche le membre sain du membre malade, fixé en position vicieuse, on remarque une différence apparente de longueur. Le pied du membre malade en abduction dépasse en bas le pied du membre sain en adduction.

Les deux hanches sont également à une hauteur différente; la hanche malade est abaissée comme le côté correspondant du bassin. Allongement apparent du membre malade et inclinaison du bassin sont un seul et même fait.

La douleur est un symptôme inconstant et variable.

Un certain nombre de malades, dont la coxalgie est lente, traversent toutes les phases de leur affection sans souffrir, alors même que le traitement est irrégulicr ou même nul.

Le système musculaire s'atrophie, le membre se met dans une position vicieuse, la claudication peut rendre la marche pénible, mais le malade ne se plaint pas d'éprouver de la douleur. En explorant la hanche affectée, on découvre difficilement un point au niveau duquel la pression soit anormalement sensible.

Chez d'autres coxalgiques, les phénomènes douloureux, sans être tout à fait nuls, ne tiennent cependant qu'une place très accessoire, même chez les malades non traités. Elle n'empêche pas les malades de marcher, elle les arrête tout au plus momentanément.

A plus forte raison, la douleur peut faire défaut à toutes les périodes de la coxalgie, chez les enfants soumis aux précautions d'un traitement rationnel, à partir du début de la maladie.

L'étude de la douleur accusée par le malade au cours de la coxalgie doit être faite dans deux circonstances différentes.

La pratique oblige à distinguer la douleur précoce et la douleur tardive. Ces deux termes : douleur précoce et douleur tardive, n'impliquent pas une date précise, mais plutôt une relation.

La douleur précoce, rapportée à la hanche ou au genou, appartient à la tuberculose de la hanche, avant une altération notable des surfaces, avant l'accumulation des fongosités.

La douleur tardive survient à une époque où les altérations sont plus graves, où le processus tuberculeux a déformé les os et surtout détruit les parties molles.

Il y a une association presque constante entre la douleur précoce et les contractures ; le malade qui n'est pas soumis au repos, qui subit les fatigues de la marche, boite parce que les muscles sont contracturés et aussi parce qu'il souffre.

Si la douleur est peu vive dans les premiers temps, période de diagnostic, elle peut devenir ensuite assez intense pour imposer le repos.

A l'examen de la hanche, on trouve les mouvements très limités, la hanche plus ou moins fixée dans une attitude vicieuse; les mouvements volontaires et surtout les mouvements imprimés sont douloureux, et le malade s'y oppose par les contractions volontaires, en même temps que par les contractures réflexes.

La pression autour de la hanche sur les points d'élection, en avant, en dedans, au-dessus du grand trochanter, détermine une douleur plus ou moins vive.

En somme, dans la plupart des cas, les douleurs spontanées, les douleurs à la pression, n'atteignent pas une grande acuité.

De plus, elles se calment en général spontanément, sous l'influence du repos : l'extension continue est un bon moyen complémentaire pour supprimer la sensibilité de la hanche dans ces circonstances.

Il arrive souvent que cette douleur, associée avec les contractures à une période précoce, sert pour ainsi dire de baromètre au traitement symptomatique, en même temps que la claudication.

Un enfant boite et souffre en marchant; il est mis au repos. Le membre contracturé se relâche, la douleur cesse. Au bout de quelques jours, de quelques semaines au plus, on abandonne le repos, le malade marche un certain temps sans difficulté, puis il se met de nouveau à boiter, à souffrir; nouveau repos.

On a souvent l'occasion de recueillir l'observation de malades qui ont passé à plusieurs reprises par ces alternatives de repos et de boiterie douloureuse.

Un traitement ainsi dirigé échappe à tout raisonnement, et il conduit à l'aggravation des lésions de la hanche.

La douleur tardive, spontanée ou à la pression, appartient à un tableau symptomatique tout différent. La coxalgie dure depuis longtemps, au minimum depuis six ou huit mois (forme rapide), d'habitude depuis dix-huit mois, deux ans, souvent davantage. Il s'agit fréquemment de malades non traités d'une manière rationnelle, mais ce n'est pas une règle. Dans nombre de cas, l'enfant marchait avec des béquilles, la hanche maintenue par un appareil bien fait, ou même il était soumis au repos avec ou sans extension continue. Depuis longtemps, la hanche n'était le siège d'aucune sensibilité notable.

Subitement, d'un jour à l'autre, au plus en deux ou trois jours, elle devient extrêmement douloureuse. Le malade se refuse absolument à marcher et garde le lit. Il s'y tient immobile, évitant tout mouvement du membre atteint; pour changer de place, il prend d'infinies précautions, se sert de ses mains ou du membre inférieur du côté opposé pour faire glisser ou retourner la jambe malade. Il supporte à peine le contact des couvertures, redoute tout examen, toute manœuvre.

La moindre pression sur la région de la hanche provoque les plaintes ou les cris du malade. La hanche est fixée par les contractures; aucun mouvement ne peut lui être imprimé.

La ténacité est un caractère plus particulier à la douleur tardive. Elle n'est pas calmée par le séjour au lit. Elle persiste plusieurs semaines, des mois même, malgré le repos. Le malade maigrit, perd le sommeil. L'extension continue ne le calme pas, ou lui apporte à peine un soulagement partiel. Seul, le grand appareil plâtré, étendu depuis le pied jusqu'au-dessus de la taille, est efficace; il fait presque toujours et complètement cesser la douleur.

Si l'on enlève l'appareil, la douleur revient ; dès qu'on le refait, on obtient une nouvelle accalmie.

Cette douleur tardive, aiguë et tenace, n'est plus en rapport seulement avec la fatigue de la marche. Elle est bien associée avec les contractures musculaires; mais un autre signe s'ajoute souvent : l'empâtement de la région de la hanche.

Elle a une signification anatomique et clinique de grande importance ; elle annonce très fréquemment l'abcès.

Il semble qu'elle soit en rapport avec la poussée articulaire qui déterminera sa formation ; peut-être pourrait-on l'expliquer le plus souvent par une tension rapide de la cavité articulaire, par du pus tuberculeux ou par des masses fongueuses congestionnées.

Lorsque le contenu de l'articulation aura rompu la capsule et formera un diverticule extérieur, l'abcès sera constitué.

La douleur cède en général, ou du moins elle perd son acuité, dès qu'on parvient à sentir une collection dans la région de la hanche. La préparation de l'abcès est seule douloureuse.

Il convient de remarquer dès maintenant qu'un long intervalle peut s'étendre entre la poussée douloureuse et la formation de l'abcès : plusieurs semaines, quelques mois, jusqu'à une année.

Un symptôme spécial, souvent associé aux contractures et à la douleur, est le cri nocturne.

Pendant la première moitié de la nuit, plus exactement pendant les premières heures du sommeil, l'enfant coxalgique, dont la hanche fixée par la contracture musculaire est plus ou moins sensible, pousse un cri d'un accent douloureux, le plus souvent inconscient. Ce même cri est répété chaque nuit une ou plusieurs fois.

Généralement, le réveil n'est pas complet. Si, attiré par le gémissement, on vient observer l'enfant, on le trouve endormi. Le lendemain, il ne conserve aucun souvenir d'une crise douloureuse.

Le terme de cri nocturne est plus exact que celui de crises douloureuses nocturnes, aussi employé.

On ne peut confondre le cri inconscient, qui n'interrompt pas le sommeil, avec l'insomnie occasionnée par la douleur.

Pour expliquer ce phénomène, qui paraît d'ordre réflexe, on a invoqué surtout l'envahissement, par le sommeil, du système musculaire en état de vigilance autour de la hanche malade.

Lorsque l'enfant s'endort, la hanche est fixée par les muscles. Ceux-ci ne se relâchent pas à l'heure même où les sens et les fonctions intellectuelles entrent dans la phase de repos. Plus tardivement, après une ou deux heures de sommeil, en tout cas dans la première moitié de la nuit, l'appareil musculaire, qui maintenait immobile la hanche malade, perd à son tour son activité. Il en résulterait un mouvement plus ou moins brusque de l'articulation endolorie, d'où cri réflexe, et sans doute reprise de la contracture. A la fin de la nuit, les cris nocturnes ne se produisent généralement plus. L'interprétation théorique ne fournit qu'une explication assez imparfaite.

Bœckel a dit que l'usage de l'appareil immobilisant la hanche malade supprimait les cris nocturnes. C'est vrai d'une manière générale.

Des cas nombreux font exception.

Le cri nocturne, au lieu de se produire seulement durant les premières heures de sommeil, peut se répéter toute la nuit jusque vers le matin. L'immobilisation rigoureuse du membre dans le grand appareil plâtré ne les fait pas toujours cesser.

L'atrophie musculaire et l'épaississement du système cutané, déjà associés au début de la maladie, s'accentuent au cours de la seconde période. On n'observe plus seulement l'aplatissement des reliefs normaux, la diminution de consistance des masses musculaires. La différence de forme et de volume entre le membre malade et le membre sain devient frappante. Elle porte surtout sur les muscles eux-mêmes. Par un remarquable contraste, à mesure que les couches musculaires s'amincissent et deviennent plus flasques, la peau et le tissu cellulaire sous-cutané s'épaississent au contraire.

Tandis que, sur la cuisse du côté sain, on forme aisément avec le système cutané un pli souple qui se détache largement de l'aponévrose, la peau de la cuisse malade est devenue plus ferme et plus adhérente. On en forme plus difficilement un pli. Ce pli est notablement plus épais et moins étendu, ce qui tient à une sorte d'empâtement léger qui augmente à la fois l'épaisseur et la consistance du tissu cellulaire et son adhérence avec les plans aponévrotiques.

Cette dystrophie n'est pas limitée à la cuisse ou à la région fessière, elle s'étend sur tout le membre. Elle est évidente sur la jambe.

L'empâtement diffus de la région de la hanche peut se développer dans une phase plus ou moins avancée de la deuxième période. Déjà, à l'époque des contractures assez précoces, on trouve chez quelques malades un certain degré de gonflement. Il peut être limité au niveau même de l'articulation. La seule inspection de la hanche le montre à un œil exercé. Le pli de l'aine est légèrement soulevé en dehors, et le relief trochantérien est moins évident. On le constate en palpant la région du pli de l'aine qui répond à la tête fémorale. Il est parfois aussi plus étendu et occasionne déjà un épaississement de la région de la hanche qu'on apprécie bien surtout d'avant en arrière, en saisissant à pleine main la région trochantérienne, ou plus en dedans la région articulaire elle-même.

Il est souvent question, dans les descriptions des auteurs, d'un épaississement du grand trochanter. C'est une expression vicieuse, indiquant une erreur anatomique; ni le grand trochanter, ni la région trochantérienne du fémur ne sont augmentés de volume, tout au moins dans la coxalgie fermée. Jamais le gonflement de la région de la hanche n'est en rapport dans la coxalgie avec une hypertrophie de la partie supérieure du fémur. Il est le résultat d'une infiltration œdémateuse des parties molles, réaction secondaire de l'inflammation de la hanche.

Habituellement, l'empâtement et l'épaississement de la hanche prennent surtout de notables proportions à l'époque où survient la douleur que nous appelons tardive.

L'œdème et la douleur sont les conséquences de la poussée inflammatoire plus vive, qui se terminera souvent par la formation de l'abcès.

Ce gonflement tardif, de même que la douleur, persiste longtemps. Il peut céder, en partie, à l'immobilisation dans un appareil. Il disparaît même complètement dans les cas les plus heureux; mais l'abcès se montre aussi fréquemment sur un ou plusieurs points autour de la hanche tuméfiée, ou bien encore l'œdème cesse en grande partie, et une collection liquide semble lui être substituée.

On verra dans la suite que, si l'œdème inflammatoire autour de la hanche est souvent un phénomène précurseur de l'abcès, celui-ci peut aussi se montrer à froid sans aucun épaississement de l'ensemble de la région.

II

SYMPTÔMES DE LA TROISIÈME PÉRIODE

Symptômes traduisant des altérations plus graves des os et des parties molles.

Luxation de la hanche. En haut et en arrière, flexion, adduction et rotation en dedans. Ascension trochantérienne, ligne de Nélaton, relief de la tête. Luxations exceptionnelles : en avant, dans le trou ovale.

Pseudarthrose intracotylienne. Quelquefois attitude de la luxation, plus souvent attitude normale. On ne sent pas la tête. Trochanter moins saillant, mais élevé. Mobilité en rapport avec la réduction du volume de la tête et du col.

Études du raccourcissement. Attitude dans la station debout, attitude dans la marche. Raccourcissement fonctionnel : différence des deux talons. Trois éléments : ascension trochantérienne ; adduction et flexion du membre ; dystrophie du fémur et du tibia. Conclusions orthopédiques : on peut prévenir ou corriger les deux premiers termes, non le dernier. La mensuration classique est une source d'idées fausses.

La troisième période de la coxalgie est caractérisée par deux symptômes qui traduisent des altérations anatomiques plus graves, soit des surfaces articulaires, soit des parties molles.

Les déformations et les déplacements des surfaces articulaires ont pour conséquence une attitude vicieuse du membre.

L'accumulation des fongosités et du pus tuberculeux dans la hanche et leur issue en dehors de l'articulation entraînent la formation des abcès.

De là deux groupes de symptômes à étudier successivement.

Déformations et déplacements des surfaces articulaires. — La description classique, d'après laquelle la troisième période de la coxalgie est caractérisée par la luxation de la hanche, est fort imparfaite.

La luxation proprement dite de la hanche est plutôt exceptionnelle.

Les déformations et les déplacements des extrémités articulaires, qui ne sont pas des luxations, mais qui n'entraînent pas moins des conséquences orthopédiques de grande importance, sont au contraire d'observation commune.

L'anatomie pathologique nous apprend que la luxation de la hanche dans la coxalgie, observée surtout chez le jeune enfant, consiste dans un déplacement de la tête fémorale. Cette tête non détruite sort du cotyle et se fixe sur le sourcil cotyloïdien ulcéré ou s'élève plus haut dans la fosse iliaque.

A côté de la luxation, l'ulcération profonde soit de la tête fémorale, soit du cotyle, entraîne un déplacement important, autre que la luxation.

La destruction large ou totale même de la tête permet déjà l'élévation du fémur.

L'agrandissement du cotyle en haut, associé avec l'hyperostose du sourcil, favorise aussi la même ascension du fémur.

Il arrive fréquemment que la tête partiellement détruite, contenue dans ce cotyle agrandi, subisse un déplacement notable en haut sans dislocation articulaire, sans luxation.

La clinique permet le plus souvent de distinguer les variétés de lésions révélées par l'anatomie pathologique.

LUXATIONS ILIAQUES DE LA HANCHE.

La luxation pathologique de la hanche, caractérisée, comme on vient de le dire, par l'issue de la tête hors du cotyle, qu'elle soit située au niveau du sourcil ou plus haut dans la fosse iliaque, peut, en général, être reconnue cliniquement.

Il convient de faire abstraction des cas dans lesquels la fesse est soulevée par un gonflement volumineux, cachant le squelette à tout examen.

Lorsque la tête du fémur est luxée, en haut et en arrière, on la découvre d'habitude à la palpation, en même temps que le membre inférieur est fixé dans une attitude vicieuse.

Cette attitude est presque toujours la même. La cuisse est constamment en adduction; constammment aussi, elle est plus ou moins fléchie, mais il s'en faut que le sens de la rotation soit toujours le même.

On dit classiquement que le pied est tourné en dedans. L'examen d'un très grand nombre de malades nous montre que l'adduction et la flexion se trouvent associées avec une fréquence à peu près égale à la rotation en dedans, à la rotation en dehors, à la direction normale du pied.

Le degré de l'adduction est variable : en général, elle est très accentuée; plus l'ascension de la tête est considérable, plus ainsi le genou est porté en dedans.

La flexion est en rapport avec le siège de la tête luxée; plus la tête est portée en arrière du cotyle, plus la cuisse est fléchie. Inversement, la luxation en haut directement ou en haut et en avant est indiquée par une extension presque complète du membre.

On verra, dans la suite, que les déductions tirées de l'attitude du membre, en ce qui concerne la luxation, ne peuvent être absolument exactes. La cuisse est aussi fléchie, portée en dedans, avec rotation variable, lorsque le fémur s'est élevé dans le cotyle sans luxation proprement dite.

Le déplacement de la tête n'est démontré que par l'exploration directe de l'extrémité supérieure du fémur.

Le premier fait que l'on constate d'habitude est l'ascension du grand trochanter au-dessus de la ligne de Nélaton.

L'examen des deux côtés est utile, surtout à l'observateur peu expérimenté.

On place autant que possible la cuisse du côté sain dans la même adduction et la même flexion que la cuisse du côté malade.

La ligne de Nélaton, tracée de l'épine iliaque antéro-supérieure à la tubérosité ischiatique, passe sensiblement sur le sommet du grand trochanter, à l'état normal.

Du côté malade, le même tracé coupe le grand trochanter sur sa face externe ; le sommet s'élève à 1 centimètre, 1 centimètre et demi, 2 centimètres au-dessus de cette ligne. Rarement l'ascension dépasse 3 centimètres.

Ce signe même, qui démontre que l'extrémité du fémur occupe un niveau anormalement élevé, n'est pas encore une preuve directe de la luxation, puisque la tête peut être déplacée en haut dans le cotyle agrandi.

On doit rechercher directement la position de la tête.

En suivant de bas en haut la face externe du fémur jusqu'à son extrémité supérieure, la main qui explore s'arrête d'elle-même sur la saillie du grand trochanter, au-dessus duquel elle s'enfonce.

Cette première saillie osseuse reconnue, on cherche directement au-dessus, ou bien au-dessus et en arrière, et on sent, à travers les muscles fessiers, le relief arrondi de la tête.

Ajoutons que le relief en dehors du grand trochanter est exagéré. On reviendra sur ce détail.

La réunion de ces deux signes : ascension du grand trochanter et relief exagéré de la tête, est nécessaire et suffisante pour mettre la luxation hors de doute.

Généralement la tête chevauchant sur le sourcil cotyloïdien est peu mobile; le plus souvent même elle paraît assez solidement fixée : luxation incomplète.

Au contraire, avec la luxation plus complète, la tête du fémur est souvent mobile d'avant en arrière sur la fosse iliaque. Sans doute, cette mobilité est souvent très limitée, en raison de la résistance des parties molles, qui sont œdémateuses au cours des complications inflammatoires.

Plus tard, lors de la guérison, la mobilité de la tête déplacée devient évidente et rappelle parfois ce qui se passe dans la luxation congénitale.

Chez certains enfants, dont la coxalgie semble guérie depuis un certain temps, la luxation pathologique de la hanche ressemble à s'y méprendre à une luxation congénitale.

L'adduction de la cuisse peut être modérée ; la flexion et l'extension restent libres dans une étendue assez considérable ; l'abduction est impossible ; mais on peut faire tourner le fémur autour de son axe, soit en dehors, soit en dedans. Pendant que ces derniers mouvements s'exécutent, on constate que la tête fémorale glisse alternativement en arrière et en avant, le grand trochanter restant immobile, tout comme dans la luxation congénitale.

A la lecture des descriptions classiques, on est convaincu que luxation pathologique de la coxalgie et ankylose fibreuse serrée sont deux termes associés. Cette notion est entièrement inexacte.

En effet, avec la luxation incomplète, ascension peu marquée du grand trochanter, relief peu distinct de la tête, les mouvements de la cuisse sont d'habitude limités.

Lorsque, au contraire, on trouve dans la région trochantérienne les caractères de la luxation complète, ascension notable du fémur de 2 centimètres ou plus, saillie évidente, et mobilité antéro-postérieure de la tête fémorale, les mouvements de flexion et d'extension sont conservés dans une notable étendue, 45 à 60°.

Ce caractère de mobilité n'est pas spécial à la coxalgie sèche ; on le retrouve également dans la coxalgie, qui a été compliquée d'abcès et même de fistules.

La conservation des mouvements de la hanche, en particulier de l'extension et de la flexion dans une étendue assez considérable, est un caractère presque constant dans la coxalgie compliquée de luxation. Le degré de la mobilité du membre est en rapport direct avec le degré de la luxation.

LUXATIONS EXCEPTIONNELLES.

Il ne nous paraît pas utile de tracer le tableau de toutes les variétés rares de déplacements de la hanche, énumérées à propos de l'anatomie pathologique d'après notre pratique ou d'après les auteurs.

Quelques-unes méritent néanmoins une mention :

Luxation en avant. — Ce déplacement, qui n'est pas très rare, est toujours associé avec une rotation très accentuée du membre inférieur en dehors. Il nous a semblé même que cette rotation

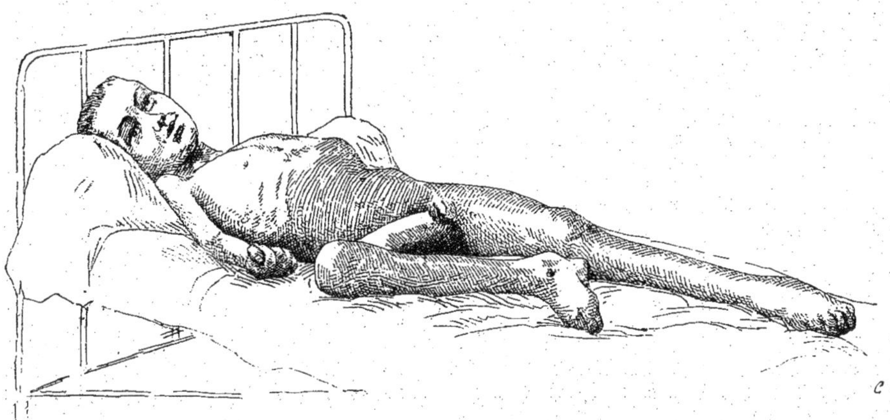

FIG. 129. — *Coxalgie droite.*

Luxation en dedans, dans le trou ovale.

jouait un rôle étiologique. C'est ainsi que l'extension continue, appliquée sans les précautions capables d'empêcher la déviation du pied en dehors, entraîne le plus souvent la rotation du membre en dehors. Si cette attitude défectueuse persiste un certain temps, elle devient définitive; les surfaces articulaires se déforment en s'adaptant à cette position. La correction devient difficile ou même impossible par des manœuvres orthopédiques.

Le membre inférieur, tourné en dehors, est d'habitude en extension.

La tête fémorale forme une saillie dure, facilement appréciable en dehors des vaisseaux, sous le pli de l'aine lui-même.

Luxation dans le trou ovale. — Cette variété est rare, nous n'en avons observé qu'un petit nombre de cas; les malades se trouvaient à la période d'abcès. La hanche était douloureuse et l'état général compromis.

Nous ne saurions dire par quel mécanisme le déplacement s'était effectué. Il s'agissait de coxalgie de forme grave, à marche rapide; à aucune époque le membre ne s'était dévié en adduction avec flexion suivant la marche classique. L'attitude du malade était une exagération de l'abduction de la deuxième période. — La cuisse, en effet, était portée presque directement en dehors, couchée sur le plan du lit, fléchie sur le bassin à angle droit, la jambe elle-même fléchie sur la cuisse.

Le relief de la tête était senti obscurément à travers la masse tuméfiée des adducteurs.

PSEUDARTHROSE INTRACOTYLIENNE.

Cette déformation, décrite précédemment dans ses caractères anatomiques, doit être distinguée cliniquement de la luxation pathologique.

Sans doute, à un examen superficiel, l'attitude vicieuse du membre peut offrir quelque analogie. Mais l'adduction est faible ou nulle. La rotation en dedans fait défaut; d'habitude, le pied est dirigé directement en avant. La flexion aussi est légère.

La différence, qui distingue la pseudarthrose intracotylienne de la luxation incomplète (empiètement) ou complète, est surtout révélée à l'examen de la région trochantérienne. Sans doute, le grand trochanter est surélevé comme dans l'empiètement; il l'est même souvent à un degré marqué, 2 centimètres et davantage. Mais son relief externe est effacé au lieu d'être exagéré, comme dans la luxation. Si on compare la saillie trochantérienne du côté malade avec celle du côté sain, on la trouve manifestement effacée du côté malade.

En l'absence de gonflement inflammatoire, la main qui explore le trochanter sent au-dessus de lui, non pas à distance comme du côté sain, mais presque immédiatement, le plan de l'os iliaque. Cette partie de la fesse paraît aplatie, aussi bien à la vue qu'au toucher.

Avec cette déviation médiocre ou presque nulle du membre inférieur, avec l'ascension et l'effacement du trochanter, on constate une mobilité étendue de la hanche. On imprime et le malade exécute volontairement des mouvements de flexion jusqu'à 45, 60, et 90°. Il s'agit, bien entendu, de coxalgies anciennes, parvenues à la période de guérison; la présence de la douleur et du gonflement inflammatoire s'opposerait à tout mouvement de quelque étendue.

Il ne peut pas être question d'explorer cliniquement la tête fémorale profondément engagée avec une partie du col dans le cotyle approfondi.

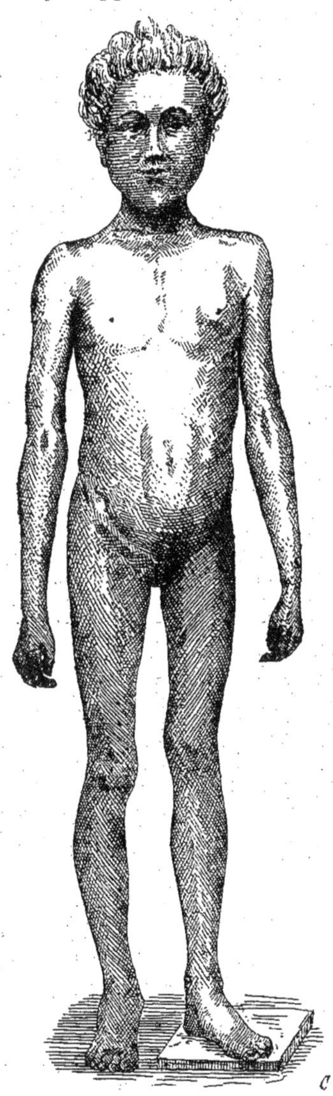

FIG. 130. — *Coxalgie gauche guérie.*

Pseudarthrose intracotylienne. Raccourcissement notable, conservation des mouvements dans une grande étendue. Effacement de la saillie trochantérienne.

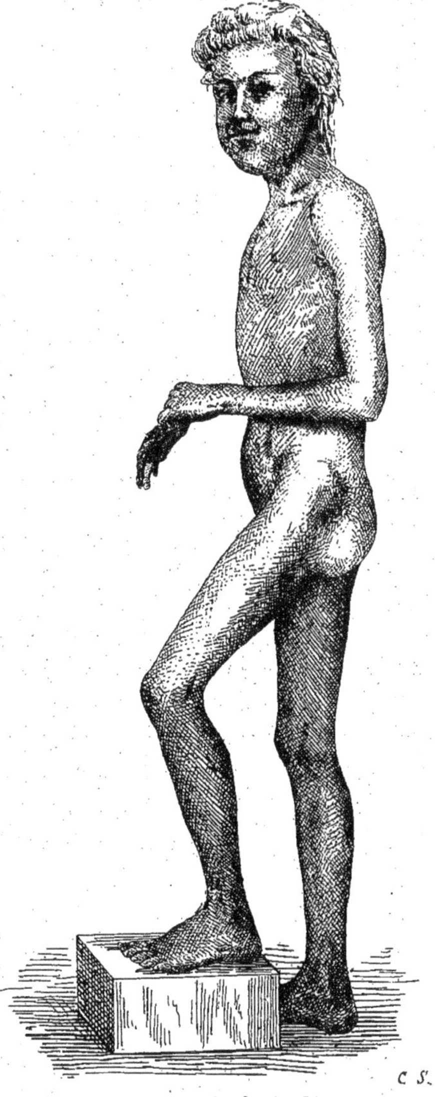

FIG. 131. — Malade de la figure 130.

Membre inférieur coxalgique en demi-flexion.

L'anatomie pathologique et la radiographie nous ont appris qu'il y a un rapport constant entre l'étendue des mouvements, d'une part, et le volume de la tête et du col, d'autre part. La hanche est fixée par une ankylose fibreuse plus ou moins serrée, lorsque la tête fémorale est peu diminuée de volume. Inversement, si la tête est réduite à un mince moignon, généralement elle reste libre dans la cavité large et profonde du cotyle, telle que nous l'avons décrite précédemment (fig. 50, 51 et 52, p. 45, 46, 47).

Dans les deux types précédents : luxation coxo-fémorale d'une part, pseudarthrose intracotylienne d'autre part, nous avons envisagé les cas d'altérations étendues des surfaces osseuses.

Les symptômes correspondants : attitude en adduction et flexion et ascension du grand trochanter y sont eux-mêmes accentués, à ce point que la déformation articulaire est cliniquement évidente.

Il convient, à notre avis, de revenir brièvement sur la différence du tableau clinique de la luxation proprement dite et de l'ascension de la tête fémorale restée dans le cotyle. Le signe distinctif essentiel est tiré de la recherche de la tête. La trouve-t-on sensible, sous la main, au-dessus du grand trochanter lui-même surélevé et anormalement saillant, il y a luxation.

Si, au contraire, le grand trochanter étant encore au-dessus de son niveau normal, on ne perçoit nulle part le relief de la tête déplacée, et qu'en même temps la déviation de la cuisse soit modérée, la saillie trochantérienne diminuée, il y a lieu de penser que la tête ne s'est pas échappée de sa cavité.

Il a été dit plus haut que la saillie du grand trochanter est exagérée dans la luxation, effacée au contraire dans la pseudarthrose intracotylienne. J'ajoute que, chez quelques malades dont le traitement orthopédique avait été régulièrement suivi, j'ai vu une ascension notable du grand trochanter, 2 centimètres et davantage, en même temps que le membre avait conservé une parfaite rectitude sans rotation. La radiographie nous a montré un cotyle énorme muni d'un sourcil très saillant avec une tête fémorale réduite à la moitié de son volume. Le membre conservait des mouvements étendus.

C'est à tort, nous le répétons, que l'on attribue communément l'attitude vicieuse de la troisième période avec ascension du grand trochanter à la seule luxation. La distinction que nous venons d'indiquer et qui n'est pas difficile à faire au lit du malade a été justifiée par l'anatomie pathologique. Elle est confirmée cliniquement par les épreuves radiographiques.

On ne doit confondre ni avec la luxation, ni avec la pseudarthrose intracotylienne les conséquences des altérations superficielles des surfaces.

Dans la coxalgie régulièrement traitée, alors que l'attitude du membre malade est normale, on peut observer une légère ascension trochantérienne, preuve de l'ulcération de la tête et du cotyle. Le fait est fréquent. On ne dit pas qu'il y ait luxation. Nous ne voyons pas davantage la pseudarthrose intracotylienne. Il s'agit, si l'on veut, de l'état indiqué par Lannelongue sous le nom d'empiètement des surfaces.

Avec cette destruction anatomique de peu d'étendue, l'absence du traitement orthopédique conduit souvent à l'attitude vicieuse de la luxation, adduction avec flexion. Mais l'ascension trochantérienne est minime ou fait défaut. C'est en pareil cas que l'on parvient si facilement, avec ou sans le secours de l'anesthésie générale, à rendre au membre une direction convenable.

Raccourcissement du membre malade à la troisième période de la coxalgie. — Examinons un coxalgique à la troisième période dans la station verticale.

Le grand trochanter est surélevé; le membre inférieur malade est fléchi et porté en adduction.

Il se tient de lui-même dans la station hanchée sur le côté sain. Il touche à peine le sol de la pointe du pied malade.

Si l'on engage ce coxalgique à se mettre en station symétrique, c'est-à-dire à se poser à la fois sur les deux jambes, d'une manière égale autant que possible, le pied du côté sain est posé normalement sur sa plante; le pied du côté malade, étendu en équinisme, touche le sol par la pointe, plus exactement par le talon antérieur.

Le bassin est oblique transversalement; la moitié correspondant à la hanche malade est surélevée. On s'en rend compte en déterminant la position relative des deux épines iliaques antéro-supérieures.

La flexion de la cuisse malade est compensée par l'ensellure lombaire.

Si la déformation de la hanche est très accentuée, l'équinisme ne suffit pas à compenser le raccourcissement du membre malade, et le membre sain est légèrement fléchi au niveau du genou.

Si le coxalgique se tient hanché sur le membre malade, en posant sur le sol toute la plante du pied correspondant, il est obligé de fléchir le genou du côté sain.

Que ce même malade marche, le membre coxalgique se porte le

premier en avant, se pose sur le talon antérieur; c'est sur cette extrémité antérieure du pied que se fait la foulée.

Comme le membre malade est mions puissant et peut avoir conservé une sensibilité anormale, l'oscillation du membre sain est précipitée, afin de raccourcir le temps d'appui du côté malade.

Au contraire, l'oscillation du membre malade, au pas suivant, se fait avec lenteur; le point d'appui est plus long sur le membre sain.

Cette analyse rend compte de la claudication.

Pour le moment, l'attention doit être fixée sur la différence de longueur des deux membres, différence compensée totalement ou en partie par l'équinisme. On dit que le membre malade est raccourci.

Nous devons étudier le raccourcissement du membre coxalgique, tel qu'il se présente dans la station et dans la marche; en un mot, envisager le raccourcissement fonctionnel. Nous appelons raccourcissement fonctionnel la différence de niveau entre les deux talons dans la station verticale et dans la marche, la jambe étant étendue sur la cuisse.

Trois éléments y contribuent : nous en connaissons deux, cliniquement :

1° L'ascension du grand trochanter ;

2° L'attitude vicieuse du membre en adduction avec flexion ;

3° Le troisième, déjà étudié à l'anatomie pathologique, peut être vérifié sur le malade; c'est le raccourcissement dystrophique des grands os du membre coxalgique, fémur et tibia.

1° *Ascension du grand trochanter*. — Cette cause de raccourcissement nous est déjà connue.

Elle est liée aux déformations de la tête fémorale et du cotyle, à l'ascension du fémur qui s'ensuit.

On l'apprécie cliniquement en déterminant la ligne ilio-ischiatique de Nélaton et en mesurant l'élévation de la saillie trochantérienne au-dessus de cette ligne.

Il convient, ainsi que nous l'avons déjà dit, de comparer le côté malade avec le côté sain, en mettant autant que possible les deux membres dans la même attitude, en leur donnant tout au moins le même degré d'adduction.

Il est clair que les mouvements de latéralité de la cuisse modifient le niveau du grand trochanter : l'adduction l'abaisse, l'abduction l'élève.

L'élévation du grand trochanter varie, dans les cas habituellement observés, de 1 à 3 centimètres. Elle ne dépasse ce degré que par exception, lorsque la luxation de la hanche est complète, ou bien lorsque le fémur a perdu tout contact direct avec l'os iliaque à la suite de la résorption ulcéreuse de la tête et du col. Elle peut alors atteindre 4 et 5 centimètres.

2° *Adduction et flexion du membre.* — Le coxalgique à la troisième période avec sa hanche fixée en adduction se tient debout, avons-nous dit, sur la plante du pied du côté sain et le talon antérieur du côté malade.

Si, dans cette attitude, on marque les deux épines iliaques antéro-supérieures, on voit que le bassin est surélevé du côté malade.

Il s'ensuit que le membre coxalgique est suspendu au-dessus de son niveau normal d'une hauteur égale à la surélévation du bassin.

Telle est l'analyse du raccourcissement fonctionnel par adduction.

Lorsque le malade se tient hanché sur le membre coxalgique, on peut remarquer que le membre sain trop long est fléchi au niveau du genou. Le bassin est comme précédemment oblique, plus élevé du côté malade. La hanche altérée forme une saillie latérale exagérée, parce que le membre correspondant n'a pas la même direction qu'un membre sain; il est à l'excès oblique en bas et en dedans. Cette inclinaison est compensée par une courbure compensatrice de la colonne lombaire, concave vers le côté malade.

Le rôle de la flexion dans la pathogénie du raccourcissement fonctionnel, moins important que celui de l'adduction, se montre surtout dans la station debout et dans la marche.

Le malade couché, on peut imprimer au membre sain une flexion égale à celle du membre malade; il n'y a plus dès lors de raccourcissement par flexion.

Lorsque le malade est debout et qu'il se tient comme d'habitude sur le membre sain, celui-ci est en extension; la jambe malade, au contraire, est fléchie au niveau de la hanche et au niveau du genou. Le pied gauche se trouve par suite suspendu au-dessus du sol. Il ne s'en rapproche que moyennant la flexion du bassin, flexion qui ne peut être que bilatérale. Le raccourcissement par flexion se trouve alors atténué par la flexion de la hanche saine, comme dans la position couchée.

Dans la marche, le malade passe alternativement par les deux attitudes précédentes. Pendant la foulée sur le côté sain et l'oscillation du côté malade, le bassin se redresse; au pas suivant, foulée sur le côté malade, oscillation du côté sain, la flexion du bassin au contraire s'exagère, d'où une claudication de forme spéciale. Les régions fessières se projettent en arrière pendant la foulée sur le membre coxalgique. Cette saillie disgracieuse s'atténue pendant la foulée sur le membre sain.

3° *Troubles dystrophiques du fémur et du tibia.* — Le troisième élément du raccourcissement dans la coxalgie est moins généralement connu que les deux précédents.

Il arrive souvent qu'on néglige d'en tenir compte. Il peut cependant prendre une notable importance dans la coxalgie ancienne du jeune âge.

C'est un raccourcissement réel. Le tibia et le fémur du membre malade, ralentis dans leur croissance, se trouvent être plus courts que les mêmes os du côté sain, lorsque la coxalgie a dépassé la deuxième ou la troisième année; à plus forte raison lorsqu'elle remonte à une date beaucoup plus reculée, par exemple lorsqu'on examine un sujet adolescent ou adulte, dont la coxalgie est survenue dans la première enfance.

Le raccourcissement dystrophique est facile à mesurer en ce qui concerne le tibia.

Il est commode de mettre les deux genoux en demi-flexion. La gouttière creusée dans cette attitude entre le plateau tibial et la trochlée du fémur fournit en haut un point de repère facile. En bas, la saillie de la malléole interne n'est pas moins évidente. On peut mesurer la distance entre ces deux points à l'aide du mètre ruban ou à l'aide du compas d'épaisseur, du pelvimètre par exemple.

On apprécie beaucoup plus difficilement les différences de longueur entre les deux fémurs : du côté du genou, on trouve aisément un repère exact, mais le grand trochanter est enveloppé d'une épaisse couche de muscles et tendons. Ce revêtement peut être aminci par l'atrophie ou épaissi par l'œdème du côté malade. Il est en tout cas différent d'un côté à l'autre. Il en résulte qu'on peut difficilement déterminer une différence de longueur de quelques millimètres, de 1 centimètre même entre les deux fémurs.

Nous sommes insuffisamment renseigné sur ce point. Nous savons que, pendant la première et même la seconde année de la coxalgie, la croissance en longueur du fémur malade est souvent exagérée à un faible degré. L'examen de pièces anatomiques nous a montré, nombre de fois, que la diaphyse fémorale est plus longue de quelques millimètres du côté de la coxalgie.

Il est improbable que ce léger excès de longueur se maintienne dans la suite après l'extinction du foyer inflammatoire coxo-fémoral. Nous pensons plutôt que la surexcitation ostéogénique s'est limitée à l'épiphyse juxtacoxale et que, au contraire, l'épiphyse opposée a subi l'influence atrophiante, qui s'exerce sur toutes les parties osseuses éloignées de la jointure malade.

Chez plusieurs coxalgiques anciens, offrant une dystrophie considérable du membre, le raccourcissement était aussi évident sur le fémur que sur le tibia : nous avons observé une jeune fille, atteinte d'une coxalgie depuis plusieurs années, avec un raccourcissement dystrophique de 7 centimètres, dont 4 pour le tibia, 3 pour le fémur. Chez un jeune adulte de vingt-trois ans, dont la coxalgie remontait à l'enfance, le raccourcissement spécial du fémur était de 4 centimètres, celui du tibia de 5 centimètres. Ces deux malades n'avaient subi aucune opération.

Un jeune garçon de treize ans, soigné déjà pour sa coxalgie à l'âge de trois ans à l'Hôpital maritime, est revenu récemment à Berck. La coxalgie est guérie et le membre inférieur en bonne direction. L'ascension trochantérienne est de 2 centimètres environ. Le fémur est de 10 centimètres plus court que son congénère. Le raccourcissement du tibia est lui-même de 5 centimètres, ce qui fait au total un raccourcissement de 17 centimètres, dont la presque totalité revient aux dystrophies.

Deux de nos réséqués offraient une dystrophie encore plus extraordinaire : le fémur était raccourci de 7 centimètres chez l'un, de de 5 chez l'autre ; pour le tibia, les chiffres étaient encore plus élevés, 8 et 7 centimètres.

Dans les cas habituels de raccourcissement moindre, le seul raccourcisssment du tibia offre déjà un certain intérêt.

Chez la plupart des malades, la différence de longueur entre les deux membres au-dessous des genoux ne dépasse pas 5 à 10 millimètres. Nous l'avons vu néanmoins un grand nombre de fois atteindre 2 centimètres, 2 centimètres et demi et même jusqu'à 3 centimètres.

Considéré isolément, ce raccourcissement dystrophique n'altérait sans doute pas d'une manière grave l'équilibre entre les deux membres, mais il s'ajoute au raccourcissement par ascension du grand trochanter et au raccourcissement par attitude vicieuse, et, en outre, il offre ce caractère particulier qu'il échappe entièrement à toute action thérapeutique, à toute tentative orthopédique.

L'analyse des causes du raccourcissement est essentielle dans la pratique.

Il est intéressant sans doute de reconnaître le raccourcissement lui-même, de l'apprécier par la mensuration: nous admettons volontiers que les procédés de mensuration en usage de l'épine iliaque antéro-supérieure à l'une des malléoles en donnent une idée approximativement exacte; mais cette constatation brute fournit une notion tout à fait insuffisante au chirurgien.

Supposons que la mensuration classique, dans un cas de coxalgie à la troisième période, avec membre inférieur dévié en adduction avec flexion, accuse un raccourcissement de 6 centimètres par exemple. Quelle conclusion le praticien doit-il en tirer? Au premier abord, on pense, sans doute, qu'il n'y a qu'une indication précise : corriger ce raccourcissement de 6 centimètres. Cette conclusion, qui semble dictée directement par la méthode classique d'appréciation des raccourcissements, est simplement fausse.

Seule, l'analyse des causes du raccourcissement coxalgique enseigne comment et dans quelle mesure l'orthopédie doit intervenir.

Nous sommes impuissants contre le raccourcissement dystrophique. Il ne peut être ni prévenu, ni corrigé. Contre l'ascension trochantérienne, ulcération des surfaces ou luxation proprement dite, le traitement orthopédique exerce une action préventive d'une efficacité non douteuse. Quant aux attitudes vicieuses, elles peuvent être non seulement prévenues par un traitement régulier, mais atténuées plus ou moins largement par des manœuvres de redressement ou par une intervention opératoire.

L'importance relative des trois éléments de raccourcissement, attitude vicieuse, ascension trochantérienne, dystrophie, ne peut être déterminée suivant une règle générale.

Chez un malade dont le membre inférieur coxalgique a conservé une bonne attitude grâce au traitement régulier, il n'est pas question d'attitude vicieuse. Le raccourcissement, s'il en existe, est partagé entre les deux causes : ascension trochantérienne et dystrophie.

A l'époque actuelle, le traitement orthopédique est très souvent, le plus souvent peut-on dire, imparfait, sinon très défectueux. Aussi voit-on habituellement additionnés les trois éléments de notre analyse. Même dans les cas de la pratique journalière, le partage du raccourcissement ne se fait pas entre les trois causes suivant une loi fixe.

L'ascension trochantérienne varie d'habitude de 5 à 30 millimètres. Le raccourcissement par dystrophie est plutôt un peu moindre. L'adduction entraîne beaucoup plus souvent un raccourcissement de 3, 4 et 5 centimètres. Autrement dit, cette dernière cause se réserve la part la plus large.

Mais, nous le répétons, cette règle apparente comporte des exceptions fréquentes. L'ascension trochantérienne peut être observée seule, avec direction normale du membre, sans raccourcissement dystrophique.

Enfin nous venons de citer précédemment des exemples de coxalgiques, chez lesquels la dystrophie avait une telle prédominance, 15 centimètres sur 17 et 18, que les autres éléments semblaient presque négligeables.

Le procédé de mensuration dans la coxalgie, consistant à déterminer, avec le mètre ruban ou autrement, la distance qui s'étend de l'épine iliaque antéro-supérieure à la malléole interne, est aussi défectueux qu'il est classique.

Chez un sujet sain, dont les deux membres peuvent être placés en attitude symétrique, il est déjà d'une application délicate ; il faut de l'habitude et du coup d'œil pour placer les deux membres inférieurs symétriquement.

A la deuxième période de la coxalgie avec abduction et flexion du membre malade, il y a quelque difficulté à donner au membre sain le même degré exact de flexion et d'abduction, condition indispensable.

La symétrie des deux membres dans ce cas n'est d'habitude qu'approximative, et le résultat de la mensuration, par suite, douteux.

A la troisième période de la coxalgie avec adduction et flexion, il devient impossible de placer les deux membres inférieurs symétriquement. On ne leur donne, en effet, le même degré d'adduction qu'en les plaçant l'un au-devant de l'autre, autrement dit qu'en leur imprimant un degré inégal de flexion. La mensuration dans cet état est illusoire.

Ainsi donc le procédé classique de mensuration ne fournit pas d'habitude, entre les deux membres inférieurs, une comparaison exacte. Admettons néanmoins que cette mensuration approximative satisfait les esprits peu jaloux de l'exactitude.

Le résultat approximatif n'en reste pas moins brut, sans signification utile. Il n'indique pas la différence de longueur entre les deux membres pendant la station et pendant la marche : ce que le chirurgien est intéressé à savoir d'abord. De plus, il ne renseigne en rien sur les causes du raccourcissement ni sur les moyens rationnels à lui opposer à titre soit préventif, soit correctif.

C'est pourquoi nous croyons que la mensuration incertaine dont il s'agit, qu'elle soit ou non classiquement décrite et employée, doit être abandonnée. J'ajoute qu'elle encombre les descriptions d'un tableau obscur et confus. L'esprit des élèves a peine à distinguer la valeur des mots : raccourcissement ou allongement apparent, réel, à la vue, à la mensuration, le raccourcissement à la vue pouvant être un allongement à la mensuration. Cette complication dans les termes reste de même dans la pratique.

L'étude du raccourcissement doit être faite comme je l'ai indiqué, suivant une méthode claire et analytique, rendant compte à la fois de la différence de longueur des deux membres inférieurs et des causes de cette différence.

III

ÉTUDE CLINIQUE DES ABCÈS

Diverticule du foyer tuberculeux de la hanche. Abcès précoces, des premiers mois, souvent annoncés par l'œdème.

Abcès tardifs, après plusieurs années.

Abcès communs, deuxième ou troisième année, souvent précédés pendant plusieurs mois de la douleur : malade pâlit, maigrit, perd l'appétit. Souvent, aucun signe général.

Siège.—Antéro-externe sous le pli de l'aine, à la partie externe, puis sous le tenseur du *fascia lata*. Collection fémorale et iliaque en bissac. Forme plus ou moins allongée. Antéro-interne : partie interne du pli de l'aine, puis dans les adducteurs, battement de l'artère fémorale au-devant des abcès. Fessiers. Au-dessus du trochanter ou derrière. Deviennent souvent antéro-externes. Les abcès antérieurs ne deviennent jamais fessiers. Les abcès fessiers viennent quelquefois d'un abcès pelvien, jamais l'inverse.

Recherche clinique. — Inspection. Saillie au pli de l'aine ou à la fesse. Palpation, frôlement, fluctuation, sert à établir la communication de deux abcès.

État général. — Douleur variable, quelquefois nulle. Tuméfaction diffuse et douloureuse. Amaigrissement, perte de l'appétit. Ces troubles peuvent faire défaut. Fièvre. Dans abcès fermé, plusieurs aspects cliniques plus ou moins graves. La douleur cesse souvent quand apparaît l'abcès. Abcès causé par la marche prématurée. Abcès petit, stationnaire. Résorption rare. Ouverture, fistule.

Multiplication des fistules, plusieurs orifices pour un même trajet, suppuration fistuleuse, fistulette sans symptômes généraux, durée de quelques mois. Fistule grave : fièvre, troubles généraux, cachexie, ostéomyélite consécutive.

L'abcès, second symptôme de la troisième période, est une hernie ou un diverticule du foyer tuberculeux à travers la capsule articulaire.

La perforation de la capsule peut résulter de l'ulcération par les fongosités tuberculeuses, ou bien de la tension du contenu articulaire.

Il s'agit d'une destruction ou perforation physiologique dans le premier cas, d'une action mécanique dans le second cas.

Pratiquement, on ne peut distinguer ces deux origines.

L'abcès n'est observé cliniquement qu'au moment où le diverticule extra-articulaire a pris un développement suffisant pour devenir sensible à l'exploration.

Il survient à une époque très variable, après le début de la coxalgie.

S'il apparaît entre le sixième et le douzième mois, on dit qu'il est précoce.

Si, au contraire, il ne se produit qu'au bout de trois, quatre, dix ans ou même plus tard, on l'appelle tardif.

Entre ces deux périodes extrêmes, c'est-à-dire au cours de la deuxième et de la troisième année, se montrent le plus grand nombre des abcès.

A chacune de ces variétés précoces, tardives ou intermédiaires de l'abcès, se rattache un ensemble de signes spéciaux.

L'abcès précoce appartient à une forme rapide de la coxalgie. La hanche a été sensible dès le début; la claudication est apparue franchement; puis d'autres signes de l'arthrite sont survenus: mouvements douloureux et empâtement péri-articulaire.

Cet empâtement ou œdème, développé autour de la hanche et désigné si improprement sous le nom d'épaississement du grand trochanter, occupe toutes les parties molles et traduit l'activité de la culture bacillaire dans la hanche. Il en représente une réaction de voisinage.

Lorsque cet œdème est déjà apparent, au bout de quelques mois, aux troisième, quatrième, cinquième mois, il indique une forme inflammatoire; la hanche est sensible ou douloureuse, à moins qu'un appareil plâtré ne l'immobilise strictement; les mouvements se trouvent limités et souvent pénibles.

Les malades ainsi affectés sont encore plus exposés à l'apparition de l'abcès avec une immobilisation insuffisante de la hanche malade.

Dans ces conditions, l'abcès peut apparaître dès le sixième, huitième ou dixième mois, surtout chez les enfants pauvres, dépourvus de soins.

L'abcès mérite d'être appelé tardif, lorsqu'il se développe après que la coxalgie semblait avoir parcouru toutes ses périodes.

Le malade, longuement traité par les appareils ou par le repos, marche librement avec une hanche qui semble guérie. On découvre l'abcès sans signes précurseurs ou après une crise plus ou moins importante de douleur; trois, quatre, cinq, jusqu'à dix ans se sont passés depuis le début de la maladie; on n'attendait plus aucune complication. La coxalgie avait évolué sous une forme entièrement froide.

Les abcès précoces et les abcès tardifs, ces derniers surtout, sont peu fréquents : ils constituent des faits exceptionnels.

Ceux qu'on rencontre communément se forment dans le courant de la deuxième ou de la troisième année.

Chez un certain nombre de malades, aucun signe ne les annonce. Un enfant est couché, soumis à l'extension continue, ou bien il marche avec ou sans un appareil d'immobilisation. On aperçoit l'abcès à l'occasion d'un examen de la hanche.

Fréquemment, il est précédé par la crise de la douleur tardive que nous avons déjà décrite ; nous ne referons pas le tableau de cette douleur, qui survient longtemps après le début de la coxalgie, tantôt au repos, tantôt et plus souvent chez des enfants qui marchent, qui n'est calmée ni par le repos, ni par l'extension continue, que seul apaise le grand appareil plâtré.

Il importe que le chirurgien sache que cette douleur a une signification : elle se rapporte à une poussée inflammatoire terminée fréquemment par l'abcès ; mais celui-ci ne vient pas de suite ; plusieurs semaines, plusieurs mois peuvent passer avant que la collection ne devienne apparente. Il n'en convient pas moins de garder le souvenir de la crise douloureuse ; on doit surveiller le malade, explorer périodiquement la région de la hanche en vue de rechercher l'abcès.

Nous l'avons vu nombre de fois se montrer plus d'une année après la douleur, signe précurseur, chez des malades immobilisés.

Quelle que soit, au point de vue de l'époque d'apparition, la variété d'abcès dont il s'agit, la formation de cet abcès est presque toujours accompagnée par une altération de la santé générale. Le malade maigrit, pâlit et perd l'appétit : c'est le fait commun. On le conçoit, la quantité de résidus tuberculeux et la surface de résorption se sont singulièrement accrues ; la poche de l'abcès a doublé, triplé le foyer articulaire.

L'organisme entier sera atteint par l'intoxication, qui a sa source dans la culture tuberculeuse élargie. Cependant, chez quelques malades, la découverte de l'abcès est encore une surprise à ce point de vue même : ni l'embonpoint ni la mine n'ont été modifiés.

Siège des abcès. — Les abcès se montrent sur trois régions autour de la hanche, qui sont par ordre de fréquence :

1° La partie antéro-externe de la racine de la cuisse. Abcès antéro-externes ;

2° La partie antéro-interne de la racine de la cuisse. Abcès antéro-internes ou de la région des adducteurs ;

3° La région fessière. Abcès fessiers.

1° *Abcès antéro-externes.* — L'abcès antéro-externe peut occuper la partie externe du triangle de Scarpa ; il est souvent situé plus en dehors et forme une tumeur placée directement au-dessous de l'épine iliaque antéro-supérieure.

Tantôt il est sous-jacent à l'arcade fémorale ; tantôt il apparaît plus bas, à deux ou trois travers de doigt au-dessous du pli de l'aine.

En augmentant de volume, il descend vers la partie moyenne de la cuisse, s'étale sous le *fascia lata* épais de la face externe du membre.

Il affecte un grand nombre de variétés de forme.

Au début, c'est une petite tumeur arrondie ou bien allongée en un étroit cylindre du volume et de la forme d'un crayon. Plus tard, la collection devient un ovoïde plus ou moins allongé ou une nappe large et mince, qui parfois descend jusqu'au milieu de la cuisse, par exception jusque vers le genou.

Il reste longtemps sous-aponévrotique ; ce n'est que tardivement qu'il émerge sous la peau, en amincissant le pannicule graisseux et en préparant l'ouverture extérieure.

A l'abcès antéro-externe, se rattache la collection de la fosse iliaque interne.

Le plus souvent un abcès de la fosse iliaque interne coïncide avec une collection occupant la partie antéro-externe de la cuisse.

Plus exactement, une seule poche s'étend à la fois en haut vers le bassin, en bas vers la cuisse. L'étranglement déterminé par le passage de l'arcade fémorale lui imprime une division en bissac. La recherche de la fluctuation met en évidence la communication intermédiaire.

Il arrive parfois néanmoins que la collection iliaque se développe isolément sans prolongement fémoral. Les cas de ce genre sont peu fréquents.

Ces abcès de la fosse iliaque ont pour origine une perforation de la capsule en dehors ou sous la face profonde du psoas, et le diverticule extra-articulaire se développe vers le bassin, au lieu de descendre vers la cuisse.

Les collections antéro-externes, d'une façon générale, communiquent avec leur origine coxale par une perforation capsulaire qui siège, ainsi qu'on l'a dit à propos de l'anatomie pathologique, le plus souvent en dehors du tendon du psoas, quelquefois au-dessus ou en arrière du col du fémur, sous les fessiers ; par exception, à la face interne du col, en dedans du tendon du psoas. C'est dire que le trajet de communication peut être court et direct : perforation antéro-externe ; ou plus long et contourné pour se rendre profondément sur le bord supérieur ou la face postérieure du col fémoral ; ou enfin profond et difficile à suivre, lorsqu'il traverse le plan du pectiné ou des adducteurs pour arriver au bord interne du cotyle.

2° *Abcès antéro-internes.* — L'abcès antéro-interne devient apparent au niveau même du pli de l'aine dans sa partie interne, ou plus bas dans la région des muscles adducteurs.

Au niveau même du pli de l'aine, il forme une collection généralement arrondie ou ovoïde, qui souvent ne tarde pas à devenir superficielle, sans acquérir un notable volume.

Placé plus bas, au niveau de la face antérieure ou du bord interne des adducteurs, il se présente en général avec des dimensions plus larges.

On constate facilement un prolongement profond qui monte de la tumeur superficielle vers le pli de l'aine.

Tous ces abcès antéro-internes proviennent d'une perforation capsulaire prépubienne, répondant à la partie déshabitée du cotyle.

Rappelons qu'ils peuvent former deux bosselures juxtaposées, séparées par un étranglement, et qu'alors même qu'ils offrent une forme ovoïde leur cavité se trouve d'habitude subdivisée par une série de cloisons incomplètes, qui rend leur traitement difficile par les injections modificatrices.

Ce sont surtout les abcès antéro-internes qui remplissent toute la base du triangle de Scarpa, en passant sous le faisceau vasculaire : on sent les battements de l'artère fémorale appliquée au-devant de la collection.

Un certain nombre d'abcès de ce genre, profonds et sous-jacents aux vaisseaux, se rattachent, au contraire, aux abcès antéro-externes, et, en pressant sur leur portion interne, on met en évidence la partie de leur poche qui s'étend vers la face externe de la cuisse, région où l'on pourra facilement les atteindre avec le trocart.

3° *Abcès fessiers.* — Ils forment des tumeurs sensibles au toucher, dès qu'ils ont atteint le volume d'une mandarine, avant même cette dimension, lorsque les plans fessiers et les téguments sont atrophiés.

Ces collections sont le plus souvent voisines du grand trochanter et situées généralement au-dessus de lui, beaucoup moins souvent en arrière.

La partie moyenne ou supérieure de la fesse peut aussi être occupée par ces abcès peu volumineux; le fait est moins fréquent.

Les grosses collections soulèvent la plus grande partie ou la totalité du plan musculaire des fessiers.

Ils restent sur place en amincissant les parties molles qui les recouvrent, cas habituels ; ou bien ils émigrent en avant et sortent au-dessous du bord antérieur du petit fessier, puis se montrent à la partie antéro-externe de la cuisse.

Deux collections peuvent coexister, et on constate cliniquement la présence d'une communication intermédiaire.

En présence de ces deux abcès, fessier et antéro-externe communiquant entre eux, on peut poser cette règle : l'abcès fessier est primitif, l'abcès antéro-externe consécutif ; autrement dit, un abcès fessier émigre assez souvent en avant sous les muscles moyens et petit fessier et se développe ensuite sous le *fascia lata*; la marche inverse de la face antérieure de la cuisse vers la fesse ne s'observe jamais.

Le développement des abcès fessiers en arrière et en bas et leur émergence au-dessous du grand fessier sur la face postérieure de la cuisse sont moins souvent observés.

On rencontre un plus grand nombre d'abcès fessiers, dont la saillie principale soulève la peau en haut et en arrière, près de l'épine iliaque postéro-supérieure.

Il va de soi que toutes ces collections naissent à la suite d'une perforation capsulaire au-dessus ou en arrière du col fémoral.

Une exception peut se présenter : les perforations cotyliennes et les collections intrapelviennes consécutives évoluent parfois vers l'échancrure sciatique; il en résulte plus tard une collection sous-jacente au grand fessier.

Nous avons dit ailleurs qu'en aucun cas un abcès développé d'abord dans la région de la fesse ne pénétrait secondairement dans le bassin par la même échancrure sciatique. Celle-ci est donc parfois une porte de sortie; elle n'est jamais une porte d'entrée.

Recherche clinique des abcès. — En présence d'un malade atteint de coxalgie, on doit penser constamment à l'apparition possible d'un abcès, dès que l'affection a duré quelques mois.

L'abcès n'échappe jamais au chirurgien qui pense à le chercher ; au contraire, l'observateur non prévenu l'ignore très souvent.

On voit la collection et on la sent à la palpation ; on vérifie son existence par la recherche de la fluctuation, qui sert aussi à déterminer son étendue et ses prolongements.

L'inspection de la hanche révèle ou du moins fait soupçonner, dans la plupart des cas, la présence d'une collection même peu volumineuse, chez les malades dont l'embonpoint est peu marqué.

S'il s'agit de la face antérieure de la région, on compare utilement les deux côtés.

C'est le moyen de découvrir le relief anormal, indicateur de l'abcès. Le pli de l'aine est soulevé sur un point : une tuméfaction plus ou moins bien limitée apparaît sur l'un des bords de la cuisse, ou bien occupe le triangle de Scarpa. De même, à la région fessière, dont les parties molles sont atrophiées, la collection forme de bonne heure une saillie plus ou moins nettement visible.

L'expérience nous montre qu'on peut, au premier coup d'œil, apercevoir ou du moins soupçonner l'abcès dans plus de la moitié des cas.

Nous ne parlons pas seulement des grosses collections qui se montrent d'elles-mêmes ; on voit déjà presque toujours un abcès du volume d'une moitié de mandarine.

Cependant l'épaisseur anormale du pannicule adipeux ou l'œdème diffus qui enveloppe la coxalgie à une période inflammatoire dissimule aisément la tumeur localisée de l'abcès.

Un moyen plus précis et plus délicat de découverte des abcès péricoxaux est fourni par la palpation.

En faisant glisser légèrement la main sur la région de la hanche en avant, en dedans, en dehors et en arrière, on perçoit très distinctement, avec un peu d'habitude, le moindre relief anormal qui soulève en un point la masse des parties molles, ou qui seulement augmente localement leur consistance. Presque aucun abcès ne se soustrait à ce procédé très rapide et très simple de recherche. Ce glissement ou frôlement autour de la hanche sert à fixer de suite le point sur lequel on doit confirmer l'existence de la collection par le complément habituel d'examen, je veux dire la fluctuation.

Ce moyen de vérification ne sert pas seulement à démontrer la nature liquide de la tumeur ; on doit aussi en tirer des notions exactes sur l'étendue et les prolongements de la collection. On parvient, à l'aide de la fluctuation, à déterminer la limite précise de la poche dans toutes les directions, soit vers la hanche, soit au contraire en sens inverse, vers la partie moyenne de la cuisse, vers son bord interne, vers la fosse iliaque.

Cette limitation exacte de l'abcès offre un intérêt pratique : elle rend compte de ses dimensions et elle indique ses parties les plus facilement accessibles.

Lorsque deux collections en apparence distinctes siègent à côté l'une de l'autre, ou sur deux points éloignés, la fluctuation est encore le moyen unique capable de mettre en évidence le trajet de communication qui peut les relier.

Ainsi on démontre sans difficulté l'unité d'une collection bilobée dont les poches siègent l'une en dedans, l'autre en dehors des vaisseaux fémoraux ; l'une à la fesse, l'autre en avant ; l'une dans la fosse iliaque, l'autre au-dessous du pli de l'aine.

Dans certains cas, un abcès postérieur, fessier, paraît communiquer avec un abcès antéro-interne à travers l'articulation.

On comprend d'avance de quelle importance peuvent être ces manœuvres dans l'application de la méthode des injections modificatrices.

État général des malades dans la coxalgie compliquée d'abcès fermés. — Les coxalgiques porteurs d'abcès ont souvent éprouvé antérieurement, plusieurs semaines, quelques mois, jusqu'à un an auparavant, une crise douloureuse, vive, difficile à calmer ; un appareil plâtré a pu soulager, mais cette crise est lointaine, en général oubliée. La plupart du temps, la coxalgie, compliquée d'un abcès bien collecté, n'est pas douloureuse ; elle a cessé de l'être.

Font exception les cas dans lesquels un œdème notable de la région de la hanche indique une forme inflammatoire, à marche rapide.

Chez les malades de ce genre, l'abcès est enveloppé dans une zone de tuméfaction diffuse. Il n'est pas rare qu'il se développe simultanément dans deux directions opposées ; un abcès fessier est associé avec un abcès antéro-interne.

Une sensibilité plus ou moins vive de la région accompagne cette forme aiguë, pour ainsi dire, de la tuberculose coxale.

Par contre, l'abcès développé tardivement sans réaction inflammatoire n'est nullement douloureux.

L'influence de l'abcès sur la santé générale n'est pas moins variable.

Quelques malades conservent leur embonpoint, leur bonne mine, leur appétit, tous les attributs d'une bonne santé.

L'apparition de l'abcès et sa découverte sont un sujet de surprise, surtout s'il n'a été précédé à aucune époque par la poussée douloureuse.

Habituellement, c'est plutôt l'aspect du malade qui engage à rechercher la collection. Il a maigri, sa face est d'une pâleur spéciale propre aux suppurants, et on a remarqué qu'il mangeait moins volontiers.

L'état général a subi une atteinte visible.

Les malades qui ne paraissent pas touchés sont surtout ceux dont la coxalgie marche lentement et chez lesquels la complication de l'abcès survient elle-même sans aucun fracas. A peine y a-t-il eu une crise douloureuse ; il s'agit souvent d'un enfant doué d'un certain embompoint qui n'a guère cessé de marcher avec ou sans appareil. La coxalgie affectait une allure peu destructive, peu infectieuse.

L'amaigrissement, la pâleur et la perte de l'appétit sont associés surtout aux abcès volumineux et à marche rapide.

Il semble, en pareil cas, que la collection soit elle-même la source d'un empoisonnement de l'organisme. La résorption de produits indéterminés, contenus dans l'abcès, aurait pour effet de ralentir les principales fonctions nutritives et plus spécialement les fonctions digestives. Ce qui paraît en faveur de cette opinion, c'est, ainsi qu'on le verra dans la suite, l'amélioration de la santé générale, qui accompagne presque toujours le début de la guérison de l'abcès à la suite d'injections modificatrices, par exemple.

De la fièvre dans les cas d'abcès. — Le développement de l'abcès symptomatique de la coxalgie n'est accompagné d'aucune élévation de température.

Cette règle comporte des exceptions. Dans un assez grand nombre de cas, le thermomètre accuse une élévation minime de quelques dixièmes de degré.

Chez quelques malades, au contraire, la fièvre est évidente.

Nous venons d'observer un enfant, âgé de quatorze ans, qui en fournissait un exemple. La coxalgie datait d'environ huit mois ; elle était douloureuse depuis plus de trois mois. Une pleurésie, dont il ne restait pas de trace sensible, avait précédé de quelques mois les débuts de l'affection de la hanche.

Depuis que la coxalgie était douloureuse, la fièvre ne cessait pas. Le thermomètre s'élevait chaque jour à 38°,5, 39° et même au-dessus. Le moindre incident, la moindre fatigue, par exemple, comme une sortie sur une voiture de malade, exaspérait le mouvement fébrile. Un repos absolu le calmait plutôt. Cette fièvre, associée au développement de l'abcès, parut augmenter au moment des premières njections modificatrices. Le jour même de l'injection et les jours suivants, l'ascension thermométrique du soir dépassait 39°.

Il en fut de même après les deux ponctions suivantes, et, dans la suite, c'est-à-dire au bout de trois mois environ de traitement par les injections modificatrices, tout signe de fièvre disparut; le malade, amaigri et affaibli auparavant, se mit à reprendre de l'embonpoint et des forces. Les sorties sur voiture de malade et les promenades à la plage, courtes d'abord, puis prolongées une grande partie du jour, devinrent inoffensives.

En un mot, la fièvre, qui avait commencé avec les signes précurseurs de l'abcès, disparut avant lui.

Un détail à noter : la collection anté-trochantérienne semblait guérie au bout de cinq mois. Dans la suite, après un répit de trois mois, une seconde collection fut découverte en arrière de la cuisse et ne guérit qu'après un traitement de six mois.

Elle ne fut pas compliquée de fièvre.

Il semble qu'on aurait pu déduire de la marche de la fièvre que le premier abcès avait été plus infectieux que le second, survenu plus tard.

Nous ignorons si, dans ce cas, le contenu de la collection était le produit d'associations microbiennes ou du seul bacille tuberculeux, l'analyse n'ayant pas été faite. En tout cas, la guérison fut obtenue régulièrement, comme pour les abcès tuberculeux exempts d'infection secondaire, malgré la gravité de la coxalgie dans ce cas particulier.

Ce fait est exceptionnel par la violence et aussi par la persistance de l'ascension thermométrique.

Chez quelques malades, le développement de l'abcès est annoncé, puis accompagné d'un léger mouvement fébrile : les malades conservent un appétit presque normal au repas de midi ; ils ne mangent pas le soir. Le thermomètre accuse une température normale le matin et une légère ascension le soir de 37°,5 à 38° ou 38°,5. Cette fièvre, qui n'a pas d'autre explication que la coxalgie, persiste pendant plusieurs semaines. L'abcès se montre, puis augmente de volume. Le traitement, par les ponctions, peut exaspérer d'abord le mouvement fébrile.

Dès que l'abcès n'augmente plus de volume, la fièvre a cessé.

En regard des faits précédents, une place appartient aux coxalgies fermées, à marche rapide, se compliquant d'abcès manifestement mixtes. Ces abcès se développent vite autour d'une hanche gonflée par l'œdème; l'appareil fébrile prend une forme menaçante; la température est élevée, 38° le matin, 39° ou 39°,5 le soir; l'amaigrissement et la pâleur spéciale du visage s'accentuent en quelques jours. Le malade prend le facies spécialement anxieux des infections graves. En pareil cas, si l'on fait une ponction d'essai, elle démontre un pus fétide; l'incision et le drainage s'imposent immédiatement.

Les faits qui se rapportent à cette variété sont peu nombreux. Seules la rapidité et la gravité des symptômes cliniques leur donnent une caractéristique.

Chez les malades dont l'abcès fébrile est resté profond et pour lesquels, par suite, il ne peut être question d'infections d'origine externe, on doit encore rechercher si un prolongement pelvien, parvenu au voisinage de l'intestin, n'a pu être une voie d'infection secondaire.

Quant à l'interprétation pathogénique des variétés principales d'abcès fébriles, les uns curables par les ponctions, comme les abcès froids proprement dits, les autres nécessitant l'ouverture, elle ne saurait être fournie que par une étude microbiologique. Il en résulterait sans doute la création d'autant de variétés cliniques que l'on prévoit d'associations microbiennes.

Marche des abcès. — Lorsqu'un abcès a été précédé par une crise douloureuse, il n'apparaît pas immédiatement. La douleur a cessé depuis des semaines et même des mois, dans la plupart des cas, lorsqu'on découvre la collection. On doit soumettre à des examens périodiques la coxalgie qui a passé par la phase douloureuse (douleur tardive).

Chez bon nombre de malades, dont l'affection est lente et froide, l'abcès peut survenir sans avoir été annoncé par aucun incident notable.

La crise douloureuse a manqué entièrement, ou bien s'est montrée sous une forme atténuée, à ce point qu'elle a laissé à peine un souvenir.

Il arrive fréquemment que, dans la coxalgie soumise à un traitement rationnel, nous voulons dire astreinte au repos dans l'attitude couchée avec extension continue ou appareil orthopédique, l'abcès se produise lorsque la marche est autorisée. Quelques semaines, quelques mois de travail régulier, imposé à la hanche, font apparaître à l'extérieur ou simplement augmentent des produits tuberculeux qui étaient restés peu abondants et sans symptômes pendant la période de repos.

En un mot, l'abcès peut être annoncé par la douleur ; on le prévoit, c'est une raison suffisante de surveiller le malade.

D'autres fois, il se montre d'une manière inattendue, sans signes précurseurs. Mais on doit toujours considérer l'abcès comme possible, et tout coxalgique dont l'affection n'est pas assez ancienne pour que le mot guérison soit prononcé (quatre, cinq, six ans) doit être surveillé au moins de loin en loin, seul moyen d'éviter une surprise.

Cette surveillance médicale est plus spécialement nécessaire lorsque l'on modifie les conditions mécaniques du traitement, en particulier lorsque l'on permet ou que l'on augmente la marche.

La formation de l'abcès est d'habitude assez rapide : entre deux examens, à quelques semaines d'intervalle, il peut devenir évident.

Une première fois, on ne découvre aucune tuméfaction ; un mois plus tard, l'abcès a le volume d'une mandarine.

Son développement est beaucoup plus lent dans nombre de cas de coxalgie ancienne, troisième et quatrième années. Si l'on suit le malade, on découvre une petite tumeur arrondie du volume d'une noisette, ou allongée avec les dimensions et la forme d'un petit doigt, d'un crayon.

Si le traitement comporte un repos absolu, la petite collection peut conserver longtemps le même volume, ou elle augmente avec une excessive lenteur ; quelques mois se passent avant qu'elle ne soit facilement accessible au trocart. Avec un enfant qui marche, l'accroissement de l'abcès est plus rapide.

De la résorption des abcès. — L'abcès, une fois collecté, est presque toujours le sujet d'une même question : Quelle sera sa marche ultérieure ? Doit-il se résorber ou bien augmenter de volume, et finalement s'ouvrir ?

Chez un enfant dont la santé générale est excellente, qui peut être soumis à un traitement orthopédique régulier et à une hygiène favorable, un abcès de petit volume peut se résorber. Tous les auteurs en rapportent des exemples, surtout les chirurgiens d'une époque antérieure à la nôtre, pour lesquels tout traitement actif des abcès tuberculeux d'origine articulaire était, à juste titre, considéré comme dangereux. On s'en préocupe moins aujourd'hui avec la ressource si efficace des injections modificatrices.

Nous avons néanmoins assisté aussi à la disparition de quelques petits abcès dans la coxalgie.

Il s'agissait d'enfants appartenant à la clientèle privée.

Les conditions, toujours un peu imparfaites, du traitement hospitalier, permettent encore plus rarement d'observer cette guérison spontanée.

Nous pourrions citer tel enfant de la ville arrivé à la mer avec un abcès antérieur du volume du petit doigt ; soumis au repos dans l'attitude couchée, promené convenablement sur la voiture de malade au grand air sur la plage, l'abcès avait disparu au bout de six mois.

Chez tel autre, le même succès du traitement hygiénique semblait obtenu. Après deux ans de repos, la marche a été autorisée avec un appareil. L'enfant avait quitté Berck pour les îles anglaises de la Manche, où il se trouvait dans d'excellentes conditions ; il nous est revenu au bout de six mois avec un abcès du volume du pouce sur le point même où un début d'abcès avait été observé trois ans plus tôt ; c'est, selon toute vraisemblance, la même collection ; elle avait diminué au repos et semblait disparue. Le malade a marché, elle s'est reproduite.

Avec un abcès de quelque volume (mandarine, orange ou davantage), on peut soutenir que la résorption est possible ; des exemples en ont pu être rapportés. Ce sont des observations tout à fait exceptionnelles.

Parvenu à ce développement et, à plus forte raison, ayant acquis un volume plus considérable, l'abcès tend à augmenter, devient superficiel et finit par s'ouvrir.

De l'ouverture des abcès et des fistules. — Le mécanisme de l'ouverture d'un abcès de la coxalgie est bien connu et n'a rien de spécial. Il devient superficiel, traverse l'aponévrose, soulève la peau et l'amincit, puis l'ulcère.

L'abcès antéro-externe s'allonge souvent de haut en bas et descend en avant ou en dehors de la cuisse, plus rarement le long de la gouttière musculaire des vaisseaux fémoraux.

Habituellement, c'est son extrémité inférieure qui traverse l'aponévrose et vient s'ouvrir à la peau. Ce détail de pratique est frappant. Son explication doit être tout anatomique. Le *fascia lata*, très épais vers la racine de la cuisse, se laisse sans doute plus facilement perforer vers la partie moyenne de la même région.

Les abcès antéro-internes s'ouvrent très souvent au niveau même du pli de l'aine, vers sa partie interne, ou bien au niveau du pli génito-crural ; mais, s'ils descendent plus bas dans les intervalles des muscles adducteurs, leur ouverture a lieu aussi au niveau de ces poches descendant à la partie antéro-interne de la cuisse.

Les abcès fessiers, qui diffusent souvent en avant ou en arrière, comme on l'a vu, s'ouvrent au niveau même de la fesse, soit au voisinage du grand trochanter, soit plus souvent à quelque distance, sur la partie moyenne de la région.

Nous avons déjà signalé un siège d'élection de cette ouverture des abcès fessiers en haut et en arrière, dans le voisinage de l'épine iliaque postéro-supérieure.

Il arrive souvent que plusieurs ouvertures fistuleuses se forment successivement le long d'un même trajet. Un premier orifice s'est fait à l'extrémité de l'abcès antéro-externe, vers le milieu de la cuisse. Plus tard, il se rétrécit; le trajet se dilate plus haut; un second orifice s'établit plus voisin de la hanche: parfois un troisième, un quatrième orifice se font successivement, avec la même tendance à se rapprocher du point de départ; les premiers orifices fistuleux sont les plus éloignés de l'articulation; les autres s'en rapprochent progressivement; nous avons un grand nombre de fois observé cette disposition. Dans les autres régions, antéro-interne ou fessière, la multiplication des orifices le long d'un même trajet n'est pas moins fréquente, mais elle ne nous a pas paru affecter un ordre aussi régulier.

Chez certains malades, le nombre des fistules peut aller jusqu'à cinq ou six; nous en avons observé jusqu'à dix, douze et même davantage occupant tout le pourtour de la hanche.

Ces nombreux orifices se rapportaient à un, deux, au plus trois trajets profonds, ayant leur point de départ distinct à la hanche; autrement dit, deux, trois, quatre orifices appartenaient au même trajet. Il importe de bien connaître ce fait dans la pratique, on ne sera pas tenté de chercher à chaque orifice fistuleux un chemin distinct vers la hanche.

De la suppuration fistuleuse. — La suppuration, qui suit l'ouverture d'un abcès dans la coxalgie, a une marche et entraîne des conséquences variables d'un cas à l'autre.

Chez un certain nombre de malades, la santé générale est à peine troublée, et la guérison s'effectue spontanément.

Plus souvent, le tableau de la suppuration se présente sous une forme, au contraire, grave; la santé générale périclite, et, sauf intervention curative, le malade meurt.

Entre ces deux extrêmes, se placent les suppurations interminables, laissant vivre les malades ou compromettant à la longue la santé générale, altérant les viscères et, finalement, menaçant la vie.

On ne saurait d'avance prévoir les suites de la fistulisation d'un abcès.

Dans la catégorie des cas bénins, se placent plus spécialement les enfants jeunes de dix-huit mois à quatre ou cinq ans, chez lesquels la coxalgie, localisation bacillaire unique, évolue avec une certaine lenteur.

Après l'évacuation du contenu de l'abcès, l'écoulement se borne à quelques gouttes de liquide séreux chaque jour, sans fièvre, sans amaigrissement; en un mot, la santé générale n'est point altérée passagèrement par une infection assez notable pour entraîner une élévation de température, et aucune répercussion des accidents locaux ne retentit sur les principales fonctions organiques, spécialement sur la digestion. Le coxalgique, avec son abcès ouvert, garde les attributs généraux d'une santé normale.

La suppuration, minime en quantité, se prolonge longtemps, de deux mois à un an, ou un peu plus.

Pendant cette période, la fistule a pu se rétrécir, un abcès secondaire se former dans le trajet, et un deuxième orifice s'ouvrir plus près de la hanche. Mais aucun abcès nouveau ne part de la jointure dans une direction nouvelle; le trajet établi en premier lieu reste unique; l'activité du foyer tuberculeux est lente; l'infection secondaire par le trajet ouvert est, cliniquement, insignifiante ou nulle.

Après une période fistuleuse d'un certain nombre de mois, la cicatrisation s'effectue lentement, le suintement tarit, l'orifice se couvre de croûtes qui finissent par tomber.

Cette guérison apparente peut, une première fois, n'être pas définitive.

Après un répit, une collection se forme de nouveau sous la cicatrice, et une ouverture se rétablit pour une nouvelle période.

Nous avons toujours sous les yeux un certain nombre de coxalgiques qui ont guéri spontanément de leur abcès fistulisé, sans incidents plus graves.

A cette forme bénigne de coxalgie fistuleuse, on peut opposer la suppuration abondante, fétide et fébrile, beaucoup plus fréquente et suivie des plus graves conséquences.

A peine l'abcès est-il ouvert que la température s'élève et se maintient avec les caractères habituels, propres à la septicémie chronique: abaissement le matin au voisinage de la normale, exaspération le soir entre 38°,5 et 40°.

Localement, la suppuration est abondante; le pus, d'aspect variable, devient souvent fétide malgré des pansements faits avec rigueur.

A un premier trajet s'en ajoute un deuxième, sur un autre côté de l'articulation, puis même un troisième.

Des abcès à caractères chauds apparaissent autour de la hanche; en avant, dans le triangle de Scarpa; en dedans, sur la masse des muscles adducteurs; dans la région fessière.

A chacun de ces incidents nouveaux, la région est endolorie et la fièvre augmente au bout d'un certain temps. Cinq ou six fistules ou davantage sont disséminées autour de la région de la hanche. Nous en avons vu jusqu'à douze et quinze, chez des enfants dont la coxalgie avait été abandonnée sans traitement à sa marche naturelle.

Si la fièvre persiste sans rémissions complètes, la santé générale ne tarde pas à être atteinte. A la perte de l'appétit, qui date de la fistulisation, s'ajoutent l'amaigrissement, la pâleur si caractéristique des suppurants; plus tard, la perte des forces et le tableau de la cachexie: albuminurie, diarrhée, dégénérescences viscérales, plus spécialement du foie et des reins.

Sans entraîner ces suites fatales, la suppuration fistuleuse, se prolonge souvent d'une manière indéfinie avec des incidents périodiquement renouvelés.

Une ou plusieurs fistules s'établissent pour une longue période; la suppuration, très abondante et associée à une réaction fébrile pendant plusieurs mois, finit par diminuer sous l'influence de conditions hygiéniques favorables avec ou sans traitement local.

Chez bon nombre de coxalgiques, la suppuration ne s'arrête jamais ; un ou plusieurs orifices peuvent se fermer, d'autres se maintiennent, et, de temps à autre, un nouvel abcès se forme. Nous connaissons des malades dont la hanche est restée fistuleuse pendant dix ou vingt ans.

Chez d'autres, une période de guérison apparente de quelques mois, de quelques années, a été suivie du rétablissement des fistules.

Nous avons dit ailleurs qu'une complication anatomique, l'ostéomyélite secondaire du fémur et surtout de l'os iliaque, liée à l'infection pyogène de forme grave, rendait la suppuration incurable. Cette ostéomyélite se traduit, chez beaucoup de coxalgiques, par un gonflement dur de la racine de la cuisse et surtout de la fosse iliaque externe. Les parties molles de la région prennent une consistance dure, lardacée, qui masque les surfaces osseuses. Cependant l'épaississement propre de l'aile iliaque est évident, si l'on compare le côté sain avec le côté malade.

L'ilium du côté de la coxalgie paraît et se trouve réellement doublé d'épaisseur.

Lorsque ce caractère physique est établi, l'incurabilité des fistules ne peut faire un sujet de doute.

Cette suppuration sans fin est compatible avec la vie chez quelques malades que l'on voit survivre un grand nombre d'années, en passant par des périodes d'accalmie (écoulement non douloureux), et des complications inflammatoires, douloureuses, dues au rétrécissement d'un trajet, à la rétention qui s'ensuit, à la formation d'abcès profonds ou de trajets nouveaux vers une autre région de la peau.

La multiplication ou la gravité éventuelle de ces poussées périodiques en vient souvent à menacer la vie par dégénérescence viscérale.

IV

DURÉE ET MARCHE

Durée. — Longue durée. Durée moyenne : trois à cinq ans. Cas de coxalgie avortée discutables.

Impossibilité de prévoir la marche dès le début.

Marche et pronostic. — Formes lentes, début lent, accalmie par le repos. Formes rapides, début aigu, douloureux.

Formes lentes à marche bénigne avec conservation de la forme et des fonctions de la hanche. Peu de symptômes, soit au début, soit plus tard. Mouvements conservés en partie ou en totalité. Ces cas sont fréquents, observés et soignés dès le début. Longue durée, deux, trois ans et plus. Faute de traitement, transformation fréquente en forme aggravante.

Forme lente, à marche aggravante, souvent liée à la défectuosité du traitement.

Forme à marche rapide. Début rapide, aggravation rapide des symptômes.

Distinction entre ces trois formes.

Date de l'apparition des abcès au cours de la coxalgie ; forme lente à marche bénigne : deux cas. Forme lente à marche aggravante. Forme à marche rapide.

Circonstances pouvant modifier la marche. Hérédité tuberculeuse (terrain). Multiplicité des foyers tuberculeux chez le même malade. Age (enfants, adultes).

La coxalgie, comme toutes les tuberculoses ostéo-articulaires, est une affection de longue durée.

Je ne crois pas avoir observé un seul cas de guérison en moins de deux ans. Cette durée minima n'appartient qu'à un fort petit nombre de malades ; elle est une exception rare ; dans la pratique, la guérison au bout de deux ans ne doit être admise qu'avec d'expresses réserves. On doit la protéger longtemps dans la suite à l'aide de précautions convenables, repos, hygiène. La coxalgie dans sa forme habituelle de gravité moyenne se prolonge de trois à cinq ans.

Les abcès et leurs conséquences, spécialement la suppuration fistuleuse, peuvent augmenter indéfiniment la durée jusqu'à huit, dix ans. Les fistules se maintiennent parfois beaucoup plus longtemps, jusque dans l'âge adulte, toute la vie.

Les exemples de ces coxalgies fistuleuses, à la fois incurables et compatibles avec la vie, sont peu nombreux.

Une question peut être posée : la tuberculose articulaire peut-elle avorter, ou bien parcourt-elle fatalement toute son évolution ?

Je ne connais pas d'exemple de coxalgie qui, après quelques semaines ou quelques mois, se soit éteinte sans danger de retour.

Si quelques malades ont paru guéris, c'est-à-dire ont été exempts de toute douleur en conservant une grande étendue de mouvements et l'intégrité des surfaces articulaires, nous n'avons vu cet état transformé en résultat définitif qu'après un traitement qui a dépassé deux ans et plus souvent deux ans et demi et trois ans. Inversement, la reprise hâtive du travail articulaire expose à ce qu'on appelle improprement la rechute. Ce n'est pas d'une rechute qu'il s'agit; on doit dire : retour des accidents, aggravation de la maladie plus ou moins latente, non guérie. Ce point est vérifié à chaque instant dans la pratique.

Tout malade, dont les symptômes articulaires ont été calmés, ou même semblent disparus à un examen superficiel, reprend le cours classique de la maladie, dès qu'il cesse les précautions grâce auxquelles il avait paru guéri.

Un enfant est couché deux ou trois mois; son état semble si amélioré qu'on le dit guéri. Il se remet à marcher, les signes reviennent. L'enfant s'arrête de nouveau, nouvelle accalmie et nouvelle reprise de la marche, suivies de rechute. Ces erreurs dans la direction des malades sont de tous les jours. Elles entraînent d'une manière si régulière l'aggravation de la maladie qu'elles constituent à elles seules un véritable enseignement. Elles montrent que jamais la coxalgie ne s'arrête en quelques semaines, ni en quelques mois. Elle dure deux ans, rare exception; trois, quatre et six ans, terme habituel.

Quelle que soit la durée de la coxalgie, la destruction qu'elle entraîne peut varier infiniment, depuis la conservation intégrale de la forme et des fonctions de la hanche jusqu'à la perte complète des surfaces articulaires avec ou sans déplacement notable; depuis l'absence de tout épanchement jusqu'à la suppuration multifistuleuse la plus grave.

De plus, les formes bénignes, pas plus que les formes graves, ne peuvent être distinguées de bonne heure. La maladie affecte souvent une allure bénigne, la première année, et ne s'en complique pas moins plus tard des suites les plus désastreuses : déformations articulaires et suppuration.

Chaque jour, nous avons sous les yeux des coxalgiques dont le traitement a été négligé pendant des mois, impunément, semblait-il;

puis sont venus la poussée de douleurs violentes et l'abcès. Ces accidents graves, succédant à une longue période de début qui semblait bénigne, s'observent aussi chez des enfants soumis à un traitement régulier.

Au contraire, j'ai vu quelquefois une coxalgie qui paraissait grave, qui se compliquait d'abcès volumineux, d'abcès précoces même, se terminer d'une manière si heureuse que la hanche conservait ses fonctions.

La coxalgie s'aggrave souvent sous les yeux et malgré les soins les plus attentifs du chirurgien expérimenté. C'est que la tuberculose, en effet, subit, au cours de son évolution, des poussées fatales en quelque sorte, dont aucune circonstance déterminée ne semble responsable et qui sont inhérentes à la qualité du virus ou à celle du terrain.

La coxalgie, pas plus que la tuberculose pulmonaire, ne suit une marche régulière, dont on puisse avec quelque sûreté prévoir et prédire les phases successives.

Elle peut évoluer entièrement sans destruction, sans incident, exception rare; les accidents, appelés à tort complications, destructions graves, abcès, surviennent à des périodes variables et dans les circonstances les plus diverses de terrain, de milieu et de traitement.

Dès son début, on doit distinguer deux variétés de coxalgie, dont chacune offrira des nuances en nombre indéfini : variété lente, variété rapide.

La coxalgie lente à son début est celle qui répond à la description classique. Les premiers signes sont légers et indécis : claudication à peine sensible, fatigue inusitée. Signes que le repos suffit à effacer une fois et souvent plusieurs fois de suite.

Dans sa forme rapide, le diagnostic est vite posé; la boiterie est évidente, la douleur du genou se montre et se maintient. En couchant le malade, on n'obtient qu'une accalmie des symptômes. Ils restent évidents à un examen superficiel.

A la forme rapide se rattache le début par des accidents aigus, qui en imposent pour une arthrite rhumatismale ou une ostéomyélite infectieuse. Tout d'un coup, sans phénomènes précurseurs, la douleur de la hanche éclate avec les contractures musculaires; le malade est dans le même état d'angoisse et d'appréhension de tout examen que nous avons esquissé dans le tableau de la douleur tardive des coxalgiques.

1° *Forme lente à marche bénigne avec conservation de la forme et des fonctions de la hanche.* — La coxalgie, qui a commencé lentement, peut continuer à évoluer avec la même lenteur.

Nous avons dit que la coxalgie n'avorte pas, ce qui voulait dire que la tuberculose ne s'éteint pas prématurément en quelques semaines ou en quelques mois ; que, si elle reste latente, elle est néanmoins susceptible de réveil, avec les circonstances favorables à son aggravation.

Cette notion fondamentale n'est point en désacord avec ce fait qu'un certain nombre de coxalgies à début lent, soumises au traitement rationnel par le repos, sont et restent, à toutes leurs phases, de forme essentiellement bénigne.

Physiologiquement, elles ne donnent lieu qu'à des symptômes très légers : absence de douleurs, à peine un peu de sensibilité à la pression, gonflement nul ou insignifiant, limitation peu accentuée des mouvements. L'atrophie musculaire peut être ou médiocre, ou plus souvent très marquée. Ce même tableau de signes, propres au début, persiste ; on le retrouve au bout de six mois, d'un an, de deux ans, pendant toute la durée du traitement.

Les malades de ce groupe guérissent en reprenant l'intégralité de leurs fonctions.

Anatomiquement, cette forme de coxalgie n'entraîne pas la destruction des cartilages ; tout au plus sont-ils amincis. Les surfaces articulaires conservent leurs formes et leurs rapports. Les mouvements, bridés par la défense musculaire et puis par l'inertie prolongée des muscles et l'empâtement léger des parties molles à la suite d'un long repos, reprennent plus tard leur étendue normale après la guérison.

Nous ne saurions dire quelle est la proportion de cette forme atténuée de la tuberculose coxale, ou plutôt qu'elle devrait être cette proportion.

Parmi le grand nombre de coxalgiques traités à Berck, très peu arrivent à la période initiale. La plupart viennent à la seconde période, plus souvent encore avec l'abcès et l'ascension trochantérienne.

Nous voudrions pouvoir établir une statistique exclusivement avec les cas soumis, dès l'apparition des premiers symptômes, au traitement rationnel, mécanique et hygiénique.

Dans la pratique actuelle, ce privilège de bénéficier de tous les avantages du traitement n'est réservé qu'à un très petit nombre, principalement à cause de l'incertitude prolongée du diagnostic, et surtout du défaut de résolution pour imposer, d'emblée et

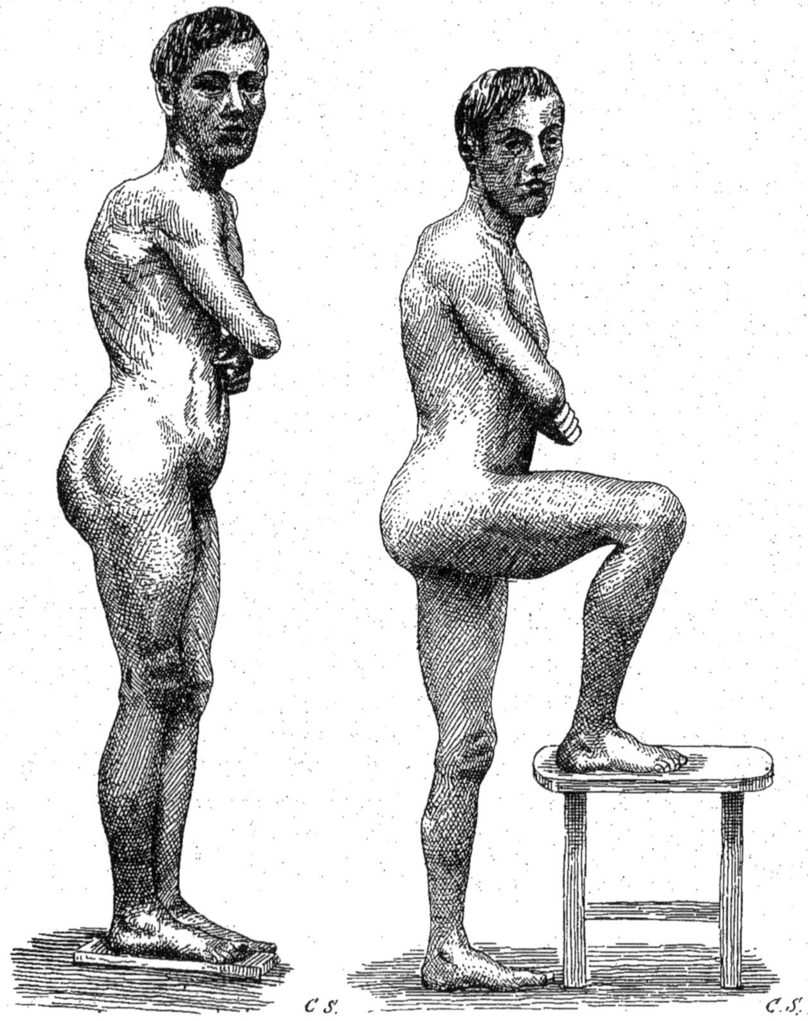

Fig. 132. — *Coxalgie droite.*

Guérie avec une ascension trochantérienne peu accentuée et conservation des mouvements dans une très grande étendue. Raccourcissement de 2 centimètres. L'ascension trochantérienne et le raccourcissement excluent la conservation intégrale des mouvements. Ce cas est remarquable par la conservation des mouvements (Voy. fig. 133).

Fig. 133. — *Coxalgie droite.* Malade de la figure 132.

Membre inférieur en position fléchie.

pour un temps suffisant, toutes les mesures du traitement.

Restreinte à ces limites étroites, la statistique de la coxalgie nous apparaît singulièrement améliorée, quant à la marche et à la terminaison.

Un quart pour le moins de ces coxalgies ont guéri en recouvrant intégralement les fonctions de la hanche.

Nous avons l'habitude de dire de ces malades qu'ils traversent les périodes de la coxalgie en conservant les signes du début.

Malgré le peu de gravité apparente de la maladie, il faut maintenir le traitement pendant une période de deux à trois ans.

Si beaucoup de coxalgies légères, ayant conservé longtemps un aspect bénin, s'aggravent dans la suite, on ne peut, dans nombre de cas, en accuser d'autres circonstances que l'interruption du traitement. On fait travailler une hanche non déformée et non guérie. Les cartilages ramollis se détruisent ; la coxalgie perd, à partir de ce moment, toute espèce de chance de guérir sans altérations définitives.

En un mot, certaines tuberculoses de la hanche parcourent toute leur évolution sans effectuer aucune destruction, aucun changement sensible de forme des surfaces articulaires, sans entraîner aucune altération profonde des parties molles. Cette tuberculose bénigne est de longue durée et, dans les conditions défavorables, elle est susceptible de s'aggraver à toutes ses périodes ; au contraire, dans des conditions favorables, elle finit par vieillir et s'éteindre définitivement sans avoir rien détruit.

2° *Forme lente à marche aggravante.* — La coxalgie dont le début a été lent, qui n'a pu être reconnue d'une manière ferme qu'après une hésitation de plusieurs semaines, de deux ou trois mois, par des praticiens n'ayant pas une large expérienee du sujet, prend souvent une marche aggravante ; les malades ont continué de marcher avec des intervalles de repos ; en un mot, le traitement a été incomplet ; plus souvent, la maladie est plutôt abandonnée à elle-même sans aucune précaution. Ce sont là les circonstances habituelles qui peuvent être accusées de l'aggravation.

Cependant, même avec un traitement rigoureux dès le début, la tuberculose coxale affecte une évolution destructive sous nos yeux. Le fait est fréquent.

Aux premiers symptômes de début : limitation des mouvements, claudication légère, douleur du genou, succèdent l'attitude vicieuse, liée aux contractures, et un léger gonflement de la région. Les contractures cèdent au repos absolu, soit à l'extension continue, soit mieux à l'appareil plâtré ; mais l'épaississement de la hanche persiste pendant de longs mois. Cet œdème est le signe extérieur d'une culture active; il est inflammatoire suivant l'ancien langage. A peine est-il besoin de rappeler une fois de plus qu'il n'a rien à faire avec l'augmentation de volume, purement imaginaire, de la région trochantérienne du fémur. L'œdème siège dans les parties molles qui entourent la hanche. Lorsqu'il est assez accentué et qu'il persiste, comme il arrive d'habitude, on ne peut espérer que les surfaces articulaires resteront intactes.

Le plus souvent, néanmoins, elles peuvent sembler l'être, durant les trois, quatre, six premiers mois, un peu plus longtemps même parfois. Puis, à une certaine époque, l'intervalle de deux examens, quelques semaines, un à deux mois, suffisent pour imprimer à la hanche une modification de forme évidente. Jusque-là, les mouvements de la hanche, limités, se faisaient néanmoins dans une certaine étendue, d'une manière en apparence normale, sans aucun frottement ni craquement; désormais, ils sont plus limités, même au repos; s'ils ont quelque étendue, on trouve souvent, sous la main appliquée sur le trochanter, des craquements plus ou moins rudes. En y regardant de près, on s'aperçoit que le grand trochanter tend à s'élever au-dessus de son niveau normal. Cet examen fournit des signes suffisants pour soupçonner et, un peu plus tard, pour démontrer l'ulcération compressive.

Deux radiographies faites à trois mois d'intervalle montrent la première une épaisseur normale des cartilages diarthrodiaux; la seconde, l'amincissement évident ou la disparition de ces mêmes cartilages.

Le passage entre la première phase, surfaces conservées, et la seconde phase, surfaces manifestement ulcérées, est plus rapide et plus bruyant, lorsque le malade marche. La hanche est plus douloureuse, plus tuméfiée, les contractures plus violentes. Aucune illusion alors ne peut être conservée : l'ulcération des surfaces est fatale.

Dans cette forme de coxalgie, lente au début, la tuberculose dure longtemps avant d'être, à proprement parler, destructive. Autrement dit, le ramollissement et l'amincissement des cartilages exigent une longue période. C'est alors qu'un repos de quelques semaines, l'application d'un appareil, peuvent apporter un soulagement tel qu'il donne aux personnes inexpérimentées la croyance à une amélioration réelle. On veut croire à la guérison, surtout si la tuméfaction de la hanche est peu sensible. Il n'est pas besoin de dire que ces fausses idées de guérison, d'après lesquelles le traitement est abandonné, concourent le plus souvent à précipiter la marche aggravante de la coxalgie.

A l'époque où l'ascension du grand trochanter est devenue un fait démontré, il est difficile de prévoir à quelles limites s'arrêtera la destruction et quelle forme elle prendra.

S'agit-il de jeunes enfants qui n'ont pas encore acquis les habitudes de propreté, et dont, par suite, la hanche ne peut être convenablement maintenue? On assiste le plus souvent à l'ascension de la tête fémorale sur le sourcil ulcéré. La saillie du grand trochanter, en s'élevant, devient en même temps plus proéminente : c'est le type luxation. La tête quitte réellement le cotyle.

Au contraire, chez un enfant plus âgé, dont la hanche est bien maintenue par un appareil ou par l'extension continue, dans une immobilisation suffisante, avec une abduction légère, l'ascension trochantérienne, souvent peu accentuée, n'est plus associée avec l'exagération du relief externe de la hanche. Autrement dit, le trochanter a remonté, mais se montre à peine plus saillant que du côté sain : signe indiquant que les surfaces ulcérées sont restées en rapport, la tête appliquée sur le haut du cotyle.

Chez les malades qui marchent en liberté, sans appareil, les signes de luxation ou simplement d'ulcération se montrent plus rapidement et plus infailliblement; ils sont plus accentués.

Avec le traitement orthopédique bien dirigé, la rectitude du membre est conservée; en l'absence du traitement, le membre prend une attitude vicieuse en rapport avec le déplacement.

3° *Forme à marche rapide.* — La coxalgie qui survient chez un malade déjà porteur d'autres foyers tuberculeux, de mal de Pott, d'une première coxalgie, d'une tumeur blanche du genou, de ganglions du cou, etc., affecte généralement dès son début une allure rapide. Le diagnostic est évident au premier examen. Les contractures et le gonflement suivent presque immédiatement. La hanche, toujours plus ou moins sensible, est fixée définitivement dans une attitude favorable ou vicieuse selon les soins.

Au bout de quelques semaines, deux ou trois mois au plus, les signes d'ulcération des surfaces apparaissent déjà.

Plus rarement, cette forme se présente dans la coxalgie isolée; on l'observe chez les enfants anémiés.

Après les symptômes de la seconde période classique, qui sont ici des symptômes de début, apparaissent de suite l'ascension trochantérienne et l'abcès.

C'est aussi dans ces formes rapides que l'on est surtout exposé à constater le développement des abcès avec fièvre. Bien qu'il n'y ait rien de fatal dans cette marche aggravante et qu'un temps d'arrêt puisse se produire, permettant de traiter avec succès des abcès d'habitude multiples, on doit s'attendre, au contraire, à échouer. Les ponctions et les injections modificatrices n'empêchent pas la fistulisation. La suppuration qui suit l'ouverture est elle-même abondante, compliquée de fièvre ; on est vite conduit à une intervention opératoire, sans laquelle la coxalgie aurait une terminaison mortelle.

Distinction entre les trois formes de coxalgie. — En envisageant les trois types précédents, nous n'avons en vue que les altérations des surfaces articulaires.

Pendant une assez longue période, quelques mois, il peut être difficile de distinguer pratiquement les deux formes de coxalgies à marche lente. Les mouvements sont, en effet, conservés dans une grande étendue, la douleur nulle ou à peine appréciable. De même le gonflement est bien peu sensible. La maladie s'annonce si peu grave, aux personnes qui n'ont pas l'habitude de l'observer, qu'on est porté tout naturellement à espérer une guérison facile sans précautions rigoureuses.

Cependant la coxalgie lente n'épargne les surfaces articulaires, ne guérit avec restitution des fonctions normales que sous l'influence d'un traitement sévère.

A peine pourrions-nous citer deux ou trois cas de guérison parfaite dans la clientèle hospitalière. Encore reste-t-il un doute parfois sur le diagnostic. Nous avons observé quelques enfants dont la coxalgie s'était terminée si heureusement que les mouvements étaient conservés dans une étendue presque normale ; l'élévation du grand trochanter, peu accentuée, semblait négligeable. Cependant l'image radiographique démontrait une déformation notable des surfaces et une ascension de la tête dépassant un demi-centimètre.

Les malades guéris d'une coxalgie non douteuse, avec conservation complète des mouvements normaux, ont été tous soumis à un traitement rationnel d'une durée suffisante.

Il est difficile de promettre cette guérison complète, hâtivement et de bonne foi.

Les signes de destruction peuvent n'apparaître qu'à la fin de la première année ou dans le cours de la deuxième.

En ce qui nous concerne, nous croyons qu'il n'est permis de se prononcer avec sécurité sur la conservation définitive des surfaces articulaires que vers la fin de la deuxième année.

Si la destruction des surfaces ne s'est pas effectuée au bout de deux ans, elle ne se fera pas.

La même formule ne peut convenir à la fin de la première année; les cartilages, lentement ramollis, plus on moins amincis, se détruisent souvent en quelques semaines, dans l'intervalle de deux appareils, au cours de la deuxième année.

On conçoit qu'aucune faute ne soit plus dangereuse, au point de vue où nous nous plaçons, que celle qui consiste à faire marcher des enfants dont les cartilages sont encore conservés, mais ramollis. Le résultat ne se fait pas attendre; les surfaces osseuses se dénudent rapidement, et l'ascension du grand trochanter ne tarde pas être évidente.

La forme rapide de la coxalgie diffère de la forme lente, en ce que tout espoir de conservation de la jointure est déjà perdu au bout de quelques semaines.

La douleur, les contractures et surtout la tuméfaction hâtive, associée avec des conditions générales de nature défavorable, font prévoir, à bref délai, une destruction profonde des surfaces.

De l'abcès au cours de la coxalgie. — L'abcès, dont l'histoire clinique a déjà été tracée, survient à toutes les périodes après le début et, pourrait-on dire, dans toutes les formes, lentes ou rapides, destructives ou non destructives.

Nous avons observé quelques cas de coxalgie dont la guérison s'est faite avec conservation parfaite des fonctions et de la forme de la jointure. Pourtant un abcès s'est produit dans le cours de la deuxième année; nous pouvons en citer deux.

En 1899, un enfant de trois ans est envoyé à Berck par M. Jalaguier pour une coxalgie gauche.

Un mois après le début de la coxalgie, un volumineux abcès se montre au-devant et en dehors de la cuisse; il est traité par les ponctions et les injections modificatrices. A la suite de l'une de ces ponctions, la collection s'ouvre par le trajet du trocart; la fistule temporaire, qui permet d'évacuer à plusieurs reprises tous les trois, quatre, cinq jours une quantité considérable de pus et de fongosités, persiste environ un mois, puis se ferme définitivement. La hanche est maintenue constamment dans un appareil plâtré. Six mois après la guérison de l'abcès, les mouvements de la hanche reprennent une étendue considérable, presque normale.

Depuis plus de quatre ans, l'enfant marche sans aucune claudication; les mouvements sont normaux en étendue; la radiographie montre un épaississement sensible du col fémoral du côté malade. Une légère atrophie du membre a persisté.

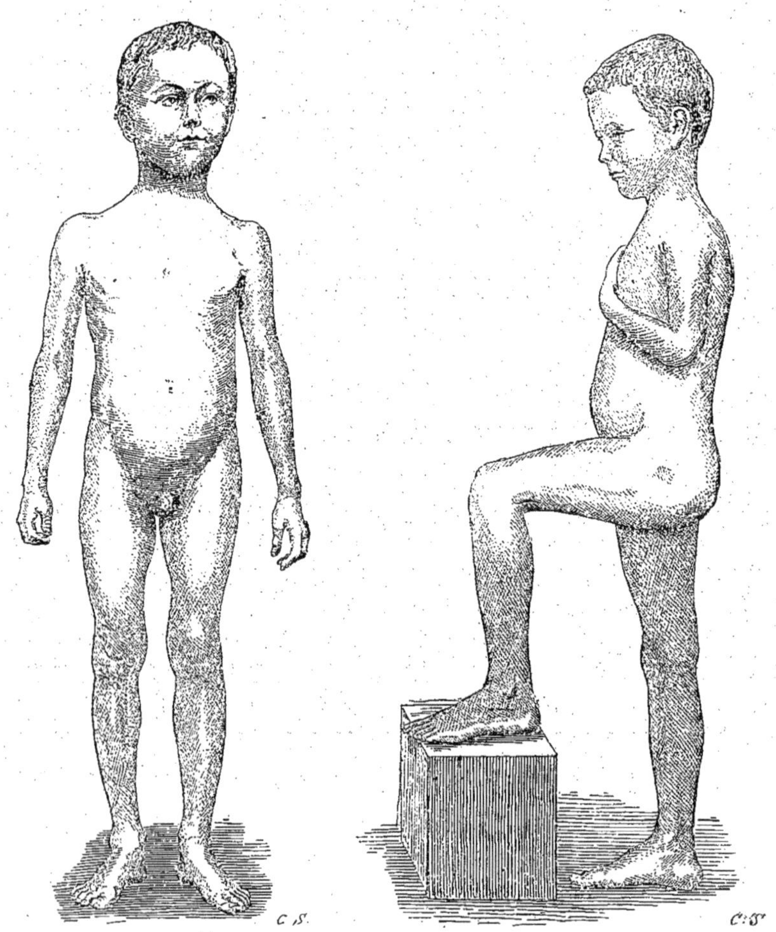

Fig. 134. — *Coxalgie gauche, compliquée d'un abcès antéro-externe.*

Guérison sans déformation de la hanche. Recouvrement des mouvements normaux dans toute leur étendue (Voy. fig. 135).

Fig. 135. — Malade de la figure 134.

Position fléchie de la cuisse du côté gauche coxalgique.

Dans le deuxième cas, il s'agissait d'une fillette de cinq ans.

Sa sœur aînée avait succombé plusieurs années auparavant à une coxalgie fistuleuse.

Au début de la coxalgie, les symptômes n'offraient rien de

spécial. L'enfant fut soumise au repos dans l'attitude couchée avec extension continue. Elle fit un séjour d'une saison d'été à Berck, puis fut reprise par la famille qui habitait une ville de province, dans des conditions d'hygiène médiocre (hôteliers).

Au printemps suivant, l'enfant m'est présentée. Je constate un volumineux abcès de la face antérieure de la cuisse.

La malade revient à Berck, où l'abcès guérit à la suite de quatre ponctions et injections en trois mois.

Un appareil plâtré est ensuite appliqué et maintenu trois à quatre mois, puis remplacé par un second.

En enlevant ce deuxième appareil, on constate que toute tuméfaction a disparu et que les mouvements de la hanche se font dans une très grande étendue, à tel point qu'un doute survient à l'esprit sur l'origine de l'abcès. Ne pourrait-il pas être d'origine extra-articulaire et ne s'agit-il pas d'un foyer tuberculeux juxtacoxal.

La guérison se confirme avec conservation de tous les mouvements de la hanche, passifs et actifs, ce qui fait supposer un état normal des surfaces.

Une année ne s'est pas écoulée que la hanche gauche, saine jusque-là, est prise à son tour d'une coxalgie à forme rapide. Un abcès survient de ce côté au bout de six mois et devient fistuleux, malgré le traitement par les injections.

Une fistule se forme, en effet, à une époque où l'enfant fait un séjour dans sa famille.

La suppuration persistant indéfiniment, je suis amené à intervenir, et je trouve un séquestre de l'os iliaque situé à la partie supérieure et antérieure du cotyle, apparaissant en haut, du côté de la fosse iliaque interne.

Une radiographie faite dix-huit mois après l'apparition de la seconde coxalgie montre une destruction considérable de la tête du cotyle du côté gauche (deuxième coxalgie) et, du côté droit, une augmentation manifeste du volume du col fémoral.

La tête du fémur elle-même semble anormalement grosse ; mais l'espace articulaire est conservé.

Ces modifications physiques du col et de la tête confirment la réalité de la coxalgie droite, dont nous avions douté.

Ces faits exceptionnels montrent que la production d'un abcès dans la coxalgie n'est pas absolument incompatible avec une réparation parfaite. Nous les croyons rares.

En général, l'abcès est un accident qui survient à une époque de la coxalgie où les surfaces sont déjà altérées, ou, en tous cas, dans une forme de coxalgie qui ne guérira qu'avec une perte plus ou moins complète des mouvements normaux de la hanche.

Il y a concordance habituelle entre la gravité des altérations des surfaces et des lésions des parties molles. L'abcès coïncide avec l'ulcération de la tête et du cotyle.

Dans la forme que nous avons appelée lente, l'abcès survient en général à la fin de la première année ou dans le cours de la deuxième, annoncée ou non par la crise de douleur tardive.

Il semble qu'en pareil cas il y ait une réelle coïncidence entre la dénudation des surfaces et la naissance de l'abcès. Une poussée inflammatoire plus ou moins vive dans le foyer tuberculeux a déterminé l'une et l'autre.

Dans la forme rapide de la tuberculose, celle qui détruit si hâtivement les surfaces, l'abcès se montre également de bonne heure, au troisième, quatrième, sixième mois. Ici encore les lésions des os et celles des parties molles marchent de front.

Il n'en est plus de même pour ce qui regarde les abcès qui méritent d'être appelés tardifs.

Ces abcès tardifs se forment à une époque où l'on pourrait se croire autorisé à dire que la coxalgie était guérie.

Toute douleur, tout gonflement péri-articulaire ont disparu depuis longtemps. L'ankylose fibreuse de la hanche paraît solidement établie ; la durée normale du traitement est dépassée ; la coxalgie en est arrivée à la quatrième, à la sixième année et même à une plus grande ancienneté, lorsque l'abcès se forme avec ou sans signes précurseurs. Il peut être précédé par des douleurs plus ou moins vives, par un trouble dans la santé générale : perte d'appétit, amaigrissement durant quelques mois. D'autres fois, la formation de la tumeur et sa découverte imprévue sont les premiers signes.

Ces abcès naissent à une époque où la coxalgie est réellement guérie, en ce sens que les surfaces osseuses sont cicatrisées, unies par une ankylose fibreuse lâche ou serrée. Mais, sur un point de l'articulation, est resté soit un amas de fongosités, soit un nid rempli de caséum avec ou sans séquestre. Ces vestiges circonscrits par du tissu de réparation ont pu rester à l'état latent pendant de longs mois, des années ; puis, sous l'influence d'une circonstance appréciable, fatigue, traumatisme, maladie intercurrente, ou d'autres fois sans cause déterminée, une poussée, douloureuse ou non, a pour point de départ les lésions endormies jusque-là et pour résultat un abcès qui paraît à l'extérieur.

On a déjà indiqué précédemment les variations que l'abcès peut offrir dans son développement plus ou moins rapide, dans sa terminaison par résorption, par fistule, dans ses conséquences après la fistulisation. Nous n'avons pas à y revenir.

Circonstances pouvant modifier la marche de la coxalgie. — Comme toute autre localisation bacillaire, la coxalgie est influencée dans sa marche par un certain nombre de circonstances.

En premier lieu, il convient de tenir compte des qualités du terrain. L'hérédité tuberculeuse et, d'une manière générale, la présence de tuberculeux chez les ascendants et les collatéraux doivent être considérées comme défavorables.

Il est difficile de dire en quoi consistent les qualités du terrain prédisposé à la tuberculose. Il n'en paraît pas moins certain que les membres d'une même famille, atteints dans une grande proportion de tuberculose, sont dans les conditions favorables à la contagion réciproque et, en outre, offrent une certaine similitude de terrain spécialement prédisposé à l'ensemencement et à la culture. En fait, les tuberculoses prennent presque toujours, en pareil cas, une forme grave.

Au même titre à peu près, la multiplicité des manifestations tuberculeuses chez le même sujet assombrit le pronostic. Nous entendons par là la présence simultanée de plusieurs localisations d'une certaine importance sur les grandes articulations, sur la colonne vertébrale, sur les viscères. Le sujet qui se laisse ensemencer sur des régions multiples résiste mal à la destruction sur chacune d'elles. On doit redouter la marche aggravante d'un foyer tuberculeux, de la coxalgie par exemple, chez un malade déjà porteur d'autres manifestations de même nature.

Ces considérations n'ont pourtant rien d'absolu. Un coxalgique, fils de phtisique, guérit souvent dans de bonnes conditions, à côté d'un autre dont l'affection est beaucoup plus grave, bien qu'elle semble accidentelle. De même, on voit quelques malades guérir de deux coxalgies simultanées, auxquelles même a pu s'ajouter un mal de Pott, une adénite du cou, ou quelque autre localisation importante.

Nous avons en vue la coxalgie de l'enfant; malgré sa longue durée, elle guérit. Nous devrions dire qu'à l'état de manifestation tuberculeuse isolée elle devrait toujours guérir, et, en fait, elle guérirait presque toujours, si elle était traitée régulièrement. Avec des altérations très variables des surfaces osseuses, avec ou sans la complication si fréquente de l'abcès, elle parvient presque toujours à une réparation complète ou incomplète. La hanche est ou n'est pas déformée, elle conserve ou non des traces de la suppuration, sous la forme de fistule; mais, en somme, la cavité articulaire se répare, les extrémités osseuses se cicatrisent. C'est, du reste, le privilège du jeune âge pour la plupart des tuberculoses ostéo-articulaires.

Il en est autrement de l'adulte.

La coxalgie de l'âge adulte peut évoluer, elle aussi, avec une grande lenteur; moyennant quelques précautions, la luxation ne se produit guère; les abcès peuvent apparaître plus ou moins tard, mais la réparation reste indéfiniment problématique.

V

DIAGNOSTIC

Tableau symptomatique : claudication, limitation des mouvements, douleurs, ganglions, etc.

Difficulté du diagnostic, seulement au début ou avec un signe isolé.

Claudication : paraplégie.

Douleurs : rhumatisme, coxalgie hystérique ou variété hystérique de la coxalgie tuberculeuse.

Abcès : abcès ganglionnaire, œdème limité, abcès d'origine trochantérienne, iliaque ; hygroma, etc. ; mal de Pott avec ou sans abcès, avec fistule, ostéomyélite du fémur, ostéomyélite de l'os iliaque, ostéo-sarcome de l'extrémité supérieure du fémur ; ostéite syphilitique ; appendicite chronique.

Luxation : luxation congénitale.

Reconnaître la coxalgie est chose facile pour quiconque sait examiner méthodiquement la hanche.

Il est de tradition de répéter que le diagnostic de cette affection est délicat à la période de début. Sans doute, avec un ou deux signes seulement, l'hésitation est permise, mais ce tableau incomplet se présente peu fréquemment. Chez presque tous les malades, pour lesquels le médecin est consulté, le diagnostic peut être établi.

Les signes sont légers, mais en nombre suffisant. Le premier est d'habitude la claudication, qui a frappé les personnes de l'entourage de l'enfant. Pour constater cette claudication, on fait marcher l'enfant devant soi, on analyse à la vue les mouvements de chacun des membres inférieurs et les mouvements du corps. On écoute attentivement le rythme du bruit des pas pour en saisir l'inégalité : inégalité d'intervalle entre deux pas successifs et inégalité des deux bruits qui se suivent : signe du maquignon.

L'étude des mouvements fournit l'indication principale : la flexion et l'abduction sont incomplètes. Il n'y a pas encore d'ensellure, mais, le malade couché sur le ventre, on trouve que l'extension est limitée.

Les muscles de la cuisse sont atrophiés ; le pannicule graisseux sous-cutané est épaissi, moins souple.

Les ganglions iliaques, situés immédiatement au-dessus de l'arcade de Fallope, sont engorgés.

La douleur est l'un des signes les moins sûrs : douleur accusée par le malade à la hanche ou au genou, extrêmement variable, d'habitude peu marquée, souvent presque nulle, par exception comparable à celle du rhumatisme. La pression directe sur la tête fémorale saillante au milieu du pli de l'aine ou sur la face interne de la cuisse, immédiatement au-dessous de la branche ischio-pubienne, peut développer une sensibilité anormale. Il faut se garder des exagérations souvent accusées par les malades. La manœuvre de la pression doit être répétée à plusieurs reprises et comparativement des deux côtés pour donner quelque certitude.

Nous n'attribuons qu'une importance très médiocre aux pressions et aux chocs indirects sur le grand trochanter, sur le genou, sur le pied. On ne produit la douleur par ce moyen que chez les malades dont l'affection est d'ailleurs évidente.

L'association de la boiterie, des mouvements limités, de l'atrophie musculaire, de l'engorgement ganglionnaire et de la douleur avec ses variantes suffit, en général, quelle que soit la forme légère de chacun de ces symptômes.

Dans les seuls cas, du reste exceptionnels, où l'on examine un enfant bien surveillé que l'on vient de voir boiter pour la première fois, on ne peut pas trouver les éléments suffisants d'un diagnostic. Une légère claudication, sans douleur évidente, une limitation à peine perceptible des mouvements font un ensemble insuffisant, et il peut être prudent de répéter l'examen du malade à l'intervalle de quelques jours. Cette période d'incertitude n'est généralement pas longue. Elle ne dépasse pas quelques semaines. Au surplus, l'habitude seule de ce genre d'examen permet de reconnaître avec certitude la maladie à son extrême début.

Plus tard, à la période d'attitude vicieuse, période d'abduction avec rotation en dehors, le diagnostic est pour ainsi dire évident. Il suffit d'analyser l'attitude en plaçant le malade en position convenable, soit debout, soit couché sur un plan horizontal.

On détermine ensuite l'étendue de chacun des mouvements, la claudication est évidente; l'atrophie, puis l'engorgement ganglionnaire et la douleur complètent le tableau.

Les erreurs de diagnostic, assez fréquemment commises par les personnes peu expertes sur le sujet, tiennent à ce que l'on s'est fondé sur un seul signe ou sur un ensemble incomplet des signes classiques.

La claudication, par exemple, éveille de suite l'inquiétude. Étant donnée la fréquence connue de la coxalgie, la claudication en éveille de suite l'idée. C'est ainsi que j'ai vu, il y a plusieurs années, un jeune garçon auquel une coxalgie avait été attribuée parce qu'il boitait. A première vue, cette boiterie très accentuée se montrait bilatérale. Le malade marchait péniblement des deux membres, mais les mouvements de la hanche étaient absolument complets à droite comme à gauche. L'atrophie musculaire, égale des deux côtés, ne donnait aucune indication. Les ganglions caractéristiques faisaient défaut, de même les douleurs. Au bout de quelques semaines de massage, la marche était redevenue régulière; il s'agissait d'une parésie des deux membres inférieurs d'origine obscure; l'enfant avait eu trois mois auparavant une angine qui avait duré quelques jours. Faute du diagnostic exact, le malade aurait subi l'usage prolongé d'un appareil plâtré. Ce traitement avait d'ailleurs été proposé, mais il n'avait pas été accepté de la famille.

Une seule fois, j'ai eu l'occasion d'observer une attaque de rhumatisme articulaire de forme bénigne prise pour une coxalgie. La confusion était facile à démontrer; chez le même enfant, l'un des poignets, douloureux comme la hanche, était tuméfié. Sur l'une et l'autre jointure, le début simultané était aigu. Cette coïncidence de deux arthrites devait suffire pour mettre en garde. Effectivement, au bout de quelques jours, la double arthrite était guérie définitivement.

La contracture violente est la caractéristique habituelle de la coxalgie hystérique. Il ne s'agit plus d'une limitation des mouvements, mais bien d'une immobilisation absolue d'une sorte d'ankylose musculaire. La racine du membre semble soudée au bassin, sans aucune trace de mouvements. Les douleurs souvent violentes ont un caractère tout différent de la douleur de la coxo-tuberculose. Ce n'est plus une sensibilité profonde, ayant son siège exact sur la hanche. C'est d'habitude la peau qui est douloureuse. Le simple contact, un frôlement léger fait pousser des cris. On ne trouve d'habitude ni ganglion ni atrophie musculaire.

L'atrophie, au contraire, peut être plus ou moins accentuée et associée à d'autres troubles trophiques de la peau et des couches sous-cutanées. La claudication est d'habitude excessive et prend un caractère particulier. Elle ne se se rattache nullement à la limitation des mouvements, elle est liée à la douleur. Les malades posent à peine le pied par terre et sautent pour ainsi dire sur le pied sain. La symptomatologie est complétée par les troubles divers de l'hystérie, recueillis à l'examen de la sensibilité, du caractère, de l'état mental, etc.

Il convient de se garder de poser à la légère le diagnostic de coxalgie hystérique chez un malade névropathique, alors même que la douleur a pris une place anormale parmi les signes. La coxalgie tuberculeuse peut, en effet, survenir sur un terrain névropathique et s'accompagner de phénomènes douloureux inusités. Lannelongue rapporte à ce sujet l'histoire très longue de telle jeune fille, examinée par une série de médecins et chirurgiens compétents, et chez laquelle les uns croyaient à l'hystérie, les autres à la tuberculose coxale. Le problème fut tranché tardivement par l'apparition d'un abcès tuberculeux. L'incertitude avait duré plus de deux ans.

Un fait pareil est actuellement sous mes yeux. Une fille, âgée maintenant de seize ans, a été considérée comme atteinte de coxalgie hystérique pendant quatre ans et soumise à un traitement en rapport avec cette affection. Un abcès enfin survenu est venu signer le diagnostic de tuberculose.

Diagnostic des abcès. — La découverte précoce des abcès autour de la hanche tuberculeuse est affaire d'habitude. Nous avons dit que la main, passant légèrement à la surface de la région, sent distinctement toute tumeur située sous la peau, sous l'aponévrose et même plus profondément dans l'épaisseur des muscles. Cette exploration rapide autour de la hanche révèle la présence et le siège d'une tumeur. La recherche de la fluctuation démontre la nature liquide de cette tumeur, en même temps qu'elle sert à déterminer exactement ses limites. On doit passer en revue toute la région de la hanche, en avant depuis la fosse iliaque interne jusque vers le genou, en dedans au milieu des adducteurs en dehors, et en arrière au niveau de la fesse et plus bas au-dessous du pli fessier. Si l'on se bornait au siège le plus habituel des abcès à la face antérieure, on laisserait passer inaperçues nombre de collections, au détriment du malade.

Plusieurs auteurs ont parlé d'abcès ganglionnaires en avant de la coxalgie. Ils commettaient une erreur d'interprétation. Je n'ai jamais vu d'abcès ganglionnaire de l'aine ou de la fosse iliaque, lié à la coxalgie. Souvent les ganglions inguinaux sont légèrement engorgés ; les ganglions iliaques antérieurs le sont toujours ou presque toujours. Ni les uns ni les autres ne suppurent. Un incident étranger à la coxalgie pourrait sans doute occasionner un abcès ganglionnaire au-devant de la hanche malade. Le fait doit être fort rare. Nous ne nous souvenons pas de l'avoir observé.

Un œdème limité, une masse fongueuse peuvent être pris pour un abcès, surtout s'il s'agit d'une tuméfaction de petit volume. La méprise est évitée, si l'on s'applique à distinguer les caractères de la fluctuation. Elle est excusable parfois : on établit mal la différence entre une collection caséeuse et une collection liquide, entre un mélange de pus et de fongosités et une collection exclusivement liquide ; ces finesses peuvent parfois échapper même aux doigts exercés dans les petites tumeurs, qui ne dépassent pas les dimensions d'un marron ou d'une noix.

La présence d'un abcès autour de la hanche n'établit en rien le diagnostic de coxalgie ; il faut que l'abcès soit associé avec les signes rationnels de l'arthrite coxo-fémorale : attitude vicieuse, limitation des mouvements, ascension trochantérienne.

Si les signes font défaut, on doit chercher ailleurs l'origine de l'abcès. Selon le siège qu'il occupe, on dirige son attention vers l'une des variétés de juxtacoxalgie que nous connaissons. L'occasion s'est présentée de rattacher l'abcès à une lésion de la région trochantérienne (hygroma ou foyer osseux), à une lésion de l'os iliaque (crête, région sacro-iliaque), de l'ischion, du pubis. L'histoire clinique succincte de ces diverses localisations a été tracée précédemment : inutile d'y revenir ici.

Coxalgie et mal de Pott. — La confusion entre le mal de Pott et la coxalgie paraît invraisemblable, presque impossible. Elle est faite cependant de temps à autre, et cela à deux périodes différentes : avant l'abcès et à la période d'abcès.

Il semble à première vue qu'il n'y ait aucun rapport symptomatique entre le mal de Pott et la coxalgie, surtout lorsqu'il n'y a pas encore d'abcès. Il n'est pas absolument rare néanmoins qu'un mal de Pott dorso-lombaire ait été pris pour une coxalgie. Nous avons rencontré quelques exemples de cette erreur évidente. Un de ces exemples est encore actuellement en observation à Berck. Un malade, âgé de vingt-huit ans, se plaignait de douleurs de la région lombaire et surtout du membre inférieur droit. Les mouvements de la hanche droite n'étaient pas entièrement libres, l'extension tout au moins n'avait pas toute son ampleur.

D'après ces symptômes, le diagnostic de coxalgie fut posé, et une série d'appareils plâtrés appliqués sur la hanche pendant environ deux ans. Au bout de ce traitement, nous avons eu l'occasion, à un premier examen, de constater une gibbosité dorso-lombaire peu marquée, mais évidente; les mouvements de la hanche étaient restés à peu près normaux; l'extension elle-même était redevenue normale; mais les douleurs lombaires persistaient. Le malade, du reste, accusait aussi des douleurs dans le membre inférieur gauche, mais celles-ci beaucoup moins vives que celles du membre inférieur droit. Toutes ces irradiations douloureuses se rattachaient manifestement au mal de Pott lombaire; l'erreur avait été commise faute d'avoir pensé à examiner la colonne vertébrale; cette omission ne doit jamais être faite. Un mal de Pott lombaire peut, en effet, troubler les fonctions de la hanche, en particulier occasionner la flexion de la cuisse par rétraction du psoas. On ne doit jamais s'arrêter définitivement au diagnostic de coxalgie avant d'avoir constaté la souplesse de la colonne lombaire. Ajoutons que le mal de Pott est quelquefois associé avec la coxalgie.

Lorsqu'un abcès occupe la région de la hanche, plus souvent en avant, par exception dans la région fessière ou sous-fessière, et que les signes de la coxalgie font défaut, l'examen de la colonne vertébrale tout indiqué révèle souvent l'origine du pus; mais, si l'on trouve en même temps une gibbosité lombaire et les signes certains de la coxalgie, il peut arriver que l'on éprouve quelque embarras à distinguer l'origine de l'abcès : elle peut être coxale ou rachidienne. Sans doute une collection qui remonte le long du psoas vers le rachis est rapportée au mal de Pott. Il est moins facile de trancher la question d'origine pour un abcès postérieur, et même pour un abcès du pli de l'aine, de la région des adducteurs, en l'absence d'une poche dans la fosse iliaque interne. Cette difficulté particulière ne nous a pas paru toujours comporter une solution certaine.

Le problème se présente sous une forme un peu différente, lorsqu'au lieu d'un abcès le malade porte une fistule pouvant provenir soit de la coxalgie, soit du mal de Pott. L'exploration du trajet a été nécessaire chez quelques malades. Une bougie qui pénètre dans la fosse iliaque jusque vers le rachis éclaircit cette difficulté du diagnostic. Mais, si l'instrument ne s'enfonce pas au delà de la région de l'aine, l'incertitude n'est pas levée d'une manière aussi certaine.

Il ne s'agit pas là d'un intérêt théorique; nous avons eu sous les yeux quelques malades atteints à la fois d'un mal de Pott lombaire et d'une coxalgie. Une suppuration fistuleuse menaçait la vie du malade; si l'écoulement provenait de la colonne vertébrale, le cas était sans appel et la terminaison fatale. S'il était d'origine coxale, on conservait un recours possible à la résection de la hanche. Nous avons vu guérir quelques-uns de nos réséqués dans ces conditions.

Une fois au moins, nous avons commencé l'opération par l'élargissement et l'exploration digitale de la fistule, et ce n'est qu'après que le doigt avait pénétré dans la hanche que nous avons entrepris la résection. Un doute nous était resté jusque-là sur le point de départ du trajet.

Ostéomyélite du fémur. — L'ostéomyélite du fémur ou de l'os iliaque offre rarement avec la coxalgie une ressemblance clinique suffisante pour excuser une erreur. Chez un malade auquel nous avons déjà fait allusion, le début de la coxalgie se présenta sous une forme tellement bruyante, avec une douleur si vive et une fièvre si violente, qu'on put penser à une affection aiguë, rhumatisme articulaire ou ostéomyélite, plutôt qu'à la coxalgie. Les signes purement articulaires ne devinrent manifestes qu'au bout de quelques jours.

Une fillette, envoyée à Berck pour un début de coxalgie remontant à quelques jours seulement, portait déjà un abcès au-dessous du pli génito-crural ; le diagnostic de coxalgie put être écarté, et l'opération montra que la branche ischio-pubienne était le point de départ de l'abcès chaud.

Il est, à plus forte raison, possible en général d'éviter l'erreur qui consisterait à prendre pour une coxalgie l'ostéomyélite aiguë de l'extrémité supérieure du fémur. Le début subit et la forme grave des symptômes douloureux et fébriles, la localisation de la douleur et du gonflement ne laissent guère de place à une erreur de ce genre.

L'envahissement de la hanche par une ostéomyélite aiguë du fémur, complication grave, n'offre pas plus de ressemblance avec la coxalgie, maladie à marche chronique.

A la période fistuleuse de l'ostéomyélite compliquée d'arthrite coxo-fémorale, l'absence de renseignement sur le début de la maladie peut rendre le diagnostic difficile ou plutôt occasionner une erreur de surprise. En présence d'une hanche fistuleuse, on est porté à prononcer sans examen le nom de coxalgie. C'est ainsi que nous avons eu sous les yeux, pendant une longue période, une jeune fille dont la hanche était fistuleuse et que nous croyions atteinte de coxalgie.

Tardivement, la solidité absolue de l'ankylose, qui était osseuse, l'hyperostose de la partie supérieure du fémur mirent sur la trace du diagnostic d'ostéomyélite, confirmé ensuite par les renseignements sur le début de l'affection.

Une fillette d'une douzaine d'années, envoyée au sanatorium Parmentier pour une suppuration fistuleuse de la hanche avec ascension trochantérienne et attitude vicieuse, sans ankylose, offrait en même temps deux foyers d'ostéite d'un tibia et d'un humérus. Ces deux foyers avaient eu un début bruyant comme l'affection coxale contemporaine. Des séquestres s'étaient éliminés spontanément et aussi par l'effet d'un acte opératoire. Cette histoire cadrait avec l'ostéomyélite. Il nous parut évident que l'affection coxale ne pouvait être autre chose qu'une manifestation infectieuse de même nature. L'examen isolé de la hanche fistuleuse, mobile, luxée, déviée, aurait pu laisser des doutes. L'intervention opératoire fit trouver la tête fémorale détachée avec sa forme normale et émigrée à une distance de 6 centimètres : confirmation de l'ostéomyélite.

Dans la suite, une radiographie faite pour une autre hanche également fistuleuse luxée, mobile, mit en évidence la présence de la tête détachée du col et située au-dessous et en dehors du grand trochanter. Ce détail anatomique est spécial à l'ostéomyélite infectieuse; il est étranger à la coxalgie.

On fait rarement le diagnostic de l'ostéosarcome de l'extrémité supérieure du fémur à la période douloureuse initiale, qui précède parfois la tuméfaction évidente. On comprend qu'en pareil cas l'hésitation soit possible. L'apparition de la tumeur, rattachée au fémur, fournit plus tard les éléments du diagnostic. La hanche est libre, et l'affection siège sur le fémur.

Au même titre, on peut rappeler que certains cas d'ostéite syphilitique de la partie supérieure du fémur, pouvant même ressembler au sarcome, occasionnent de la douleur et, par suite, un certain degré de claudication. Mais seule l'absence de l'examen direct de la hanche ferait commettre une confusion avec la coxalgie. Cet examen fait distinguer le siège de l'affection sur le fémur et la liberté, sinon complète, du moins très étendue, de l'articulation de la hanche.

Parmi nos malades envoyés à l'Hôpital maritime pour coxalgie, une fillette d'une douzaine d'années accusait une douleur de la fosse iliaque en même temps qu'une difficulté de la marche et une limitation du mouvement d'extension de la cuisse. La claudication était si accentuée et les phénomènes douloureux prenaient une place si prépondérante que, pendant longtemps, nous nous étions rattachés, faute de mieux, à l'idée de coxalgie nerveuse hystérique.

Dans la suite, des accès douloureux répétés au niveau de la fosse iliaque finirent par éveiller puis confirmer le diagnostic d'appendicite chronique.

Ceci rappelle le diagnostic autrefois étudié dans les livres classiques entre la psoïtis et la coxalgie.

Diagnostic de la luxation. — Le diagnostic de la coxalgie étant posé, la luxation de la hanche est surtout indiquée par l'ascension du grand trochanter. Ce signe est souvent le seul sur lequel on s'appuie pour démontrer le déplacement articulaire. Rappelons seulement que l'ascension trochantérienne dans la coxalgie, même lorsqu'elle est accentuée, n'est pas synonyme de luxation. La tête fémorale ulcérée, atrophiée, a pu s'élever dans le cotyle élargi en haut. C'est la pseudarthrose intracotylienne, dans laquelle le grand trochanter surélevé ne forme pas en dehors une saillie exagérée. Cette saillie, comparée à celle du côté sain, est plutôt effacée. Elle l'est même souvent d'une manière remarquable.

Au contraire, lorsqu'il y a luxation, le grand trochanter, en même temps qu'il est surélevé, proémine en dehors. On a déjà insisté ailleurs sur cette distinction clinique fort importante.

Lorsque le gonflement inflammatoire de la fesse est peu accentué ou fait défaut, on peut presque toujours sentir, à travers les muscles fessiers atrophiés, le relief de la tête fémorale luxée.

Quant à la variété de luxation, elle est indiquée par l'attitude du membre, flexion et adduction dans la luxation postéro-supérieure (fosse iliaque externe). La rotation du pied en dedans correspond à une luxation plutôt en arrière ; la rotation externe, à une luxation directement en haut ou en haut et en avant. Dans ce dernier cas, la flexion est peu accentuée ou nulle. Dans la luxation directement en haut, la cuisse n'est pas fléchie.

La position de la tête fémorale déplacée concorde avec l'attitude du membre inférieur.

Nous avons observé quelques enfants chez lesquels la luxation coxalgique examinée un certain temps après la guérison offrait des caractères physiques rappelant ceux de la luxation congénitale. Même attitude en adduction, même limitation de l'abduction, liberté étendue, sinon complète, de la flexion et même de l'extension, mobilité de la tête fémorale d'avant en arrière et même de haut en bas dans la fosse iliaque externe.

La ressemblance était telle, chez quelques malades, qu'en l'absence des antécédents l'hésitation du diagnostic aurait été rationnelle. Si certains mouvements étaient moins libres qu'on ne les voit d'habitude dans la luxation congénitale, telles l'extension et l'abduction, on pouvait aussi objecter que la luxation congénitale, qui a subi une ou plusieurs poussées inflammatoires, peut aussi offrir une certaine limitation des mêmes mouvements. Il va de soi que toute difficulté est levée si l'on remonte à l'histoire antérieure du malade, ou seulement à la date du début des premiers accidents.

Il convient néanmoins de retenir ce fait que la luxation flottante de la coxalgie peut, à un examen superficiel, offrir des caractères capables d'amener une confusion avec la luxation congénitale.

VI

ASSOCIATIONS TUBERCULEUSES DE LA COXALGIE.

Statistique de l'Hôpital maritime (Tillaye, Guillaume et Calvé). Coxalgie associée surtout avec une lésion tuberculeuse des grands os ou des grandes articulations.

Coxalgie double. Statistique, sexe, âge, début de chacune des deux coxalgies. Étude clinique : abcès fréquents, de chaque côté, marche rapide. Tendance destructive. Luxation fréquente. Association avec autres foyers, pronostic grave, mortalité élevée. Étude de la marche après la guérison. Examen de six variétés. Déviation du genou dans la coxalgie double.

Associations diverses. Mal de Pott. Genou, cou-de-pied, etc.

Un relevé fait à l'Hôpital maritime le 1er juillet 1901 par M. Tillaye, interne du service, montra un total de 172 cas de coxalgie, dont :

Garçons	103
Filles	69

Le même chiffre se décompose ainsi :

Coxalgies droites	71
— gauches	87
— doubles	14

Ces 14 derniers cas font voir que l'association de deux coxalgies est fréquente, environ une fois sur quatorze dans notre statistique hospitalière.

Parmi les autres foyers tuberculeux coïncidant avec la coxalgie, on trouve dans le même tableau :

Mal de Pott	9 cas.
Tuberculose du genou	2 —
— du coude	1 —
— tibio-tarsienne	1 —
Lupus	2 —
Adénite cervicale	1 —

Ajoutons que sur les 9 cas de coxalgie associée avec le mal de Pott, il y en a 3 offrant des localisations plus complexes ; une ou plusieurs autres manifestations tuberculeuses sont encore surajoutées.

Cette statistique ne représente pas une période exceptionnelle. Si le nombre des coxalgies doubles et des coxalgies associées avec le mal de Pott est anormalement élevé, le fait s'explique; les hôpitaux de Paris déversent sur Berck nombre de cas particulièrement graves.

Un autre relevé fait par MM. Calvé et Guillaume, internes du service, le 1er novembre 1902, fournit un total de 150 cas de coxalgie.

Ce chiffre comprend :

Coxalgies simples	131
— associées	23

Parmi ces dernières :

Coxalgies doubles	11
— associées avec le mal de Pott	9
— — avec la tuberculose du coude	1
— — avec la tuberculose tibio-tarsienne	1
— — avec la tuberculose du métatarse	1

Les deux statistiques précédentes mettent en évidence un premier fait. La coxalgie se trouve associée, en ce qui concerne le squelette, avec des foyers tuberculeux de la colonne vertébrale ou des grandes articulations : genou, coude, cou-de-pied. Il est remarquable qu'on n'y trouve pas un exemple d'association avec le *spina ventosa* des os longs de la main ou du pied. Ce qui ne veut pas dire qu'on ne puisse observer le *spina ventosa* avec la coxalgie; nous avons rencontré cette association, mais elle est exceptionnelle. A peine pourrions-nous en citer quelques observations.

La physiologie pathologique n'est peut-être pas en état de fournir actuellement une interprétation du mode d'association de la tuberculose ostéo-articulaire. Il suffit de constater que, sur un même sujet, la tuberculose affectionne des localisations osseuses anatomiquement analogues. Chez de nombreux enfants, on observe le *spina ventosa* des deux mains, et même des quatre extrémités, mains et pieds.

Cette multiplicité du *spina ventosa* est d'observation journalière.

On peut dire, de même, que la tuberculose vertébrale et la tuberculose des grandes articulations s'associent plus souvent avec la tuberculose d'un autre point de rachis ou d'une autre grande articulation.

Ce sont là des faits d'observation qui semblent s'expliquer par une sorte de loi générale.

Chez certains sujets, la tuberculose se localise de préférence sur un groupe de petits os analogues, phalanges, métacarpiens, métatarsiens.

Chez d'autres sujets, elle préfère les grandes articulations ou les masses volumineuses de tissu spongieux (grandes épiphyses et corps vertébraux).

Fait curieux, on observe beaucoup moins souvent le *spina ventosa* avec la tuberculose des grands os ou des grandes articulations, exception faite pour le poignet, souvent envahi secondairement par le *spina ventosa* des métacarpiens.

En ce qui regarde spécialement la tuberculose coxale, on voit que son association la plus fréquente a lieu avec la tuberculose de la deuxième hanche : coxalgie double. Nous trouvons, dans un de nos relevés, 14 coxalgies doubles sur 32 coxalgies associées ; dans le deuxième relevé, 11 coxalgies doubles sur 23 coxalgies associées.

Cette prédominance de la tuberculose des deux hanches parmi les associations tuberculeuses de la coxalgie n'est nullement un fait propre à la hanche.

La symétrie de la tuberculose osseuse ou articulaire est relativement fréquente.

Chacun sait combien on observe souvent le *spina ventosa* des deux mains et même des métacarpiens ou des phalanges symétriques.

La tuberculose des deux calcanéums, des deux olécranes, se rencontre avec une telle fréquence que, après avoir constaté l'affection sur l'un des côtés, on commettrait une faute en ne la cherchant point sur le côté opposé.

L'arthrite tuberculeuse des deux genoux est plus rare ; cependant nous en avons vu un grand nombre d'exemples.

La coxalgie double, relativement moins fréquente que la tuberculose des deux calcanéums ou des deux olécranes, est plus souvent observée que la tuberculose des deux genoux. Cela est vrai du moins, si nous nous en rapportons à notre champ d'observations.

MM. Calvé et Guillaume, internes de l'Hôpital maritime, ont trouvé, sur 3 210 cas de tuberculose osseuse se rapportant à huit années de l'Hôpital, 302 cas de tuberculoses multiples, parmi lesquels 127 exemples de foyers symétriques :

Coxalgies doubles	26
Tuberculose des deux mains	35
— — pieds	21
— — coudes	24
— — genou	12
— — avant-bras	5
— — jambes	3
— — bras	1

Ce tableau tend à établir, comme nous avons l'habitude de le répéter, que la tuberculose osseuse aime les points symétriques.

La symétrie des foyers n'a pas d'autre signification que la similitude, ou du moins l'analogie de terrain. Aussi, lorsqu'il s'agit de la colonne vertébrale, vaste champ de tissu spongieux, la tuberculose forme, assez souvent, deux foyers isolés, mal de Pott à double foyer.

DE LA COXALGIE DOUBLE.

Nous avons observé, dans ces huit dernières années, 35 cas de coxalgies doubles, dont 20 appartenant au sexe masculin et 15 au sexe féminin.

L'âge où l'on rencontre la coxalgie double est celui où la tuberculose coxale est fréquente.

Dans nos 35 observations, on note :

Onze cas de deux à cinq ans ;

Dix-huit cas de cinq à huit ans ;

Cinq cas de huit à treize ans ;

Un cas à quinze ans.

Les deux coxalgies ne commencent pas en même temps. Une seule fois, nous avons découvert en même temps une double coxalgie chez une fille de quatre ans, qui portait déjà un mal de Pott dorso-lombaire, pour lequel elle était venue à Berck. L'intervalle qui sépare le début des deux coxalgies est au reste très variable.

On le relève difficilement avec précision, parce que l'origine de la première coxalgie ne peut être fixée.

Chez nos malades, l'intervalle entre le début de la première coxalgie et le début de la deuxième a été noté approximativement comme suit :

Ensemble dans	1 cas.
3 mois —	3 —
6 à 9 mois —	6 —
1 an —	6 —
2 et 3 ans —	7 —
5 ans —	1 —
7 ans —	1 —
12 ans —	1 —
Inconnu	9 —

Chez quelques-uns de ces malades, la première coxalgie était guérie depuis un certain temps lorsque la seconde est apparue. C'est le cas d'une de nos malades de la ville, traitée à Berck par Cazin pour une coxalgie droite, qui avait débuté à l'âge de trois ans.

Un peu plus de douze ans plus tard, alors qu'il ne restait plus depuis longtemps d'autre trace de la première affection qu'un raccourcissement et une boiterie notables, l'autre hanche est prise d'une arthrite violente avec fièvre et douleurs très vives. Ce début aigu, associé avec une série d'attaques de coliques néphrétiques suivies d'émission de calculs, fait penser un instant au rhumatisme. Mais le gonflement de la hanche, rapidement développé, persiste et, quelques mois plus tard, un vaste abcès confirme le diagnostic de coxalgie.

Un autre de nos malades avait subi, en 1893, une résection de la hanche droite suivie de réunion par première intention ; il quitte Berck en 1895, paraissant guéri, le membre opéré en bonne position. Il revient à l'Hôpital maritime en 1898. La guérison du côté droit a persisté. Faute d'appareil, la cuisse s'est fléchie ; l'ankylose est solide.

Depuis quelques mois est survenue une coxalgie gauche qui a motivé le second séjour à Berck.

Ces exemples d'un intervalle de plusieurs années sont exceptionnels. Habituellement, la deuxième coxalgie se développe au cours de la première. Chez un certain nombre d'enfants, les deux débuts se suivent de si près qu'on peut être tenté de rapporter les deux localisations à une seule infection. Les deux cultures ont évolué avec une rapidité différente.

On ne peut guère soutenir cette idée avec des intervalles qui dépassent une année.

Il est remarquable que, dans notre série d'observations, la tuberculose n'ait montré aucune préférence dans le choix de la première hanche.

Nous trouvons que :

La hanche droite est prise la première dix-sept fois ;

La hanche gauche est prise la première seize fois ;

Deux cas sont indéterminés.

Aucune circonstance autre que l'analogie de terrain n'explique l'apparition de la deuxième coxalgie. Celle-ci se développe, en effet, sans que l'on puisse incriminer aucune circonstance occasionnelle. Peut-être pourrait-on dire que l'enfant qui marche avec une première coxalgie fatigue à l'excès sa hanche saine. Mais ne fatigue-t-il pas au même degré le genou et le cou-de-pied du côté sain. Nous avons vu souvent apparaître la deuxième coxalgie au cours du traitement de la première, chez des enfants couchés avec un appareil plâtré, ou bien avec l'extension continue. Il ne saurait être question ni de fatigue, ni de traumatisme.

Nous n'avons pas le souvenir qu'aucun de nos malades ait été pris de sa deuxième coxalgie à la suite d'une affection intercurrente, scarlatine ou diphtérie, que l'on considère comme capable d'imprimer une poussée au foyer tuberculeux déjà existant, sinon de faire naître des foyers nouveaux.

Si l'on peut attribuer une origine à la deuxième coxalgie, cette origine est dans le foyer tuberculeux de l'autre hanche.

Étude clinique. — La coxalgie bilatérale constitue un état pathologique sérieux pour deux raisons. Elle entraîne une mortalité élevée; de plus, elle se termine le plus souvent, chez les malades qui guérissent, par une infirmité grave; la marche reste très défectueuse, à peine possible.

Ce n'est pas à dire que chacune des coxalgies, considérée isolément, ait toujours une évolution spéciale. Il est plus juste, au contraire, d'attribuer à chaque coxalgie le tableau symptomatique habituel de la tuberculose coxale unique.

Si la vie est plus souvent menacée, c'est que la présence de deux foyers est un commencement de généralisation. Les malades sont plus exposés à d'autres manifestations tuberculeuses menaçantes, comme le mal de Pott et la méningite. D'un autre côté, l'état du malade après la guérison est souvent déplorable, parce que les fonctions des deux hanches sont compromises en même temps.

Il est superflu de passer en revue tous les symptômes de la coxalgie simple; on les retrouve avec les mêmes caractères, ou peu s'en faut, dans la coxalgie double, même début, plus ou moins lent, mêmes contractures, avec déviation de la cuisse en flexion, avec rotation externe et abduction, plus tard ascension trochantérienne et abcès.

Ces deux derniers points, abcès et luxations. doivent nous arrêter.

La fréquence des abcès est telle qu'on peut les considérer comme presque inévitables.

Sur trente-cinq cas, on trouve signalé:

Vingt-quatre fois un abcès de chaque côté;

Six fois un abcès d'un seul côté; quelques-uns de ceux-ci ne sont pas guéris. Chez trois malades dont la coxalgie était ancienne, l'observation ne note pas d'abcès, mais il reste une incertitude; les observations peuvent être incomplètes.

Restent deux coxalgies doubles, sans abcès; elles sont trop peu anciennes pour qu'on puisse en tirer aucune conclusion. Les abcès pourront se produire plus tard.

En somme, chez un malade atteint de coxalgie double, on doit s'attendre à voir paraître un abcès de chaque côté. C'est la règle habituelle. Il est vrai qu'à trois exceptions près tous nos malades appartiennent à la clientèle hospitalière ; peut-être peut-on dire qu'ils n'ont été soignés ni assez tôt, ni avec assez de persistance ; mais les trois malades appartenant à la classe aisée ont eu tous les trois un abcès à chaque hanche. L'absence de l'abcès doit être considérée comme une heureuse exception.

Quant à l'époque où il se produit, on rencontre de grandes variétés. La première coxalgie peut ne se compliquer d'abcès qu'à une période tardive, après la première année, tout comme s'il s'agissait de la forme unilatérale.

Sur la deuxième hanche, il est plus habituel de découvrir l'abcès un peu plus tôt, de quatre à six mois. De ce côté aussi, il peut être tardif.

La formation hâtive de la collection de l'un et l'autre côté, surtout lorsque les deux localisations se sont suivies de près, est un indice menaçant; la destruction tuberculeuse marche rapidement; on doit craindre une faible disposition des hanches à se réparer. Le malade est exposé à la fistulisation, quelques précautions que l'on prenne pour s'y opposer.

Sur vingt-trois coxalgies assez anciennes pour que l'histoire de leurs abcès puisse être déterminée, on trouve :

Quatre cas avec deux abcès guéris sans fistule ;

Six cas avec guérison d'un des abcès, fistulisation de l'autre ;

Six cas avec fistulisation des deux abcès ;

Trois cas avec un abcès unique guéri ;

Quatre cas avec un abcès unique fistulisé.

Bien que, sur ce nombre, quelques fistules puissent être mises sur le compte du défaut de traitement, le fait ne peut pas être généralisé ; la fistule est manifestement plus difficile à éviter, lorsqu'il s'agit de la coxalgie double.

La tendance à la destruction des surfaces articulaires s'accuse dans la coxalgie double, à peu près comme le danger de la formation des abcès. La luxation est très fréquente.

Sur nos trente-cinq observations :

Dix cas sont trop peu anciens pour aucune déduction ;

Quatre cas sans luxation ;

Neuf cas avec luxation du côté de la première coxalgie;

Trois cas avec luxation du côté de la deuxième;

Neuf cas avec luxation des deux côtés.

Nous ne voulons pas dire que toutes ces luxations aient été complètes ; le mot luxation signifie ici ascension notable du grand trochanter.

La luxation complète, ou très étendue, est peu fréquente et se rencontre chez des malades non traités.

Notre statistique montre que la première coxalgie est plus souvent que la seconde compliquée de luxation. On le comprend : les malades de la classe pauvre ont marché avec leur première coxalgie, qui s'est ainsi aggravée suivant la règle habituelle. Lorsque la seconde hanche s'est prise, le repos est devenu irrésistible, la marche n'a pas aggravé la deuxième coxalgie. C'est ainsi, croyons-nous, qu'il convient d'expliquer la plus grande fréquence de la luxation sur la hanche atteinte en premier lieu. Parmi les cas où nous avons noté la luxation bilatérale, le déplacement est, en général, plus marqué du côté de la première coxalgie, ce qui justifie notre impression générale, d'après laquelle la luxation est beaucoup plus fréquente ou plus marquée sur la hanche d'abord malade, fait attribuable à la marche et au défaut de tout traitement.

Trois fois seulement la luxation n'est signalée que du côté de la seconde coxalgie.

Sur les quatre observations où la luxation fait défaut, deux fois les surfaces articulaires étaient déformées ; l'affection s'est terminée par ankylose. Les deux autres se rapportent à des faits exceptionnels. La coxalgie, première en date, s'est terminée d'une manière très favorable avec conservation des mouvements de la hanche ; une fois il s'était agi d'une forme bénigne de coxalgie; l'autre fois, un abcès volumineux s'était produit dans la région antéro-externe. Après la guérison de cet abcès par les injections, nous avons eu la surprise d'assister au retour des mouvements de telle sorte que la malade a marché plusieurs mois sans claudication, avant l'apparition de la deuxième coxalgie.

Ce qui vient d'être dit de la prédominance de la luxation de la première coxalgie nous fait ajouter une remarque faite chez les malades guéris depuis un certain temps. Nous trouvons d'habitude que la hanche prise, en premier lieu, offre plus de mouvements imprimés, sinon volontaires. C'est la conséquence de la luxation elle-même; nous savons, en effet, qu'avec un déplacement étendu, et surtout avec une luxation complète ou à peu près complète, la hanche conserve des mouvements, tandis que l'ankylose s'établit plutôt avec un déplacement faible ou nul.

La présence de deux coxalgies, apparues l'une après l'autre chez le même malade, indique un terrain propice à la multiplication des foyers tuberculeux.

Une autre preuve de cette aptitude spéciale du terrain se trouve dans l'adjonction fréquente des localisations tuberculeuses sur différentes parties du squelette.

Sur nos trente-cinq malades atteints de coxalgie double, nous trouvons quatorze exemples de tuberculoses diverses surajoutées :

Sept fois le mal de Pott seul ;

Une fois le mal de Pott avec tuberculose du genou ;

Une fois le mal de Pott avec abcès froid indépendant sur la cuisse ;

Une fois la tuberculose du poignet, du coude et de l'épaule ;

Une fois la scapulalgie ;

Une fois la tuberculose de l'humérus ;

Une fois la tuberculose du rocher ;

Une fois la tuberculose des gaines du poignet.

En résumé, à la coxalgie double, s'ajoutent, dans neuf cas, le mal de Pott et, dans cinq autres cas, des tuberculoses osseuses, articulaires, synoviales, de siège varié.

Deux fois, un quatrième foyer est venu s'associer à la coxalgie déjà compliquée de mal de Pott ; une troisième fois la coxalgie double coïncide aussi avec plusieurs autres localisations (poignet, coude, épaule).

On pourrait sans doute, avec une statistique plus large que la nôtre, rencontrer avec la coxalgie double toutes les tuberculoses externes.

Dans notre collection personnelle de trente-cinq cas, un mode d'association est surtout frappant : coxalgie double et mal de Pott. Nous le rencontrons neuf fois (une fois sur quatre).

Ajoutons qu'il n'y a là rien de propre à la coxalgie double. La coxalgie unilatérale est elle-même réunie au mal de Pott plus fréquemment qu'avec toute autre tuberculose chirurgicale. Inutile d'ajouter des commentaires sur l'interprétation de ce fait. On est tenté de voir là une analogie de terrain au point de vue de la culture bacillaire, entre le squelette de la hanche et des corps vertébraux. C'est tout ce qu'on peut en dire.

Quant aux autres tuberculoses coïncidantes, remarquons seulement qu'il s'agit aussi des grandes articulations ou des grands os ; le *spina ventosa* fait défaut.

On ne peut pas donner le nom de généralisation tuberculeuse à ces faits complexes de coxalgie double avec adjonction d'un mal de Pott ou d'une arthrite tuberculeuse. Nous allons voir, à propos du pronostic, un certain nombre de malades parvenir à la guérison malgré le nombre et la gravité des foyers : coxalgie double avec mal de Pott, avec une et même plusieurs tumeurs blanches. Il n'en est pas moins vrai que les associations complexes, dans lesquelles entre la coxalgie double, forment nécessairement un tableau pathologique d'une gravité exceptionnelle.

Aux associations appartenant à la tuberculose externe, nous devrions joindre les complications tuberculeuses des viscères. Ce sujet spécial ne pourrait être traité dans toute son étendue que d'après le compte rendu d'autopsie. Les matériaux nous font défaut, mais la clinique nous a montré que, si aucun de nos malades n'a succombé à la phtisie pulmonaire, quatre fois au contraire la méningite tuberculeuse est intervenue.

Nous avons dit que la coxalgie double entraînait une mortalité élevée.

Huit de nos malades ont succombé à Berck : dont quatre de méningite tuberculeuse et quatre de cachexie consécutive à la suppuration fistuleuse. Un neuvième décès se rapporte à une malade dont les deux coxalgies paraissaient guéries et chez laquelle est survenue une appendicite compliquée d'étranglement de l'intestin grêle.

Ce chiffre de mortalité doit être considéré comme inférieur à la vérité clinique, pour cette raison qu'un certain nombre des malades qui survivent ne sont pas guéris actuellement.

Parmi les vingt-sept survivants :

Onze peuvent être considérés comme ayant terminé leur double coxalgie ; ils sont guéris ; nous allons voir plus loin dans quelles conditions ;

Six ont quitté Berck incomplètement guéris, d'un côté ou des deux côtés ;

Dix sont encore en traitement sous nos yeux.

Le groupe des onze malades guéris comprend :

Cinq cas de guérison sans fistule et six cas de guérison avec fistulette (cinq fois d'un côté, une fois des deux côtés).

De ces chiffres, il résulte que la coxalgie double, qui évolue d'une manière si laborieuse, aboutit dans plus de la moitié des cas à

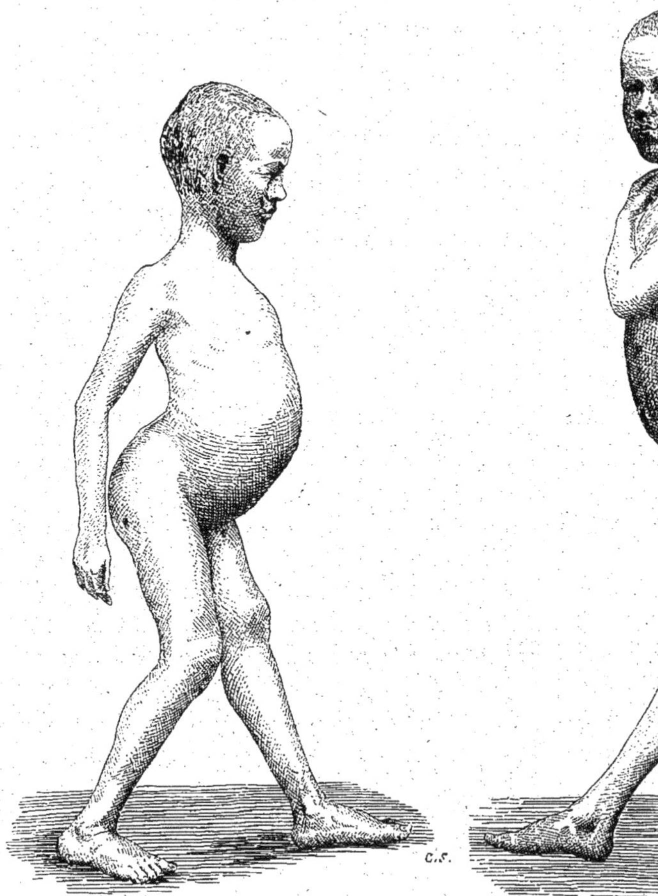

FIG. 136. — *Coxalgie double.*

Les deux hanches sont ankylosées, les deux genoux mobiles. Le malade marche seulement avec ses jambes au-dessous des genoux, les deux cuisses restant immobiles. La foulée commence sur le pied gauche. Le pied droit va quitter le sol.

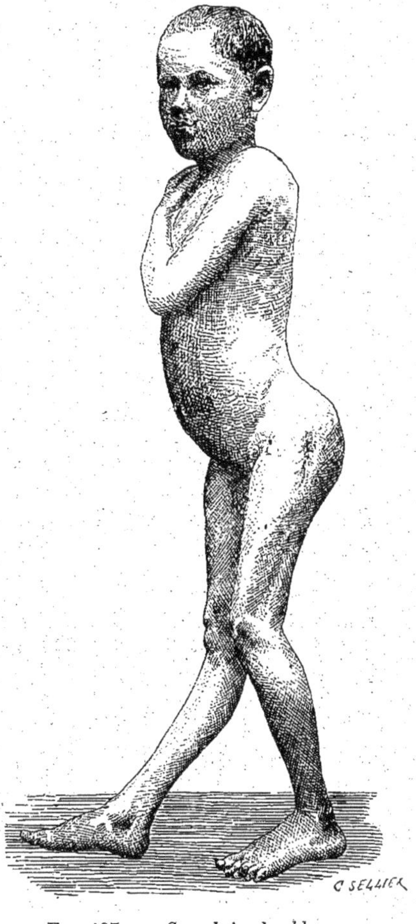

FIG. 137. — *Coxalgie double.*

Les deux cuisses étant fixées par l'ankylose coxo-fémorale double, la marche se fait exclusivement avec les jambes au-dessous des genoux. Commencement du pas. La jambe droite a fini l'oscillation, le pied se pose pour la foulée. Le pied gauche est encore appliqué sur le sol.

une guérison incomplète. Ceci nous conduit à l'étude du mode de guérison.

De la marche dans la coxalgie double. — La coxalgie double, après sa guérison, laisse une grave infirmité. C'est moins une claudication qu'une difficulté de la marche. Comme les fonctions des membres inférieurs sont troublées par la déformation de l'une et de l'autre hanche, et que cette déformation, souvent différente à droite et à gauche, varie aussi avec chaque malade, on peut prévoir que chaque cas de coxalgie double aboutit à un type particulier de claudication.

Envisageons brièvement quelques-unes des variétés que nous avons eues sous les yeux.

Un seul de nos malades a guéri de sa première coxalgie d'une manière si heureuse que la hanche a repris tous ses mouvements dans une grande étendue. Les surfaces articulaires paraissent avoir conservé leurs formes et leurs rapports. La seconde coxalgie, devenue fistuleuse, a dû être traitée par la résection. Dans ce cas, la claudication est unilatérale, comme s'il y avait eu une seule coxalgie.

Chez tous les autres malades, les deux hanches sont altérées plus ou moins profondément et d'une manière différente. Tantôt l'ascension du fémur est modérée et par suite l'ankylose plus ou moins serrée; tantôt le déplacement est plus considérable, et la mobilité du fémur est en rapport direct avec le degré de la luxation. Si le malade a été régulièrement soigné, les deux membres inférieurs sont en attitude régulière. Dans le cas contraire, on observe les déviations les plus variées, surtout l'adduction et la flexion. On comprend que deux membres puissent alors prendre une direction asymétrique; l'un des membres est beaucoup plus court que l'autre.

Premier cas. — Ankylose des deux hanches avec bonne attitude et longueur égale des deux membres inférieurs.

Cet état est celui de trois de nos malades définitivement guéris. C'était aussi le cas d'une fillette de quatorze ans, guérie de sa coxalgie double, qui a succombé à une appendicite.

Chez ces malades, la marche est possible; la station assise, difficile.

Du fait de la double ankylose coxale, les mouvements utiles à la marche n'appartiennent plus qu'au genou et au cou-de-pied.

Le type de la marche en devient spécial. Le malade se sert seulement de ses genoux et de ses cous-de-pied. Pour exécuter le pas, on le voit s'élever sur la pointe du pied posé; le cou-de-pied s'étend et le genou se fléchit, en même temps que la jambe oscillante, en complète extension sur la cuisse, se porte en avant, puis reçoit le poids du corps. L'effort de la marche appartient surtout au cou-de-pied. La jambe oscille au-dessous du genou, à peu près comme à l'état normal la cuisse oscille au-dessous de la hanche. Les pas sont courts, on le conçoit; ils s'accompagnent de fortes oscillations, à droite et à gauche, du tronc déjà renversé en arrière par l'ensellure.

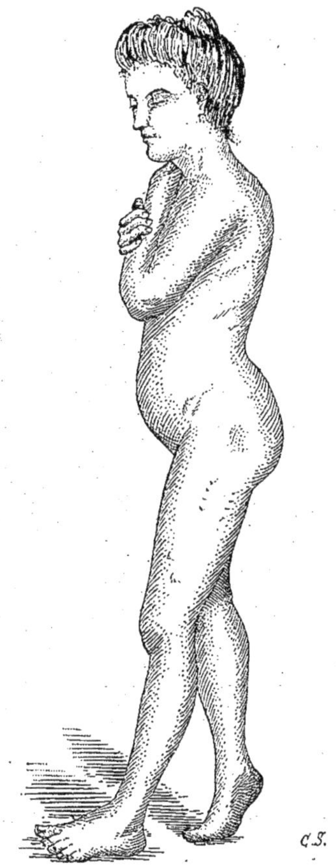

Fig. 138. — *Coxalgie double.*

Ankylose des deux hanches. Marche avec les jambes au-dessous des genoux. Le pied droit presse sur le sol par le talon antérieur, afin de porter le corps en avant.

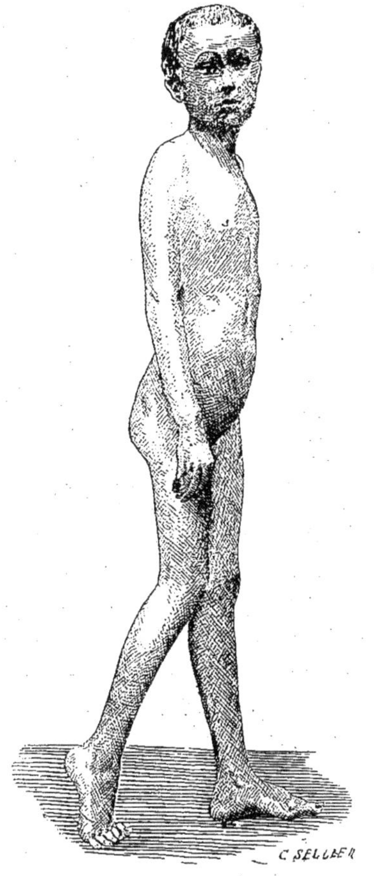

Fig. 139. — *Coxalgie double.*

Le pied droit en extension forcée presse encore le sol avec le talon antérieur avant de commencer l'oscillation. Les deux genoux sont juxtaposés par suite de l'ankylose coxale double.

Le mouvement de balancier des bras est très accentué. On ne manque pas d'être frappé de la facilité relative avec laquelle les malades marchent sur leurs membres inférieurs, dont la partie active est raccourcie de moitié.

La difficulté avec laquelle la jambe oscillante se porte en avant, par l'effet de l'extension du cou-de-pied posé, a une conséquence un peu inattendue. L'oscillation n'a pas lieu directement en avant; le malade s'efforce de porter la jambe oscillante en dehors en même temps qu'en avant. Cette jambe fauche. Il en résulte, à la longue, un certain degré de dislocation du genou et de déviation en *genu*

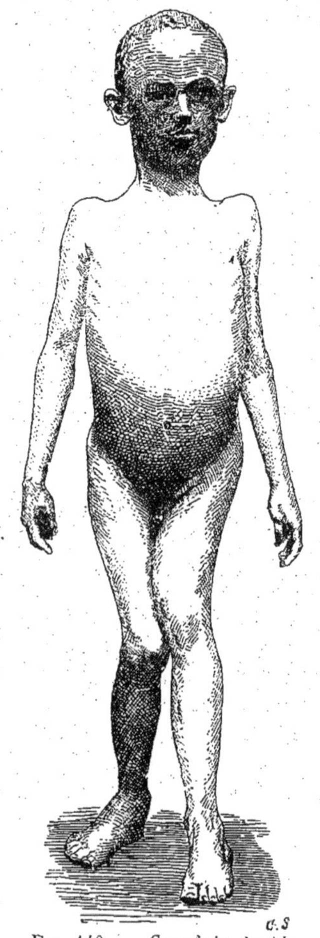

FIG. 140. — *Coxalgie double.*

Le malade se sert de ses bras comme balancier. Les genoux restent collés l'un à l'autre.

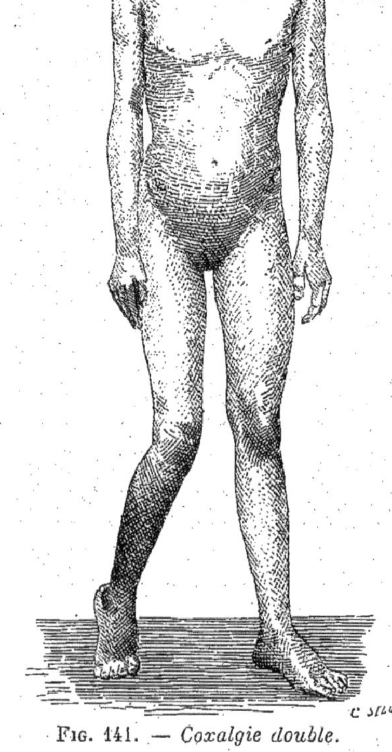

FIG. 141. — *Coxalgie double.*

Le malade marche en fauchant. Les deux genoux ne peuvent s'éloigner l'un de l'autre.

valgum. Le *genu valgum* est fréquemment observé dans la coxalgie double.

Deuxième cas. — Luxation bilatérale, avec mobilité des deux hanches et longueur à peu près égale des deux membres inférieurs.

Nous avons observé deux malades guéris imparfaitement de leur coxalgie, puisqu'ils conservaient des fistules, et affectés de cette déformation à peu près symétrique. Les deux hanches, fortement luxées, sont mobiles dans une notable étendue ; les cuisses, fléchies et rapprochées l'une de l'autre, les deux genoux légèrement déviés en *genu valgum*.

La marche de ces malades rappelle celle de la luxation congénitale dans sa forme grave. Ils se tiennent très difficilement sur un seul des membres inférieurs. L'appui d'une canne ou d'une béquille leur est nécessaire. Ils s'avancent très péniblement avec un déhanchement très prononcé ; et, si on les observe de près, on s'aperçoit que la mobilité de la hanche est à peu près insensible dans la marche, beaucoup moindre en tout cas que dans la luxation congénitale. Le rôle des genoux et des cous-de-pied est encore prédominant. La claudication est si accentuée et si laborieuse que les malades conservent l'usage des béquilles.

Troisième cas. — Luxation des deux hanches en mauvaise attitude avec flexion et adduction.

L'une de nos malades représente ce type. Les deux hanches luxées sont peu mobiles ; les deux cuisses fléchies et en adduction, rapprochées l'une de l'autre ; les deux jambes déviées en dehors en *genu valgum*. Cette maladie, guérie depuis plusieurs années après avoir eu un abcès de chaque côté, avait subi à trois reprises l'opération de l'ostéotomie sous-trochantérienne, deux fois d'un côté, une fois de l'autre. Le résultat obtenu est très imparfait en raison même de la mobilité des hanches ou mieux par défaut d'ankylose solide. La déviation en adduction avec flexion s'est reproduite. La station debout est possible, mais surtout la malade se tient facilement assise. Quant à la marche, elle est très laborieuse et exige l'usage d'une canne pour le moins. D'habitude la jeune fille se sert de deux béquilles.

Quatrième cas. — Ankylose bilatérale avec adduction des deux cuisses qui passent l'une au-devant de l'autre en se croisant comme les branches d'une paire de ciseaux (*Scissors legged*).

Ridlon a décrit cette difformité ; nous en avons observé un exemple, chez une fillette entrée à l'âge de huit ans à l'Hôpital maritime. La coxalgie droite compliquée d'un abcès guérit sans fistule avec une légère adduction. La coxalgie gauche, également compliquée d'abcès, guérit beaucoup plus difficilement. L'abcès, devenu fistuleux, donna lieu à une suppuration très abondante.

Le 4 juin 1895, je pratique la résection de la hanche gauche et je trouve le cotyle très largement perforé. A cette époque, je ne pratiquais pas l'extension continue après la résection. Non seulement la guérison fut laborieuse, mais elle est suivie d'une déviation de la cuisse en adduction forte, si bien que le genou gauche se place au-devant du genou droit.

Le 19 juin 1898, pour remédier à la difformité, on pratique

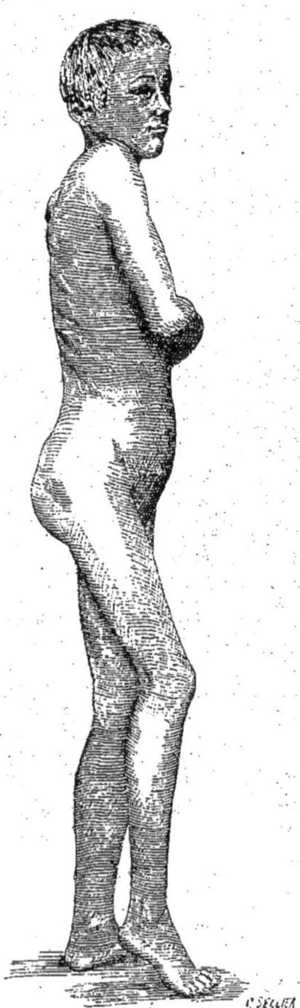

Fig. 142.

Sujet de la fig. 139.

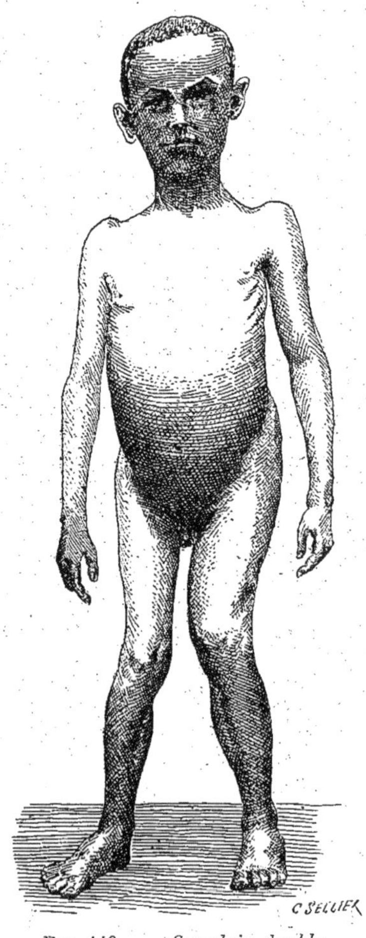

Fig. 143. — *Coxalgie double.*

Le malade marche les jambes écartées, en fauchant, avec un double *genu valgum*. Les deux bras s'écartent en balancier.

l'ostéotomie sous-trochantérienne du côté gauche en même temps que la ténotomie des adducteurs. Comme l'ankylose consécutive à la résection est résistante, l'ostéotomie procure la correction de l'adduction et de la flexion.

Dans la suite, la malade reste avec une double ankylose coxale et marche en conséquence, avec les genoux et les cous-de-pied, comme il a été indiqué précédemment.

Cinquième cas. — Asymétrie des deux membres inférieurs.

Nous avons observé, chez deux malades, une notable différence de longueur entre les deux membres inférieurs.

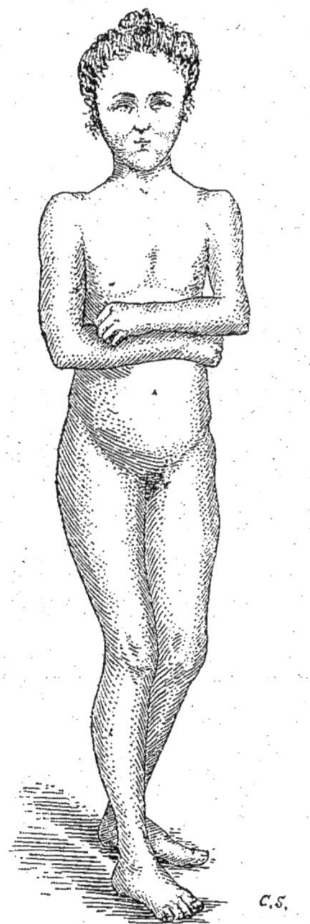

FIG. 144. — *Coxalgie double.*

Ankylose des deux hanches. Marche avec les jambes au-dessous des genoux, lesquels sont appliqués l'un contre l'autre.

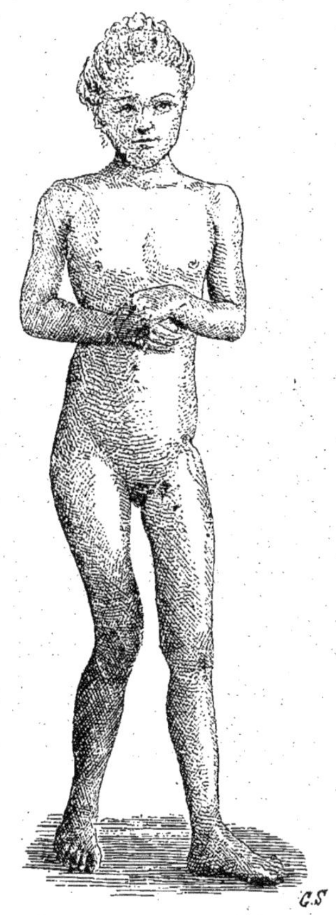

FIG. 145. — *Coxalgie double.*

Ankylose des hanches. Longueur inégale des deux membres inférieurs.

Une malade de Berck est atteinte de coxalgie droite à l'âge de quatre ans. Cazin l'opère, elle guérit.

A l'âge de seize ans survient une coxalgie gauche, qui, après un début aigu, se complique d'abcès puis de fistule et, au bout de quatre ans, finit par guérir. Mais la jambe gauche est de 10 centimètres plus longue que la droite.

Une fillette de l'Hôpital maritime subit à Paris une résection sous-trochantérienne pour une coxalgie gauche, vient à Berck avec une fistulette post-opératoire. Survient une coxalgie droite à marche rapide. Un volumineux abcès menace de fistuliser. Pour éviter l'infection secondaire imminente, je pratique le curettage de l'abcès et la résection de la hanche, en enlevant le grand trochanter, afin d'obtenir un raccourcissement analogue à celui du côté opéré en premier lieu. La malade a guéri en conservant du côté droit, comme du côté gauche, une fistulette avec un écoulement minime. Mais la différence de longueur entre les deux membres n'a pas été compensée par la deuxième opération. Le membre inférieur droit est resté beaucoup plus long que le gauche.

Dans ces deux cas, la marche exige l'usage des béquilles.

Sixième cas. — Ankylose des deux hanches avec rotation en dehors très accentuée des deux membres inférieurs.

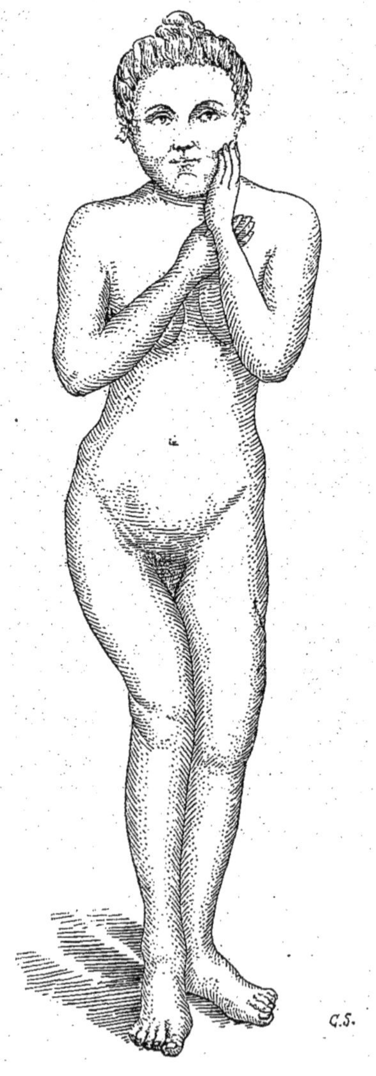

Fig. 146. — *Coxalgie double.*
Attitude symétrique des deux membres inférieurs.

Un garçon de seize ans est entré à l'hôpital payant en 1899 avec une coxalgie double et un mal de Pott compliqué de paraplégie complète. La paraplégie a guéri spontanément au bout d'une année environ. Les deux coxalgies paraissaient déjà guéries au moment de l'entrée. Elles avaient été traitées antérieurement par le repos et l'extension continue. Aucune précaution n'avait été prise pour empêcher la rotation des membres, qui est la conséquence habituelle de l'extension elle-même. Quoi qu'il en soit, la rotation externe atteignait près de 90° de chaque côté. Le bord externe de chaque pied s'appliquait sur le plan du lit, et les deux rotules regardaient l'une et l'autre en dehors, de telle sorte que la flexion et l'extension de chaque jambe pouvaient se faire sur le plan du lit sans soulever le genou. Lorsque, après la guérison de la paraplégie, il est devenu possible de mettre le malade debout, la rotation des deux jambes en dehors a opposé un obstacle absolu à la marche.

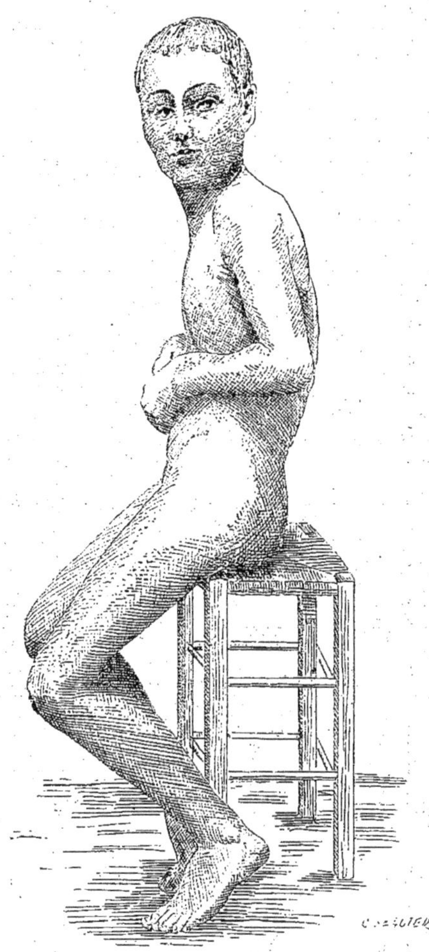

FIG. 147. — *Coxalgie double.*

Position assise.

Le malade veut-il avancer le pied droit pour faire un pas, ce pied s'avance à droite et non en avant. De même le pied gauche se porte à gauche, en sorte que les deux jambes tendraient à s'avancer de côté au lieu d'aller en avant.

La station debout est elle-même à peine possible.

Pour rendre la difformité moins grave, nous avons pratiqué l'ostéotomie sous-trochantérienne. L'opération a été faite des deux côtés dans la même séance. Après guérison, la rotation externe a été corrigée d'une manière satisfaisante. Le malade s'est mis à marcher avec les genoux, en continuant toutefois à se servir habituellement de béquilles.

Déviation du genou dans la coxalgie double. — Chez le malade dont il vient d'être question et qui avait les deux membres inférieurs tournés en dehors, le genou droit avait subi une forte déviation en *genu varum*.

Ce fait est exceptionnel. Au contraire, le *genu valgum* se produit très souvent comme déviation secondaire. Nous y avons fait allusion.

Le *genu valgum* peut apparaître déjà pendant le traitement au repos. Il devient surtout accentué lorsque les malades se mettent à marcher, et nous avons dit qu'il peut être considéré comme un résultat du mécanisme de la marche. Le pied oscillant se porte en dehors pour éviter le sol en passant au-devant du pied posé. L'habitude de ce mouvement amène la déviation.

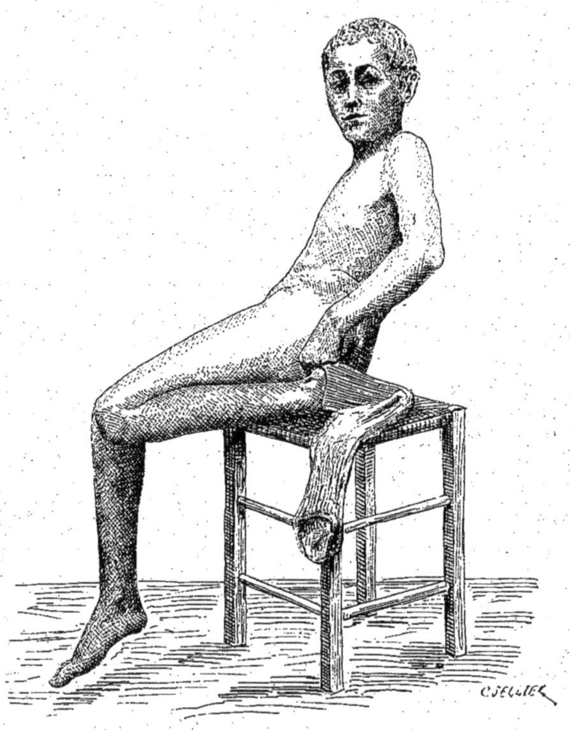

Fig. 148. — *Coxalgie double.*

Position du malade pour mettre ses bas.

Associations diverses de la coxalgie.— Après la coxalgie double, l'association la plus fréquente de la coxalgie a lieu avec le mal de Pott, ce dont témoignent les tableaux précédemment exposés.

On y voit que, par exemple, sur 172 coxalgies, dont 14 doubles, le mal de Pott se rencontre dans 9 cas, soit 1 fois sur 19.

Même en admettant que ce chiffre représente une proportion exagérée, la collection de l'Hôpital maritime se rapportant à des cas spécialement graves, il n'en est pas moins frappant que la coxalgie s'associe de préférence avec elle-même et en second lieu avec le mal de Pott.

Les autres associations deviennent beaucoup plus rares.

Le même relevé n'en montre que 7 :

Tuberculose du genou	2
— du coude	1
— tibio-tarsienne	1
Adénite cervicale	1
Lupus	2

La coïncidence du mal de Pott avec la coxalgie augmente singulièrement la gravité de la maladie. Il est à peine utile de le démontrer. Ces deux localisations représentent, chacune prise à part, les formes les plus dangereuses de la tuberculose chirurgicale. Le malade, doublement atteint, n'est pas seulement exposé aux complications, qui ne manquent guère de survenir de part et d'autre, mais, en outre, chaque foyer se répare avec une lenteur encore plus grande que d'habitude. La durée du traitement, dans les cas les plus heureux, se prolonge pendant une longue série d'années.

Le même caractère de gravité s'attache à un degré moindre à tous les autres cas d'association, avec la tuberculose des grandes articulations, avec l'adénité tuberculeuse, avec le lupus.

Cependant la guérison reste possible avec deux localisations, et même, comme on l'a vu à propos de la coxalgie double, avec trois localisations. Ces terminaisons favorables doivent être considérées commes d'heureuses exceptions, surtout dans la pratique hospitalière.

VII

ÉTUDE RADIOGRAPHIQUE

La radiographie procure un complément indispensable à l'examen clinique. Elle seule peut mettre en évidence les altérations de forme, de dimension et de structure des os, dans la région articulaire et à distance. Seule aussi elle permet d'analyser avec précision les changements de rapports des surfaces articulaires et d'interpréter le raccourcissement d'origine articulaire.

A côté des renseignements directement utiles à la pratique, on recueille par la radiographie des données exactes sur les troubles trophiques du bassin et du fémur. Si ces lésions n'ont la plupart du temps que l'intérêt de la physiologie pathologique, on verra que, chez certains malades, elles peuvent servir même à établir ou à confirmer un diagnostic difficile ou incertain.

Nos radiographies sont faites suivant un procédé uniforme. Le malade est couché sur le dos, dans une position symétrique autant que possible. L'ampoule est placée au-dessus du pubis sur une ligne verticale passant par les symphyses. Pour les enfants, on l'a fixé à 40 centimètres au-dessus du malade; pour les adultes, à 10 centimètres plus haut.

La durée de la pose varie : une minute et demie à trois minutes pour les enfants ; cinq, huit et jusqu'à dix ou douze minutes chez les adultes pourvus d'embonpoint.

Avec une pose symétrique, l'image radiographique est également symétrique. Si l'un des membres inférieurs est placé en rotation externe, tandis que l'autre est en attitude de repos, la pointe du pied directement en haut, la radiographie traduit cette rotation en dehors par deux détails évidents : la saillie du petit trochanter est exagérée, et le col fémoral est raccourci. Avec la rotation en dedans, la saillie du petit trochanter s'efface, et le col fémoral est un peu allongé.

Dans le premier cas, les rayons tombent plus obliquement sur le col et le projettent en raccourci sur la plaque. Dans le deuxième cas, ils le rencontrent dans une direction exactement perpendiculaire.

La rotation du bassin autour de son axe vertical entraîne aussi l'asymétrie de l'image radiographique, à la fois pour les os iliaques et les fémurs.

Sur chaque épreuve radiographique de la coxalgie, on peut étudier les modifications de l'articulation coxo-fémorale et les altérations du voisinage sur les os du bassin, sur le fémur, sur les parties molles. Cet ordre va être suivi dans l'exposé des faits.

MODIFICATIONS ARTICULAIRES.

COTYLE.

Dans la coxalgie d'origine récente, un mois, deux mois, trois mois même, la forme du cotyle peut être conservée à l'état normal. Son contour régulier persiste beaucoup plus longtemps chez certains malades. On verra que, avec la variété très bénigne de la maladie, le cotyle reste normal jusqu'à la guérison. En pareil cas, ce n'est pas le cotyle seul, c'est toute l'articulation qui conserve sa conformation régulière; et la radiographie ne donnerait que des résultats négatifs, si elle ne renseignait en même temps sur l'état du squelette à distance de la jointure, si elle ne montrait des troubles trophiques.

Voûte du cotyle. — Laissons de côté la coxalgie bénigne, forme très peu fréquente dans la pratique, et envisageons le cas de la coxalgie dans sa forme habituelle, avec son processus destructif presque constant à un degré variable. Au bout de deux ou trois mois, la forme du cotyle est légèrement altérée. La ligne courbe qui le dessine sur l'épreuve est modifiée à la partie supérieure au niveau ou dans le voisinage du sourcil cotyloïdien. Elle est moins régulièrement tracée que du côté sain. On voit, sur un point, une légère encoche aux dépens de l'ilium. La courbure dans son ensemble est moins nette; la cavité cotylienne est moins clairement limitée que du côté opposé.

Ces altérations de début prennent une certaine valeur, surtout si l'épreuve radiographique est bonne.

A un degré un peu plus avancé, l'altération cotylienne se traduit par l'agrandissement du cotyle en haut, autrement dit par le relèvement du sourcil cotyloïdien et de la voûte cotylienne.

Un bon point de repère pour établir une comparaison entre les deux côtés est l'espace ilio-ischiatique, autrement dit l'image radiographique du cartilage, qui unit l'ilion et l'ischion. On voit, du côté malade, la voûte cotylienne s'élever davantage au-dessus de l'espace ilio-ischiatique.

La mensuration fournit des données plus précises :

Nous mesurons au compas la distance entre la crête iliaque et la voûte cotylienne. Ce procédé prête peu à l'erreur : les mesures prises dans le sens de la longueur sont moins trompeuses que les mesures transversales. Elles sont moins modifiées par une pose légèrement asymétrique du sujet.

La distance cotyle-crête iliaque est diminuée, depuis 1 jusqu'à 30 millimètres. Dès que le relèvement du sourcil atteint 2, 3, 4 millimètres, il devient très facilement appréciable à l'œil, et on le mesure à l'aide du compas ou de la règle graduée sans erreur possible.

Dès qu'il a dépassé 5 millimètres, il devient frappant au premier coup d'œil. Nous le voyons atteindre 15, 20, 25 et jusqu'à 30 millimètres. Les chiffres les plus habituels, au cours de la première et de la seconde année de la coxalgie, sont de 5 à 10 millimètres. Les agrandissements plus considérables, 15 à 25 ou 30 millimètres, se rapportent pour la plupart à la pseudarthrose intracotylienne.

Sur les épreuves de notre collection, le relèvement du sourcil a pu atteindre quelquefois 15 à 20 millimètres et jusqu'à 25, 29, 30 millimètres.

L'épaisseur de l'ilium sur l'image radiographique est souvent augmentée d'une manière sensible au niveau du sourcil cotyloïdien. Nous mesurons cette épaisseur au niveau ou un peu au-dessus du sourcil, entre le pelvis et la limite externe de l'os, à une distance égale du sommet et de la crête iliaque de l'un et l'autre côté. La différence toujours en faveur du côté malade est de 2 à 10 et jusqu'à 15 millimètres.

Cette hyperostose se rapporte à la coxalgie ancienne. Sans doute l'ilium est épaissi non seulement au niveau du sourcil, mais sur la plus grande partie de son étendue, dans le cas d'ostéomyélite diffuse consécutive à une suppuration fistuleuse prolongée. Mais on n'envisage ici que la coxalgie fermée. L'épaississement de l'os iliaque est souvent évident, mais limité à la partie inférieure de l'ilium, voisine de la voûte cotylienne. Des chiffres très variables sont relevés par nos mensurations : nous trouvons un épaississement de 1 à 2 millimètres ; plusieurs fois un épaississement de 3 à 6 millimètres ; moins souvent de 7 à 15.

Nous n'ajoutons qu'une importance médiocre aux différences faibles d'un côté à l'autre. En pareil cas, on peut attribuer un minime épaississement de l'image radiographique du côté malade à l'asymétrie de la pose.

Fond du cotyle. — Le fond du cotyle n'est pas nécessairement altéré dans le même sens que la voûte. Sur nombre d'épreuves, la voûte est relevée à un degré sensible, tandis que le fond semble conserver son épaisseur normale. Il arrive souvent aussi que le fond soit aminci, ce que l'on constate à la vue par la comparaison des deux côtés droit et gauche. Dans plusieurs cas de coxalgie ancienne, on voit que la cavité cotylienne n'est séparée du pelvis que par une cloison osseuse offrant l'épaisseur d'un mince carton, soit au plus 1 millimètre.

On devrait aussi pouvoir constater les perforations ; mais l'image radiographique représentant une projection du profil de la cavité cotyloïdienne, les perforations sont voilées par la paroi osseuse, qui les limite en avant et en arrière. Une disposition exceptionnelle constatée révèle indirectement la perforation. La tête fémorale déformée s'engage à travers le fond cotylien et forme une saillie visible dans le bassin. C'est un exemple rare de perforation pelvienne avec engagement du fémur. L'anatomie pathologique montre combien peu fréquents sont les faits dans lesquels on a constaté *de visu* la pénétration du fémur dans le bassin à travers le cotyle perforé.

On conçoit que, sans cette disposition exceptionnelle, la radiographie soit inapte à révéler les perforations cotyliennes. Sur plusieurs épreuves, le fond aminci du cotyle fait saillie dans le canal pelvien. Il y forme un relief convexe, régulier, montrant d'une manière claire que le contour général de la cavité cotylienne a dépassé en dedans la limite habituelle : le cotyle est pour ainsi dire repoussé dans le bassin, qu'il s'agisse d'ailleurs d'une dépression mécanique du fond aminci ou mieux d'une hyperostose intrapelvienne. Nous avons observé nombre d'exemples de cette déformation spéciale.

TÊTE ET COL DU FÉMUR.

Altérations de la tête. — De même que le cotyle, la tête du fémur peut conserver plus ou moins longtemps sa forme normale. C'est ainsi que, dans un cas de coxalgie datant de trois ans, considéré comme guérie, cotyle et tête ont leurs dimensions et leur configuration de l'état sain. Dans la coxalgie de gravité moyenne, la déformation de la tête devient apparente sur les épreuves radiographiques au bout de trois, quatre, six mois; elle s'accentue dans la suite avec plus ou moins de rapidité.

En premier lieu, l'ulcération de la tête se traduit par un aplatissement ou du moins une irrégularité légère localisée sur la partie supérieure en regard de la voûte cotylienne; minime d'abord à la seconde période clinique, elle devient frappante plus tard; au lieu de figurer un demi-cercle, la tête se présente sous la forme d'un triangle dont les angles sont émoussés. Le quart, la moitié de la tête a disparu. Dans les cas des planches XI et XIII, la tête tout entière a disparu : il reste un moignon formé exclusivement par le col. Même disposition à peu près dans les cas des planches XII et XVI.

La radiographie, renouvelée périodiquement, permet de suivre la destruction ulcéreuse, très limitée d'abord, puis de plus en plus profonde, de la tête fémorale jusqu'à sa disparition complète.

Augmentation du volume de la tête. — L'anatomie pathologique a révélé quelques exemples de coxalgie avec augmentation du volume de la tête fémorale; nous en rapportons un cas personnel. On voit, sur la radiographie d'un garçon de onze ans, le même fait traduit d'une manière évidente. La mensuration donne au diamètre de la tête fémorale : 35 millimètres du côté sain, 40 du côté malade. Il s'agit d'une coxalgie ancienne de plusieurs années (six ou sept ans) considérée comme guérie, et on va voir que le col est, comme la tête, d'un diamètre anormal.

Lorsque la tête est luxée, sa déformation n'est plus localisée, comme on l'a dit plus haut, à sa partie supérieure. Dans le chevauchement sur le sourcil, on voit un aplatissement manifeste de la région de la tête qui touche l'ilium. De même, en cas de luxation plus complète, l'aplatissement se fait à la surface même de l'os iliaque. Autant de confirmation de l'origine mécanique de l'ulcération.

Végétations de la partie inférieure et interne de la tête. — La radiographie révèle encore la présence de végétations produites sur la partie inférieure et interne de la tête fémorale dans des cas de coxalgie datant de plusieurs années. La planche VI montre que la tête fémorale aplatie en haut forme au contraire en bas et en dedans un relief qui descend anormalement bas. La comparaison avec le côté sain en rend compte d'une façon évidente.

Atrophie en épaisseur. — Certaines épreuves radiographiques démontrent que le processus ulcéreux, après avoir détruit la tête en grande partie ou en totalité, peut aussi amincir le col. A la mensuration, on trouve, dans un de nos cas, que le col du côté sain offre sur sa partie moyenne un diamètre vertical de 38 millimètres; du côté malade, le même diamètre est réduit à 30 millimètres.

Épaississement du col. — L'ulcération destructive, propagée de la tête au col, est réservée aux grandes destructions, aux formes graves de la coxalgie ou, plus exactement, à la coxalgie, dont les lésions destructives sont spécialement profondes. Les faits de cet ordre sont les moins nombreux.

On observe beaucoup plus fréquemment une modification inverse du col fémoral, son épaississement par hyperostose. C'est un détail anatomo-pathologique du même ordre que la végétation osseuse de la partie inférieure de la tête. Mais l'épaississement du col est beaucoup plus précoce que l'hyperostose de la partie inférieure de la tête. On le trouve à un degré évident à la fin de la première année de la maladie et dans le cours de la deuxième. Il se traduit dans bon nombre de cas par une différence visible à l'œil, mais à peine susceptible de mensuration sur le dessin radiographique, dont les contours ne sont pas nettement tracés. Il en est ainsi dans la coxalgie relativement récente, première et deuxième années. Plus tard, dans les cas dont le début remonte à trois, quatre, six ans au plus, on constate fréquemment un changement de diamètre aussi clairement démontré à la mensuration qu'à la vue. Chez un de nos malades, le col est épaissi de 5 millimètres du côté droit malade. La coxalgie remonte à cinq ou six ans. Une autre radiographie, qui appartient à une coxalgie non moins ancienne, montre que le col du côté malade a un diamètre de 40 millimètres quand celui du côté sain a un diamètre de 29 millimètres. Nous trouvons dans différents autres faits un épaississement du col du côté malade évalué à 2, 4 et 6 millimètres (Voy. pl. VIII et X).

Longueur de l'axe du col et de la tête. — Sur les figures radiographiques qui mettent en vue les lésions destructives profondes de la tête fémorale seule ou à la fois de la tête et du col, il arrive assez souvent que la longueur du col de la tête se trouve réduite. Pour mesurer cette longueur, nous prenons pour point extrême l'extrémité interne de la tête en dedans, la face externe du grand trochanter en dehors. Par ce procédé, nous trouvons, chez une malade de l'hôpital, une longueur de 70 millimètres du côté malade, de 103 millimètres du côté sain.

De même, dans le cas d'une malade de la ville, on trouve du côté malade 66 millimètres, du côté sain 75 millimètres.

Dans ces exemples, le raccourcissement cervico-céphalique est extrême. On peut rencontrer une différence moindre entre les deux côtés dans nombre de cas de coxalgies moins anciennes ou moins destructives.

Il est entendu que l'on se met en garde contre la rotation en dehors du membre malade, dont le col fémoral paraît alors plus court.

Angle cervico-diaphysaire. — Sur nombre d'épreuves de coxalgies anciennes, on trouve que l'angle formé par la face interne du col et la face interne de la diaphyse est plus fermé du côté malade que du côté sain. Ce fait est visible sur beaucoup d'épreuves; il est en rapport non pas avec une véritable inflexion du col et de la tête du côté malade, mais bien avec l'hyperostose de la face interne du col et la végétation de la partie interne de la tête.

Ce fait anatomique rappelle, si l'on veut, un des caractères de la déformation du col dans la *coxa vara*.

Rapport du cotyle et de la tête fémorale. — La radiographie permet de vérifier sur le malade les trois variétés du rapport démontrées par la clinique sur l'anatomie pathologique entre la tête et le cotyle :

1° La tête fémorale, normale ou déformée, occupe le cotyle lui-même normal ou agrandi;

2° La tête fémorale plus ou mois altérée empiète, chevauche sur le sourcil cotyloïdien : luxation incomplète;

3° La tête fémorale déformée ou non déformée a quitté le cotyle : luxation complète.

La tête occupe la cotyle à la période du début de la coxalgie; la tête, de forme et de volume normal ou légèrement aplatie en haut, remplit le cotyle lui-même, non altéré ou légèrement élargi au niveau de sa voûte. Dans ces conditions, l'espace articulaire, autrement dit l'intervalle clair, ménagé sur l'épreuve radiographique entre la tête et le cotyle et représentant les parties transparentes aux rayons Rœntgen, cartilages, fongosités, tissu conjonctif, peut être modifié en deux sens opposés. Il peut être élargi ou diminué. Le rétrécissement en haut de l'espace articulaire est plus fréquemment observé dans la coxalgie récente : la différence est minime, 1 millimère environ. Cette traduction radiographique de l'amincissement des cartilages, jointe à une minime déformation des surfaces osseuses ou de l'une d'elles, constitue souvent tout ce que l'on peut voir dans les cas de coxalgie peu ancienne.

Plus tard l'espace articulaire est souvent augmenté ; c'est ce qui arrive d'habitude chez les coxalgiques dont le cotyle est agrandi et la tête atrophiée. L'image de la radiographie montre en pareil cas que le moignon cervico-céphalique n'est point, comme on pourrait le penser, intimement appliqué à la voûte rehaussée du cotyle. Au contraire, elle montre, comme l'anatomie pathologique et la clinique, que la petite tête fémorale paraît libre dans le cotyle agrandi; elle rend compte du mode de constitution de la pseudarthrose intra-cotylienne. Plusieurs de nos radiographies font voir que la distance entre la tête fémorale et le cotyle, l'un et l'autre profondément ulcérés, se trouve augmentée d'une manière appréciable.

Nous avons aussi constaté un élargissement léger de l'espace articulaire chez quelques malades dont la hanche atteinte depuis longtemps, considérée comme guérie, conservait la forme de ses surfaces et une étendue considérable de mouvements.

Par exemple, chez un jeune garçon de dix ans dont la coxalgie remonte à trois années, la hanche atteinte garde 90° de flexion en même temps que tous les autres mouvements dans une très large mesure.

Sur l'épreuve radiographique, on voit que l'intervalle qui sépare la tête du cotyle, l'un et l'autre non déformés, apparaît légèrement agrandi.

Les conditions inverses sont réalisées dans la coxalgie très ancienne terminée par une ankylose très solide : une tête volumineuse remplissant le cotyle à peine agrandi.

Chez un jeune malade dont l'affection ancienne de cinq à six ans s'est terminée par une ankylose complète sans traces de mouvements, la tête fémorale, hyperostosée comme le col, semble fusionnée avec la surface du cotyle. La ligne qui les sépare est à peine visible. En résumé, l'espace articulaire, souvent diminué à une période peu avancée de la maladie, alors que les cartilages sont amincis ou bien ulcérés, peut être élargi plus tard plus spécialement dans les cas qui répondent à la pseudarthrose intracotylienne. Nous le trouvons élargi également dans quelques cas de coxalgie bénigne sans déformation des surfaces et avec conservation des mouvements.

Il est effacé complètement ou incomplètement dans l'ankylose serrée, fixant la tête dans la cavité cotylienne.

La radiographie rend clairement compte de la profonde articulation de la tête et du col ulcérés dans le cotyle agrandi, lorsqu'il s'agit de la forme spéciale de coxalgie qui caractérise le terme de pseudarthrose intracotylienne.

On voit sur les photographies que non seulement la tête ulcérée est logée au fond du cotyle, dont la voûte est anormalement large, mais que le col lui-même s'y trouve engagé de telle sorte que le grand trochanter se rapproche du sourcil à un degré frappant. L'intervalle entre le sourcil et le grand trochanter est de 5 millimètres du côté de la coxalgie dans deux cas; du côté de la branche saine, le même intervalle est de 25 et de 30 millimètres.

La radiographie met ici en évidence un fait également bien démontré par la clinique et l'anatomie pathologique : l'effacement de la saillie trochantérienne dans la pseudarthrose intracotylienne.

Comme corollaire de ce qui précède, la distance qui s'étend entre le grand trochanter et le canal pelvien est sensiblement diminuée dans les mêmes cas de pseudarthrose intracotylienne (Voy. pl. XII et XIII).

Luxation incomplète. Empiètement. Chevauchement. — A l'état normal, on peut remarquer que la ligne courbe, répondant à la moitié supérieure du trou ovale, paraît se continuer, en dehors de l'ischion, avec la ligne concave limitant la face interne du col en formant un cintre très régulier. Il semble qu'il s'agisse d'un seul arc interrompu par l'ischion.

Cette donnée permet d'apprécier, au premier coup d'œil, la plus légère élévation de la tête et du col du fémur du côté malade : la moitié externe du cintre s'est relevée, alors qu'une régularité parfaite est conservée du côté sain.

Un léger degré d'élévation de la tête fémorale est encore traduit, d'une manière frappante, par l'élargissement de l'espace articulaire en bas et en dedans, au niveau de l'ischion, alors que cet espace est rétréci en haut sous le sourcil (Voy. pl. IV). A un degré plus accentué, l'ascension est frappante au premier coup d'œil; on la mesure avec le compas en prenant pour point de repère la crête iliaque du côté malade et du côté sain.

Comme il s'agit d'un déplacement suivant la longueur du sujet, en hauteur sur le dessin, l'image n'est pas sujette à erreur. On voit exactement sur ces épreuves à quel degré la tête s'élève et empiète sur la saillie du sourcil; comment ces deux surfaces, dans ce rapport anormal, se sont ulcérées réciproquement. Seule la radiographie permet de faire la distinction un peu subtile entre ces deux degrés de luxation incomplète, que Lannelongue a désignés par les termes d'empiètement et de chevauchement. Par les procédés habituels de la clinique, la luxation incomplète se traduit par une saillie exagérée et une ascension plus ou moins marquée du grand trochanter; avec une ascension faible, on est porté à dire empiètement; avec une ascension plus forte, on dira plutôt chevauchement; dans l'un et l'autre cas, l'appréciation est approximative. Sur la photographie, au contraire, le déplacement de la tête en haut sur le sourcil est mesuré à 1 ou 2 millimètres près (Voy. pl. IX et XX).

Dans le chevauchement complet, on voit que la partie supérieure de la tête libre dans les parties molles a quitté tout contact avec l'ilium. La tête fémorale touche la région sourcilière par la face interne.

La radiographie montre qu'ici, comme dans les cas où la tête est restée dans le cotyle, il n'y a pas application directe du tissu osseux ulcéré de la tête sur l'ilium également ulcéré. Un espace clair persistant sur ce dessin indique l'interposition d'une couche de parties molles, fongosités ou tissu conjonctif, selon la période.

La radiographie montre, de plus, que ce chevauchement incomplet ou complet est loin d'être d'habitude une simple application de la tête ulcérée sur le sourcil isolé.

Le plus souvent l'articulation entre les deux surfaces demi-luxées est réellement profonde; l'extrémité fémorale s'est creusée une véritable cavité articulaire dans l'épaisseur du sourcil cotylien, et la surface d'adhésion peut être fort large et permettre par suite une ankylose fibreuse serrée.

Nous ne parlons pas de déplacements de la tête en avant ou en arrière, dont la radiographie ne rend pas compte.

Luxation complète. — Nous avons rencontré quelques exemples de luxation complète; cliniquement la tête fémorale formait dans la fosse iliaque externe un relief nettement distinct loin du cotyle. On voyait sur la photographie la tête peu déformée à une certaine distance au-dessus du sourcil cotyloïdien.

La tête et le cotyle sont nettement indépendants, ce qui caractérise la luxation complète. Ici encore la radiographie n'indique pas si la tête est déplacée directement en haut, soit en avant, soit en arrière; seul le déplacement vertical est traduit avec précision.

Lésions dystrophiques de voisinage. — Certaines épreuves, avec poses courtes, conservent le dessin des parties molles et permettent de distinguer du côté sain et du côté malade l'épaisseur des parties molles : pannicule graisseux sous-cutané normal ou épaissi du côté malade; masse musculaire de la cuisse et de la fesse toujours atrophiée. De même la région de la hanche est enveloppée parfois d'une zone plus ou moins large, plus ombrée du côté malade que du côté sain.

Cette ombre du dessin est liée à l'épaississement et surtout à la congestion des parties molles autour de la hanche.

Cette représentation de divers caractères physiques des parties molles n'est sans doute pas dépourvue d'intérêt. Mais elle apprend peu de chose; l'examen direct du malade, l'inspection et la palpation renseignent plus facilement et avec non moins d'exactitude sur l'épaississement du tissu cellulaire sous-cutané, sur l'atrophie musculaire et sur ce gonflement diffus ou localisé de la région de la hanche.

Les notions révélées par la radiographie sur l'état du bassin et du fémur en dehors de la hanche ont une beaucoup plus grande importance pratique.

Ilium. — On a déjà indiqué précédemment l'épaississement très fréquent de l'os iliaque au-dessus du sourcil. Le côté malade est de 2, 6 et jusqu'à 15 millimètres plus épais que le côté sain (Voy. pl. X, XIII et XV); de même, on peut faire apparaître sur la radiographie l'épaississement des fosses illiaques externe et interne propre à l'ostéomyélite des suppurations anciennes de la hanche.

La mesure de l'ilium en hauteur, depuis la crête iliaque jusqu'à l'intervalle ilio-ischiatique, montre encore que ces dimensions verticales de l'os iliaque sont rarement modifiées, ou bien le sont à un faible degré, contrairement à ce qui arrive pour l'ischion.

Ischion. — Sur une radiographie faite dans la position habituelle de décubitus dorsal, la face postérieure du corps et de la tubérosité se présente dans le dessin sur le plan le plus rapproché : il ne faut pas oublier que l'on regarde le bassin par derrière.

L'anatomie pathologique enseigne que l'ischion est assez fréquemment tuméfié dans le voisinage du cotyle, et que plus bas, au niveau de la tubérosité, il est atrophié. Nous voulons parler ici d'une coxalgie déjà ancienne d'une année au moins.

La radiographie met rarement en évidence le renflement de la partie juxta-coxale de l'ischion; elle montre au contraire très souvent l'atrophie de la tubérosité. Il suffit, pour cela, qu'il s'agisse, nous le répétons, d'une coxalgie ancienne. La même atrophie est indiquée sur la branche ischio-pubienne.

L'ischion, dans son ensemble, de volume normal ou diminué, subit souvent un changement de direction de son axe vertical : la tubérosité ischiatique est portée en dedans; de plus, le même os subit autour de son axe vertical un mouvement de rotation qui a pour résultat de porter le bord postérieur de l'os en dedans; ce fait est aussi observé dans la plupart des cas de coxalgie un peu ancienne. Un détail particulier de la photographie indique bien cette rotation. L'épine sciatique est à peine visible du côté sain, parce qu'elle se trouve située à peu près dans le même plan antéro-postérieur que le corps de l'ischion : elle se trouve confondue avec la masse de l'ischion dans le dessin. Elle fait cependant presque toujours une légère saillie vers le canal pelvien. Son ombre est nettement dessinée.

Du côté de la coxalgie, le triangle d'ombre répondant à la projection de l'épine sciatique est beaucoup plus accentué et forme vers le bassin un cap d'une longueur double et triple de la même saillie du côté sain. Cette apparition de l'image de l'épine sciatique se rapporte manifestement à la rotation du corps de l'ischion.

Pubis. — Cet os est beaucoup moins souvent et moins sensiblement modifié que l'ischion. Cependant l'atrophie qu'il subit lui aussi, quoique à un degré moindre, est assez souvent indiquée sur la photographie par une épaisseur moindre de la branche horizontale, de la région de l'angle et de la branche descendante.

Mais la différence avec le côté sain est minime, 1 millimètre au plus.

Une altération du pubis, telle qu'une caverne au voisinage de la symphyse ayant pu donner lieu chez certains malades à des symptômes rappelant jusqu'à un certain point ceux de la coxalgie, peut être clairement dessinée sur la radiographie. Chez un de nos malades, on voit dans la région de l'angle du pubis droit une tache irrégulière correspondant à un foyer d'ostéite, à une caverne. Chez le malade, l'affection avait été prise, avant l'arrivée à Berck, pour une coxalgie, à cause d'une douleur vers le pli de l'aine et de la claudication. Cependant l'examen clinique suffit à établir d'une manière certaine l'intégrité de la hanche et à localiser le siège de la douleur, le centre du gonflement et l'origine de l'abcès sur le pubis droit, près de la ligne médiane. Il n'en persiste pas moins que la radiographie est venue confirmer et mettre à l'abri de toute discussion le diagnostic du siège de la lésion. Elle aurait à elle seule suffit à établir en quelque sorte tout le diagnostic (Voy. pl. XXI).

Chez un jeune malade, que nous avions considéré depuis longtemps comme atteint d'une coxalgie de forme légère avec une conservation de la forme de l'articulation et de ses mouvements, nous avons conservé le souvenir qu'au début de la maladie, à côté de la boiterie et de la limitation des mouvements, l'attention avait été surtout attirée par une douleur nettement et constamment localisée en dedans du pli de l'aine sur le pubis. Le malade a été traité comme un coxalgique. Après deux ans de précautions, les fonctions de la hanche étaient conservées intégralement.

Mais la douleur pubienne peut, à certaines périodes, être retrouvée par une pression un peu profonde.

Dans ce cas, la radiographie a montré, outre la conservation de la hanche avec sa forme normale, une petite saillie répondant au bord supérieur de la branche horizontale du pubis, à quelque distance de la symphyse. Cette saillie ne répond nullement à l'épine pubienne.

Elle forme, à n'en pas douter, une anomalie. Représente-t-elle le point pathologique spécial de ce cas? Le diagnostic de coxalgie a-t-il été posé par erreur? Nous n'osons l'affirmer d'une manière positive, mais la radiographie nous engage fortement à l'admettre. Peut-être un abcès localisé sur le pubis viendra-t-il plus tard confirmer l'erreur commise à l'examen clinique et l'indication plus véridique de la radiographie. Cependant, en faveur du diagnostic de coxalgie, on trouve l'épaississement peu accentué du col fémoral, signe d'irritation périostique qui ne peut guère avoir une autre origine que la coxalgie.

Fémur. — L'atrophie du fémur, au-dessous du grand trochanter, sur toute l'étendue de la diaphyse, est indiquée presque aussi complètement par la radiographie que par les coupes du fémur à l'examen direct.

La photographie démontre la diminution du diamètre de la diaphyse, l'élargissement réel ou relatif du canal médullaire et l'amincissement du tissu compact. Ces trois caractères, qui ont trait au même fait, au ralentissement de la croissance en épaisseur, sont appréciés avec une exactitude frappante sur presque toutes les épreuves.

La clarté de la démonstration tient à ce que la diaphyse fémorale, os compact enveloppé d'une couche de parties molles assez peu épaisse, vient toujours avec netteté sur la photographie.

Diamètre total. — Pour mesurer les différents diamètres de la diaphyse : diamètre total, diamètre du canal médullaire, diamètre de la couche du tissu compact, on choisit un point se rapprochant de la partie moyenne du fémur, en tout cas situé à la même distance du sommet du grand trochanter de l'un et de l'autre côté.

Le diamètre de la diaphyse, diamètre total de l'os, est presque toujours diminué dans la coxalgie, dont la durée a dépassé une année. Cette atrophie s'accentue pendant toute la période active de la maladie. Elle est au reste plus ou moins marquée selon les sujets. A la mensuration, on trouve que le diamètre de l'os du côté malade est diminué de 1 à 4 ou 5 millimètres, rarement davantage.

Une seule fois nous l'avons trouvé augmenté dans un cas de coxalgie ancienne de plusieurs années. Y a-t-il eu une cause d'erreur dans une pose irrégulière ? Nous n'avons pu le vérifier.

Diamètre du canal médullaire. — Quel que soit le diamètre total de l'os du côté malade, la largeur du canal médullaire est à peu près toujours égale, sinon supérieure, à la largeur du canal médullaire du fémur sain. Ceci ne manque pas d'être surprenant si l'on se rappelle que l'os malade est atrophié, que son diamètre est visiblement inférieur au diamètre de l'os sain. La planche XI montre que le fémur malade, dont le diamètre est de 13 millimètres, est creusé d'un canal médullaire aussi large que celui du fémur sain, dont le diamètre est de 16 millimètres. Autrement dit, dans ce cas, comme dans nombre de cas analogues, la différence de diamètre entre l'os malade et l'os sain porte sur le tissu compact, plus mince du côté malade que du côté sain.

Rappelons ce qui a été dit ailleurs, que la dystrophie à distance accompagnant la tuberculose articulaire se trouve caractérisée en ce qui concerne la diaphyse par des phénomènes physiologiques d'ordre opposé en apparence ; d'une part, l'ostéogénie périostique s'arrête ou se ralentit notablement : le périoste est inactif ; au contraire, la fonction médullaire du côté du canal conserve son activité spéciale à un degré normal, sinon excessif. Le travail de résorption du tissu osseux se fait dans la diaphyse comme dans les épiphyses. Le canal médullaire s'élargit en se remplissant de moelle jaune à caractère sénile. Les extrémités épiphysaires sont raréfiées ; leurs trabécules sont les unes amincies, les autres en très grand nombre, complètement résorbées. Une moelle jaune, décolorée, remplit également le canal diaphysaire ou les lacunes plus larges résultant de la résorption complète du tissu spongieux. La radiographie démontre sur le vivant ces faits déjà révélés par l'anatomie pathologique.

Amincissement du tissu compact. — L'amincissement du tissu compact de la diaphyse du côté de la coxalgie est le fait le plus frappant à l'examen du fémur. Cet amincissement, qui ne se mesure que par demi-millimètre dans nombre de cas, atteint parfois jusqu'à 1 millimètre, rarement davantage; l'atrophie de la diaphyse avec l'amincissement du tissu compact est plus spécialement évidente vers la partie moyenne de l'os. Ces modifications s'atténuent un peu à mesure qu'on s'approche des épiphyses. Pour celles-ci, le diamètre de l'os est à peine différent d'un côté à l'autre.

Pâleur du squelette du côté malade. — Notons, comme corollaire des faits qui précèdent, agrandissement du canal médullaire, amincissement du tissu compact, raréfaction du tissu spongieux, pâleur ou anémie de la moelle, notons, dis-je, un fait qui frappe toujours au premier examen d'une radiographie de tuberculose articulaire et qui aurait dû être noté en tête de ce chapitre. Nous voulons parler de la différence de teinte entre la radiographie du squelette du côté malade et la radiographie du squelette du côté sain. La photographie des os du côté malade, bassin et fémur, est manifestement plus pâle que celle des mêmes os du côté sain.

Il en serait de même si l'on comparait les radiographies des deux tibias, ou des deux tarses, ou des deux antétarses. Le squelette entier du membre malade se laisse plus facilement traverser par les rayons X.

Faits spéciaux. — On lit dans les travaux faits sur la radiographie des interprétations qui nous semblent manquer d'une base suffisante. Par exemple, une tache plus claire ou plus foncée dans la région de la hanche a pu faire supposer la présence d'un séquestre. Pareille hypothèse nous semble à peu près gratuite.

Sur aucune de nos épreuves nous n'avons pu découvrir clairement aucun séquestre. Ce qu'on sait d'anatomie pathologique explique ce résultat négatif. Presque tous ces séquestres, en effet, sont profondément placés, le plus souvent enchatonnés dans la cavernule même où ils se sont isolés. Dans ces conditions, le séquestre est à peu près toujours confondu sur la figure avec la masse du tissu osseux qui l'encadre. Certains des malades que nous avons observés auraient sans doute fourni, s'ils avaient été radiographiés, le dessin isolé de certains séquestres du col. Tels sont les malades chez lesquels la totalité du col (un cas) ou une moitié du col formaient un volumineux séquestre nettement distinct. Aucune de nos épreuves ne se rapporte à des faits semblables.

On commet un abus d'interprétation en considérant comme une caverne une tache blanche du trochanter du col ou de la tête; de même une tache foncée ne saurait être prise pour un séquestre.

Une de nos radiographies nous a offert à cet égard une disposition remarquable; l'articulation est conservée, le cotyle est anormal; la tête et le col du fémur sont notablement augmentés de volume. Sur la partie moyenne et supérieure du col, on aperçoit un îlot foncé circonscrit par une zone circulaire de teinte plus claire. Ce fait est de ceux qui inspirent une hypothèse. Pour expliquer à la fois la conservation remarquable de la jointure et en même temps la tuméfaction de la tête et du col du fémur, nous supposons volontiers qu'un foyer circonscrit d'ostéite développé dans le col a produit par irritation secondaire l'hyperostose indiquée du col et de la tête. Ce foyer d'ostéite a occasionné par voisinage des troubles articulaires avec les symptômes de la coxalgie; crises douloureuses vives avec contractures et déviation du membre. Malgré cette symptomatologie bruyante, l'affection a guéri avec conservation d'une grande partie des mouvements.

L'ensemble des détails relatifs à ce fait concordent assez bien pour faire admettre l'hypothèse d'un foyer d'ostéite cervicale avec caverne, peut-être avec séquestre.

Dans un autre cas, où il s'agit d'un abcès antétrochantérien avec signes fonctionnels de coxalgie, la radiographie nous a servi grandement à éclaircir le diagnostic. Il y avait un désaccord entre la présence d'un abcès antétrochantérien et la conservation presque complète des mouvements de la hanche. A ce point que nous mettions en doute l'affection articulaire et que le diagnostic le plus probable semblait être celui d'une lésion trochantérienne. La radiographie, faite au moment où j'étais presque décidé à pratiquer le curettage d'un abcès extra-articulaire, a montré sur le bord supérieur une tache claire sous la forme d'une bandelette, qui, partant de la base du grand trochanter, s'avançait jusqu'à la tête; dans ces conditions, nous avons renoncé au curettage; deux ponctions avec injection ont produit la guérison de l'abcès. La tache pâle du col fémoral a persisté dans la suite, et elle s'avance jusque dans la tête fémorale osseuse, sur le bord supérieur de laquelle est une petite échancrure; d'après la photographie, la lésion osseuse s'avance manifestement dans la cavité articulaire. Néanmoins, la hanche a conservé un espace articulaire normal; elle a gardé aussi les mouvements.

Il n'est pas douteux que, dans ce cas, la radiographie nous a fait éviter une erreur de pratique. Le curettage aurait conduit à ouvrir la hanche et se serait terminé logiquement par la résection. La hanche a été conservée à la suite de la guérison de l'abcès par des ponctions. La lésion cervicale et même céphalique est sans doute restée extra-articulaire, malgré son siège intracapsulaire (Voy. pl. XXII).

Le périoste du col et le cartilage de la tête qui limitaient le foyer osseux ont protégé la jointure. Cette interprétation nous a paru s'imposer.

Une enfant atteinte de coxalgie se présente à nous avec un abcès situé au-devant de la cuisse, à 10 centimètres au-dessous de la hanche.

Il nous paraît profondément placé dans l'épaisseur du triceps. La radiographie montre dans ce cas le fémur du côté malade, légèrement augmenté de volume, depuis le grand trochanter jusque vers le milieu de la diaphyse. La couche de tissu compact est épaissie dans la même étendue sur le bord interne de l'os.

De plus, au-devant et un peu au-dessous du grand trochanter, se trouve nettement dessinée une tache blanche de forme ovale avec une macule foncée et mal limitée en son centre. Au reste, la tête et le cotyle sont manifestement altérés. Ici la coxalgie est évidente sur la radiographie comme au clinique; on est porté à penser qu'elle est d'origine fémorale et que l'abcès peut se rattacher à la lésion fémorale.

Nous avons actuellement dans notre service une fillette atteinte de coxalgie gauche.

Elle a offert cette particularité peu fréquente : élimination d'un séquestre de 1 centimètre de largeur à peu près par la vulve, exactement à la face interne de la petite lèvre gauche. Ce séquestre était sur le point de sortir spontanément à travers la muqueuse au moment où nous avons examiné la vulve; l'enfant se plaignait d'une douleur sur cette région.

La radiographie de ce cas révèle l'absence de l'ischion tout entier. Cet os a dû se résorber en grande partie; peut-être le séquestre que nous avons vu s'éliminer par la vulve n'était-il pas le premier qui ait suivi cette voie.

Ici encore la coxalgie est évidente sur la radiographie. L'importance de la lésion ischiatique (disparition de cet os) porte encore à penser que la maladie a pu commencer par cet os et envahir secondairement la hanche (Voy. pl. IX).

Le nombre de ces faits spéciaux deviendra sans doute considérable à mesure que s'étendront les collections de radiographie.

Les rayons X sont appelés à fournir l'explication de certaines affections de la hanche confondues avec la coxalgie et qui doivent en rester distinctes. Dans deux cas que nous avons cités, je me crois autorisé à poser le diagnostic de lésions cervicales juxta-articulaires et non celui de coxalgie. La radiographie seule a fourni ces arguments.

Elle a en même temps, dans l'un de ces cas, dirigé heureusement la thérapeutique.

Déformation du bassin. — Dans le cas de la planche XIV, la cavité pelvienne est déformée ; elle a pris une forme oblique, ovale. La ligne innominée pelvienne du côté malade est redressée dans la région sacro-iliaque, courbée à l'excès au contraire dans la région ilio-pubienne. Au contraire, du côté sain, la courbure symétrique est ouverte en avant, fermée en arrière.

Chez cette malade atteinte d'une coxalgie ancienne, la déformation du bassin est tellement accentuée qu'une erreur complète d'interprétation nous semble impossible.

En même temps, nous croyons que la radiographie est un médiocre moyen de renseigner sur les déformations légères du bassin ; la moindre asymétrie dans la pose amène des résultats qui pourraient être considérés comme traduisant une difformité, alors qu'il n'y en a pas.

TABLEAU RADIOGRAPHIQUE DES PRINCIPAUX TYPES DE COXALGIES.

Il va de soi qu'on ne rencontre pas tous les caractères que les rayons X peuvent révéler dans l'histoire de la coxalgie chez chaque malade en particulier. Le tableau des signes radiographiques varie d'une période à une autre chez le même malade et d'un malade à l'autre à la même période de l'affection.

Début de la coxalgie. — Nous ne faisons pas allusion au début proprement dit. A cette période, l'attention est à peine attirée par des troubles légers ; d'autres fois un tableau de symptômes bruyants peut égarer le diagnostic. Le squelette articulaire n'est pas encore altéré.

L'étude radiographique donne des renseignements un peu plus tard, au bout de quelques semaines et surtout après deux ou trois mois.

Déjà l'espace articulaire peut être modifié, aminci le plus souvent, parfois élargi. Les surfaces sont déjà légèrement déformées. La courbure cotylienne ou est ulcérée vers la voûte, moins nettement dessinée, ou bien elle se déforme légèrement. La voûte du cotyle est un peu sinueuse, découpée en petites dentelures. Le sommet de la tête tend à s'aplatir.

Un peu plus tard les réactions secondaires se montrent, l'hyperostose du col, l'atrophie de la diaphyse, la teinte plus pâle de tout le squelette du côté malade.

Dès ce moment, l'ensemble des données de la radiographie devient assez caractéristique.

Variété légère de la coxalgie. — Dans cette forme, les surfaces articulaires proprement dites, tête ou cotyle, peuvent être tout à fait normales. A peine trouve-t-on les déformations du début sur la voûte cotylienne et la tête fémorale. Le plus souvent on y aperçoit aucune modification. Mais presque toujours ces altérations à distance par réaction du voisinage ou par dystrophie éloignée sont évidentes. Tel sont l'épaississement du col, l'épaississement de l'ilium au-dessus du sourcil cotyloïdien, l'atrophie de la diaphyse, la pâleur du dessin du squelette du côté malade.

En un mot, les signes directs de l'arthrite coxo-fémorale sont insignifiants ou font défaut ; les réactions dystrophiques par excitation ou par inertie du périoste sont plus apparentes.

Coxalgie sans déplacements, sans ulcérations osseuses (ankylose). — Un certain nombre de coxalgies se terminent par ankylose sans changement de rapport des surfaces. La tête fémorale, de forme et de volume normaux, quelquefois d'un volume exagéré, est logée dans son cotyle à peine agrandi. L'espace articulaire est habituellement diminué, pas toujours d'une manière notable. La cicatrice fibreuse a remplacé les cartilages diarthrodiaux. Parfois l'espace articulaire a complètement disparu, comme dans le cas de la planche X ; on distingue à peine une ligne de séparation.

Le cotyle peut être occupé complètement, ou peu s'en faut, par la tête fémorale. Il n'y a pas de partie inoccupée.

Ces conditions sont spécialement favorables à l'établissement d'une ankylose très solide, qu'on pourrait croire osseuse, mais qui ne peut l'être que partiellement et à une époque très tardive.

Chez beaucoup de malades, on constate, à une période précoce de la coxalgie, un élargissement de l'espace articulaire en bas et en dedans : la tête fémorale s'éloigne de l'ischion.

Coxalgies avec altérations apparentes des surfaces. — On reconnaît sur les épreuves radiographiques les principaux types qui nous sont d'ailleurs connus d'après la clinique et l'anatomie pathologique.

L'ensemble des signes radiographiques est modifié selon que :

1° La tête reste logée dans la cavité cotyloïdienne ;

2° La tête du fémur s'élève au-dessus de la cavité, empiète ou chevauche sur le sourcil (luxation incomplète) ;

3° Les deux surfaces, tête et cotyle, ont perdu tout rapport direct ; la tête est loin du cotyle (luxation complète).

Pseudarthrose cotylienne. Petite tête dans un grand cotyle. — Ce type n'est pas indiqué moins clairement par la radiographie que par les autres moyens d'étude clinique et par l'anatomie pathologique.

L'inspection simple d'épreuves comme celles qui sont figurées ici fait apercevoir, en même temps que la conservation des rapports normaux, tête dans le cotyle, une disproportion frappante dans le volume réduit de l'extrémité fémorale, tête atrophiée ou moignon cervical et l'énorme étendue de la cavité cotyloïdienne. La tête fémorale offre à peu près constamment la même déformation, mais à un degré si différent que le tableau des cas légers ne ressemble en rien à celui des cas graves. La tête est aplatie supérieurement. En bas, au contraire, on distingue presque toujours un certain degré d'hyperostose. Cette hyperostose, continue avec celle du col du fémoral, a pour effet de fermer l'angle cervico-diaphysaire du fémur. Tantôt l'usure de la tête en haut, peu profonde, laisse encore à la surface articulaire ses limites distinctes, la séparant du col. Tantôt la destruction est tellement profonde qu'elle a emporté la moitié, les trois quarts, la presque totalité de la tête en même temps que la portion supérieure du col du côté du cotyle ; la destruction osseuse élève la voûte et creuse le fond dans une mesure non moins variée.

En tout cas, deux faits subsistent : disproportion entre la tête diminuée et le cotyle agrandi ; situation de la tête dans le cotyle.

L'extrémité fémorale est profondément articulée, à tel point que toute luxation semble impossible. La saillie de la région trochantérienne est effacée. La distance qui la sépare du pelvis se trouve, par suite, raccourcie.

D'un autre côté, l'espace articulaire, interposé à la tête et au cotyle, loin d'être diminué, est anormalement large.

Ces détails photographiques concordent, on le voit, avec les caractères anatomiques et cliniques, qui résument bien, à notre avis, l'expression de Bouvier, pseudarthrose intracotylienne (Voy. pl. XI, XII, XV).

Luxation incomplète. — Cette variété de coxalgie est caractérisée par l'ascension de la tête, qui reste partiellement en contact avec la partie supérieure du cotyle agrandi, passe sur la région du sourcil et le déborde en haut. Les déformations, soit du cotyle, soit de la tête, sont habituellement différentes de celles de la pseudarthrose intracotylienne. Si la cavité articulaire est élargie en haut, sa profondeur, au lieu d'être augmentée, semble plutôt moindre par suite de l'aplatissement de la saillie sourcilière. Si la tête fémorale est ulcérée d'une manière notable, c'est en dedans, au niveau du contact avec le sourcil cotyloïdien, qu'on en trouve la preuve. Les deux surfaces contiguës sont usées l'une sur l'autre; on le voit clairement sur nombre d'épreuves radiographiques. Les notions recueillies sur le dessin ont une précision dont la clinique est incapable; on voit effectivement, on mesure de combien de millimètres le sommet de la tête ou l'angle du grand trochanter s'est élevé au-dessus de son niveau normal; on a vu précédemment que la crête iliaque donne un excellent repère pour la mensuration.

On distingue aussi la disposition anatomique si importante dans l'étude de la réparation; nous voulons parler de la partie inférieure du cotyle, inoccupé ou déshabité, suivant l'expression employée précédemment.

Avec l'aide de la radiographie, on parvient à donner une importance pratique à la distinction entre l'empiètement et le chevauchement.

Au premier degré du déplacement en haut, la tête fémorale, aplatie, en haut, est arc-boutée contre la voûte relevée du cotyle. Elle ne se dégage pas encore de la cavité; à peine entre-t-elle en contact avec les parties molles. Entre les deux extrémités persiste une large surface de rapports directs, ce qui permettra une ankylose solide.

Si le déplacement plus accentué mérite le nom de chevauchement, la tête ne touche plus la région du sourcil que par la face interne. La moitié supérieure et externe est libre, dégagée de la cavité en contact avec les parois molles (capsule).

L'étroitesse de la surface du contact entre les deux extrémités aide à comprendre pourquoi, le plus souvent, il ne s'établira pas une adhérence solide entre elles. Après la guérison, des mouvements d'une certaine étendue persisteront; mais la tête fémorale sera généralement fixée à sa place, au lieu d'être flottante.

Ajoutons que la radiographie montre bien, dans l'empiètement comme dans le chevauchement, l'exagération de la saillie trochantérienne et, en général, la direction du fémur en adduction.

Luxation complète. — L'étude de la luxation complète n'est guère perfectionnée par la radiographie. La main pouvait sentir, dans la région fessière, le relief de la tête fémorale, distinct de la saillie trochantérienne. La radiographie fait voir la tête fémorale, non déformée ou aplatie en dedans, à une certaine distance au-dessus du cotyle. Elle est appliquée sur l'ilium. On mesure avec la plus grande facilité la distance qui la sépare du cotyle, ou mieux l'étendue de l'ascension du fémur. On apprécie en même temps le degré de rotation du fémur à l'examen du col et des saillies trochantériennes. En cas de rotation externe, le grand trochanter s'efface, le col est raccourci, le petit trochanter forme une saillie exagérée. En cas de rotation en dedans, le col et le grand trochanter sont modifiés à peu près de la même façon ; le petit trochanter s'efface. Nous ne rappelons pas, à propos des variétés de déplacements, les différentes altérations dystrophiques, parce que ce sont là des altérations communes à toutes les formes de la coxalgie.

En terminant, nous répétons que l'étude radiographique de la coxalgie ne saurait être un chapitre isolé et indépendant.

Au chirurgien expert en clinique et pourvu de connaissances anatomo-pathologiques, la radiographie donne le moyen de préciser plusieurs éléments de diagnostic. Au contraire, interprétée en dehors de toute autre connaissance du malade et de la pathologie, elle donnerait l'occasion surtout de raisonnements erronés. C'est un moyen d'étude qui s'ajoute à la clinique et à l'anatomie pathologique, mais qui ne saurait leur être substitué.

TROISIÈME PARTIE

TRAITEMENT

TRAITEMENT GÉNÉRAL

Existence du malade de ville. La journée : la promenade matinale, rentrée pour le déjeuner, sortie de l'après-midi. Séjour à la plage, en général bien supporté : irritation nerveuse pour quelques malades (absence de sommeil, diminution de l'appétit); comporte certains ménagements (une seule promenade à la plage chaque jour). Cette action se manifeste d'ailleurs sur l'entourage. Le froid, la chaleur, le vent, la pluie : conditions climatériques. Disposition favorable de la plage berckoise pour la vie au grand air. La nuit.

Influence générale (oxydante) de la vie maritime : sur les téguments, le système pileux, sur la fonction respiratoire, sur la digestion. L'appétit est plus vif. Alimentation. Suralimentation.

Cette influence s'exerce moins nettement dans le milieu hospitalier. Grand nombre de malades condamnés au repos ; leur transport au bord de la mer, matériellement difficile en belle saison ; l'incertitude du temps en hiver supprime ces sorties. Nécessité des galeries de cure pour les malades immobilisés.

Difficulté de suivre le traitement (vie au grand air), dans la famille, dans le milieu habituel, en dehors de la cure maritime. Difficultés sociales, sentimentales, matérielles ; à supposer que les règles usitées à Berck soient suivies rationellement à la campagne (ou à la ville), leur application ne donnera pas les résultats obtenus au bord de la mer.

Les personnes qui arrivent à Berck sont frappées d'un spectacle qui leur est nouveau. Dans les rues, le long des dunes, et spécialement sur la plage, de tous les côtés, on rencontre des voitures de malades. Chacune de ces voitures, en général traînée par un âne, porte un malade étendu sur le lit orthopédique de Berck. Ce malade est atteint, neuf fois sur dix, soit du mal de Pott, soit de coxalgie.

Nos malades, à Berck, passent presque toute la journée dehors sur leur voiture. Le matin, après le premier déjeuner, dès huit heures en été, neuf à dix heures en hiver, ils partent pour leur promenade. A midi a lieu la première rentrée pour le second déjeuner. Ensuite nouvelle sortie jusqu'au soir, sept heures, sept heures et demie en été, quatre à cinq heures en hiver.

Ces promenades se font surtout à la plage. Le malade y passe presque toute sa journée. S'il est jeune, il supporte bien en général l'influence même ainsi prolongée de la mer. Cependant assez nombreux sont les enfants qui imposent une certaine réserve qu'enseigne la pratique journalière. Il arrive qu'un séjour trop long et deux fois répété chaque jour au bord de la mer occasionne une sorte d'irritation qui se traduit souvent par l'absence de sommeil et une diminution de l'appétit, suivie même de pâleur, de fatigue, d'amaigrissement.

Les jeunes enfants de deux à six ans exigent à cet égard quelques ménagements. Pour beaucoup d'entre eux, il est préférable de n'aller qu'une fois par jour au bord de la mer ; l'une des promenades la plus courte, celle du matin, se fait dans les dunes ; l'après-midi, on va à la plage. Beaucoup plus souvent, ce sont les personnes chargées d'accompagner les enfants qui ont à souffrir de l'irritation maritime.

Un certain nombre de gardes-malades, spécialement de jeunes femmes, éprouvent des névralgies, de l'insomnie, une surexcitation pénible du système nerveux et sont obligées de s'abstenir des longues stations à la plage, ou tout au moins de les abréger.

En tout cas, ces inconvénients sont exceptionnels ; les malades, jeunes enfants, adolescents ou adultes, se trouvent bien de leur promenade unique ou double chaque jour le long de la plage, soit qu'ils se promènent près des premières lames sur le sable humide, ou qu'à d'autres moments ils stationnent à l'abri de leur cabine. Rien ne les arrête, ni le froid, ni la chaleur, ni le vent, ni la pluie.

Le froid et la chaleur sont toujours modérés au bord de l'Océan ; c'est le cas en particulier sur la plage de Berck, exposée à l'ouest, recevant le vent du large, ouest et sud-ouest, qui n'est jamais froid, protégée du côté opposé par les dunes élevées contre le vent d'est, le plus froid en hiver. Le vent dominant, huit jours sur dix pour le moins, est, à Berck, le vent d'ouest.

En été, on est rarement incommodé par la chaleur. Même lorsque l'été est exceptionnellement beau, c'est à peine si une dizaine d'après-midi sont trop chauds. La brise, du reste, ne cesse presque jamais sur la plage.

La disposition de la voiture du malade, avec son tablier imperméable et sa capote qui se renverse en deux sens, derrière la tête ou devant la face, met les enfants à l'abri du vent, du soleil et de la pluie. Elle permet les promenades par tous les temps. Il faut que le vent prenne une grande violence pour rendre la plage berckoise entièrement déserte, quelle que soit la saison.

La plage de Berck réunit un certain nombre de dispositions favorables. Elle est limitée du côté de la terre par des dunes ; le flot, même à marée haute, vient mourir sur le sable, au lieu de se briser sur les galets contre les rochers, comme sur les côtes à falaises. Les malades se promènent à toute heure le long de la mer ; les hautes marées ne les chassent pas. Le sable, exempt de galets, partout assez résistant, fournit aux voitures une vaste plaine ; les malades sont partout roulés doucement, sans aucun ressaut désagréable ; comme ils disposent d'une étendue de plusieurs kilomètres sans aucun obstacle devant eux, tout encombrement peut être évité, même au plus fort de la saison des bains.

Rentrés pour la nuit, les malades peuvent encore prolonger la cure d'air, dormir la fenêtre ouverte, par temps calme. Avec le vent habituel, l'aération des chambres est encore assez bien assurée, les fenêtres étant fermées.

La pratique varie sur ce point particulier.

L'action bienfaisante de la mer consiste essentiellement à imprimer aux fonctions respiratoires une réelle suractivité. En dehors de la présence signalée de l'iode ou de l'ozone, l'air est d'une pureté parfaite sur la plage. Il est exempt de toute poussière. Il faut encore noter le rôle actif du vent et l'intensité de la lumière.

Quelle que soit l'explication des chimistes et des physiciens, on constate chaque jour l'action spécialement oxydante de l'air au bord de la mer. Le fer résiste mal ; il est d'un médiocre emploi dans les constructions ; la rouille le détruit rapidement.

On peut remarquer avec quelle rapidité les cheveux, un peu longs, se décolorent au bord de la mer ; la partie de la chevelure exposée directement au soleil et à l'air est pâlie, si on la compare à la partie profondément cachée ou voisine du cuir chevelu ; on dirait que l'extrémité des cheveux a subi une action chimique analogue à celle de l'eau oxygénée.

Même influence sur l'épiderme des parties découvertes. Les mains, les pieds, le visage de nos malades sont plus profondément brunis que s'ils habitaient un climat chaud et ensoleillé comme la Provence ou l'Algérie. Le visage, en particulier, est modifié d'une manière remarquable en deux sens différents, suivant le teint de la personne ; il noircit chez les bruns, il rougit chez les blonds. Ces effets résultent de l'action simultanée de l'air maritime, du vent et de la lumière. La grande fréquence du coup de soleil sur la face ou sur les jambes nues, chez les personnes qui arrivent à Berck, même dans les jours où le soleil est voilé, démontre assez bien l'irritation produite par l'air marin.

Après cela, on admet naturellement que la respiration éprouve une remarquable activité sous l'influence des stations prolongées tous les jours sur la plage.

La modification de l'état général des malades n'a pas un autre point de départ. Ils respirent mieux, prennent de l'appétit ; la digestion est plus active. Beaucoup d'enfants qui souffraient de la constipation voient cet inconvénient disparaître.

Au moment de l'arrivée à la mer, il arrive souvent que l'appétit augmente à un degré excessif. Il est prudent de modérer l'alimentation, afin d'éviter une sorte d'embarras gastro-intestinal, qui survient chez les enfants qu'on laisse manger à leur gré.

Rarement la suralimentation est indiquée. On peut, par exception, la conseiller chez des malades dont la santé générale est compromise passagèrement par la marche aggravante de la maladie, comme à la période de développement d'un abcès.

Mais, longtemps continuée, elle expose à plus de dangers qu'elle ne procure d'avantages. Dirigés par un courant d'opinions médicales, les parents insistent fréquemment pour que leurs enfants prennent chaque jour six, huit œufs et davantage, ou bien une quantité excessive de viandes grillées ou de viande crue. Cette pratique conduit habituellement à une sorte d'indigestion chronique : l'haleine est fétide, les selles prennent également une odeur anormale. En règle, les malades à la mer doivent plutôt suivre un régime mixte sans surcharge extraordinaire d'aliments azotés.

Le principal bienfait du traitement maritime est, sans aucun doute, obtenu par les promenades au bord de la mer. Mais, comme elles exigent l'usage d'une voiture, il va de soi que seuls les malades de la ville peuvent en profiter d'une façon satisfaisante.

Il s'en faut que nos malades d'Hôpital soient soumis à ce traitement hygiénique idéal. L'Hôpital maritime, bien construit et bien aménagé pour les enfants en état de marcher, a dévié de sa destination primitive : près de la moitié de nos malades sont astreints au repos dans leurs dortoirs, qui sont, au reste, très larges, bien éclairés, bien aérés.

Dans la belle saison, au prix d'un grand effort, nos trois cents enfants couchés sont sortis sous la tente, autour de l'hôpital; ils sont même transportés, au moyen de deux wagons, à une tente très bien exposée au bord de la dune, en vue de la plage. Ce transport, à une distance de 200 ou 300 mètres, exige un gros travail, qui dure pour le moins de deux à trois heures le matin pour la sortie, autant le soir pour la rentrée.

En hiver, avec l'incertitude du temps, ces sorties laborieuses sont supprimées. Les malades passent six à huit mois dans leurs salles. Malgré le grand développement des dortoirs, la largeur des fenêtres, le large cubage d'air réservé à chaque enfant (35 à 40 mètres cubes d'air par enfant), le profit de l'aération extérieure est supprimé. Et c'est encore dans un milieu relativement confiné que les enfants passent la mauvaise saison.

Pour remédier à cette imperfection, la ville de Paris construit actuellement une vaste annexe à l'Hôpital maritime. Trois cents malades couchés y trouveront place. En face de chaque dortoir et en vue de la mer, est disposée une vaste galerie extérieure en plein air. La sortie des malades, se faisant de plein pied du dortoir sur la galerie, exigera un effort beaucoup moindre. Elle sera exécutée en quelques minutes, une demi-heure au plus, sans le secours d'un nombreux personnel supplémentaire. Dès lors, il deviendra possible à la plupart des enfants de passer, même en hiver, à peu près la moitié des journées et sans doute davantage au grand air. Tout au plus quelques couvertures seront-elles nécessaires pour les préserver contre le froid et le vent.

Avec ce perfectionnement, le traitement hospitalier se rapprochera du traitement des malades de la ville.

Le conseil de faire vivre au grand air toute la journée les malades chez lesquels on a constaté une coxalgie ou un mal de Pott, et que l'on soumet au repos dans l'attitude couchée, est régulièrement donné par les chirurgiens de notre pays. Il est rarement suivi; tout au plus les familles consentent-elles à exposer leurs enfants malades dans un jardin, près de leur maison. On n'obtient pas d'habitude que les malades de ce genre soient promenés, comme ils le sont à Berck, sur une voiture de malade. Plus d'un obstacle s'y oppose.

Un malade arrivant à Berck suit l'exemple de la foule. Il est promené comme le sont tous les autres malades. Resté dans son pays d'origine, il est maintenu dans la maison ou autour d'elle. Peu de parents comprennent, avec assez de conviction, le conseil donné par le médecin. Ils s'astreignent difficilement à ce véritable métier de garde-malade, dont s'acquittent si bien les parents isolés sur la plage de Berck. Autrement dit, la foi dans la nécessité de l'aération des malades fait défaut.

On pourrait ajouter qu'il est fréquemment pénible à une famille de promener un enfant étendu sur une voiture dans le pays qu'elle habite. L'enfant se trouve ainsi exposé à la curiosité publique. Il en résulte un sentiment de gêne légitime pour les parents; les difficultés sont supprimées sur une plage, comme celle de Berck, où le traitement est établi suivant une règle, qui est tout naturellement suivie par tout le monde.

Pour les malades habitant une grande ville, la cure d'air est d'une pratique irréalisable. A supposer qu'à la campagne elle soit suivie rationnellement, elle procure, à notre avis, des avantages beaucoup moindres qu'au bord de la mer. On ne peut nier la suractivité imprimée aux principales fonctions organiques, spécialement aux fonctions respiratoires et digestives, par l'action propre de l'air maritime, quelle que soit d'ailleurs l'interprétation théorique qu'on veuille lui donner.

TRAITEMENT LOCAL

I

TRAITEMENT DE LA COXALGIE NON SUPPURÉE. TRAITEMENT ORTHOPÉDIQUE.

Au début : deux méthodes, marche, repos. Méthode de repos : moyens de réaliser l'attitude couchée, gouttière de Bonnet, gouttière de Bonnet perfectionnée (inconvénients), lit de Lannelongue, cadre, matelas, corset, extension, plâtre. Avantages : mobilité du lit, promenade, matelas.

Méthode de marche. Appareil plâtré, ses avantages sur les autres appareils orthopédiques, en cuir, Sayre, Robert, Lorenz, Hessing.

Du choix entre la méthode de repos et la méthode de marche. De préférence attitude couchée avec vie en plein air.

Extension continue dans le décubitus dorsal. L'appareil. Indications cliniques : coxalgie au début, dans le cours de la deuxième période, coxalgie douloureuse, déviations tardives du membre, période d'abcès.

Appareil plâtré : conditions à remplir, caractères généraux. Confection. Indications. Attitude de la hanche dans l'appareil. Étendue de l'appareil.

Période des contractures. Redressement brusque avec anesthésie. Appareil plâtré. Indications. Technique du redressement.

Période tardive. Rétraction musculaire et fibreuse, luxation. Rotation.

Période de réparation et de guérison. Coxalgie guérie avec ses mouvements normaux. Ankylose fibreuse. Ostéotomie : ses indications : ankylose solide, technique.

Traitement de la luxation incomplète : avant l'ankylose, pseudarthrose intracotylienne, coxalgie guérie.

Traitement de la luxation complète : coxalgie non guérie, coxalgie guérie.

La hanche dans la coxalgie doit être maintenue au repos avec une bonne attitude.

Ces deux conditions, repos et bonne attitude, sont imposées aussi longtemps que persiste la culture tuberculeuse. A cela se borne le traitement de la coxalgie simple.

Les complications, provenant soit d'une forme grave de la maladie, soit de l'insuffisance du traitement, réclament des soins appropriés.

Le membre malade, luxé ou dévié en attitude vicieuse, doit être ramené à la rectitude par des manœuvres simples, ou exceptionnellement par une opération sanglante.

La suppuration qui se présente sous des formes variées, abcès fermé, fistules récentes ou anciennes, appelle l'usage de moyens thérapeutiques divers.

Le traitement de chaque complication occupera un chapitre à part.

TRAITEMENT ORTHOPÉDIQUE DE LA COXALGIE AU DÉBUT.

Lorsqu'on est appelé à diriger le traitement de la coxalgie dès son début, on n'éprouve aucun embarras sur les principes : l'articulation tuberculeuse doit être mise au repos et maintenue dans une bonne position.

L'accord est fait sur cette règle; son application impose de suite le choix entre deux méthodes, qui toutes deux prétendent réaliser les conditions requises : l'une qui laisse marcher le malade, méthode ambulatoire ou de marche; l'autre qui supprime la marche et impose l'attitude couchée, méthode de repos.

Méthode de repos. — La méthode de repos pourrait être aussi appelée méthode de décubitus dorsal ou d'attitude couchée.

La condition essentielle est, en effet, de maintenir les malades couchés horizontalement sur le dos.

Cette condition qui supprime la marche ne suffit pas; le repos spécial de la hanche doit encore être assuré.

Ces deux points, attitude couchée et repos local de la hanche, ont été réalisés de plusieurs manières.

Moyen d'assurer l'attitude couchée. — Lorsque le malade se présente pour la première fois avec des douleurs ou des troubles fonctionnels du côté de la hanche datant du jour même ou de quelques jours, on donne naturellement le conseil de reposer le malade, de le laisser couché dans son lit.

Cette mesure est provisoire; elle est suffisante s'il s'agit d'une affection passagère.

Une douleur mal définie de la région de la hanche, mise sur le compte de la fatigue, du rhumatisme, de la croissance, associée souvent à un état général : embarras gastrique, grippe, peut disparaître par le seul repos au bout de quelques jours.

Mais, dès que la persistance des premiers signes légers, douleur et claudication pendant quelques semaines, et leur association avec l'atrophie musculaire, l'engorgement ganglionnaire, ont permis de poser un diagnostic certain, on doit prendre une détermination ferme et imposer le traitement de la coxalgie.

Le malade ne va plus être couché dans son lit, il sera désormais horizontalement étendu sur l'un des appareils spéciaux qui permettent d'associer au repos la vie en plein air.

Les plus communs de ces appareils sont : la gouttière de Bonnet, le lit mobile de Lannelongue.

Il est inutile de décrire la gouttière de Bonnet, que tout le monde connaît.

Elle a été perfectionnée par un certain nombre de modifications successives.

Primitivement, la gouttière, telle que Bonnet la figure dans ses livres, embrassait les membres inférieurs, le bassin, et s'arrêtait au niveau de la base du thorax.

Telle qu'on la construit aujourd'hui, elle est devenue un lit complet.

Les deux membres inférieurs sont séparés, chacun dans leur gouttière spéciale. Le tronc tout entier jusqu'aux aisselles est contenu dans le corps de la gouttière. Un prolongement supporte le cou et la tête.

Les ceintures qui entourent le thorax par devant ne suffisent pas à empêcher les enfants de se tourner, de se tenir couchés sur l'un ou l'autre côté.

Des bretelles disposées autour de chaque épaule et rattachées au dos et aux côtés de la gouttière servent à remédier à cette insuffisance.

MM. Vincent et Kirmisson ont rendu les jambes de la gouttière mobiles de dedans en dehors et de dehors en dedans, en les articulant à l'aide d'une charnière spéciale.

Ce perfectionnement permet de porter et de maintenir le membre malade soit dans la rectitude, soit en abduction. Il peut aussi permettre d'imprimer au membre tous les mouvements de dedans en dehors, ce qui facilite les soins de propreté.

La gouttière de Bonnet n'est plus le meilleur appareil; elle assure sans doute convenablement la position couchée et une attitude favorable des membres inférieurs : grâce à elle, les malades sont facilement transportables. Mais elle a quelques graves inconvénients qui la rendent peu pratique dans la plupart des cas.

C'est un appareil construit par des fabricants spéciaux que l'on ne peut, par suite, se procurer partout aisément, et surtout c'est un appareil d'un entretien difficile et dispendieux.

Avec lui, les soins de propreté exigent des précautions méticuleuses, rarement réalisées.

Si elle n'est recouverte entièrement d'une housse complète de toile susceptible d'être changée et nettoyée à volonté, elle ne tarde pas à être d'une malpropreté déplorable. Il faudrait la renouveler très fréquemment, si on ne la protégeait comme le matelas d'un lit est protégé par les draps.

Nous avons vu des gardes-malades maintenir la gouttière de Bonnet dans un état de propreté irréprochable à l'aide de l'enveloppe que nous venons d'indiquer.

Il est juste de reconnaître que c'est l'exception; presque toujours la gouttière est salie par le fait seul que le malade est couché directement dessus pendant une longue période.

S'il s'agit d'un enfant dont les habitudes de propreté ne soient pas bien réglées, incontinence vésicale ou rectale, la malpropreté de la gouttière devient intolérable, malgré les garnitures imperméables les mieux disposées. Ces garnitures ne tardent pas à s'user, à se déchirer; l'appareil tout entier est souillé de diverses façons.

Cette difficulté d'entretien de l'appareil est une objection très sérieuse à son emploi. En tout cas, la gouttière de Bonnet n'est de mise que pour les malades aisés en état de subvenir aux frais d'entretien et pourvus d'une garde particulière. Elle ne peut entrer dans le matériel hospitalier.

De toute façon, et pour tous les cas, nous lui préférons le lit mobile tel qu'il a été créé par Lannelongue.

Le lit mobile de Lannelongue est partout décrit. Il se compose essentiellement d'un matelas fixé sur une planche-soutien avec des poignées latérales servant à la fois à fixer le malade et à transporter l'appareil. Un système de deux ceintures maintient le tronc au niveau du thorax. Une troisième ceinture maintient le membre malade.

Nous avons modifié l'appareil de Lannelongue sur quelques points.

Le matelas de crin, au lieu d'être cloué sur la planche, est laissé libre. Il est simplement posé sur un soutien et maintenu latéralement et à chaque bout par un encadrement de quelques centimètres de hauteur.

Avec cette disposition, le matelas peut être aéré, séché, renouvelé, autant qu'il est besoin. L'une des faces est recouverte de tissu imperméable, l'autre de toile. Le malade est posé sur l'une et sur l'autre de ces faces, selon les indications.

Aux ceintures de l'appareil de Lannelongue, nous avons substitué une brassière spéciale qui s'applique sur le malade depuis les aisselles jusqu'au bassin et fixe les épaules par des bretelles. Le dos de la brassière est solidement attaché au cadre du lit par quatre courroies disposées en X.

Les poignées destinées à transporter le malade sont placées aux deux extrémités du cadre.

Une poulie est disposée au pied du cadre en vue de l'extension continue.

Le lit mobile, tel que Lannelongue l'a construit ou tel que nous l'avons modifié, offre les plus grands avantages dans la pratique. Il est d'une construction simple. Dès qu'on a compris ses dispositions essentielles, on peut sans difficulté le réaliser convenablement partout et à peu de frais. Son entretien est facile et peu dispendieux. Pour protéger le matelas, il suffit de le recouvrir d'un drap de lit de dimension appropriée, ou mieux d'une housse.

Le malade couché est fixé dans le décubitus dorsal; le tronc se trouve maintenu par les appareils accessoires, ceinture ou brassière. Quant au membre malade, il est immobilisé d'une manière suffisante par l'extension continue; à défaut de celle-ci, on a presque toujours recours à l'appareil plâtré.

Pour éviter tout accident, l'appareil est, en général, complété par deux solides ceintures, l'une au niveau du tronc, l'autre au niveau des cuisses fixées latéralement au cadre. Elles ont un double rôle : elles maintiennent le malade sur le matelas en assurant toute sécurité contre les chutes, spécialement lorsqu'on transporte l'appareil; en outre, elles complètent l'immobilisation, ou plutôt elles la consolident sans la rendre rigoureuse à l'excès.

L'extension continue est le complément habituel de la méthode de repos à la période de début de la coxalgie, que le malade soit d'ailleurs couché sur la gouttière de Bonnet ou sur le lit mobile. Comme ce moyen d'action a des indications multiples, nous nous réservons de le décrire à part.

Le coxalgique, installé sur la gouttière de Bonnet ou sur le lit mobile, est transportable à volonté. La nuit, l'appareil peut être déposé avec le malade sur un lit ordinaire. C'est la pratique habituelle.

Dans le jour, le malade, toujours dans son appareil, quitte le lit où il a dormi. On peut et même on doit chaque jour, sauf difficultés particulières (douleurs), procéder à la toilette générale. Nous recommandons un lavage de tout le corps à l'eau froide ou à l'eau tiède suivi d'une légère friction à l'eau de Cologne. Il est à peine nécessaire d'imprimer quelques mouvements à la hanche pour donner ces soins qui procurent un sensible bien-être au patient maintenu dans l'attitude couchée.

Dans la maison, le malade est placé dans l'endroit le mieux éclairé et le mieux aéré. Il y reste d'ailleurs le moins possible. Il doit vivre surtout en plein air.

Malgré un climat variable et souvent un peu rude, par suite de l'intensité du vent, les enfants traités à Berck (en ville) passent la plus grande partie de leurs journées dans leur voiture de malade qu'un âne traîne d'habitude de la maison à la plage et de la plage à la maison, sans compter les promenades sur le sable humide, qui reste découvert à marée basse.

Le malade vit tout aussi complètement en plein air que s'il marchait librement avec un appareil orthopédique et des béquilles, comme dans la méthode de marche.

Méthode de marche. — Elle consiste à immobiliser la hanche à l'aide d'un appareil et à laisser ensuite le coxalgique marcher sur l'appareil ou à l'aide de béquilles.

A l'Hôpital maritime, nous nous servons exclusivement de l'appareil plâtré pour l'immobilisation de la hanche. Cet appareil embrasse supérieurement le bassin, la taille et la base du thorax; il remonte chez les petits enfants jusqu'au voisinage de l'aisselle; dans un âge plus avancé, il s'arrête vers la pointe du sternum. En bas, il descend, selon les cas, jusqu'au-dessus du genou, jusqu'au milieu de la jambe, jusqu'au pied.

Nous exposerons les raisons de ces variétés dans la description des appareils plâtrés et de leurs indications. L'immobilisation de la hanche est obtenue d'une manière aussi parfaite avec l'appareil plâtré qu'avec toute autre variété d'appareils plus dispendieux.

Son caractère d'inamovibilité procure un réel avantage; l'immobilité n'est pas interrompue, et l'appareil reste appliqué exactement de la même manière pendant toute sa durée, deux, trois, quatre mois. Il s'en faut qu'il en soit toujours ainsi des appareils orthopédiques souvent enlevés et remis en place avec plus ou moins de perfection et d'adresse.

L'appareil plâtré maintient en même temps l'attitude que le chirurgien juge favorable.

Le peu de dépense qu'il impose, la facilité que l'on a de le renouveler, dès qu'on lui trouve un caractère défectueux, sont aussi des qualités très appréciables.

C'est pourquoi l'appareil plâtré a conquis la préférence de la plupart des chirurgiens, dans la clientèle privée comme à l'hôpital.

L'usage des appareils de construction plus compliquée exigeant l'intervention des fabricants est assez restreint dans le cours de la maladie. Il est surtout réservé à la période de convalescence.

Ces appareils appartiennent à un certain nombre de types. Les plus simples sont ceux qui se rapprochent de la forme de l'appareil plâtré : gaîne de cuir, soutenue par des nervures d'acier, enveloppant le bassin et la ceinture en haut, la cuisse en bas.

Ils sont formés d'une seule pièce sans aucune articulation.

On a imaginé nombre d'appareils plus compliqués, se composant tous essentiellement d'une ceinture pelvienne, d'une part, et, d'autre part, d'une ou plusieurs pièces destinées à la cuisse seule ou à la fois aux trois segments du membre inférieur, cuisse, jambe et pied.

Ces différentes pièces sont articulées entre elles à l'aide de charnières munies ou non de crans d'arrêt au niveau de la hanche, du genou et du cou-de-pied.

Avec ces appareils, on a la prétention d'immobiliser la hanche en bonne attitude et de plus d'exercer un certain degré d'extension sur le membre, tout en permettant la marche. Le poids du corps doit être supporté par l'appareil lui-même et non par le membre malade dans la station et la marche.

La plupart de ces appareils ne sont pour ainsi dire pas en usage en France, où la méthode de repos a conquis depuis longtemps la faveur générale, tout au moins pour les malades aisés qui sont en état de s'y soumettre pleinement. Il s'agit d'appareils mécaniques de formes compliquées qui ne peuvent être construits que par d'habiles fabricants et, par suite, sont peu à la portée du malade pauvre.

Nous avons l'habitude de citer un certain nombre de modèles étrangers. L'appareil de L. Sayre se compose d'une ceinture pelvienne, que deux sous-cuisses empêchent de remonter. Une attelle métallique rattachée à cette ceinture descend en dehors du membre jusqu'au-dessous du pied, qui se trouve fixé à une pièce plantaire. L'attelle s'allonge à volonté à l'aide d'une crémaillère, si bien que le membre est suspendu, attiré même vers la semelle de l'appareil ; ainsi se trouverait réalisée l'extension continue du membre combinée avec la marche.

D'autres appareils, de Shaffer, de J. Roberts, sont des variantes de celui de Sayre.

Dans un modèle de Lorenz, construit d'après les mêmes principes, l'attelle de soutien est à la face interne du membre. Une pièce spéciale reçoit en haut la tubérosité de l'ischion et doit soutenir le poids du corps. Du côté du pied, l'attelle se termine par un étrier métallique sur lequel marche le malade. Le pied reste suspendu à quelques centimètres au-dessus de cet étrier.

Actuellement, nous voyons un certain nombre de malades étrangers porteurs d'un appareil fait par Hessing. Cet appareil se compose de quatre pièces : ceinture pelvienne, cuissart, jambière, soulier, articulées entre elles. Hessing s'est attaché à saisir plus exactement le bassin; sa ceinture est combinée de manière à embrasser les deux moitiés du bassin au-dessus des grands trochanters. Un arceau descend de la ceinture du côté malade et vient embrasser la tubérosité de l'ischion pour lui donner un point d'appui. Le reste de l'appareil sur la cuisse, la jambe et le pied transmettrait au sol le poids du corps et soulagerait ainsi le rôle normal du membre inférieur (Voy. fig. 149).

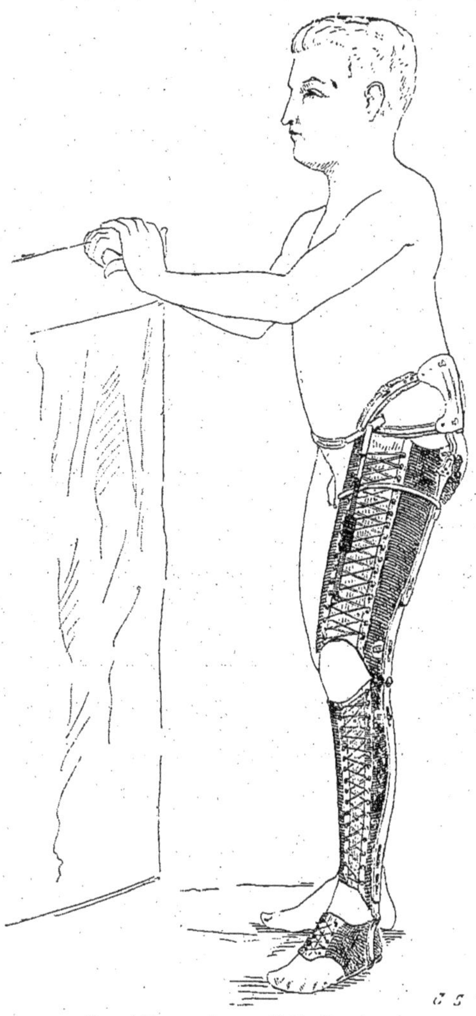

Fig. 149. — *Appareil de Hessing.*

Du choix entre la méthode de repos et la méthode de marche. — Chacun sait succinctement le but que l'on se propose d'atteindre par les précautions orthopédiques qui entrent dans les deux méthodes de repos ou de marche. On cherche à réaliser le repos de la hanche.

Il est admis que le repos d'une articulation atteinte de tuberculose joue un rôle modérateur, qu'il ralentit le travail destructif de la tuberculose dans la cavité articulaire et calme les phénomènes inflammatoires des parties voisines.

Le repos de la hanche comprend deux éléments : l'immobilisation et la diminution de la pression des surfaces articulaires.

D'une part, les mouvements actifs et passifs sont suspendus et, d'autre part, le poids du corps cesse de presser sur les surfaces du cotyle et de la tête fémorale. On tente même de lutter contre la tonicité et la contracture des muscles pelvi-fémoraux, qui appliquent avec force ces surfaces l'une sur l'autre. L'extension continue, si son rôle était idéalement rempli, laisserait seulement la tête appliquée sur le cotyle sans pression.

Parmi les chirurgiens, les uns pensent que l'attitude couchée est une condition préalable et indispensable ; les autres croient atteindre le but en laissant les malades marcher avec des appareils.

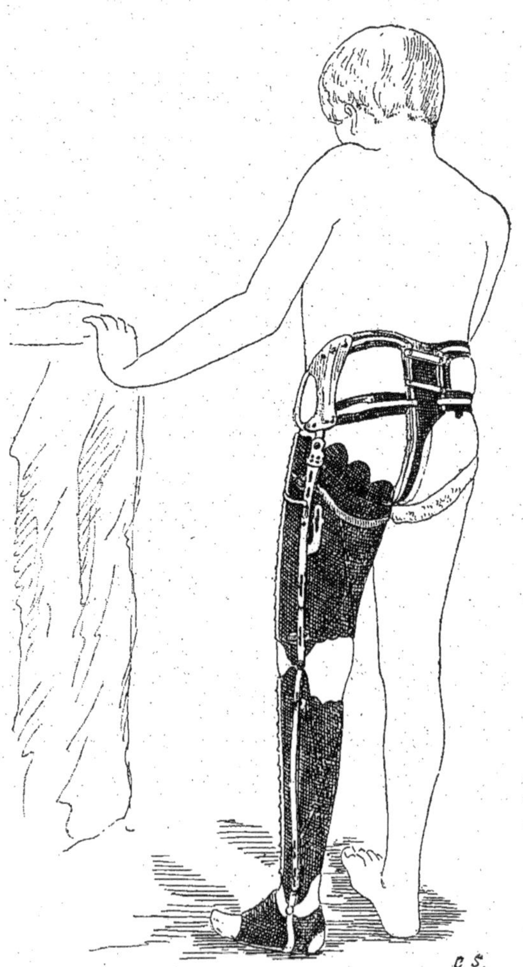

FIG. 150. — *Appareil de Hessing.*

La méthode de repos qui comprend l'attitude couchée et l'extension continue avec la vie en plein air est celle qui, à notre avis, se rapproche le plus des conditions recherchées. La suppression de la marche est le meilleur moyen de réaliser le repos de la hanche. L'immobilisation est assurée soit par un appareil plâtré ou autre, soit par l'extension continue seule. L'indication propre à ces deux moyens d'immobilisation sera exposée avec l'étude des appareils plâtrés et de l'extension continue. Aucun moyen mécanique combiné avec la marche ne peut être comparé à la méthode de repos ainsi comprise. Aucun appareil ne peut assurer au même degré le repos articulaire. Nous éviterons de nous étendre dans le domaine de la théorie. Toutes les interprétations cèdent le pas à l'expérience clinique.

La méthode de repos appliquée dès le début de la coxalgie, avant tout commencement de destruction des surfaces articulaires, nous a procuré une proportion inespérée de guérisons avec conservation des mouvements normaux dans une grande étendue, et chez quelques-uns dans leur intégralité, avec conservation des revêtements cartilagineux de l'état normal.

Je ne puis, dans ma pratique personnelle, comparer à cet égard les résultats de la méthode de marche avec ceux de la méthode de repos, pour cette raison que celle-ci est toujours appliquée à mes malades de préférence à l'autre.

J'ajoute que j'en suis encore à chercher des guérisons aussi parfaites avec restitution fonctionnelle complète parmi les nombreux malades que j'ai vus marcher avec des appareils divers depuis le début de leur maladie.

Tous ces malades avaient leur articulation déformée. La plupart ont passé par les accès de douleur tardive et par l'abcès. Tels sont en particulier les coxalgiques porteurs de l'appareil de Hessing, modèle le moins imparfait du genre.

Malgré tout le soin et toute l'habileté ingénieuse apportés à la confection de ces appareils, nous avons la conviction qu'ils remplissent d'une manière très incomplète le rôle auquel ils prétendent. Sans doute, l'immobilisation mécanique de la hanche est assez bien assurée par la réunion d'une bonne ceinture pelvienne comme celle de Hessing à un cuissart et aux autres pièces de la jambe et du pied. Cette immobilisation, toutefois, est-elle plus complète que celle que procure l'appareil plâtré ? Nous en doutons. L'appareil plâtré paraît même supérieur à cet égard, en raison spécialement de ce qu'il est inamovible.

Dès lors que le malade marche même avec les appareils les plus perfectionnés, on ne peut admettre que la hanche protégée soit réellement au repos ; elle est le siège d'efforts musculaires inévitables au cours de la marche elle-même et de pressions de toute sorte dans les mouvements d'inclinaison de flexion du corps, dès qu'un enfant veut s'asseoir par exemple. Il est difficile de supposer qu'un enfant soit assez exactement surveillé pour qu'il soit à l'abri de mouvements et d'efforts brusques qui retentissent nécessairement sur la hanche malade malgré les appareils.

Quant à l'extension continue effectuée par les appareils des fabricants, elle est illusoire. Elle était manifestement nulle chez tous les malades que j'ai vus munis d'appareils mécaniques et spécialement des appareils d'Hessing ou autres analogues.

De l'extension continue dans le décubitus dorsal. — Ce moyen de traitement local se définit de lui-même : le malade est couché horizontalement sur le lit mobile. Le tronc est maintenu (contre-extension), tandis que l'extension est pratiquée sur le membre malade, généralement à l'aide d'un poids.

Description de l'appareil. — Le malade est fixé sur le lit mobile tel qu'il a été décrit. La brassière spéciale, tout en maintenant le décubitus dorsal, effectue en même temps la contre-extension d'une manière suffisante.

Si l'extension est vigoureuse, un enfant jeune peut être entraîné; les aisselles se trouvent alors appuyées sur la brassière, et il peut en résulter une certaine gêne. Le fait est rare pour cette raison qu'il est inutile de faire une traction très forte. Pour remédier à cet inconvénient, il suffit, en général pendant le jour, de remonter l'enfant de temps à autre vers la tête du lit mobile. La pratique nous montre que cette légère précaution remédie d'une manière convenable à tout entraînement vers les pieds. Nous n'avons jamais recours à la surélévation du pied du lit. Cette dernière mesure pourrait être prise par exception dans les cas où l'on voudrait augmenter la force habituelle de l'extension continue.

L'extension s'applique sur la jambe et la partie inférieure de la cuisse, le membre étant dans la rectitude.

Nous avons supprimé l'usage des emplâtres, et spécialement du diachylon, qui a l'inconvénient reconnu de produire sur la peau des éruptions assez gênantes souvent pour imposer la suppression temporaire de l'extension.

Tout notre appareil se compose d'une mince couche d'ouate appliquée directement sur la peau et maintenue par un bandage de tarlatane gommée.

A la surface de ce bandage, on place de chaque côté, en dehors et en dedans, une bande de toile qui le dépasse en haut du côté de la cuisse et, en bas, au delà du pied. Ces deux bandes longitudinales sont enserrées par une deuxième couche de tarlatane gommée. On a eu soin de replier la partie de chaque bande de toile qui dépassait du côté de la cuisse et de la comprendre au milieu de la tarlatane gommée. Ce pli a pour effet d'empêcher le glissement de la bande de toile sous l'influence de la traction.

Nos surveillantes de l'Hôpital maritime, qui réalisent la confection de l'appareil avec une grande perfection, remplacent souvent la couche superficielle de tarlatane recouvrant les deux bandes longitudinales par une bande de toile roulée très régulièrement.

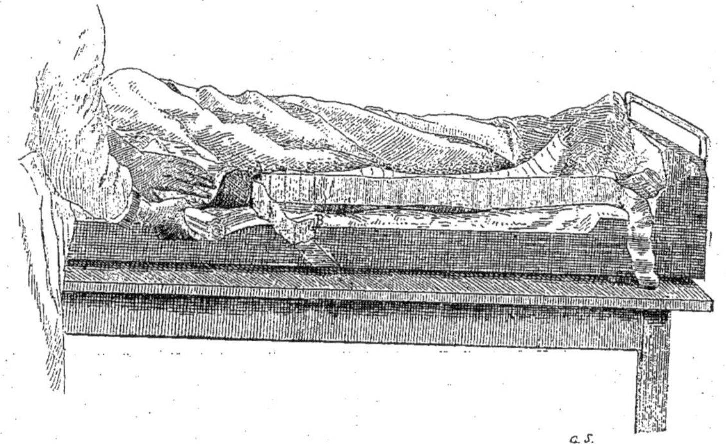

FIG. 151. — *Application de l'extension continue.*

Une couche d'ouate est fixée sur le membre par une bande roulée. On pose la bande de toile qui servira d'attache à l'étrier.

Les deux chefs qui restent libres en bas servent à fixer le membre à l'étrier qui encadre le pied.

Nous désignons sous ce terme d'étrier un cadre de bois d'une construction très simple (Voy. fig. 153).

Il est formé de trois pièces : deux latérales placées en dehors et en dedans de la jambe, la troisième répondant à la plante du pied et servant de trait d'union entre les deux premières.

Sur la pièce plantaire se trouvent pratiquées, à 6 centimètres environ au-dessus de sa base, deux ouvertures latérales, par lesquelles passeront les deux chefs des bandes d'extension.

Plus bas, près de la base de cette même pièce plantaire, est fixé un crochet auquel s'appliquera la corde du poids extenseur.

A l'Hôpital maritime, ce poids est constitué par un sac de sable qui n'a d'autre inconvénient que d'être un peu volumineux. Pour les malades de la ville, nous employons aussi un sac, mais rempli de plomb de chasse, dont il est facile de varier la quantité selon le besoin.

Nous attribuons une grande importance à l'emploi et à la disposition spéciale de l'étrier. Il forme, comme nous venons de le dire, et comme on le voit sur la figure, un cadre, ou plus exactement les trois quarts d'un cadre. Le pied fixé de près à la base de cet appareil est maintenu dans la position verticale ; il y restera de lui-même, sans aucun soin spécial, aussi longtemps que durera l'extension continue.

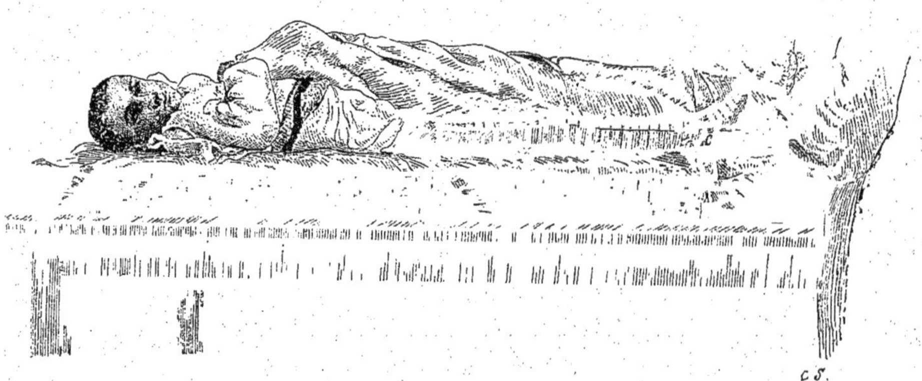

Fig. 152. — *Application de l'extension continue.*

La guêtre est terminée. On voit les deux chefs de la bande d'attache, libres en bas.

C'est là un avantage marqué. Avant que nous n'eussions cet appareil à notre disposition, nous n'arrivions pas à empêcher le pied de verser en dehors ou en dedans. Malgré les précautions les plus compliquées, il se mettait et se fixait en rotation interne ou externe; il nous arrive encore parfois de voir des malades soumis antérieurement à l'extension continue dont le pied est dévié d'une manière définitive en dehors ou en dedans. Tout chirurgien qui a eu recours à l'extension continue connaît ce grave inconvénient. La position vicieuse du membre en rotation externe ou en rotation interne ne peut être facilement corrigée après qu'elle s'est trouvée établie depuis une longue période. On ne peut guère y remédier autrement que par l'ostéotomie sous-trochantérienne. Depuis que nous employons l'étrier, le pied est maintenu dans sa position normale de lui-même en quelque sorte, c'est-à-dire sans aucune sorte de précaution spéciale autre que l'application de l'appareil lui-même.

Le pied doit être attaché de près sur la base de l'étrier; il suffit pour cela de serrer convenablement les deux bandes extensives (Voy. fig. 153).

Le crochet auquel s'applique la corde du poids extenseur, munie elle-même d'un deuxième crochet pour l'adaptation, est fixé tout près du plan du lit, à la partie inférieure de la base de l'étrier, 5 centimètres au moins au-dessous des deux fenêtres laissant passer les deux bandes de toile.

Lorsque l'extension est bien disposée, on voit le lacs extenseur

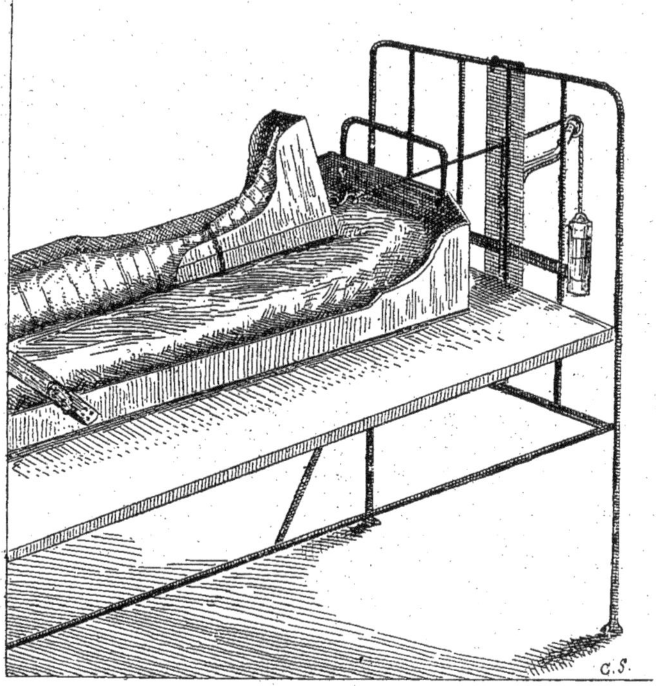

Fig. 153. — *Application de l'extension continue dans le lit.*

exercer une traction obliquement ascendante à partir du pied, de manière à soulever légèrement à la fois la base de l'étrier et le pied. On constate effectivement que ni cette base de l'appareil ni le talon ne s'appuient, ne reposent même sur le plan du lit. On peut passer la main au-dessous.

Au contraire, les deux bouts supérieurs des pièces latérales de l'étrier sont appliqués sur le lit, par suite du mécanisme de l'extension (Voy. fig. 154). De cette disposition, il résulte que l'action effective de l'extension sur le membre n'est nullement contrariée par le frottement du pied ou de l'appareil sur le lit.

Le poids varie selon les indications, depuis 1 jusqu'à 3, 4 kilogrammes, rarement davantage.

Indications cliniques. — Nous aurons l'occasion d'exposer, dans la suite, quelle place importante occupe l'extension continue dans les soins à donner aux malades qui ont subi la résection de la hanche.

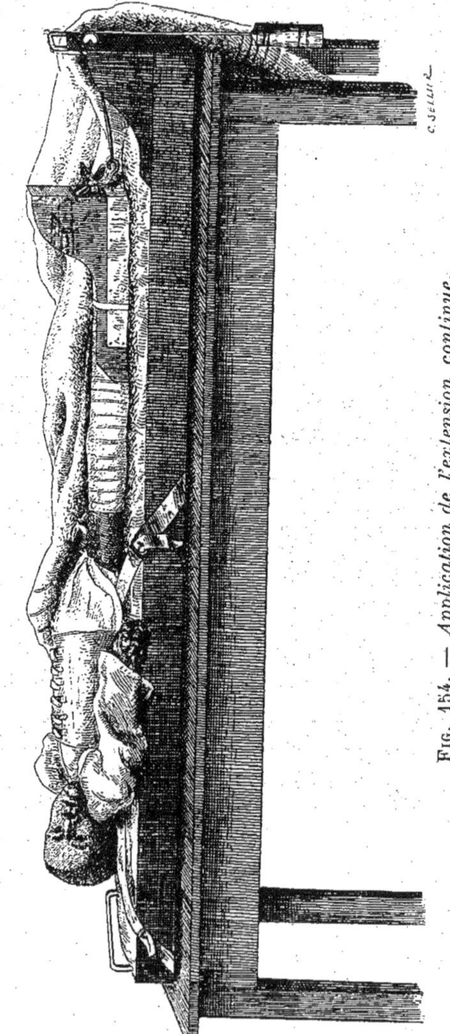

Fig. 154. — *Application de l'extension continue.*

L'étrier est en place; la corde d'extension, fixée à la partie inférieure de l'étrier, suit une direction ascendante jusqu'à son passage sur la poulie de renvoi, de manière à soulever le pied. Le malade est fixé sur le lit mobile à l'aide de la brassière.

Pour le moment, nous n'envisageons les indications et l'influence de l'extension continue que comme un moyen de traitement local associé aux décubitus dorsal.

A notre avis, l'extension continue est un moyen thérapeutique de choix au début de la coxalgie à marche lente.

Il est entendu que pour la tuberculose coxale à début bruyant, suivie d'aggravation rapide, nous appliquons de préférence l'appareil plâtré inamovible, associé avec le repos horizontal.

Cette immobilisation rigoureuse n'est pas nécessaire lorsqu'il s'agit d'une coxalgie à début lent, qui, au repos, le malade couché, conserve longtemps, sinon toujours, des signes cliniques du début ou du commencement de la deuxième période : limitation des mouvements ou légère contracture, atrophie musculaire, claudication peu accentuée, douleur nulle ou peu sensible, gonflement peu considérable de la région de la hanche même, sans œdème diffus.

Dans ces conditions cliniques, le malade étant déjà maintenu dans le décubitus dorsal sur le lit mobile, nous appliquons l'extension continue de préférence à l'appareil plâtré.

Elle contribue, en fixant le pied, entouré de l'étrier, à imposer une immobilisation non pas complète, mais suffisante à la hanche malade. L'enfant ne peut, en effet, ni soulever le pied au-dessus du plan du lit, ni le porter en dedans ou en dehors; elle lui interdit également tout mouvement du genou de quelque importance. Le bassin peut tout au plus être porté à droite ou à gauche dans des limites assez étroites, autrement dit l'immobilisation du membre malade est assurée d'une manière convenable, grâce à la fixation du pied.

Quant à l'action propre de l'extension continue, on doit s'assurer d'abord qu'elle est effective, qu'elle se fait sentir non seulement sur le pied et sur le genou, mais jusque sur la cuisse et la hanche. On s'en rend compte aisément d'une manière satisfaisante en soulevant le poids et en le remettant en place ; on voit, au moment où la traction est supprimée, que le membre tout entier jusqu'à la cuisse remonte d'une manière perceptible; dès qu'on la rétablit, il se fait au contraire un léger mouvement de descente, un entraînement du membre tout entier, visible à l'œil.

Nous n'essayerons pas ici d'esquisser un chapitre de physiologie pathologique, a propos de l'influence de l'extension continue dans la pratique. Cette étude spéciale relève de l'expérimentation. On ne peut cliniquement juger des résultats du traitement, institué comme on vient de le dire, que par la marche ultérieure de la coxalgie.

Il est au moins permis d'affirmer tout d'abord que le poids du corps cesse d'être appliqué sur la hanche, comme il arrive dans l'attitude verticale.

On peut encore sans doute ajouter que l'extension continue, s'exerçant d'une manière réelle sur la région de la cuisse, contribue dans une certaine mesure à diminuer l'intensité de la pression de la tête fémorale sur le cotyle, pression exercée par la tonicité ou par la contracture des muscles pelvi-fémoraux.

Là s'arrête la théorie. Les expériences de M. Lannelongue ont montré *post mortem* un écartement des surfaces fémorales et cotyliennes sous l'influence de la traction sur le membre inférieur.

Ce fait, établi sur une hanche inerte autour de laquelle l'action musculaire est supprimée *post mortem*, peut-il être transporté intégralement dans une étude sur le vivant?

Une réponse affirmative ne paraît pas s'imposer. Il est douteux que les surfaces articulaires, surtout lorsqu'elles ne sont pas déformées, que la tête est encore exactement emboîtée dans le cotyle, ce qui est le cas au début de la coxalgie, soient effectivement écartées l'une de l'autre. Nous supposons seulement que la pression qu'elles exercent l'une sur l'autre du fait de l'action musculaire est moindre.

Ces considérations théoriques sont, au reste, de peu de poids. Seule l'observation donne des documents.

Parmi les coxalgiques soumis à l'extension continue, dans les conditions précitées : début de la maladie, ou plutôt maladie n'offrant que les signes de début, les uns, loin de s'améliorer, offrent au contraire des signes d'aggravation au bout de quelques semaines, de deux, trois, quatre mois. La tuméfaction de la hanche s'est accentuée, l'articulation est sensible, douloureuse même au moindre mouvement; les contractures, loin d'être calmées, sont devenues plus vives. En pareil cas, aucun doute : nous renonçons à l'extension continue pour l'appareil plâtré.

Cet abandon de l'extension continue est peu fréquent chez les malades de la ville traités dès le début, qui ont été soumis au repos dès les premiers signes de coxalgie, c'est-à-dire manifestement avant tout ramollissement notable, tout amincissement des cartilages articulaires.

Il s'impose au contraire assez souvent lorsque le traitement n'est intervenu que plus tard chez les malades qui ont marché un certain temps et qui n'ont été mis au repos qu'au moment où la claudication devenait frappante, où la hanche commençait à être douloureuse. En ce cas, les altérations articulaires, déjà sensibles, peuvent continuer à évoluer malgré le repos et entraînent des symptômes d'aggravation. Alors une immobilisation rigoureuse devient nécessaire.

Pour les malades traités dès le véritable début de la coxalgie, reposés et soumis à des conditions hygiéniques convenables, nous voyons souvent la maladie en rester aux signes de début avec l'extension continue.

Il s'agit, nous le répétons, de la forme lente de la coxalgie, de celle dont le diagnostic est établi sur des signes légers, de celle qui n'est pas généralement traitée d'une manière sérieuse tout d'abord, parce que sa gravité ne s'impose pas.

La bénignité apparente est justement la circonstance qui fait qu'on laisse les malades dans les conditions les plus propres à favoriser l'aggravation : repos incomplet, intermittences de marche et de repos.

Je me crois au contraire autorisé à dire que, dans le nombre des coxalgiques traités dès le début par le décubitus dorsal et l'extension continue, un certain nombre conserveront le syndrome de début pendant toute la première année, ce qui n'est pas démonstratif ; pendant la seconde année, ce qui conduit à la guérison en conservant les mouvements normaux de la hanche.

De l'extension continue dans le cours et à la fin de la deuxième période (contractures). — Lorsqu'un malade se présente avec une coxalgie à la seconde période, que la cuisse se trouve fixée dans une attitude vicieuse, telle que l'abduction avec flexion et rotation en dehors, comme cette attitude est principalement commandée par la contracture musculaire, on peut être tenté d'appliquer l'extension continue. Théoriquement, ce moyen devrait avoir raison des contractures et, par suite, de la position vicieuse ; elle devrait rétablir la rectitude du membre.

Cet heureux résultat peut effectivement être obtenu lorsqu'il s'agit d'une coxalgie récente, sans altération notable des surfaces osseuses. Ces cas peuvent être rapprochés de la coxalgie à la période de début, telle que nous l'avons envisagée en premier lieu.

Mais, si les contractures et la position vicieuse sont de date ancienne, l'extension continue est habituellement sans effet, et l'on doit, pour ramener ce membre à une position convenable, recourir à un autre moyen, qui est le redressement brusque avec ou sans anesthésie suivi d'application d'un appareil inamovible.

Extension continue dans la coxalgie douloureuse. — Lannelongue affirme non sans raison que l'extension continue calme la douleur de la hanche. A cet égard, il convient de s'entendre. Les douleurs habituellement peu violentes du début de la maladie, qui sont associées d'habitude avec les contractures, peuvent en effet céder assez vite à l'extension continue ; le seul repos suffit souvent à soulager les malades à cette période et même à faire disparaître les contractures dans une large mesure.

S'il s'agit de la douleur vive, persistante, qui apparaît beaucoup plus tard, à la fin de la première année ou dans le cours de la deuxième crise douloureuse tardive qui fait prévoir l'accès, ni le repos au lit, ni même l'extension continue n'ont une efficacité suffisante.

La douleur peut être diminuée, mais le malade dont la hanche est hyperesthésiée est obligé de se contraindre à un repos absolu.

Tout mouvement volontaire ou imprimé renouvelle des douleurs insupportables. L'immobilisation du malade est insuffisamment assurée par l'extension continue, et l'on a à sa disposition un autre moyen d'action : l'appareil plâtré, dont l'efficacité est toujours immédiate, contre l'élément douleur.

Extension continue dans les déviations tardives du membre. — Lorsqu'une attitude vicieuse de la cuisse se rapporte à une coxalgie ancienne de plus d'une année, de deux, trois, quatre, cinq ans, qu'on est en droit de l'attribuer surtout à une ascension du grand trochanter, ascension de la tête dans le cotyle agrandi ou luxation, en même temps qu'à l'épaississement et à la rétraction des parties fibreuses autour de la hanche (aponévroses, ligaments), il va de soi que, par l'extension continue, on n'obtient aucune correction ni de l'attitude du membre ni du déplacement articulaire. L'usage de ce moyen d'action est alors purement illusoire.

A la période de convalescence, où l'on fait marcher les malades avec un appareil amovible, que l'on enlève pour la toilette, que l'on enlève quelquefois aussi pour la nuit, qui maintient seulement la direction du membre pour la marche dans le jour, on constate souvent une tendance persistante à l'adduction.

Certains jours, à certaines périodes qui peuvent durer des semaines, le membre malade se raccourcit, suivant l'observation des personnes qui entourent l'enfant.

Ce qui s'explique par une adduction un peu plus forte que l'on voit effectivement. Nous croyons que, chez ces malades, un foyer d'inflammation lente, sujet à des poussées et à des accalmies, reste sur un point de la hanche. A l'époque des poussées, les contractures qui exagèrent l'adduction se réveillent, le malade marche moins bien; le plus souvent, il ne souffre pas. Cet état indécis peut se prolonger plusieurs mois, un ou deux ans, et il s'agit d'une coxalgie dont l'origine remonte à quatre, cinq, six ans.

Nous nous sommes bien trouvés chez ces malades de l'application de l'extension continue pendant la nuit.

Extension continue à la période d'abcès. — Pendant le traitement des abcès de la coxalgie par les injections modificatrices, nos malades sont maintenus dans le décubitus horizontal.

Il nous paraît de plus nécessaire d'immobiliser l'articulation malade. L'usage de l'appareil plâtré empêche la surveillance de la région de la hanche. Certaines parties, tout au moins cachées sous l'appareil, ne peuvent être qu'imparfaitement examinées ; c'est un inconvénient sérieux.

A moins que la hanche ne soit douloureuse, circonstance qui impose l'appareil plâtré, nous préférons d'habitude l'extension continue, qui laisse la hanche à découvert et assure convenablement l'immobilité.

Appareil platré.

L'usage de l'appareil plâtré inamovible a pour but l'immobilisation de la hanche en maintenant le membre malade dans une attitude déterminée.

Cet appareil doit saisir et entourer d'une part le membre inférieur et, d'autre part, la partie inférieure du tronc d'une manière assez immédiate et sur une longueur suffisante pour supprimer le jeu de la hanche.

La première de ces qualités, celle qui consiste à saisir exactement les parties, est irréalisable avec des appareils courts. Il suffit, pour s'en rendre compte, de noter ce fait que le fémur est entouré de tous côtés d'un épais manchon de parties molles. On ne parvient pas à fixer le fémur en entourant la cuisse à sa partie moyenne d'un cylindre rigide. Le fémur se déplace à volonté dans tous les sens ; il flotte pour ainsi dire au milieu des parties molles.

Du côté du bassin, on peut prendre un point d'appui plus direct sur cette partie de squelette, encore supporte-t-il assez mal des pressions localisées. Une ceinture circumpelvienne de forme cylindrique ne peut être considérée comme un point d'appui pour un appareil de hanche. Certains fabricants sont parvenus à modeler sur le bassin une ceinture de forme complexe, qui s'y trouve assez exactement attachée, ce que nous verrons à propos des appareils orthopédiques.

On ne peut demander aux appareils faits avec une matière aussi grossière que le plâtre une construction ni aussi délicate ni aussi compliquée.

Il faut que l'appareil plâtré, qui ne peut se modeler exactement ni sur le bassin ni sur la cuisse, compense par une longueur suffisante l'imperfection de ses attaches sur la région.

Nous posons en principe, après une pratique fort étendue, que l'appareil plâtré avec lequel on veut immobiliser la hanche doit s'étendre en hauteur : en haut, toujours au-dessus du bassin, au-dessus de la taille jusqu'aux fausses côtes, chez les adultes et les enfants qui ont plus de douze ans; jusqu'au niveau des seins et au niveau de l'aisselle chez les petits enfants ; en bas, jusqu'au voisinage immédiat du genou, jusqu'au milieu de la jambe et, dans certains cas que nous déterminerons, jusqu'au pied.

La plupart des appareils avec lesquels nous voyons arriver les malades ont ce défaut essentiel de manquer d'une longueur convenable, soit du côté du tronc, soit du côté de la jambe. Au premier coup d'œil, on constate que ces appareils sont si imparfaits que leur utilité est problématique.

Confection de l'appareil plâtré. — L'appareil plâtré ne doit pas être appliqué sur la peau. Un grand nombre de chirurgiens recouvrent le membre et le tronc d'un maillot. Nous avons l'habitude d'appliquer une couche d'ouate maintenue par une bande de gaze.

La disposition de cette couche de coton est déjà de quelque importance. Sur le membre inférieur, sur la face postérieure et les côtés du tronc, on ne doit recouvrir la peau que d'une très mince lame de coton ; on ne se propose que d'isoler la surface du membre de l'appareil. On évitera d'augmenter l'épaisseur du tissu isolant; autrement la jambe et la cuisse, au lieu d'être maintenues, seraient à l'état flottant dans un cylindre d'une largeur démesurée. Au contraire, la surface de l'abdomen doit être garnie d'un coussin d'ouate, qui permettra les mouvements de la respiration, ainsi que les alternatives de distension et de relâchement en rapport avec les fonctions digestives. Le *dinner pad* de L. Sayre n'est pas moins indispensable dans l'appareil de coxalgie que dans le corset du mal de Pott.

Cette garniture ouatée de l'abdomen ne doit pas commencer sur le pubis. Elle doit être appliquée plus haut et acquérir son épaisseur principale dans la région sus-ombilicale. Le bord inférieur de la partie abdominale de l'appareil, lequel passe au niveau du pubis ou un peu au-dessus, ne doit pas être soulevé en avant par un paquet d'ouate. Si l'appareil est bien fait, il doit être appliqué ainsi directement devant la paroi abdominale, comme les ceintures circumpelviennes. A ce niveau, une application exacte ne gêne en rien le développement du ventre. Nombre d'appareils ont le grave défaut de bâiller largement à ce niveau, ce qui nuit à l'exactitude de l'immobilisation.

Il nous paraît superflu d'exposer des règles pour la préparation des bandes plâtrées. Beaucoup se servent de bandes de gaze préalablement roulées dans le plâtre sec et trempées dans l'eau chaude au moment de les employer.

D'autres, et nous sommes de ce nombre, gâchent du plâtre d'abord et en imprègnent la bande de gaze.

Habituellement, au lieu de la bande simple, nous nous servons de bandes doubles ou triples. Ainsi doublées ou triplées, elles s'imprègnent tout aussi bien de plâtre, et on évite d'en rouler une longueur aussi grande. C'est là un détail qui a son importance dans deux conditions différentes : dans notre service hospitalier, où nous faisons en une seule séance un grand nombre d'appareils jusqu'à 40, 50 et même 60 ; en ville, lorsqu'on est appelé à faire un appareil seul et sans aide. La célérité devient alors un avantage appréciable.

Avec un peu d'habitude, on parvient aisément à donner à l'appareil une épaisseur à peu près égale partout. Cette épaisseur doit varier avec l'âge du malade : plus l'enfant est âgé, plus ses mouvements sont capables de briser l'appareil ; douze à quinze couches de gaze suffisent pour les petits enfants ; on va jusqu'à doubler pour les malades plus grands.

On obtient plus facilement une épaissenr uniforme de l'appareil en appliquant deux larges attelles plâtrées avec six à huit couches de gaze, l'une très large recouvrant la totalité ou les trois quarts du membre, l'autre large aussi, entourant le bassin et la taille sur une hauteur convenable.

Nous nous trouvons bien de placer dans l'épaisseur des couches de plâtre, en avant de la hanche, une attelle de bois qui s'étend en hauteur depuis la partie moyenne de la cuisse jusque vers l'ombilic. Elle passe au-devant du pli de l'aine ; on évite de l'appliquer au-devant de l'épine iliaque antéro-supérieure. C'est un moyen efficace d'augmenter la solidité d'un appareil. Il ne se brise d'habitude qu'au niveau du pli de l'aine. Cette attelle de bois est surtout utile si l'on doit pratiquer des fenêtres d'observation.

Les personnes inexpérimentées font touiours un appareil défectueux au niveau même de l'articulation. Elles ne recouvrent que la face antérieure de la hanche. La région fessière, qui reste à découvert, est en même temps libre d'effectuer des mouvements fort étendus ; elle s'échappe pour ainsi dire en arrière, et il en résulte une flexion accentuée de la cuisse. Ce défaut est fréquemment observé. On doit avoir le soin de recouvrir la face postérieure du trochanter et même la plus grande partie de la fesse. Rien n'est plus facile : il suffit de savoir d'avance que cette précaution est nécessaire.

Pour donner plus de solidité à l'appareil, il convient, après l'application des bandes plâtrées, d'ajouter une couche de plâtre et de tasser soigneusement avec la main les couches superposées.

Nous avons eu longtemps l'habitude de rouler par-dessus une bande de toile avant que le plâtre ne soit pris. C'est à notre avis un moyen utile de modeler plus exactement l'appareil sur les parties qu'il recouvre. C'est ainsi que la région trochantérienne et le bassin se trouvent emboîtés et, par suite, plus rigoureusement maintenus. On évite, bien entendu, toute compression réelle dont on prévoit les inconvénients.

On obtient le même résultat en tassant bien l'appareil, en le recouvrant d'une dernière feuille de gaze sèche (Calvé), et en surveillant la prise du plâtre.

Quelques heures plus tard ou le lendemain, alors que l'appareil est solide, mais incomplètement séché, la bande de toile est enlevée. On découpe ensuite sur différentes parties de l'appareil, à ses deux extrémités et plus spécialement à la partie interne du pli de l'aine, une bordure de largeur convenable. On régularise ainsi la forme, on précise la longueur, et on enlève les parties susceptibles d'être souillées. Nous terminons en recouvrant la surface du plâtre d'une couche de bande de gaze gommée et mouillée.

Cette dernière précaution supprime le contact un peu désagréable du plâtre avec les vêtements, empêche le plâtre sec de s'effriter et maintient la propreté. Si la couche de gaze est salie, on la remplace.

Indications de l'appareil plâtré. — Lorsqu'on suit la méthode ambulatoire, l'appareil plâtré peut être appliqué pendant toute la durée de la coxalgie. Il faut faire exception pour les périodes d'abcès, où l'on est généralement obligé d'imposer un repos temporaire et où il convient de laisser à nu la région de la hanche pendant le traitement spécial des collections.

Dans la méthode de repos, l'appareil plâtré est de mise dans toutes les circonstances où l'extension continue devient un moyen insuffisant.

Lorsque la coxalgie affecte un début aigu, fait peu fréquent, on est obligé de recourir de prime abord à une immobilisation rigoureuse, que ne procure pas l'extension. L'appareil plâtré, au contraire, soulage immédiatement les malades.

Plus tard, à l'époque où survient la crise de douleurs tardives, l'indication de l'appareil plâtré est absolument formelle. La douleur aiguë qui survient alors, l'hyperesthésie de la hanche, qui rendent toute exploration ou tout mouvement redoutables à l'enfant, ne cèdent ni au repos, ni à l'attitude couchée sur le lit de Lannelongue, avec ou sans extension continue, ni à la fixation du malade dans la gouttière de Bonnet. Avec l'usage de ces moyens, le malade conserve la crainte de tous les mouvements; son appréhension est entretenue par le retour périodique des mouvements qu'on est obligé de lui imprimer, ne fût-ce que pour les soins de la toilette. Cela est si vrai que nous avons vu nombre de fois des enfants dans ces conditions abandonnés en quelque sorte sans soins de propreté dans un véritable état de malaise, résultant de la grande difficulté de toute toilette. Des coxalgiques ne sont-ils pas restés pendant des semaines, pour ne pas dire pendant des mois, couchés dans la gouttière de Bonnet sans aucun mouvement, dans un état de malpropreté repoussante, par crainte de la douleur. Autrement, chaque jour, les soins donnés à l'enfant renouvellent les crises douloureuses.

Dans ce cas spécial de la coxalgie compliquée de douleurs aiguës, le grand appareil plâtré étendu depuis le pied jusqu'à une distance suffisante du côté du tronc — fausses côtes, thorax — rend d'inappréciables services. En douze ou vingt-quatre heures, l'enfant, qui était devenu extrêmement craintif à l'idée même d'un contact ou d'un mouvement, reprend confiance. Non seulement il ne souffre plus au repos, mais on peut le retourner dans son lit, on peut le prendre dans les bras, sans provoquer aucune plainte. Pour réveiller la douleur, il faut porter la main sur la hanche malade. La moindre pression rappelle que la région est hyperesthésiée.

Si l'on vient à enlever l'appareil plâtré prématurément, la douleur reparaît de suite; on la calme de nouveau en renouvelant le même appareil. Chaque fois la même expérience est suivie du même résultat satisfaisant.

Tout ceci se résume en une formule brève : l'appareil plâtré est le seul traitement de la douleur dans la coxalgie.

Quelques malades continuent de souffrir après la formation des abcès; l'appareil plâtré intervient heureusement; on le modifie en pratiquant des fenêtres au niveau des collections. On peut presque toujours aisément laisser ainsi à découvert un ou deux points autour de la hanche, ce qui permet de surveiller et de traiter les abcès, comme si le membre tout entier était laissé à nu.

Inutile d'insister sur les attitudes vicieuses de la coxalgie ancienne dues aux rétractions fibreuses et aux déformations des surfaces. Après les manœuvres du redressement brusque, l'appareil plâtré s'impose.

A la période de convalescence, nous voulons dire à la période où l'on commence à faire marcher les malades dont l'affection paraît être en voie de guérison, l'appareil inamovible conserve tous ses avantages pour la plupart des malades. Il maintient mieux que tout autre la rectitude du membre et s'oppose à la tendance si persistante de la cuisse à se mettre en adduction et flexion.

Cependant il convient de laisser le membre nu, une partie de la journée, pour atténuer et faire disparaître peu à peu les altérations dystrophiques du système cutané et même des muscles. Les appareils amovibles prennent alors une place de choix. Eux seuls permettent les soins de la toilette, les frictions, massage léger des muscles, qui conviennent lorsqu'il s'agit d'améliorer la marche.

Il arrive trop souvent qu'avec ces appareils amovibles, qui se déforment, qui s'appliquent moins rigoureusement, les attitudes vicieuses reparaissent, en particulier l'adduction de la cuisse. On est souvent obligé de revenir une ou plusieurs fois à l'appareil plâtré, dont l'action est seule efficace en pareil cas.

On verra qu'après la résection l'usage de l'appareil plâtré doit être maintenu au moins une ou deux années après la guérison de la plaie.

De l'attitude à donner à la hanche dans l'appareil inamovible. — L'attitude de choix que l'on doit s'efforcer de donner à la hanche dans l'appareil plâtré, c'est la rectitude avec une légère abduction. Par rectitude, nous voulons dire l'extension de la cuisse sur le plan du lit sans ensellure. Ce n'est pas l'extension complète qui s'étend plus loin que la rectitude. C'est la position du membre inférieur dans le prolongement du plan vertical du tronc.

L'abduction est utile; elle a pour effet de déplacer vers le fond du cotyle le centre de la pression de la tête sur le bassin ; d'élargir la surface de cette pression, de diminuer en tout cas la tendance à l'ulcération du sourcil cotyloïdien.

Au début de la coxalgie, ou un peu plus tard, le membre se place pour ainsi dire de lui-même dans l'attitude de choix, ou il n'oppose qu'une faible résistance ; une légère traction suffit. A une époque plus avancée, il s'agit de corriger la flexion, qui est constante, et très souvent l'adduction de plus en plus fréquente et plus accentuée.

On verra que, pour corriger l'attitude vicieuse, il convient souvent de s'aider de l'anesthésie générale.

Que le malade soit éveillé ou endormi, on n'obtient l'attitude indiquée, rectitude avec abduction, qu'à l'aide de tractions plus ou moins vigoureuses, exercées sur la jambe, au niveau du cou-de-pied par l'opérateur, en même temps qu'un aide fait la contre-extension par un mécanisme particulier : il saisit la cuisse du côté opposé et la maintient en flexion forcée ; il s'oppose ainsi à ce que le bassin se laisse entraîner en flexion. Il corrige l'ensellure ; il fléchit le bassin ; en cela il agit en sens inverse de l'opérateur, qui étend la cuisse. En même temps, il attire en haut le côté sain du bassin, l'empêche en tout cas de s'abaisser et oppose en ce sens une résistance à l'opérateur qui attire en abduction le membre du côté malade.

Cette manœuvre facile nous a paru la seule efficace. Si l'on se contente d'agir par tractions sur le membre coxalgique, le bassin se laisse entraîner ; on croit effectuer l'extension ; l'ensellure s'accentue. On croit aussi porter la cuisse en abduction ; le côté opposé du bassin s'abaisse. De cette double façon, la correction ne serait qu'apparente ; en attirant le haut de la cuisse fortement fléchie du côté sain, on fait disparaître ce double inconvénient, et on oppose une résistance convenable à la double action de l'opérateur.

De l'étendue de l'appareil plâtré. — Du côté du tronc, l'appareil plâtré doit remonter toujours à la même hauteur à peu près, quelle que soit l'indication qu'il remplit. Il doit, à notre avis, s'étendre jusqu'au niveau des seins environ chez tous les jeunes enfants ; jusque vers la pointe du sternum, dans la seconde enfance, jusqu'à douze ou treize ans. Il embrasse le bassin et la taille jusqu'aux fausses côtes chez les malades plus âgés.

Nous voyons beaucoup d'appareils dont la partie supérieure ne forme qu'une ceinture entourant le bassin. Cette dimension en hauteur nous paraît insuffisante, et nous constatons qu'en imprimant au membre recouvert de plâtre des mouvements d'adduction et d'abduction on élève et on abaisse la ceinture plâtrée au-dessus de la hanche saine. Autrement dit, cette ceinture est mal fixée. On ne parvient à la rendre plus stable qu'en la faisant remonter notablement plus haut. Si la partie épigastrique de l'appareil gêne le malade, on la découpe.

Du côté du membre inférieur, l'appareil plâtré recouvre habituellement la cuisse jusqu'au voisinage du genou, au-dessus de la rotule. Avec cette longueur, il s'oppose bien aux déviations de la cuisse chez les enfants qui ont dépassé quatre ou cinq ans.

Au-dessous de cet âge, la région de la cuisse est trop courte; si l'appareil ne va que jusqu'au genou, il a trop de jeu, la hanche n'est pas immobilisée; il doit descendre sur la jambe jusque vers le pied.

Dans quelques circonstances, le pied lui-même doit être fixé par le plâtre. C'est le cas, en premier lieu, lorsqu'on se propose de calmer une violente crise de douleurs. Le malade n'est pas soulagé d'une manière satisfaisante, si on laisse le genou et le pied à découvert. Au contraire, si le cylindre plâtré, descendant jusqu'à l'extrémité du membre, immobilise le genou et le cou-de-pied, on obtient un repos complet de la hanche, un tel relâchement des muscles que le malade lui-même éprouve un sentiment de sécurité. Il se laisse retourner, saisir dans les bras, sans hésitation, sans éprouver aucune douleur.

On a aussi besoin de saisir le pied pour corriger la rotation en dedans ou en dehors, à la période des contractions, lorsque cette rotation n'est pas trop ancienne et dépend en grande partie de l'action musculaire. On doit quelquefois aussi prévenir cette même rotation externe ou interne.

Les mêmes attitudes vicieuses dans la coxalgie très ancienne, maintenues par une ankylose fibreuse ou par un déplacement de la tête fémorale, ne peuvent plus être corrigées par des manœuvres simples, suivies d'application d'un appareil; elles ne cèdent qu'à des moyens opératoires, à l'ostéotomie. Il va de soi qu'après cette opération pratiquée pour corriger l'attitude vicieuse de la hanche ankylosée (ankylose fibreuse) l'appareil plâtré, destiné à maintenir la correction, doit s'étendre jusqu'au pied de manière à s'opposer à une rotation anormale.

Du traitement orthopédique à la période des contractures. — Redressement brusque avec anesthésie. — Appareil plâtré. — Le traitement orthopédique, décrit pour le début de la coxalgie, méthode de repos ou méthode de marche, est maintenu dans la suite avec les variantes imposées par les circonstances. Il durera jusqu'à une phase avancée de la réparation de la hanche, c'est-à-dire vingt-quatre, trente, et jusqu'à trente-six et quarante mois en cas de complications.

C'est donc improprement que nous l'avons appelé traitement de la première période. Il est en réalité de toutes les périodes. Nous avons voulu dire qu'il doit être institué dès le début et qu'il est nécessaire dès le début.

Si la coxalgie reste un certain temps sans traitement, cas très fréquent encore aujourd'hui, surtout parmi les malades pauvres, elle se présente avec les signes de la deuxième période, autrement dit avec une attitude vicieuse du membre inférieur, à laquelle on remédie en premier lieu.

La difficulté à vaincre est variable selon les cas et dépend surtout de l'ancienneté plus ou moins grande du mal.

Lorsque la coxalgie ne remonte qu'à quelques semaines, lorsqu'elle-même elle ne date que de deux à quatre mois, la déviation de la cuisse, flexion et abduction, est maintenue surtout, sinon exclusivement, par la contracture musculaire.

Plus tard, à la fin de la première année et surtout dans le cours de la deuxième, la déformation et le déplacement des surfaces prennent une part plus ou moins grande à l'attitude vicieuse.

A la contracture musculaire s'ajoutent les rétractions des muscles dégénérés et surtout des tissus fibreux, ligaments et aponévroses.

Aussi la correction de l'attitude vicieuse est facile dans la coxalgie récente, et elle peut être complète; dans la suite, elle exige des efforts plus grands et l'application de moyens mécaniques plus complexes, et, de plus, elle reste souvent imparfaite.

Les contractions musculaires du début peuvent céder au repos seul; elles cèdent plus souvent au repos associé avec l'extension continue. Elles ne sont l'objet d'aucune indication particulière.

Un peu plus tard, elles deviennent plus tenaces. Après un repos de plusieurs semaines, l'attitude fléchie se maintient malgré l'extension continue. Déjà se pose la question de savoir si l'on ne doit pas recourir au redressement brusque.

En l'absence de la douleur et du gonflement péri-articulaire, il est permis d'insister sur l'extension continue. Avec les caractères d'une inflammation vive, au contraire, mieux vaut pratiquer de suite le redressement.

Il en est de même pour une autre raison chez les malades, dont l'attitude vicieuse remonte à quelques mois. On n'a aucun espoir d'assister au redressement spontané.

A plus forte raison, l'attitude vicieuse résiste complètement à l'extension continue à l'époque où l'examen clinique révèle l'ascension du grand trochanter autrement dit l'ulcération profonde des surfaces articulaires entraînant un déplacement de l'interligne articulaire en haut.

Dans toutes ces circonstances, où le repos seul ou avec l'extension continue sont impuissants, le chirurgien doit s'efforcer, par d'autres moyens, de ramener la cuisse à une bonne direction.

Tous les cas que nous venons d'envisager se rapportent à la période de destruction de la tuberculose, période pendant laquelle les surfaces articulaires, dans leurs rapports normaux ou subluxées, n'ont pas contracté d'adhérences. Ils se rencontrent dans les deux premières années de la maladie, terme moyen.

Plus tard, dans le cours de la troisième année, et surtout de la quatrième, de la cinquième année, l'attitude vicieuse du membre que l'on observe souvent est liée à un état différent de la hanche. La réparation s'est effectuée au moins partiellement dans des conditions variables, que nous aurons à envisager successivement : coxalgie sans déplacement et ankylose fibreuse solide, serrée; coxalgie avec tête atrophiée dans un cotyle agrandi, ankylose généralement lâche; coxalgie avec déplacement, luxation plus ou moins marquée, par exception complète et avec mouvements étendus (flexion et extension).

Nous aurons à examiner dans la suite quel traitement orthopédique convient à ces derniers cas de la coxalgie guérie ou en voie de guérison; plusieurs moyens de traitement seront passés en revue.

En ce moment, nous nous occupons de la coxalgie en pleine activité, à la période ulcéreuse. Ici, l'indication ne varie pas, la cuisse doit être ramenée à la rectitude en légère abduction, s'il est possible.

Ce redressement doit-il être effectué avec ou sans anesthésie? Affaire de résistance et de douleur.

En cas de coxalgie récente, indolente et sans déplacement notable, on n'endort pas le malade. Quelques efforts de traction sur le membre dans une direction convenable suffisent d'habitude. Le malade n'éprouve qu'une douleur assez modérée, en tout cas momentanée, inconvénient moindre que l'anesthésie générale.

Si, au contraire, la hanche est déjà sensible, et si, en raison de la date éloignée du début ou de l'altération des surfaces articulaires, on a des raisons de prévoir une notable résistance, l'anesthésie générale est nécessaire; nous avons toujours recours à l'éthérisation, qui nous paraît de beaucoup préférable à la chloroformisation.

Technique du redressement. — Le redressement doit être opéré avec le minimum de manœuvres violentes ; on n'a recours qu'à des manœuvres de douceur, et, si l'on est obligé de déployer une certaine force, on en use avec modération, en évitant toute espèce de mouvements brusques.

Nous avons vu, nombre de fois, des chirurgiens procéder à un temps préalable qu'ils appellent la mobilisation de la jointure et qui consiste à imprimer à la cuisse des mouvements étendus et violents dans tous les sens : flexion, extension, abduction, circumduction. Ces manœuvres brutales doivent être bannies, elles sont inutiles et peuvent n'être pas innocentes. Les adhérences intra-articulaires que l'on veut déchirer n'existent pas dans la coxalgie des deux premières années, dont nous parlons. Il ne peut être question de déchirer l'ankylose interstitielle qu'à la période tardive où elle peut être constituée, ce n'est qu'à partir de la troisième année, souvent plus tard.

Quant à la résistance des parties molles, ligaments et muscles, elle est moindre qu'on ne se l'imagine le plus souvent. En tout cas, ce n'est pas par des manœuvres de circumduction qu'on les fait céder. Si on les déchire par ces moyens, ce ne peut être que dans une direction mauvaise et inutile. Les parties molles péri-articulaires doivent être allongées doucement par des tractions en bonne direction.

En imprimant les mouvements dits de mobilisation, on s'expose vraisemblablement à produire des désordres nouveaux dans l'articulation. On écrase et on fait saigner le tissu fongueux. Si les surfaces osseuses sont dénudées et friables, elles peuvent s'écraser superficiellement. Les cartilages amincis, supportés par du tissu osseux raréfié, dystrophié, peuvent être décortiqués.

Les conséquences inflammatoires du redressement sont plus accentuées.

Nous n'allons pas jusqu'à penser que la mobilisation violente de la hanche fongueuse expose à l'inoculation tuberculeuse et soit l'origine de manifestations nouvelles, dans des régions éloignées, comme la méningite ; cependant, s'il est un temps du redressement qui nous paraisse susceptible d'être incriminé de pareils méfaits, c'est à coup sûr celui de la mobilisation en tous sens.

Nous n'avons jamais eu besoin de mettre en usage cette dangereuse manœuvre.

Nous procédons au redressement de la manière suivante.

Un aide tient la cuisse du côté sain en flexion complète, et il l'attire vers le tronc dans cette attitude. De cette manière, il relève vers les fausses côtes le côté correspondant du bassin et met la cuisse fléchie en abduction ; en même temps, le bassin tout entier se trouve fléchi. Ainsi se trouve constituée la contre-extension, qui va permettre aux efforts de redressement d'être effectifs.

Le bassin solidement fixé et fléchi, le chirurgien s'abstient d'agir sur la cuisse du côté malade comme sur un levier, de faire par

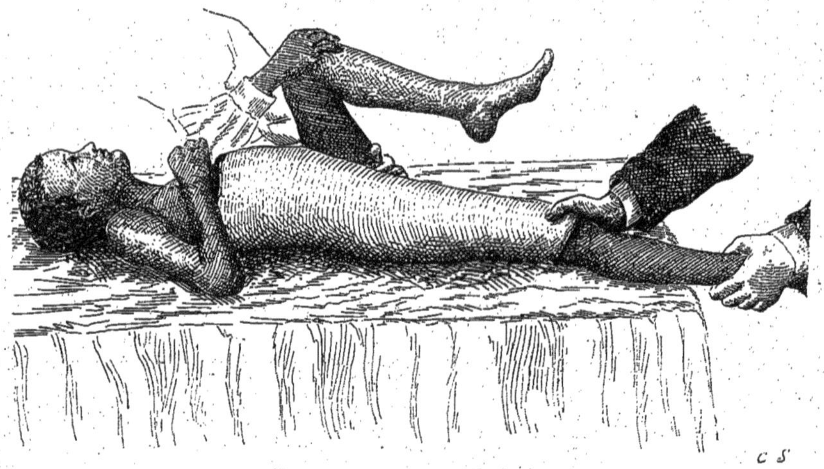

FIG. 155. — *Appareil plâtré.*

Manœuvre du redressement au moment de la consolidation de l'appareil plâtré. La cuisse du côté sain est maintenue en flexion avec abduction par un aide en même temps que l'opérateur ramène le membre malade en bonne position.

exemple des manœuvres directes d'extension ou d'abduction. En faisant effort directement dans le sens de l'abduction ou de l'extension, on s'expose aux fractures. On n'ignore pas quelle est déjà, dans la seconde année, la fragilité du fémur dystrophié.

Nous nous appliquons à donner aux tractions, suivant l'axe du fémur, une importance dominante.

En tirant avec une certaine force sur le fémur d'abord dans la direction qu'il occupe, on parvient, par des efforts plus ou moins grands, souvent répétés à plusieurs reprises, à réaliser un certain allongement des parties molles qui résistent le plus. Il s'agit de vaincre le psoas, la partie antérieure du fascia lata, les muscles adducteurs. Ce n'est pas par la circumduction de la hanche qu'on obtiendra l'allongement de ces tissus.

Après une, deux ou trois tractions, on amène le membre dans la direction recherchée, extension ou abduction.

Nous ne nous livrons pas à des manœuvres plus complexes.

Dans la plupart des cas, on obtient ainsi le redressement d'une manière satisfaisante.

Toutes les fois qu'on le peut, on met la cuisse non pas dans l'extension complète, mais dans la rectitude (dans le sens de l'extension). En même temps, on la place dans une légère abduction. Ce précepte est général. L'attitude en légère abduction est de choix; on la réalise toutes les fois qu'il est possible, quelle que soit la période de la maladie.

Elle a l'avantage d'augmenter l'étendue des surfaces articulaires, qui pressent l'une sur l'autre. Elle s'oppose au déplacement de la tête fémorale en haut. Elle doit être recherchée avec d'autant plus de persistance que le membre coxalgique conserve jusqu'à la guérison complète une tendance à la déviation en sens opposé. Le chirurgien reste indéfiniment préoccupé de l'adduction de la cuisse; il n'a pas à songer à l'abduction, qui se corrige d'elle-même.

Du redressement à une période tardive. — En examinant le redressement brusque à la seconde période ou période des contractures, nous avons supposé la coxalgie peu ancienne (deux premières années), les surfaces articulaires intactes ou superficiellement ulcérées, sans déplacement, sans ascension trochantérienne à un degré notable. La correction est généralement effectuée d'une manière complète sans grande difficulté.

Plus tard, des obstacles de plusieurs variétés s'opposent à la manœuvre du redressement. Ce sont: 1° la rétraction musculaire; 2° les déplacements ou luxations des surfaces articulaires; 3° certaines attitudes vicieuses, la rotation en dedans ou en dehors.

1° *Rétraction musculaire et fibreuse.* — Lorsque, dans une coxalgie non traitée, la hanche est restée lontemps, une, deux années ou davantage en flexion accentuée, avec adduction, des rétractions se substituent aux contractures précoces. Ces rétractions affectent les ligaments articulaires, le muscle psoas, les muscles adducteurs, l'aponévrose fémorale, sur la partie interne de la cuisse et surtout dans sa partie antéro-externe, là où, même à l'état normal, elle offre déjà une grande épaisseur et une grande résistance.

Cette rétraction cède difficilement aux efforts de traction manuelle. Pour la vaincre, on a proposé et quelques chirurgiens pratiquent souvent des sections sous-cutanées ou à ciel ouvert des adducteurs près du pubis, du fascia lata et des tendons, qu'il engaine au-dessous de l'épine iliaque antéro-supérieure. Nous y avons rarement recours.

A peine ai-je fait quelques ténotomies sous-cutanées — moins de dix — sur des milliers de redressements, dont un bon nombre se rapportaient à des attitudes vicieuses d'origine ancienne.

Plus souvent, j'ai dû, par des pressions vives, produire une rupture au niveau de la saillie des adducteurs : véritable rupture musculaire, qui n'a entraîné aucune conséquence fâcheuse.

J'ai nombre de fois tenté de produire la même rupture au niveau du relief du fascia lata et des tendons, à la partie externe du pli de l'aine, au-dessous de l'épine iliaque antéro-supérieure ; je n'y suis pas parvenu.

Si l'on n'obtient pas la rectitude de la cuisse chez les malades dont la hanche est ainsi depuis longtemps fixée en flexion, on la défléchit du moins dans une notable mesure. On peut se contenter d'un demi-succès et immobiliser le membre malade pendant quelques semaines à l'aide d'un appareil plâtré. Dans une deuxième séance, on répète la tentative de redressement ; généralement on réussit. On est étonné, même, le plus souvent, du relâchement des tissus après une immobilisation du membre à moitié redressé pendant une assez courte période.

Nous avons dit précédemment que, pour redresser la cuisse fléchie par la contracture musculaire, on devait exercer des tractions suivant l'axe du membre, plutôt que d'agir directement sur le fémur dans le sens de l'extension, ou latéralement, afin d'éviter les fractures et l'écrasement des surfaces articulaires. Cette manière de faire est formellement indiquée dans le cas de rétraction ancienne, alors que la résistance au redressement est plus grande et que la solidité du fémur est moindre.

2° *Déplacement ou luxation d'une certaine étendue.* — L'ulcération superficielle des surfaces ne dépassant pas les limites du cartilage diarthrodial chez un enfant de dix à douze ans n'apporte pas de difficultés particulières au redressement brusque.

Il en est autrement d'une destruction plus profonde.

Lorsque la tête fémorale déformée a empiété sur le sourcil cotyloïdien lui-même éculé, lorsque surtout il y a un commencement de luxation au degré du chevauchement tel que l'entend Lannelongue, l'ascension du fémur fait obstacle à l'abduction. Plus la luxation est accentuée, plus l'obstacle prend d'importance.

Le sens de déplacement est à considérer; si, comme on vient de le dire, le déplacement en dehors et en haut de la tête fémorale empêche de porter la cuisse en dehors, le déplacement en arrière s'oppose de même à l'extension.

Un examen préalable de la hanche malade permet de prévoir les difficultés à vaincre.

Nous supposerons, bien entendu, qu'il s'agit d'une coxalgie qui n'est pas parvenue à la période de réparation (deux premières années). Les surfaces articulaires ulcérées et déplacées sont libres d'adhérences et susceptibles de glisser en différents sens. Seules les parties molles péri-articulaires les maintiennent. Ici encore, l'effort du chirurgien doit consister surtout en tractions suivant l'axe du membre.

La résistance des muscles abolie par l'anesthésie générale complète, on obtient sans trop de difficulté, par un effort de traction modéré, mais soutenu, sans brusque saccade, un certain degré d'abaissement du fémur. On se rend compte que le grand trochanter descend. Ce mouvement est plus sensible chez les jeunes enfants dont la maladie n'est pas trop ancienne (douze à dix-huit mois).

La masse musculaire de la racine de la cuisse, peu puissante, se laisse plus facilement allonger.

Chez les sujets plus âgés et dans la coxalgie plus ancienne, le résultat obtenu est moins appréciable. En tout cas, on n'effectue le redressement proprement dit, c'est-à-dire la rectification de l'attitude, qu'après avoir exercé une sorte d'élongation de la partie malade du membre.

On obtient par ces manœuvres, qui demandent autant de prudence que d'énergie, un certain degré de réduction. A vrai dire, il nous semble que le degré de réduction est peu considérable; mais on parvient à mettre les surfaces articulaires en regard l'une de l'autre, sans les écraser, en changeant l'attitude de la cuisse.

Il va de soi qu'on n'a pas la prétention de supprimer le raccourcissement lié à l'ulcération des surfaces, et un certain degré d'ascension du grand trochanter persiste fatalement. On ne peut rien contre cette cause de raccourcissement, que nous avons appris à distinguer du raccourcissement dû au vice d'attitude. C'est à ce dernier élément que l'on s'attaque d'une manière efficace.

3° *De la rotation.* — Nous avons eu surtout en vue précédemment la correction de la flexion de la cuisse et de son adduction.

La rotation en dedans ou en dehors mérite une attention particulière.

A une période peu avancée de la coxalgie, la cuisse peut encore tourner sur son axe, et l'on remédie assez facilement à une attitude en rotation interne ou en rotation externe.

Plus tard, lorsque les surfaces osseuses sont déformées et que la résistance des parties molles tient autant aux rétractions qu'à la contracture, on parvient plus difficilement à faire tourner le fémur autour de son axe dans le sens désiré, en dedans ou en dehors, et l'on est souvent arrêté dans les tentatives de cette espèce par la crainte d'une fracture. Aussi éprouve-t-on souvent plus d'hésitation à ramener le pied dans sa direction normale, la pointe en avant, qu'à mettre le membre en rectitude. Plus la coxalgie est ancienne, plus on rencontre de résistance et moins on ose faire effort sur le fémur, que l'on sait être fragile.

Nous verrons qu'à la période de guérison, lorsqu'il y a ankylose fibreuse, on ne peut corriger une rotation vicieuse que par la seule ostéotomie.

Traitement orthopédique à la période de réparation ou de guérison. — La conduite à tenir à la période de guérison doit être envisagée successivement dans chacune des variétés anatomiques et cliniques et de terminaison :

1° Guérison avec conservation de la forme des surfaces articulaires et restitution des mouvements normaux ;

2° Guérison avec ankylose fibreuse interstitielle ; les surfaces ulcérées superficiellement ont conservé leur forme générale et sont restées à peu près dans leurs rapports normaux ;

3° Guérison avec conservation de mouvements assez étendus, sans luxation proprement dite : pseudarthrose intracotylienne, tête atrophiée dans un cotyle élargi ;

4° Guérison avec luxation :

a. A un premier degré, la tête fémorale chevauchant sur le sourcil éculé contracte en ce point des adhérences assez solides, mais la hanche reprend des mouvements ;

b. La tête fémorale dépasse le sourcil (luxation complète) et, sans contracter d'adhérences notables, reste flottante dans la fosse iliaque externe. Les mouvements de la cuisse sont très étendus.

1° *Traitement de la coxalgie guérissant avec conservation de la forme des surfaces articulaires et restitution des mouvements normaux.* — La coxalgie qui aboutit à ce résultat heureux a rempli deux conditions : elle était de forme légère, et le traitement orthopédique (extension continue dans le décubitus dorsal, plus rarement appareil plâtré) a été institué dès son début. Sauf quelques cas exceptionnels (nous en avons cité), elle n'a pas suppuré, elle a conservé pendant toute sa durée le tableau symptomatique du début.

Une première question mérite d'être posée et résolue à propos de cette variété.

Quelle doit être la durée de son traitement orthopédique ?

A notre avis, cette question est capitale, et la solution en est généralement ignorée.

Lorsqu'au bout de six, huit, douze mois de repos, la coxalgie persiste à se présenter avec les symptômes initiaux, on peut être tenté de croire à la guérison et de faire marcher le malade. Si l'on cède, on commet une faute grave. La claudication ne tarde pas à se reproduire et à s'aggraver, les symptômes de la deuxième période, sinon la suppuration, se montrent au bout d'un certain temps.

L'ignorance de la marche de la coxalgie fait dire que la coxalgie a récidivé ; il n'en est rien, elle n'était pas guérie.

Soumise à des conditions défavorables, elle évolue dans le sens de l'aggravation, au lieu de guérir, sous sa forme légère du début. Un traitement maintenu rationnellement, jusqu'à la réparation réelle, aurait procuré cet heureux résultat.

Nous insistons à dessein sur la nécessité absolue de traiter plus de deux ans, trente mois d'habitude, par le repos dans le décubitus horizontal, la forme la plus légère de la coxalgie. Les guérisons vraiment complètes sont à ce prix.

Encore la limite de deux ans et demi est-elle approximative. Nous voulons dire qu'au bout de cette période, alors même que la hanche est toujours restée mobile sans aucune complication, sans ascension trochantérienne notable, le moment est à peine venu d'appliquer un appareil de protection et de permettre au malade quelques instants de marche à béquilles chaque jour.

Il s'agit d'abord d'un essai qui dure plusieurs semaines, deux ou trois mois.

Si, pour une raison spéciale (troubles digestifs, vertiges, etc.), cet essai a été tenté prématurément, dans le cours de la deuxième année, nous le prolongeons davantage. Les mouvements du malade et la marche sont restreints à une ou plusieurs périodes très courtes dans la journée, quelques minutes, un quart d'heure, chaque fois par exemple.

Après cette épreuve seulement, on prend une confiance un peu plus grande. La hanche maintenue par l'appareil, le malade marche avec des béquilles par plus longues périodes, une demi-heure, une heure à la fois. En suivant une très lente progression, on s'expose moins aux retours offensifs. Il ne s'agit plus d'un traitement rigoureux. La réparation est effectuée, mais il convient d'attendre qu'elle soit confirmée d'une manière évidente pour ainsi dire, avant de permettre la marche en liberté.

Avant d'atteindre cette période de liberté définitive, le malade a fait usage de son appareil avec béquilles d'abord, puis avec une canne pendant une et plus souvent deux années.

Ce qui fait au total deux années et demi environ de repos complet et deux années d'usage d'appareil.

On ne trouvera pas ces limites excessives, si l'on veut bien se rappeler que la prétendue récidive de la coxalgie est de règle entre les mains du plus grand nombre des praticiens, qui n'ont pas une expérience suffisante du sujet.

On voit qu'à notre avis le traitement de la coxalgie légère doit être poursuivi à peu près aussi longtemps que celui de la coxalgie avec altérations plus graves des surfaces, et que cette longue durée des précautions orthopédiques peut seule empêcher la transformation si fréquente de l'affection bénigne en affection grave.

Même avec les précautions rationnelles que nous venons de recommander, il n'est pas possible, croyons-nous, d'éviter toujours, à une période tardive, cette aggravation de la coxalgie légère jusque-là. Nous avons vu quelques enfants dont l'affection, traitée par le repos absolu dans la position couchée pendant deux ans, et davantage, semblaient en voie de guérison. Les mouvements normaux étaient conservés dans une grande étendue. Aucun gonflement ne persistait. La radiographie même ne révélait que des modifications très légères de l'articulation. L'aggravation s'est effectuée dans ces circonstances d'une manière pour ainsi dire subite. Les premiers essais, nous ne dirons pas de marche sur le membre malade, mais seulement de mobilisation réservée de ce membre, au moment où l'on permet la marche à béquilles quelques instants dans la journée, entraînent d'un jour à l'autre une poussée inflammatoire. La hanche, qui était mobile, se fixe, devient sensible ou douloureuse; un certain degré de gonflement devient apparent.

On trouverait difficilement la preuve la plus claire de la lenteur de l'évolution tuberculeuse. La culture inactive, cliniquement latente, reste capable d'un réveil bruyant deux et trois ans après son début même, alors qu'elle n'avait occasionné aucune destruction, aucun symptôme notable pour ainsi dire.

Un fait illustrant d'une manière déplorable cette transformation s'est passé récemment sous nos yeux. Chez une enfant tuberculeuse, une coxalgie de plus de trente mois ayant conservé toutes les apparences de la bénignité telle que nous l'avons définie s'est aggravée en une semaine, malgré la grande réserve des premiers essais de marche.

On ne répétera jamais assez que le diagnostic de la guérison est d'une difficulté jusqu'ici insurmontable.

2° *Traitement de la coxalgie guérissant avec ankylose fibreuse.* — On a dit précédemment que la soudure fibreuse entre les surfaces articulaires ulcérées, mais restées en rapport, ne s'effectue pas avant la fin de la deuxième année ; que les examens anatomiques que l'on a l'occasion de faire avant ce délai montrent une tête fémorale appliquée sur le cotyle avec ou sans interposition de débris de cartilage ou de fongosités, mais sans aucune trace de cicatrice fibreuse.

La production du tissu cicatriciel entre les deux os a lieu dans la troisième année. En tout cas, dans la quatrième année et plus tard, le tissu de réparation existe toujours sur la totalité ou sur une partie de l'interligne articulaire. Ces données anatomiques sont le seul guide de la clinique.

Il n'est pas superflu de les rappeler. Une attitude vicieuse, observée dans la première ou dans la deuxième année, est traitée par le redressement brusque avec ou sans le secours de l'anesthésie générale, et l'on réussit presque toujours d'une manière satisfaisante, quelle que soit, à l'état de veille, la résistance à vaincre. Dès que le malade est endormi, les muscles se relâchent, la hanche redevient plus ou moins mobile et se laisse redresser par l'effet des tractions. C'est la règle.

Plus tard, les muscles jouent un rôle moindre ou nul. La hanche est maintenue en mauvaise position par les adhérences interstitielles qui relient la tête fémorale au cotyle et par les rétractions fibreuses péri-articulaires. Que le malade soit à l'état de veille ou qu'il soit endormi, l'obstacle au redressement est sensiblement le même. On endort le malade pour supprimer la douleur.

A la période tardive de la maladie, le traitement de l'attitude vicieuse ou le redressement sont alors surbordonnés au degré de solidité de l'ankylose.

Si l'ankylose peu serrée permet quelques mouvements de la hanche, il est permis d'espérer qu'elle cédera à des manœuvres modérées de redressement. Ces manœuvres ne sont autres que celles dont il a été question pour le redressement à la deuxième période. Un appareil plâtré maintient le résultat obtenu.

Lorsque, au contraire, la hanche est solidement immobilisée par

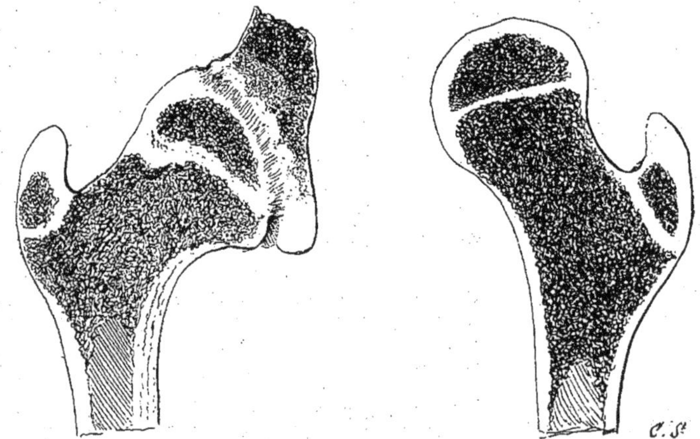

FIG. 156. — *Coxalgie droite ancienne. — Fémur gauche du même sujet.*

La coxalgie s'est terminée par une ankylose très serrée. Tête du fémur droit malade, déformée, aplatie en dedans.

Le col du fémur droit (malade) est notablement plus épais que le fémur gauche. Il est beaucoup plus incliné : angle cervico-diaphysaire plus fermé du côté malade que du côté sain.

une ankylose serrée, il y aurait imprudence à insister sur les tractions et les manœuvres plus ou moins violentes du redressement. On n'aboutirait pas au but proposé, et on courrait le danger d'une fracture.

L'ostéotomie devient indiquée.

Dans certains cas, le choix entre les deux moyens : redressement par manœuvres et redressement par ostéotomie, reste hésitant. On ne peut décider d'avance si les adhérences sont plus ou moins solides. On comprend qu'en pareil cas on endorme le malade après avoir tout préparé pour l'ostéotomie et qu'ensuite on commence par une tentative de redressement manuel; si on échoue, on fait l'ostéotomie.

De l'ostéotomie. — L'ostéotomie est une opération de la période de guérison ou mieux une opération postérieure à la guérison.

On ne la pratique jamais à la deuxième période de la coxalgie, alors que le foyer tuberculeux n'est manifestement pas guéri.

Elle ne peut être indiquée avant la fin de la troisième année de la maladie. Jusque-là, on a traité les attitudes vicieuses par le redressement manuel en se contentant même éventuellement d'un succès imparfait.

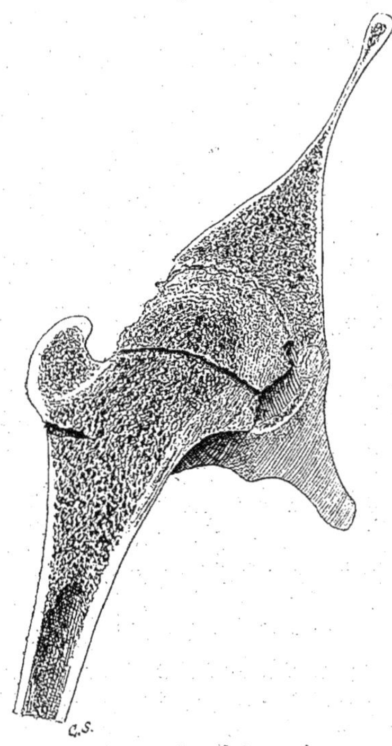

Fig. 157. — *Coxalgie ancienne.*

Chez un malade mort de méningite tuberculeuse quelques semaines après une ostéotomie.

Ankylose fibreuse très solide : union fibreuse de la tête fémorale avec le cotyle. En dedans, reste une cavité qui contenait du caséum.

Le trait de section de l'ostéotomie sous-trochantérienne est très incomplet.

Sous l'influence de la tentative de redressement au cours de la section osseuse, le col fémoral s'est fracturé suivant une direction transversale.

Col épaissi, absence de noyau distinct d'ossification pour la tête. L'extrémité du fémur est profondément enfoncée dans le cotyle, dont la région sourcilière est épaissie.

En général, plus la coxalgie est ancienne, plus la guérison paraît complète et définitive, et plus l'indication de l'ostéotomie devient évidente.

On vient de dire qu'elle ne convient qu'à l'ankylose solide, ne pouvant être vaincue par les autres moyens.

Elle serait inefficace lorsque la hanche a conservé des mouvements de quelque étendue. En pareil cas, en effet, après la section du fémur au niveau ou au-dessous du grand trochanter, on aurait beau imprimer des mouvements de redressement au fémur, on changerait à peine, et en tout cas d'une manière insuffisante, le rapports entre deux fragments de l'os. La tête et le col suivraient en partie au moins la diaphyse dans la déviation qu'on lui imprimerait, et, de plus, après la consolidation de la fracture chirurgicale, la mobilité persistante de la hanche permettrait à l'attitude vicieuse de se reproduire.

Pour cette double raison, la mobilité de la hanche exclut l'ostéotomie.

L'indication opératoire peut être résumée très brièvement en ces termes : coxalgie ancienne et guérie en attitude vicieuse, ankylose solide.

L'attitude vicieuse à corriger est très généralement la flexion avec adduction. C'est à elle que s'adresse l'ostéotomie aussi bien que le redressement manuel.

La rotation du membre malade en dedans ou en dehors est plus particulièrement difficile à réduire sans opération.

A la période des contractures, lorsque le malade est endormi, on peut le plus souvent ramener la pointe du pied en avant, en même temps qu'on met le membre inférieur dans la rectitude.

Dès que l'ankylose s'est produite, même à un degré peu prononcé, on devient toujours impuissant à faire tourner le fémur autour de son axe. La rotation résiste à des manœuvres douces, et il y aurait imprudence à soumettre le fémur à un effort notable de torsion, sachant combien il est fragile. Aussi la fixation du membre malade en rotation externe ou interne ne peut-elle généralement être corrigée que par l'ostéotomie dans la coxalgie ancienne.

Technique opératoire de l'ostéotomie. — 1° *Siège de l'ostéotomie.* — Nous pratiquons l'ostéotomie au-dessous du grand trochanter. La section répond en dehors à la base du grand trochanter ou un peu au-dessous, en moyenne à 3 ou 4 centimètres du sommet de cette apophyse.

Elle est dirigée en dedans et légèrement en bas, afin d'éviter qu'elle ne s'engage dans le col fémoral. Elle aboutit au-dessus du petit trochanter. Il serait par conséquent plus exact de dire ostéotomie intertrochantérienne. Mais le niveau exact auquel aboutit la section en dedans est toujours un peu incertain.

La section sous-mégalo-trochantérienne est de choix. En opérant plus haut, on touche à la région articulaire, qui doit être respectée dans la tuberculose. Plus bas, on se place sur la diaphyse, dont le cylindre de tissu compact devient, chez certains malades, difficile à sectionner avec l'ostéotome, instrument peu tranchant. De plus, après une fracture chirurgicale placée trop bas, on produit, en portant le fragment inférieur en abduction, un angle ouvert en dehors, dont le côté supérieur est trop long. Il en résulte une déformation anguleuse de l'axe fémoral au-dessous du grand trochanter, condition défavorable à l'allongement recherché.

Si, au contraire, le sommet de l'angle en question est situé immédiatement au-dessous du grand trochanter, le fémur, dans son ensemble, reste rectiligne jusqu'au col.

2° *Ostéotomie.* — Nous faisons l'incision verticale, longue de 2 centimètres, sur la face externe sensible de l'os. Le bistouri pénètre jusqu'au tissu osseux. Il est inutile que la longueur de l'incision soit plus grande. On n'a besoin que d'un passage pour l'ostéotome. L'instrument est introduit entre les deux lèvres de la plaie parallèlement à l'incision; il pénètre jusqu'à la surface du fémur. On retourne son tranchant de manière à le placer perpendiculairement à l'axe du fémur, et on le fixe exactement au point où la section doit être faite, près de la base du grand trochanter.

Il suffit souvent d'appuyer un peu fermement avec la main sur l'instrument pour le faire pénétrer dans le tissu spongieux, qui n'est défendu que par une lamelle compacte de minime épaisseur.

Nous avons souvent fait l'ostéotomie presque tout entière à l'aide de cette pression de la main. En général, on recourt à la percussion avec le marteau, au moins pour compléter la section en avant ou en arrière. Il n'est pas nécessaire que le ciseau complète la section en dedans, lorsque l'os a été traversé sur la plus grande partie de son diamètre. On fait éclater la travée qui reste à la face interne par un effort d'abduction.

3° *Redressement.* — Le fémur fracturé, on éprouve peu de difficulté à ramener la cuisse dans la direction désirée.

Ici encore, il vaut mieux procéder surtout par traction suivant la longueur du membre, au lieu de faire exclusivement effort sur la cuisse dans le sens de l'extension ou de l'abduction, afin d'éviter d'abord une fracture et aussi un certain degré de déplacement latéral entre les fragments. Ce déplacement est peu fréquent; nous l'avons cependant observé à la suite d'une ostéotomie pratiquée un peu trop bas.

4° *Position à donner au membre inférieur après l'ostéotomie.* — On corrige l'attitude vicieuse, flexion, adduction, rotation. C'est le résultat poursuivi.

Les chirurgiens ne sont pas d'accord sur le degré de la correction en ce qui concerne surtout l'abduction.

En principe, on doit demander plus qu'on ne veut obtenir, c'est-à-dire mettre la cuisse dans une abduction plus marquée que celle qui paraît convenir. Le membre ne sera pas maintenu mathématiquement par l'appareil, il aura une tendance à revenir en dedans, malgré les plus grandes précautions. Il faut donc exagérer l'abduction pour la conserver finalement dans la juste mesure.

Ce n'est pas une raison qui justifie une déviation excessive de la cuisse en dehors, dans le but d'obtenir, après la consolidation, un abaissement du côté malade et par suite un allongement apparent du membre.

Sans doute, par cet artifice d'une abduction exagérée, on pourrait obtenir un tel abaissement du bassin du côté malade, que le pied serait ramené au niveau du pied du côté sain, sinon plus bas, même dans les cas où il y avait un raccourcissement considérable. Mais le malade, guéri avec cette inclinaison pelvienne, redresse le tronc par une incurvation vertébrale de compensation. La marche est pénible et défectueuse. A la claudication du raccourcissement antérieur, on a substitué une autre boiterie aussi complexe, aussi gênante et aussi disgracieuse.

Il est permis de rechercher un léger abaissement pelvien du côté de la coxalgie et de diminuer ainsi le raccourcissement dans une limite restreinte; mais c'est une erreur grave de pratique que de tenter la corrrection d'un grand raccourcissement par un simple changement d'attitude.

En réalité, le malade qui marchera le mieux est celui dont le membre malade aura une attitude normale très voisine de la rectitude ou en abduction très légère.

Le raccourcissement qui persiste sera corrigé par une chaussure orthopédique.

5° *Pansement et appareil.* — La plaie opératoire fermée exactement par un point de suture au crin de Florence et recouverte d'un pansement aseptique, on dispose une couche d'ouate d'épaisseur convenable, depuis le pied jusqu'au thorax, et on applique un appareil plâtré en tout semblabe à celui qui immobilise la coxalgie à la deuxième période ou après un redressement brusque.

La consolidation de l'appareil est surveillée avec soin; pendant qu'elle se fait, le membre est maintenu dans la position où l'on désire qu'il soit fixé. Le pansement et l'appareil restent en place cinquante à soixante jours.

Lorsqu'on l'enlève, on trouve la plaie guérie; le crin de la suture est sectionné, et, en général, on applique un deuxième appareil de moindre étendue, s'arrêtant au-dessus du genou, avec lequel le malade se met à marcher.

L'ostéotomie, que nous avons toujours pratiquée par la méthode sous-cutanée, ne doit pas avoir la prétention d'obtenir un allongement artificiel du membre, comme l'ostéotomie oblique et à ciel ouvert, faite par quelques chirurgiens dans ces dernières années. Nous n'avons pas adopté ce dernier procédé, dont la valeur est très contestable. Nous avons vu chez des coxalgiques opérés suivant ce procédé les deux fragments osseux chevaucher l'un sur l'autre, malgré l'habileté reconnue des opérateurs.

L'un des motifs les plus sérieux, qui nous porte encore à adopter le procédé opératoire le plus simple, ou mieux, le moindre traumatisme opératoire, se trouve dans la réserve que l'on doit toujours faire lorsqu'il s'agit de modifier une coxalgie en apparence guérie.

Cette guérison, en effet, n'a pas toujours un caractère absolu, et de plus personne ne sait déterminer avec précision les cas en réalité nombreux dans lesquels des foyers tuberculeux d'importance très variable sont conservés à l'état latent, un temps indéterminé, plusieurs années après que le mot « guérison » a été rationnellement prononcé. Diverses circonstances, entre autres le traumatisme, peuvent rendre leur activité au foyer latent du cotyle.

Pour ce qui regarde l'ostéotomie, le traumatisme qu'elle produit est, en règle générale, inoffensif. Ce que nous venons de dire fait prévoir des exceptions, et nous avons vu l'ostéotomie pratiquée très tardivement être suivie de la formation d'un abcès. Cet incident, de peu de gravité, sans doute, n'en mérite pas moins d'être mis en balance dans l'appréciation des procédés opératoires.

Il ne s'agit pas, bien entendu, d'un abcès produit dans la plaie osseuse d'ostéotomie, mais bien d'un abcès produit dans l'articulation qui a conservé ses foyers latents.

TRAITEMENT ORTHOPÉDIQUE DE LA COXALGIE COMPLIQUÉE DE LUXATION.

La luxation (luxation en haut et en arrière) de la hanche est la cause des plus graves difficultés du traitement orthopédique. C'est dans ce cas que l'adduction difficile à vaincre devient à la fois une cause d'attitude vicieuse persistante et de raccourcissement.

Il convient d'envisager successivement :

1° La luxation incomplète avant et après la réparation ;

2° La luxation complète avant et surtout après la guérison.

De ces deux variétés, la première est fréquente. Elle est presque de règle dans la coxalgie de l'enfant irrégulièrement soigné.

La seconde est exceptionnelle. On ne l'observe aussi que dans la coxalgie abandonnée à elle-même sans soins orthopédiques.

Du traitement de la luxation incomplète. — Le traitement orthopédique de la luxation incomplète appartient à la même méthode, quelle que soit la période de la coxalgie ; mais il procure un succès différent selon qu'on a affaire à une coxalgie de la période ulcéreuse avant la réparation ou à la période de cicatrisation et de guérison.

Il consiste exclusivement, dans notre pratique, en manœuvres de redressement, le plus souvent avec anesthésie générale, si l'on veut agir avec une certaine énergie. Le résultat est fixé par l'appareil plâtré. C'est ce qui a été indiqué pour la coxalgie à la deuxième période.

Lorsqu'il s'agit d'une coxalgie luxée non guérie (deuxième année par exemple), on parvient souvent, chez un enfant endormi, à porter la cuisse en abduction malgré une ascension évidente de la tête.

Pour obtenir ce changement d'attitude de dedans en dehors, l'effort principal est exercé dans le sens de l'axe du membre. Ce n'est qu'après une traction énergique qu'on amène le genou en dehors.

Il ne nous paraît pas douteux que la tête ne subisse un réel changement de position. Elle peut descendre d'une manière sensible ; elle est appliquée plus solidement sur le cotyle ulcéré par le fait même qu'on a pu mettre la cuisse dans une abduction un peu accentuée.

Un semblable résultat est favorable. Nous croyons qu'il n'est guère observé que chez les jeunes enfants au-dessous de dix ans. Plus tard, il est beaucoup plus difficile d'obtenir un glissement quelconque de la tête, de haut en bas. En sorte que la réduction, même incomplète, nous paraît d'autant plus problématique que le malade est plus âgé.

Lorsque, par une traction vive, combinée avec un mouvement de latéralité en dehors, on peut amener la cuisse en abduction, en même temps qu'on abaisse le côté correspondant du bassin, on doit considérer cet effet comme satisfaisant. Désormais l'attitude favorable, reconquise une fois, sera maintenue par des appareils renouvelés jusqu'à la guérison. La cicatrisation, l'ankylose peu solide se fera en bonne position.

Chez nombre de malades, on corrige difficilement l'adduction. Si l'on arrive à la rectitude, on ne la dépasse guère; et, si l'on est obligé de se contenter de ce résultat incomplet, on s'attend à ce que la déviation de la cuisse en dedans conservera longtemps une tendance à se reproduire, et l'on doit, à chaque renouvellement d'appareil, veiller à ce que le membre malade soit fixé au maximum d'abduction que l'on peut obtenir.

Cette lutte contre l'adduction dure jusqu'après la guérison.

En insistant d'une manière convenable sur le soin nécessaire à la confection de bons appareils, on obtient presque toujours un résultat définitif satisfaisant; le membre malade est mis dans la rectitude, y est maintenu par l'appareil et finit par s'y maintenir de lui-même après un certain temps de marche.

Du traitement orthopédique de la coxalgie guérie avec ascension du grand trochanter sans luxation *(Tête atrophiée dans un grand cotyle ou pseudarthrose intracotylienne).* — Dans cette forme peu rare de coxalgie guérie, que nous avons appris à distinguer de la luxation, incomplète ou complète, la hanche a conservé un certain degré de mobilité; elle se fléchit et s'étend. L'abduction est très limitée; l'adduction au contraire est possible dans une notable étendue.

Pendant un certain temps, la cuisse a une tendance à se porter en dedans; le malade marche d'abord avec cette attitude vicieuse qui exagère le raccourcissement fonctionnel.

Plus tard, lorsque la guérison paraît complète, l'adduction se corrige, la cuisse se porte presque d'elle-même en dehors.

Le traitement orthopédique de cette variété de coxalgie est simple. Il n'offre presque aucune particularité en dehors des règles prescrites dans la coxalgie traitée régulièrement à toutes ses périodes.

Nous avons, du reste, donné des soins pendant toute la durée de leur maladie à des enfants dont la hanche a subi, malgré toutes les précautions, le genre de déformation dont il s'agit.

La fillette à laquelle se rapportent les figures 130 et 131 (p. 175), est arrivée à Berck à la seconde période de la coxalgie. Peu de temps après, une crise douloureuse, annonçant un abcès, a imposé l'application d'un appareil plâtré. Au bout d'une année seulement, et après quatre appareils successifs, la collection prévue apparaît, est traitée par les injections et guérit en trois mois. Tout gonflement disparaît. Le membre est raccourci de 2 centimètres; la saillie du grand trochanter est effacée. La hanche, qui a toujours été maintenue dans la rectitude, devient mobile; elle se fléchit à 40° environ. La cuisse peut être portée légèrement en dehors, davantage en dedans. Elle tourne autour de son axe. La radiographie a confirmé le diagnostic anatomo-pathologique : tête atrophiée dans un cotyle agrandi.

Depuis un an, la malade marche avec un appareil de protection (appareil inamovible allant des fausses côtes au genou). A aucun moment, le membre malade ne s'est porté en dedans malgré l'appareil, et, aujourd'hui que l'enfant marche en grande partie sans appareil, le bassin s'abaisse du côté malade, la cuisse se met d'elle-même en abduction. La démarche a un caractère de dandinement rappelant celle de la luxation congénitale, peu mobile.

Lorsqu'un malade affecté de coxalgie à tête atrophiée dans un grand cotyle n'a pas suivi un traitement orthopédique régulier, le membre inférieur se met pendant longtemps en adduction; cette attitude défectueuse se corrige sans grande difficulté par la méthode du redressement brusque, avec ou sans anesthésie, quelle que soit l'ancienneté de la maladie.

Avant la guérison, les contractures masquent la mobilité des surfaces. On les surmonte au besoin avec le secours de l'éthérisation.

La mobilité reparaît avec une certaine étendue à une époque tardive, après la guérison de l'abcès, lorsqu'en un mot la guérison paraît accomplie.

En toute éventualité, lorsqu'on est parvenu, ce qui est facile, à ramener le membre malade à la rectitude, on l'y maintient par l'appareil plâtré, ou plutôt par une série d'appareils successifs, plâtrés, puis amovibles jusqu'à la guérison définitive.

Traitement de la luxation incomplète. — Coxalgie guérie. — Si l'on n'est appelé à corriger l'adduction symptomatologique d'une luxation incomplète qu'après l'établissement de l'ankylose de guérison, on se heurte à une difficulté plus grande. La hanche a conservé un certain degré de mobilité, ou tout au moins l'ankylose est peu serrée. La tête n'est pas soudée solidement au bassin. L'ostéotomie n'est pas de mise pour les raisons déjà indiquées.

Après la section du fémur, on infléchirait difficilement la diaphyse fémorale sur l'extrémité supérieure mobile, et, alors même que cette inflexion pourrait être effectuée, le membre conserverait dans l'avenir la même tendance à revenir en adduction ; la soudure lâche de la tête fémorale au bassin n'oppose pas la résistance nécessaire.

D'un autre côté, les manœuvres de redressement corrigent mal l'adduction. Si l'on arrive à mettre la cuisse dans la rectitude, ou si l'on atteint même un faible degré d'abduction, on ne peut espérer changer en quoi que ce soit le mode d'union de la tête avec le bassin, comme à la période ulcéreuse. La cicatrice reste ce qu'elle était, on ne peut la modifier.

On comprend avec quelle persistance l'adduction en rapport avec le déplacement de la tête en haut se reproduit sitôt que l'appareil est supprimé. Le résultat définitif est généralement imparfait; le malade marchera avec une adduction plus ou moins accentuée et par suite avec un raccourcissement notable et une déviation latérale du rachis (courbure de compensation).

Du traitement de la luxation complète dans la coxalgie non guérie. — Comme pour la luxation incomplète, la conduite à tenir est différente selon qu'il s'agit de la coxalgie en pleine activité, période ulcéreuse, ou de la coxalgie guérie.

Au traitement de la luxation complète avant la guérison se rattache la réduction des luxations subites étudiées récemment.

La luxation complète qui s'est produite progressivement en l'absence des précautions orthopédiques convenables comporte moins une véritable tentative de réduction.

La tête fémorale ne s'est point échappée d'un cotyle sur lequel elle était modelée; elle a glissé peu à peu en haut en s'ulcérant et en ulcérant le sourcil cotyloïdien.

Au milieu du gonflement de la hanche, habituellement observé dans la coxalgie de forme grave, en pleine activité, on distingue mal la luxation incomplète de la luxation complète. On n'en juge guère autrement que par le degré d'ascension du grand trochanter, lequel est lui-même masqué par l'épaississement des parties molles et par le degré d'adduction et de flexion.

On agit pour cette variété de luxation complète comme pour la luxation incomplète.

Le malade endormi, on s'efforce, par des tractions associées avec un mouvement de latéralité en dehors, d'abaisser la tête fémorale et de porter la cuisse en abduction. L'appareil plâtré maintient la correction obtenue.

Comme on rencontre un obstacle important dans la résistance des muscles adducteurs, on améliore souvent l'attitude du membre dans une deuxième tentative faite quelques semaines plus tard, au renouvellement de l'appareil. Le repos absolu a supprimé en grande partie les contractures. Les muscles adducteurs se laissent plus facilement allonger. Jamais nous ne pratiquons la ténotomie de ces muscles. Elle ne nous a pas paru nécessaire.

Traitement de la luxation complète dans la coxalgie guérie. — On sait que la luxation complète offre une physionomie propre dans la coxalgie guérie. La tête fémorale déplacée est sensible à l'exploration et assez souvent mobile dans la fosse iliaque en tous sens, surtout d'avant en arrière. La hanche a conservé des mouvements étendus en tous sens, bien que l'extension soit très imparfaite et l'abduction impossible.

Les tentatives de réduction par des manœuvres violentes nous paraissent dans ces conditons inutiles et dangereuses.

La réserve que l'on ne peut s'empêcher de garder sur le caractère définitif et complet de la guérison, même après plusieurs années, impose la prudence relativement au traumatisme chirurgical que nécessiterait la tentative de réduction. De plus une appréhension d'un autre ordre est liée à la fragilité souvent persistante du fémur, qui n'est pas capable, dans nombre de cas, en raison de sa dystrophie, de supporter des efforts considérables.

De la réduction de la luxation complète par l'arthrotomie. — Chez trois de nos malades, dont le membre inférieur était complètement inapte à la marche par l'effet d'une luxation complète de la hanche, nous avons réduit la luxation par une opération sanglante, analogue à celle qui est, rarement, pratiquée pour la luxation congénitale.

Il nous paraît opportun de rapporter brièvement les observations :

Obs. XII. — *Coxalgie gauche. — Tuberculose du genou gauche. — Mal de Pott lombaire. — Scapulalgie droite. — Luxation très mobile de la hanche gauche. — Impotence complète du membre correspondant. — Réduction de la luxation de la hanche par une opération sanglante* (Voy. fig. 158, p. 328).

P... Marguerite, âgée de douze ans, entrée à l'Hôpital maritime le 10 octobre 1894. La série des localisations tuberculeuses a commencé à l'âge de cinq ans.

Avant cet âge, l'enfant était très bien portante et pouvait aller fréquemment à pied, de la rue d'Aboukir à Passy.

La tuberculose du genou commence à cinq ans.

La coxalgie, vers huit ans.

Le mal de Pott, à dix ans et demi.

La date du début de la scapulalgie n'est pas déterminée.

Toutes ces affections tuberculeuses sont ou guéries ou en voie de guérison. Le mal de Pott seul est fistuleux. Une sonde pénètre dans la fistule de l'aine à une profondeur de 20 centimètres : distance approximative entre la fistule et la colonne lombaire.

Deux abcès de la hanche ont été curettés à Paris ; un antérieur guéri, un postérieur resté un certain temps fistuleux.

La hanche est luxée. Le grand trochanter est élevé d'environ 3 centimètres. La tête fémorale forme une saillie distincte dans la fesse ; elle est mobile en tous sens, comme dans la luxation congénitale.

Le tibia gauche a subi un ralentissement de croissance :

Longueur du tibia gauche	34 centimètres et demi.
— — droit	37 —

Les deux fémurs sont d'égale longueur.

La mensuration du membre inférieur du grand trochanter à la malléole externe donne :

Côté gauche	71 centimètres.
Côté droit	77 —

Le talon gauche est à 11 centimètres au-dessus du talon droit.

Ce dernier raccourcissement (fonctionnel) se compose des trois éléments habituels :

Ascension trochantérienne	3 centimètres.	
Dystrophie du tibia gauche	2 —	et demi.
Adduction forte	5 —	—

Le tibia du côté malade est infléchi au-dessous de son plateau, concave en dedans.

La fistule du pli de l'aine gauche en rapport avec le mal de Pott se ferme spontanément.

Au milieu de l'année 1896, la malade semble guérie de toutes ses localisations tuberculeuses. Elle marche à béquilles ; le membre inférieur gauche est sans aucun usage. La hanche de ce côté est à la fois luxée et très mobile, le genou ankylosé en rectitude. C'est dans ces conditions qu'on décide d'intervenir pour corriger l'attitude du membre, modifier la position de la tête fémorale et rendre l'articulation plus solide.

Opération le 7 septembre 1896. Elle ressemble à l'opération de Hoffa pour la luxation congénitale. Incision antéro-externe, libération de la tête fémorale conservée, diminuée de volume, adhérente aux parties molles. Cotyle nouveau, creusé à la curette à la partie supérieure de l'ancien cotyle. Réduction de la tête ; réunion pour première intention sans drain.

Appareil plâtré fixant le membre en abduction et rotation externe légère.

Aucun incident pendant la première huitaine après l'opération. A partir du huitième jour, fièvre avec exaspération vespérale. On examine la plaie opératoire, qui paraît en bon état ; la fièvre persiste. La région fessière devient œdémateuse les jours suivants, spécialement au niveau d'une cicatrice ancienne en arrière du grand trochanter ; la fluctuation finit par se montrer. Le 22 septembre, incision sur cette cicatrice ancienne. Autre incision sur la partie inférieure de la cicatrice opératoire récente. L'exploration de la plaie conduit directement dans le cotyle ancien déshabité. L'articulation créée pour l'opération semble indemne.

Cet abcès produit d'abord une suppuration abondante, qui persiste quelques semaines, et finalement la suppuration se tarit et la malade guérit en trois mois.

L'attitude du membre est maintenue en bonne direction.

La guérison reste définitive. La malade se met à marcher avec des béquilles. Au moment de la sortie, huit mois après l'opération, la direction du membre est restée bonne. La hanche s'est fixée dans la position imposée par l'intervention ; elle a conservé des mouvements. La malade peut marcher sur le membre inférieur gauche, malgré l'association de l'ankylose du genou avec la coxalgie. Le raccourcissement est resté considérable.

Obs. XIII. — *Coxalgie gauche très ancienne. — Luxation de la hanche. — Marche très difficile et très défectueuse. — Intervention opératoire. — Amélioration.*

Flor... Marie, âgée de douze ans, entre à l'Hôpital maritime le 14 août 1901, atteinte de coxalgie gauche. Cette coxalgie est très ancienne ; elle est guérie depuis longtemps. Nous ne possédons aucun renseignement précis sur les dates.

Le membre inférieur est resté très défectueux. Le grand trochanter a subi une ascension considérable, et la tête fémorale luxée dans la fosse iliaque externe est très mobile. La malade marche très difficilement avec une forte claudication, mais sans douleur. Le raccourcissement — différence de niveau entre les deux talons — est de 10 centimètres.

La malade porte une ulcération au niveau de la région parotidienne droite, trace d'adénite.

On décide de remédier à la difformité de la hanche par une intervention opératoire.

Opération le 24 mars 1902. — Incision curviligne au-devant du grand trochanter, remontant dans la région fessière. La tête fémorale déformée, mais offrant encore un notable volume, complètement cicatrisée adhère lâchement aux parties molles de la fesse, au milieu desquelles on peut la mobiliser dans une grande étendue.

Le cotyle conservé est profond ; on y trouve une masse de fongosités, qui sont enlevées attentivement par le curettage. Il est à peine besoin de creuser le cotyle; la tête fémorale peut sans difficulté y être amenée et fixée. Réunion par première intention.

Le jour même de l'opération, la malade vomit l'après-midi et subit un choc opératoire profond.

Une première injection de sérum avait été faite au moment de l'intervention; une deuxième est faite l'après-midi. Dans la suite, aucun incident post-opératoire. La réunion est obtenue, et la tête fémorale reste en place dans le cotyle.

8 Janvier 1903. — Un premier appareil plâtré a été appliqué il y a deux mois. Cet appareil est renouvelé aujourd'hui.

La saillie du grand trochanter est effacée par comparaison avec le côté sain.

Cette apophyse est surélevée de 3 centimètres, d'où raccourcissement correspondant de 3 centimètres.

L'articulation de la hanche opérée est mobile : flexion dans une étendue de 45°. Mouvement transversal, abduction et adduction 25°.

La rotation est également possible dans une certaine étendue.

L'attitude du membre est normale.

La malade va commencer à marcher avec des béquilles. Dans la suite, elle marche sans béquilles.

Obs. XIV. — *Coxalgie gauche très ancienne. — Luxation avec mobilité de la tête dans la fosse iliaque. — Raccourcissement considérable. — Marche impossible sans béquilles. — Réduction opératoire. — Guérison.*

De N... Maurice, âgé de huit ans, entré à l'Hôpital maritime le 13 juin 1902, pour une coxalgie gauche, guérie depuis un certain temps. Son début remonterait à quatre ans au moins. La cuisse est fléchie en adduction forte. La tête fémorale, luxée dans la fosse iliaque, est mobile comme dans la luxation congénitale. La direction du membre est assez défectueuse pour que le malade, d'ailleurs exempt de douleurs, ait renoncé à en faire aucun usage et marche exclusivement à béquilles.

La différence de niveau des deux talons est de 7 centimètres.

Opération le 5 septembre 1902. — La tête fémorale, de petit volume et de forme allongée, prolonge à peine le col. Le cotyle agrandi ne contient pas de fongosités. Dès qu'il est débarrassé des parties molles qui le remplissent, on n'a pas à modifier sa forme. La réduction est très facile. Elle a pour conséquence immédiate de ramener le membre en bonne position et de réduire le raccourcissement à 4 centimètres. L'opération est rapide et sans difficultés.

Réunion par première intention sans drain.

Pendant les jours qui ont suivi l'opération, une légère ascension de température s'est produite chaque soir, ce qui a engagé à enlever l'attelle plâtrée le huitième jour et à découvrir la région opératoire.

Comme la cicatrice paraît en bon état, l'appareil est remis en place.

La fièvre cède peu à peu; la cicatrisation s'effectue dans la suite sans aucun incident.

8 Janvier 1903. — La guérison de la plaie s'est confirmée.

On applique aujourd'hui un appareil plâtré.

Le raccourcissement du membre est de 4 centimètres ; il est dû à une élévation du grand trochanter de 4 centimètres également.

La hanche est un peu mobile; on peut lui imprimer des mouvements, peu étendus, de flexion, d'abduction et d'adduction.

L'attitude du membre est parfaite.
La saillie du grand trochanter est effacée par comparaison avec celle du côté opposé.
L'enfant n'a pas encore marché.
Plus tard il marche avec peine sans béquilles.

L'indication opératoire était fondée dans ces cas sur l'inutilité du membre malade après la guérison en apparence complète de la coxalgie.

L'adduction associée avec la flexion et un certain degré de rotation occasionnait une énorme difformité. Le raccourcissement atteignait 7 et 10 centimètres, et la direction du membre était telle que le pied ne pouvait poser sur le sol sans une torsion considérable du rachis. En fait, les malades marchaient à béquilles, sans faire aucun usage de leur membre luxé.

Nous avons renoncé à toute tentative de réduction non sanglante et choisi la réduction par arthrotomie.

Ainsi qu'en témoignent les observations, l'acte opératoire n'a présenté aucune difficulté spéciale. L'incision pratiquée chez ces malades n'est autre que celle de la résection de la hanche par le procédé que je suis d'habitude : incision verticale de 6 à 8 centimètres au-devant du grand trochanter, continuée par un prolongement horizontal rasant le sommet de la même apophyse.

Cette incision découvre le col fémoral en avant et libère le grand trochanter de ses attaches avec les muscles petit et moyen fessiers. La tête fémorale, amenée en avant par rotation de la cuisse en dehors, est mise à découvert.

On procède ensuite à la recherche du cotyle, et on le débarrasse de son contenu : tissu fibreux ou même fongosités.

Cela fait, on tente la réduction. Le fémur dont le trochanter est séparé des deux muscles fessiers profonds se laisse abaisser; sa tête est facilement amenée dans le cotyle.

Si cette cavité est trop peu profonde par suite de l'ulcération du sourcil, on la creuse à une hauteur convenable, afin que la tête fémorale puisse y être solidement adaptée.

L'opération a été terminée par la suture complète de la plaie des parties molles avec des crins de Florence, sans drainage.

Le pansement est prolongé par une couche d'ouate, en haut jusqu'au thorax, en bas jusqu'au pied.

Un appareil à extension continue est appliqué sur le membre, tout prêt à recevoir le poids extenseur, suivant la disposition qui sera décrite au manuel opératoire de la résection de la hanche.

Une attelle plâtrée, large et solide, recouvre la face antérieure du pansement depuis le dos du pied jusqu'au thorax.

Huit jours après la date de l'opération, nous renouvelons le pansement pour constater l'état de la région et pour enlever les crins à suture.

S'il ne survient aucun incident qui nécessite un nouvel examen, ce deuxième pansement reste en place plusieurs semaines, pendant lesquelles le poids de l'extension continue est appliqué à l'appareil d'attache disposé sur la jambe dès le jour de l'opération.

Cette période de pansement dure deux mois.

Une ou deux fois, nous vérifions l'état de la hanche en renouvelant le pansement.

Au bout des deux mois, nous appliquons un appareil plâtré circulaire. Le malade ne commence à marcher que trois ou quatre mois plus tard avec des béquilles.

L'usage du membre malade est encore retardé. Au bout de sept ou huit mois seulement, l'opéré se met à marcher en s'appuyant sur le pied du côté de la coxalgie.

Nos trois observations diffèrent entre elles, chacune par quelques détails, spécialement en ce qui concerne l'état de la hanche.

Dans la première observation (Voy. obs. XI), nous avions cru, en opérant, que le cotyle était complètement réparé; aucun produit fongueux n'a paru dans la plaie. Le cotyle fut approfondi dans sa partie supérieure.

Les suites immédiates de l'opération furent simples, mais, au bout d'une dizaine de jours, alors que nous croyions la guérison acquise, une poussée de fièvre survint, bientôt suivie d'un point douloureux à la partie inférieure de la fesse. Un volumineux abcès fut bientôt collecté puis incisé. Son contenu rappelait celui des abcès froids par le mélange de grumeaux caséeux avec le liquide.

La cicatrisation ne se fit pas très longtemps attendre.

Au bout de quelques semaines, la guérison était complète.

Chez le deuxième malade, dont la coxalgie semblait guérie, le cotyle contenait une masse de fongosités et de caséum enveloppée dans le tissu de cicatrice.

Au-dessous du tissu fongueux, la surface osseuse était à nu.

Après un curettage minutieux des parties molles et de l'os iliaque, la tête fémorale fut réduite.

Dans le troisième cas, la guérison de la coxalgie était complète.

Nous n'avons, du moins, trouvé aucune trace de produit tuberculeux.

Chez les trois malades, la tête luxée était enveloppée de tissu cellulaire lâche; sa cicatrisation était parfaite.

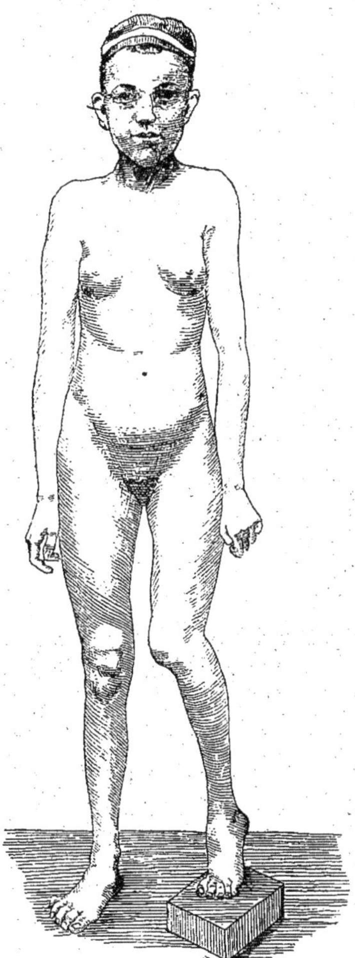

Fig. 158. — *Coxalgie gauche.*

Paraissant guérie. Tuberculose du genou gauche, guérie.

La coxalgie était compliquée de luxation complète iliaque avec état flottant de l'extrémité fémorale.

La figure représente la malade un an après l'opération.

Suivant la règle habituelle, les vestiges de tuberculose se sont retrouvés dans le cotyle plutôt que sur la tête fémorale.

Je n'essaierai pas de donner une interprétation sûre de l'abcès post-opératoire dans le premier cas. Nous avons émis l'hypothèse d'un ancien foyer tuberculeux du cotyle remis en activité à la suite du traumatisme. Peut-être s'est-il agi, au contraire, d'un abcès chaud résultant d'une infection faible, produite au moment de l'opération et manifestée tardivement. Nous n'insistons pas.

Pour le deuxième cas, aucun doute n'est possible; il restait un foyer tuberculeux à l'état latent dans le cotyle déshabité.

Dans le troisième cas seulement, aucune incertitude ne s'est élevée sur la guérison de la tuberculose coxale.

On voit, par ces exemples, quelle réserve doit être apportée dans l'appréciation de la guérison de la coxalgie. Les vestiges latents de tuberculose peuvent persister très longtemps dans le cotyle; nous avons eu à énoncer ce fait à plusieurs reprises.

Il inspire une dernière réflexion. On peut se demander quelles conséquences, en ce qui concerne le foyer tuberculeux persistant, auraient pu avoir des tentatives de réduction par manœuvres plus ou moins vives, sans opération proprement dite. Ne peut-on pas penser que ces manœuvres auraient été capables de réveiller chez notre deuxième malade l'activité des fongosités cotyliennes et d'amener la formation d'un abcès. En tout cas, il ne nous paraît pas douteux qu'un traumatisme violent sur une hanche imparfaitement guérie a souvent été l'occasion d'un abcès.

Résultat opératoire. — En opérant nos malades, nous nous sommes beaucoup moins proposé de diminuer le raccourcissement que de transformer un membre inutile en un membre capable de supporter le poids du corps pendant la marche.

On a vu que la cuisse était portée en forte adduction avec flexion, et par suite le côté correspondant du bassin était surélevé et rejeté en arrière. En outre, la hanche luxée manquait de solidité. Le pied était suspendu à 15 ou 20 centimètres au-dessus du sol. Lorsqu'on invitait les enfants à marcher sur leur membre malade, ils ne parvenaient à prendre avec lui un point d'appui sur le sol qu'en fléchissant le genou du côté sain. L'appui était très hésitant, et en un mot la marche très difficile. Les malades se servaient constamment de béquilles.

A la suite de l'opération, le membre malade a été mis, puis maintenu dans la rectitude. La tête fémorale, mobile auparavant dans la fosse iliaque, s'est fixée dans le cotyle, et finalement, après un certain temps d'exercice, les malades ont marché sur le membre opéré.

Raccourcissement. — Le membre malade ayant reconquis une direction normale, le raccourcissement qui a persisté n'était dû qu'à l'ascension trochantérienne notable et accessoirement à la dystrophie.

II

TRAITEMENT DE LA SUPPURATION DANS LA COXALGIE

Suppuration fermée, abcès. Indication opératoire pour Ollier. Traitement par les ponctions. Choix du moment. Technique : instruments, choix des liquides, temps de l'opération.

Renouvellement des ponctions. Nombre.

Incidents et difficultés des ponctions. Volume de l'abcès. Nombre des abcès, siège, contenu. Hémorragies.

Œdème inflammatoire local, fistule temporaire.

La déformation et le déplacement des surfaces articulaires ont une grande importance au point de vue orthopédique.

Le chapitre qui précède se rapporte aux moyens de prévenir, d'arrêter ou de corriger les altérations de forme de la hanche.

La suppuration a une gravité d'un caractère tout autre.

A une première période (suppuration fermée), la santé générale souvent altérée n'est pas sérieusement compromise.

Mais, lorsque l'abcès est ouvert et que la suppuration, qui était purement tuberculeuse, est devenue associée, l'état du malade est aggravé.

Et si la coxalgie abandonnée à elle-même peut assez fréquemment devenir mortelle, c'est en raison de la suppuration associée, fistuleuse.

Le traitement de la suppuration tel que nous le comprenons a pour but, à la période d'abcès fermé, d'obtenir la guérison sans ouverture, sans transformation de la tuberculose pure en tuberculose associée.

A la période fistuleuse, il se proposera de perfectionner le drainage, s'il en est besoin, et d'enlever certains obstacles à la guérison, comme les séquestres.

Notre étude comporte deux chapitres distincts :

1° Traitement de la suppuration fermée (tuberculose pure);

2° Traitement de la suppuration fistuleuse (tuberculose associée).

Du traitement des abcès fermés. — On peut dire sans hésitation qu'il y a un traitement préventif des abcès ; il n'est autre que le traitement régulier de la coxalgie dès son début.

L'abcès est une complication moins fréquente chez le malade dont la coxalgie est traitée régulièrement dès son début et jusqu'à sa guérison.

Pour préciser cette proposition, nous rappelons ce qui a été dit antérieurement. Si tous les malades, dès les premiers signes de la coxalgie, étaient soumis à un traitement hygiénique et orthopédique régulier, la coxalgie n'entraînerait, chez un grand nombre, que des altérations nulles ou superficielles. La conservation de la forme et des fonctions de la jointure serait plus fréquente. Chez les autres, dont la coxalgie affecterait une marche plus destructive, les précautions thérapeutiques auraient encore pour effet de modérer aussi bien l'ulcération des surfaces que la production des résidus tuberculeux, et, dans ce dernier groupe, une proportion restreinte serait exposée aux abcès et à leurs conséquences.

Dans la pratique actuelle, le traitement régulier dès le début est exceptionnel. Il n'est pas moins exceptionnel de le voir maintenu pendant une durée suffisante. C'est à notre avis, pour cette raison, en grande partie, que l'abcès est si fréquent, surtout dans la clientèle hospitalière, où il est presque de règle ; la coxalgie sans abcès est l'exception.

L'abcès peut souvent être prévu, et le malade est soumis à un traitement préalable et à une surveillance spéciale.

Lorsqu'une coxalgie de quelques mois, surtout de la deuxième année, se traduit entre autres signes par un gonflement et un état douloureux de la région de la hanche, la formation d'un abcès est probable. Il en est de même, nous l'avons dit, lorsque se développe le tableau de la douleur tardive, avec ou sans tuméfaction.

Dans ces conditions, les malades doivent être rigoureusement soumis aux précautions de la méthode de repos, seul moyen d'atténuer les signes d'activité de la maladie, de ralentir la production des résidus tuberculeux et de retarder l'apparition de l'abcès.

La marche, au contraire, sous quelque forme que ce soit, précipite l'aggravation. La douleur devient aiguë, le gonflement augmente, la collection se montre rapidement ; on arrive trop tard pour empêcher son ouverture, malgré toute espèce de traitement.

La fièvre peut aussi, en pareils cas, apporter un élément de plus à la gravité de la complication.

Au contraire, le malade étant au repos, il n'est pas facile de prédire dans quel délai l'abcès apparaîtra.

Il nous arrive très souvent de l'annoncer longtemps d'avance.

Nous constatons sa présence, trois mois, six mois, et même une année après les phénomènes précurseurs. Durant toute cette période d'attente, nos malades sont soumis strictement au repos ; ils sont couchés, la hanche maintenue dans un appareil plâtré. C'est dans notre pratique une règle absolue jusqu'ici, et nous n'avons même pas pensé à poser, à l'exemple d'Ollier, l'indication de réséquer la hanche pour la coxalgie dans cet état (1).

Il nous a paru préférable de calmer la douleur par le grand appareil plâtré, moyen infaillible, et d'attendre l'apparition de l'abcès pour le traiter par la méthode conservatrice.

De l'époque où il convient d'entreprendre le traitement actif des abcès. — Si le malade est surveillé, on découvre la collection pour ainsi dire dès qu'elle apparaît. On la reconnaît, nous l'avons dit, quel que soit son siège, avant qu'elle ait acquis le volume d'une noix.

Nous ne nous arrêterons pas à une discussion sur la résorption spontanée des abcès. Nous la considérons comme possible, mais tout à fait exceptionnelle.

Chez quelques-uns de nos malades, une collection trop petite pour être évacuée par le trocart a disparu sous nos yeux au bout d'une période assez longue (quelques mois). Il s'agissait de malades de la ville, bénéficiant de tous les avantages d'une bonne hygiène, du grand air et de la promenade journalière au bord de la mer. Même dans les conditions très favorables, nous n'avons le souvenir que d'un très petit nombre de cas de résorption spontanée (deux dans ces dernières années). L'un de ces malades semble guéri définitivement. Chez l'autre, la disparition de l'abcès semblait aussi définitive, au bout de deux ans et demi. Depuis longtemps le doigt ne distinguait plus la tumeur. Le malade s'est mis à marcher avec un appareil. Huit mois plus tard, j'ai retrouvé une collection grosse

(1) Ollier, *Traité des résections*, t. III, p. 58 :
« Il est quelques cas où il ne faut pas attendre la formation du pus pour reséquer, c'est lorsqu'on se trouve en présence de ces ostéo-arthrites douloureuses qui s'accompagnent d'exacerbations nocturnes et qui restent toujours sensibles au moindre mouvement, à la moindre pression, malgré les bandages et les appareils d'immobilisation. La persistance des douleurs indique des foyers intra-osseux que la résection pourra seule supprimer. Ces formes à douleurs rebelles commanderont encore plus impérieusement la résection, lorsquelles s'accompagneront de déformations constituant par elles-mêmes une grave complication. En pareil cas, la résection est une opération de soulagement et d'orthopédie qui remplit immédiatement une double indication et qui prévient les progrès de la lésion osseuse. Elle sera quelquefois indiquée par l'aggravation de l'état du malade, après une tentative de redressement brusqué qui aura réveillé de vieux foyers éteints. »

comme une amande verte sur le même point. Une première ponction n'a pas eu de résultat, aucun liquide ne s'est écoulé. J'ai dû injecter 1 gramme de thymol camphré dans l'abcès, à l'aide d'une seringue de Pravaz, dans le but de faire grossir la tumeur et de la rendre plus liquide. Ensuite une seule évacuation a suffi pour obtenir la guérison.

A l'hôpital, où les malades ne profitent pas au même degré des avantages du plein air et de l'influence maritime, la résorption spontanée d'un abcès est encore plus exceptionnelle. En règle, l'abcès apparu extérieurement sous un petit volume reste stationnaire un certain temps et augmente. Il peut se maintenir sous un petit volume pendant une longue période, plusieurs mois. Tant qu'il est profond, il y a peu d'inconvénient à attendre. Ce n'est qu'au bout de plusieurs mois que l'on finit par considérer la durée comme une indication d'intervenir.

La situation superficielle de l'abcès, même petit, oblige à se hâter.

D'une manière générale, dès qu'un abcès est assez gros pour que l'on puisse facilement l'atteindre avec la pointe du trocart, l'indication d'un traitement actif est suffisante, c'est dire que l'indication devient urgente lorsque l'abcès est plus volumineux. Rien ne justifie une attente inutile.

Tout abcès facilement accessible au trocart doit être traité par les ponctions et les injections modificatrices.

Ponctions et injections modificatrices. — La méthode des ponctions et des injections modificatrices est d'une application générale pour tous les abcès aseptiques de la coxalgie (tuberculose pure). Nous réservons pour l'instant ce qui concerne les abcès fermés, qui se sont, par exception, infectés ; ils comportent un autre genre de traitement, et les injections modificatrices ne leur conviennent pas.

Non seulement nous traitons tous les abcès aseptiques de la coxalgie par les ponctions et les injections, mais, de plus, nous tenons à dire de suite que toute autre intervention nous paraît à rejeter. L'incision, le curettage et le drainage doivent être plus spécialement réprouvés. Il sera question plus tard de ces moyens thérapeutiques pour leur assigner leurs indications très limitées et pour développer les raisons qui les font condamner en tant que moyen habituel de traitement.

Le matériel chirurgical des ponctions se compose d'une instrumentation très simple : un trocart, une seringue à injection, divers liquides destinés à l'asepsie de la peau et au lavage de la cavité de l'abcès, liquides modificateurs.

Notre exposé de la technique sera bref; il est la répétition de ce que nous avons écrit dans notre étude sur le mal de Pott. Nous nous attacherons surtout à quelques détails propres à la coxalgie.

Instruments. — Nous nous servons d'un trocart dont le diamètre n'est autre que celui du plus gros trocart de l'appareil de Potain. L'instrument est simplifié ; nous avons supprimé le robinet et la double tubulure : complications inutiles.

L'appareil à aspiration n'a rien de pratique ici, puisque la main appliquée sur la collection peut exercer la pression convenable pour favoriser l'issue du liquide. Nous ne comprenons pas l'usage de la seringue aspirante et foulante de Dieulafoy, par exemple, pour vider l'abcès.

La pression sur l'abcès dispense de l'aspiration.

Liquides. — La plupart des chirurgiens emploient comme liquide modificateur la solution éthérée d'iodoforme à 5 ou à 10 p. 100. Il fournit d'excellents résultats. Il a l'inconvénient de provoquer une douleur assez vive, justifiant pour quelques-uns l'anesthésie générale, ce qui complique l'intervention. A la vérité, on évite aisément cette douleur, et l'anesthésie est inutile.

Nous avons dit ailleurs que le naphtol camphré doit être rejeté ; il est gravement toxique, même à petites doses ; chez quelques malades, 1 gramme de naphtol camphré injecté dans un ganglion du cou a pu déterminer des accidents graves. Quelques grammes dans la cavité d'un abcès ont pu mettre en danger la vie de certains malades. Il est vrai, du reste, que, dans la grande majorité des cas, il s'est montré inoffensif, même à doses assez fortes, plus de 15 ou 20 grammes. L'apparition capricieuse et mal expliquée des accidents a été pour nous, malgré sa rareté, une raison suffisante d'abandonner définitivement tout usage du naphtol camphré, il y a plus de douze ans.

Nous employons un produit analogue de la même série, le thymol camphré : thymol, 2 parties; camphre, 1 partie.

Ce liquide est un modificateur aussi efficace que l'iodoforme; il n'est pas toxique ; son injection n'est accompagnée d'aucune douleur ; son action de contact sur la paroi de la poche et sur les tissus est modérément irritante. Le malade ne souffre ni au moment de l'opération ni plus tard.

Depuis quelques années, nous employons l'eau oxygénée, qui offre beaucoup d'avantages. On injectera de très petites quantités à la fois, quelques grammes pour éviter la distension excessive de la poche.

Opération. — Les mains, le trocart et la surface de l'abcès étant aseptisés, on peut anesthésier la peau avec une injection de cocaïne ou mieux avec la pulvérisation de chlorure d'éthyle. Ce n'est pas indispensable, le plus souvent, car la douleur limitée à l'instant même de la piqûre est peu intense et d'une durée insignifiante, du moins entre les mains d'un opérateur expérimenté que l'hésitation ne retarde pas.

La chloroformisation et l'éthérisation sont inutiles. L'inconvénient sérieux d'y recourir devant se répéter à chaque ponction aggraverait notablement l'opération, pour le reste si simple et si bénigne. Jamais nous n'endormons le malade. Les enfants eux-mêmes pleurent à peine à une première ponction. La plupart supportent les ponctions suivantes, sans cris ni plaintes.

Avec l'anesthésie locale, la première piqûre elle-même n'est le plus souvent pas sentie. En un mot la douleur tient une place minime, presque négligeable.

Nous recommandons d'explorer attentivement la collection avant de la ponctionner; on doit préalablement se rendre un compte exact de la consistance et du volume, du siège superficiel ou profond; le contour de l'abcès doit être déterminé exactement, dans toutes les directions.

Lorsqu'il s'agit d'un abcès du pli de l'aine confinant au faisceau vasculaire, on cherche les battements de l'artère fémorale, faciles à sentir à sa surface. Par des pressions exercées en dehors et en dedans des vaisseaux, on examine de quel côté la poche fait une saillie plus volumineuse et plus facilement accessible, et, au moment même de la ponction, la main d'un aide, appliquée sur l'extrémité de la poche opposée à celle que l'on a choisie, tend la poche et la fait saillir sur le point que va atteindre le trocart. L'abcès sous-jacent aux vaisseaux fémoraux et paraissant d'un accès difficile et dangereux s'échappe pour ainsi dire à distance de l'artère et de la veine, soit en dehors, soit en dedans, et tout danger de blessure des vaisseaux disparaît d'une manière évidente. Le concours d'un aide est indispensable toutes les fois que l'abcès est un peu profond, un peu aplati et ne forme pas une saillie évidente et superficielle. A défaut d'aide, la main gauche de l'opérateur peut remplir le même rôle. En tout cas, cette tension de l'abcès, par pression latérale, facilite singulièrement la ponction, évite nombre d'insuccès. L'abcès tendu se présente sous la forme d'une tumeur dure qui ne fuit pas devant la pointe du trocart, qui ne se laisse pas déprimer. Nous avons vu nombre de fois l'instrument passer à côté, au-devant, en arrière de la collection, parce que la précaution précédente avait été négligée. Pour la même raison, le trocart traverse quelquefois de part en part un abcès antéro-externe de forme aplatie, et sa pointe s'engage dans les masses musculaires sous-jacentes. Les abcès de la région des adducteurs, et surtout ceux de la région fessière, ont plus spécialement besoin d'être fixés et tendus ; ils sont profonds et mobiles, et on s'expose à ponctionner à côté, si on se contente de diriger sur eux la pointe de l'instrument.

Lorsqu'il s'agit d'une collection superficielle, nous évitons de ponctionner directement au-devant d'elle sur la partie tendue et amincie du tégument. Nous préférons l'atteindre par un point de sa périphérie, en donnant au trocart une direction oblique. Le trajet sous-cutané de l'instrument est plus long et, de ce fait, le danger d'une fistulisation prochaine est amoindri.

En introduisant le trocart dans l'abcès, on a soin de le faire pénétrer assez profondément dans la cavité, en procédant avec douceur, avant de retirer l'aiguille. Faute de cette précaution, il arrive quelquefois, vers la fin de l'évacuation, que la gaine de l'instrument sort de la poche qui se rétracte, et l'on est obligé de la réintroduire pour faire l'injection. Autrement, le liquide injecté s'infiltrerait dans le tissu cellulaire au lieu de se déverser dans la poche. Cet incident n'est pas très rare, lorsqu'on ponctionne un abcès d'un faible volume, si l'on n'est pas prévenu d'avance.

On termine l'opération par l'injection du liquide modificateur : 2 à 3 grammes de thymol camphré ou 5 à 15 grammes d'éther iodoformé, et le trocart est retiré.

Si l'on se sert de l'eau oxygénée, la quantité injectée est d'abord minime, 1 ou 2 grammes. On évite ainsi une trop forte distension de la poche. Si l'écume est facilement évacuée, on y revient à plusieurs reprises, et, finalement, on fait une expression complète. Si les gaz ne peuvent sortir, on n'insiste pas sur l'injection d'eau oxygénée.

On prend le soin, en terminant, d'exprimer soigneusement et de comprimer pendant quelques instants la piqûre et le trajet de ponction, afin qu'il reste autant que possible exempt d'aucun contenu, pus ou liquide injecté. La présence de l'un ou l'autre de ces corps étrangers peut être l'origine d'une fistulette secondaire, plus rarement d'une culture fongueuse interstitielle, véritable inoculation tuberculeuse.

La plaie est fermée à l'aide d'un nuage de coton collodionné.

Du renouvellement des ponctions. — Par exception, un abcès peut guérir à la suite d'une première ponction. Le contenu se reproduit à peine, ou ne se reproduit pas. Au bout de quelques semaines, la guérison se confirme; l'empâtement léger consécutif à l'injection et même l'épaississement lié à la paroi disparaissent progressivement.

Ces cas heureux, peu fréquents, appartiennent surtout à la coxalgie ancienne, après la deuxième année, et surtout à la coxalgie datant de plusieurs années. Les abcès tardifs observés en pareil cas ne sont plus alimentés par un foyer articulaire actif.

Les abcès de la coxalgie à la deuxième période (avant la réparation) ne guérissent pour ainsi dire jamais aussi facilement.

D'habitude, le liquide se reproduit rapidement. Dès le lendemain de la ponction, on en trouve une quantité notable, et la poche est remplie avec plus ou moins de tension, dans un délai qui varie de deux à huit jours. Le maximum de tension de la poche répond souvent au cinquième ou sixième jour. A ce moment aussi, un empâtement léger entoure la poche. Ensuite la tension devient moindre et l'empâtement se résorbe.

La deuxième ponction est faite à la fin de la deuxième ou de la troisième semaine, si une reproduction trop abondante du liquide n'a pas obligé d'y procéder plus tôt. Avec un abcès qui se reproduit très rapidement, on est amené à vider de nouveau la poche plus prématurément au bout de six à dix jours.

La technique de la deuxième ponction est la même que celle de la première, même évacuation, même injection. Cependant il convient de ne pas faire d'injection dans le cas où l'irritation des tissus voisins a paru un peu trop vive et s'est accompagnée d'un certain excès d'empâtement à la suite de la première ponction. On se contente d'évacuer.

Les ponctions et injections suivantes sont faites également à des intervalles qui peuvent varier entre huit et dix jours (cas d'urgence) et deux, trois, quatre semaines. On est guidé, à cet égard, par la reproduction de l'abcès et par la nature du liquide retiré.

Aussi longtemps que la collection se reforme et se maintient, sans notable diminution, on est obligé de multiplier les ponctions.

Il arrive souvent qu'après la seconde, troisième ou quatrième ponction, on retire un liquide transparent ou légèrement trouble, dépourvu de grumeaux, filant à l'ouverture du trocart; ces caractères physiques du liquide sont de bon augure. On se borne à la ponction simple, et, le plus souvent, on touche à la fin de la série des interventions. La poche se remplit à peine, ou du moins elle prend un moindre volume, et, dans les semaines qui suivent, on assiste à la résorption complète, ou tout au plus on refait encore une dernière évacuation de l'abcès.

Du nombre des ponctions. — Le nombre des ponctions varie d'un cas à l'autre. Il nous paraît difficile d'établir sur ce point des règles générales. Néanmoins on tient compte de ce que les abcès de la coxalgie jeune guérissent plus difficilement et plus lentement que les abcès de la coxalgie ancienne.

Le nombre des ponctions s'élève jusqu'à 6, 8, 10 ou même davantage pour une coxalgie de la première année et du commencement de la deuxième.

Si, au contraire, l'affection de la hanche remonte à trois, quatre ans ou plus, l'abcès cède souvent à deux, trois, quatre évacuations.

INCIDENTS ET DIFFICULTÉS DE LA MÉTHODE DES INJECTIONS MODIFICATRICES.

Volume de l'abcès. — Lorsqu'un abcès de petit volume se rapporte à une coxalgie d'origine peu ancienne, le mieux est d'attendre. La collection grossit et la ponction devient facile.

Si un petit abcès appartient au contraire à une coxalgie datant de plusieurs années, il peut persister pendant une très longue période sans disparaître complètement, sans augmenter non plus de volume. On éprouve l'impatience naturelle de le faire disparaître.

Dans quelques cas de ce genre, où la petite collection était superficielle, nous avons attendu plusieurs mois en vain. Chez un malade, la collection a cessé d'être apparente; deux ans plus tard, elle s'est reproduite au même siège. Une ponction simple n'a rien retiré; le contenu était épais, ou bien ce contenu était en quantité à peine suffisante pour remplir la canule du trocart. Il se trouvait que l'abcès était superficiellement placé sous l'aponévrose fémorale; j'ai employé un artifice qui m'a d'ailleurs été utile dans un certain nombre de cas analogues, spécialement pour les petits abcès ganglionnaires du cou. A l'aide d'une seringue de Pravaz, j'ai injecté

1 gramme ou un demi-gramme de thymol camphré dans la petite poche. Une double modification s'en est suivie : la collection a doublé ou triplé de volume en quelques jours, et le contenu pâteux est devenu liquide. La ponction en a été rendue facile et efficace; comme la coxalgie était ancienne, autrement dit l'abcès tardif, la guérison a été rapidement obtenue: quelques semaines ont suffi.

Nombre des abcès. — On rencontre souvent deux abcès simultanés dans un même cas de coxalgie : abcès antéro-externe associé soit avec un abcès des adducteurs, soit avec un abcès fessier. Nous nous adressons en premier lieu à celle des deux collections qui se présente la plus volumineuse et la plus superficielle. Si le second abcès est peu développé et n'exige aucune intervention d'urgence, on peut s'occuper d'abord et exclusivement du premier, et ce n'est qu'après la guérison ou du moins la diminution notable du volume de celui-ci que le moment est venu de traiter le deuxième à son tour.

Le plus souvent les injections modificatrices pratiquées dans l'une des deux collections n'ont pas d'action sur l'autre. Les deux paraissent indépendantes, ce que l'on comprend si elles naissent l'une et l'autre de points différents de l'articulation par des trajets étroits et d'une certaine longueur. Chaque abcès réagit isolément après chaque injection. En un mot, à chacun appartient son traitement propre.

Il en est autrement chez d'autres malades. Au moment de l'évacuation d'un premier abcès, on constate que le deuxième peut être réduit par pression et vidé indirectement. Ce qui résulte d'une large communication intermédiaire. Ce résultat heureux suppose aussi un contenu liquide et une évacuation facile. Les injections pratiquées en pareil cas modifient les deux poches et quelquefois la jointure elle-même. L'ensemble de la cavité tuberculeuse est modifié et se rétracte en même temps.

Une troisième éventualité est assez fréquente. Pendant le traitement d'un premier abcès, un deuxième se montre sur une autre région de la hanche et peut même se développer assez rapidement. L'irritation inflammatoire résultant des injections dans le premier abcès peut n'être pas étrangère au progrès rapide du second. On ne saurait néanmoins accuser les injections de multiplier les abcès. Elles peuvent seulement hâter le développement d'un deuxième diverticule naissant. Le nouvel abcès sera traité en temps et lieu, à la suite du premier.

Chez quelques malades, on est obligé de traiter les deux abcès en même temps, faisant alterner ponctions et injections de l'un à l'autre.

Siège des abcès. — On a déjà fait allusion aux abcès sous-jacents à l'artère et la veine fémorale dans le triangle de Scarpa. Nous entendons souvent exprimer la crainte de blesser ces vaisseaux avec le trocart. Jamais je n'ai assisté à cet accident. Pour le prévenir, on explore l'artère fémorale. Comme ses battements sont facilement sentis au-devant de la collection, rien n'est plus simple que de marquer exactement son trajet. Cela fait, l'examen attentif de l'abcès montre s'il fait plutôt saillie soit en dehors, soit en dedans, en tenant compte de la situation de la veine en dedans de l'artère. En cas d'hésitation, nous adoptons de préférence le côté externe, redoutant la veine fémorale plus que l'artère. Au moment de la ponction, la main gauche de l'opérateur, ou la main d'un aide appliquée fermement sur le côté de l'abcès opposé à celui qu'on a choisi, fait saillir la poche et la tend sous l'instrument. Ces mesures prises, la crainte légitime de ponctionner au voisinage des vaisseaux ne nous arrête pour ainsi dire jamais. Nous avons vu quelquefois un abcès étendu depuis le pli de l'aine jusque vers l'anneau du troisième adducteur. Il suivait sous la forme d'un cylindre étroit l'un des côtés de la gaine des vaisseaux fémoraux. Il importe ici encore de collecter le liquide sur le point le plus favorable, car la ponction doit être faite doucement et sans hésitation; l'instrument une fois enfoncé, il y aurait imprudence à chercher longtemps la poche si on ne l'a pas trouvée du premier coup.

Les abcès antéro-externes forment des collections le plus souvent allongées de haut en bas sous la forme d'un cylindre plus ou moins étroit; d'autres fois, ils sont disposés en nappe de peu d'épaisseur. Cette forme de la collection expose à un incident fréquent, si l'on n'y prend garde. Le trocart passe au-devant ou en arrière de l'abcès, et, si le malade offre quelque embonpoint, il faut une certaine habitude pour se rendre un compte exact de la direction de l'instrument et de son siège relativement à l'abcès au milieu des tissus. D'autres fois, le trocart traverse la poche de part en part. Pour éviter ces insuccès, il convient, par un examen préalable, de déterminer avec soin le contour de l'abcès, de rechercher le point où il est le plus large, au moment de la ponction. On collecte le contenu sur le point choisi par la pression de la main exercée sur les autres parties.

Les abcès de la région des adducteurs, au lieu de former une poche simple, ovoïde, sont subdivisés très souvent par des cloisons en deux ou trois poches, qui ne communiquent entre elles que par des orifices étroits. Ces orifices forment parfois soupape sous l'influence de la pression. Au moment de la ponction, l'une des loges peut se vider; l'évacuation des loges voisines est laborieuse et reste incomplète. Il en résulte que la région des adducteurs est de toutes la moins favorable à la méthode des ponctions.

Si, à la disposition irrégulière de la poche s'ajoute le caractère demi-solide du contenu, on comprend que le résultat de la ponction soit encore plus imparfait.

Les abcès de la région fessière n'opposent aucune difficulté spéciale chez les enfants amaigris. Ils se montrent aussi superficiels qu'à la cuisse. Lorsque, au contraire, une collection du volume d'une mandarine est cachée au milieu de la fesse sous une épaisse couche de graisse, on doit veiller à la saisir, à la fixer avec soin de la main gauche au moment où l'on introduit le trocart, et, après que la pointe a pénétré dans la cavité, on doit encore la pousser doucement, de peur qu'elle ne s'échappe de l'abcès dès que l'évacuation a commencé, de peur aussi de faire ensuite une injection interstitielle.

Il est imprudent de ponctionner ces abcès profonds et peu volumineux sans précaution; on s'expose à manquer fréquemment l'opération. Le trocart passe facilement à côté, et on perd son temps en cherchant à changer la direction de la pointe enfoncée sous les muscles fessiers.

Contenu des abcès. — Si le contenu est caséeux, il s'évacue incomplètement la première fois; mais il devient fluide au contact de liquides d'injection, et il sort aisément à la deuxième ou tout au moins à la troisième ponction. C'est rarement une source de difficulté sérieuse.

L'évacuation peut être, au contraire, rendue difficile, sinon même impossible, lorsque les masses fongueuses remplissent la plus grande partie, presque la totalité de la poche. Dans ces cas défavorables, on assiste parfois à la progression de l'abcès, qui devient en même temps plus volumineux et plus superficiel. Les ponctions et les injections peuvent même accélérer sa marche au lieu de l'arrêter. On verra qu'assez souvent on peut, à travers un orifice étroit, obtenir par pression l'issue d'une quantité considérable de ces fongosités. L'histoire de la fistule temporaire nous donnera l'occasion de revenir avec détails sur ce point particulier. La sortie du liquide par le trocart est souvent rendue laborieuse par des produits filandreux, gélatineux, qui bouchent l'extrémité profonde de la canule et dont on se débarrasse très péniblement malgré l'écouvillonnage avec la sonde mousse. Parfois le résultat mécanique de la ponction reste défectueux malgré les soins et l'insistance.

Hémorragie. — Nous n'avons jamais vu survenir d'hémorragie grave, menaçante, par suite de la blessure d'un vaisseau important de la cuisse.

Il n'est pas très rare qu'une petite artère ou une petite veine se trouve atteinte par la pointe du trocart; une certaine quantité de sang s'écoule après l'ablation du trocart, soit à l'extérieur, soit surtout dans la poche. La petite hémorragie extérieure est arrêtée par une simple compression de quelques instants; la poche de l'abcès est au contraire assez souvent remplie partiellement, distendue même quelquefois par le sang. Cet incident est sans gravité ; il n'a aucune conséquence fâcheuse. L'expérience nous engage plutôt à considérer cette injection de sang dans l'abcès comme favorable. Nombre de fois, nous avons remarqué que la ponction suivante, qui enlevait un contenu sanguinolent ou même du sang à peu près pur, était suivie de guérison. Le sang épanché paraît jouer le rôle d'un bon liquide modificateur.

Suites anormales des ponctions. — Le développement des abcès de la coxalgie n'est pas en général accompagné de fièvre. Exceptionnellement, on constate une élévation vespérale de température, soit quotidienne, soit par poussées périodiques pendant le développement de l'abcès. J'ai vu un certain nombre de malades qui offraient des phénomènes fébriles d'une grande intensité avec leur coxalgie douloureuse avant le développement de l'abcès. La région de la hanche était œdémateuse. La fièvre persistait encore plus tard, pendant le développement de la collection.

Dans le premier cas, chez les malades non fébriles, l'injection n'est le plus souvent suivie d'aucune complication fébrile. Ce n'est pas une règle générale; on peut constater un certain degré d'hyperthermie le soir des quatre ou cinq premiers jours, surtout après une première ponction.

La poussée fébrile est moins accentuée à la suite des autres injections, et il est à noter qu'une simple évacuation non suivie d'injection n'occasionne jamais de fièvre. L'élévation de température semble bien liée directement à l'injection. Elle ne doit pas, au reste, être considérée comme une réelle complication; elle est temporaire et sans conséquence fâcheuse.

Parmi les malades qui sont fébriles d'avance, et nous supposons que la fièvre se rattache exclusivement à l'abcès, il convient de faire une distinction. Tantôt l'affection tuberculeuse a pris une marche rapide et s'accompagne de phénomènes inflammatoires locaux, et cependant l'abcès lui-même est à peine douloureux, et on en retire un liquide rappelant par ses caractères physiques le contenu habituel des abcès froids. Tantôt la santé générale est atteinte par la forme septique des phénomènes inflammatoires. La région de l'abcès est œdématiée comme dans un phlegmon profond, et le liquide retiré par la ponction offre aussi l'aspect et l'odeur du pus phlegmoneux.

La conduite à tenir est différente dans le premier et dans le deuxième cas.

Dans le premier, l'abcès peut être traité avec succès par les injections modificatrices. Chaque injection est d'habitude suivie d'une exaspération de la fièvre pendant quelques jours. Une modification favorable ne s'en effectue pas moins, et nous avons observé nombre d'exemples de guérisons de l'abcès, obtenues dans ces conditions.

Chez les malades de la deuxième catégorie, atteints manifestement d'infection secondaire, on doit renoncer aux injections. L'ouverture de la collection s'impose. Elle s'effectuera, du reste, spontanément, si l'on n'intervient pas. On aura dans la suite l'occasion de revenir sur ces cas spéciaux d'abcès fermés et infectés par la voie interne et sur le traitement chirurgical qui leur convient.

De l'œdème inflammatoire local. — La réaction inflammatoire locale consécutive à l'injection est habituellement modérée, assez souvent presque nulle. Elle peut, par exception, se montrer beaucoup plus vive. La région de l'abcès se tuméfie, et l'œdème inflammatoire et la sensibilité à la pression peuvent même s'étendre à quelque distance. Cette légère complication n'est pas de longue durée; elle ne dépasse guère une semaine. En général, la collection se reproduit, et il suffit d'en pratiquer l'évacuation simple dans un délai qui varie de huit à quinze jours après la première opération pour faire disparaître le gonflement. Toutefois, si la reproduction du liquide est rapide, on peut être exposé à voir une fistule s'établir par l'un des orifices de ponction, situation qui réclame des soins spéciaux.

De la fistule temporaire. — Nous donnons le nom de fistule temporaire à l'ouverture d'abcès par un trajet de ponction pour un certain temps et pratiquement sans infection secondaire.

Le trajet du trocart peut se transformer en fistule dans plusieurs conditions.

L'œdème inflammatoire dont nous venons de parler peut être un obstacle à la cicatrisation de la piqûre.

Il arrive quelquefois que le contenu de l'abcès, pus, caséum ou liquide injecté, vient occuper après la ponction le trajet du trocart, qui reste ainsi ouvert jusqu'à l'orifice cutané ou jusqu'à son voisinage. Il peut en résulter une production de fongosités sous-cutanées, véritable culture consécutive à l'opération. La minceur des téguments est favorable à l'établissement d'une fistule. Le trajet est court et mal fermé, surtout si le tégument aminci était d'avance modifié anatomiquement, d'où le conseil de pratiquer les ponctions plutôt à la périphérie de la poche, en suivant un trajet sous-cutané oblique, et par suite plus long et mieux disposé pour l'occlusion.

Les manœuvres laborieuses que l'on est assez souvent obligé de pratiquer pour obtenir l'évacuation du contenu peuvent traumatiser les tissus; elles contribuent aussi à égarer dans le tissu cellulaire des parcelles de pus sur les côtés du trocart.

Lorsque l'abcès contient surtout des fongosités, leur bourgeonnement envahit quelquefois la piqûre et vient se montrer à l'orifice cutané.

La fistule s'établit avec ou sans gonflement de la région. Dans le premier cas, on en prévoit la possibilité; dans le deuxième cas, l'apparition du pus, au moment où l'on enlève le pansement exclusif, est souvent une surprise.

On ne doit pas considérer cet accident comme une ouverture définitive de l'abcès; on doit au contraire le considérer comme passager, moyennant quelques précautions indispensables, auxquelles nous attribuons une grande importance.

On se propose de maintenir le trajet et l'abcès exempts d'infection secondaire, tout en pratiquant des évacuations fréquentes et le plus possible complètes du contenu. Tous les jours d'abord, ensuite tous les deux ou trois jours selon les besoins, on enlève le pansement occlusif, et on exprime le contenu du trajet et de l'abcès lui-même. Cette évacuation n'est pas toujours faite sans difficultés. Souvent l'orifice cutané et le trajet sous-jacent sont obturés soit par des produits coagulés, soit par du tissu fongueux; une pression un peu vive entre les doigts débarrasse l'un et l'autre, et l'écoulement s'établit.

On le complète en comprimant la collection. Si la poche est remplie de fongosités, nous nous appliquons à en provoquer l'issue ; on y parvient par une manœuvre un peu vive de refoulement du fond de la poche vers la fistule. En répétant un certain nombre de fois cette manœuvre, on chasse toutes les masses fongueuses, dont la quantité étonne parfois ; on obtient un résultat comparable à celui du curettage.

Les personnes auxquelles ces soins ne sont pas familiers s'étonnent qu'ils n'occasionnent ni infection ni gonflement inflammatoire consécutifs. Tout au contraire, il n'est pas rare que la guérison complète d'un abcès même très fongueux survienne dans un très court délai, de huit à quinze jours.

La quantité de liquide et de produits fongueux éliminés à chaque pansement est souvent considérable d'abord ; elle ne tarde pas à diminuer. Au bout d'une semaine, on n'obtient plus que quelques gouttes de liquide clair transparent. Dès lors, les pansements deviennent de plus en plus rares : intervalle de trois, quatre, cinq jours.

La cure n'est pas toujours aussi rapide, ce qui tient surtout à la difficulté et à l'imperfection de l'évacuation du pus et des fongosités. C'est ainsi qu'un abcès antéro-externe de forme régulière, facile à comprimer sur des plans résistants, se présente dans des conditions plus favorables ; au contraire, les collections cloisonnées de la région des adducteurs se vident mal ; certains diverticules remplis de fongosités sont à peine influencés par les manœuvres. En pareil cas, il faut dépenser beaucoup de soins et de patience.

Inutile de rappeler que la région doit être maintenue aseptique. Nous avons l'habitude de tenir l'orifice fermé par un pansement collodionné. Le malade doit être surveillé de près, et le pansement renouvelé sitôt que le collodion est soulevé par du liquide. Il y aurait danger d'infection si l'écoulement s'établissait librement avec quelque persistance. Le succès, dans la situation dont il s'agit, dépend en grande partie de l'exactitude des soins.

La guérison peut se faire attendre plusieurs semaines. Chez quelques malades, la fistulette persiste deux ou trois mois, davantage même ; pendant cette longue période, on peut maintenir l'asepsie. Nous ne voulons pas dire que cette asepsie soit absolue dans le sens pour ainsi dire théorique du mot. Le liquide qui s'écoule contient-il les éléments microbiens de la suppuration ? Cela est probable ; mais, dans le domaine de la pratique, l'infection, si elle est réelle, est insignifiante. Au bout de peu de temps, le liquide qui s'écoule est transparent, ou à peine trouble; la cavité de l'abcès se rétrécit, la région est indolore. Si la cicatrisation ne s'effectue pas, c'est en raison d'un obstacle matériel, tel qu'un diverticule non expurgé de fongosités, tel qu'une communication articulaire directe, le foyer coxal se modifiant très lentement.

A aucun moment, le malade n'offre de fièvre, et la santé générale, au lieu de péricliter, s'améliore au contraire, comme il arrive d'habitude à la suite de la guérison d'un abcès.

Nous avons vu, nombre de fois, des succès obtenus dans des circonstances telles qu'ils semblaient de prime abord invraisemblables.

Un vaste abcès de la racine de la cuisse non seulement s'ouvre par la fistule, mais l'orifice s'élargit, l'épiderme s'exfolie, et la peau rougit à l'entour. L'infection secondaire paraît inévitable. Cependant, en maintenant la région minutieusement propre, en la protégeant par un pansement fréquemment renouvelé, on ne tarde pas à voir la plaie se rétrécir, en même temps que les parois de la poche se cicatrisent elles-mêmes. La guérison est obtenue avec une rapidité qui ferait penser qu'on a eu affaire à des tissus sains. Le tout se passe en deux ou trois semaines.

Un jeune malade de vingt ans, atteint d'une coxalgie ancienne, marche avec un appareil de Hessing, sans surveillance médicale. La cuisse augmente de volume dans son ensemble, et le fait est considéré comme favorable; mais un abcès pointe au-dessus du pli de l'aine. Un médecin appelé l'ouvre d'un coup de bistouri et applique un pansement et un drain. Huit jours se passent pendant lesquels le malade vient d'une station de la Méditerranée à Paris, puis de Paris à Berck. Lorsque nous le voyons pour la première fois, une plaie longue de 4 centimètres, large de 2, est ouverte au-dessus de la partie moyenne de l'arcade fémorale, et un vaste abcès occupe toute la face antérieure de la cuisse et une partie de la face externe, depuis le pli de l'aine jusqu'au voisinage du genou. Nous protégeons la plaie sous un pansement iodoformé. La dépression profonde dont elle est creusée est comblée de poudre d'iodoforme. Le Dr Brun, appelé en consultation, pratique sur l'abcès une première ponction suivie d'injection de thymol camphré. L'évacuation du contenu est abondante, incomplète.

Quinze jours plus tard, nous renouvelons l'opération avec un résultat analogue. A la suite de cette deuxième injection, la communication prévue entre l'abcès de la cuisse et la plaie du pli de l'aine est confirmée par l'issue d'une certaine quantité de liquide. Nous essayons de faire sortir toute la collection par cette voie libre, mais l'écoulement se fait avec difficulté; l'abcès contient à la fois du pus, des masses caséeuses et des produits gélatineux.

A plusieurs reprises, nous retirons une quantité de ce mélange capable de remplir deux ou trois assiettes creuses.

Malgré l'étendue de la plaie, ouverte pendant plusieurs semaines, l'abcès a fini par se vider complètement et se rétrécir sans complication apparente. A aucun moment le liquide évacué n'a pris les caractères physiques du véritable pus. Il n'a pas tardé, au contraire, à devenir clair, puis séreux, jaune-citron, complètement transparent. En un mot, il a guéri comme nombre d'autres abcès de petit volume sans avoir été pratiquement infecté.

Aucun cas ne nous a même montré de quelle efficacité peuvent être les soins que nous conseillons d'appliquer immédiatement après la fistulisation d'un abcès.

Ces soins sont en contradiction formelle avec la pratique souvent abusive du drainage. On doit s'interdire de drainer une cavité aseptique, le drain est une porte ouverte à l'infection. A notre avis, la pratique qui consiste à ouvrir par intermittences, et pour un moment, l'orifice qui permet de vider l'abcès, et à le tenir hermétiquement clos tout le reste du temps, n'est pas seulement préférable, elle est seule rationnelle, seule capable d'empêcher l'infection.

III

CURETTAGE ASEPTIQUE

Curettage aseptique de la hanche. Question à l'étude.
Indications : Difficulté de la guérison de certains abcès. Crainte de la fistulisation.
Étendue du curettage.
Technique. Curettage limité à l'abcès, exception. Curettage poursuivi jusqu'à la hanche.
Incision. Ouverture de la hanche. Suppression de la tête fémorale. Curettage attentif. Recherche des abcès cachés. Étude des observations.

L'exposé et les faits qui suivent se rapportent à une période de recherches de quelques années dans notre pratique.

En présence des graves conséquences de la fistulisation dans la coxalgie, il nous avait paru opportun de chercher, par tous les moyens, même au prix d'une opération, à éviter ce danger. Ce fut l'origine du curettage intégral de la hanche, que j'ai, depuis, à peu près abandonné. Les causes de cet abandon seront indiquées à la fin de ce chapitre, qui n'a plus guère pour nous qu'un intérêt rétrospectif.

L'inefficacité de la méthode des injections dans le traitement des abcès apparaît dans deux conditions.

Chez quelques malades, l'abcès, sans s'ouvrir, persiste indéfiniment.

Chez d'autres, la collection à marche rapide soulève la peau et va s'ouvrir : la fistule est inévitable.

On ne détermine pas facilement le moment où un abcès traité depuis longtemps par les ponctions et les injections peut être considéré comme incurable par ce moyen.

Certains malades guérissent au bout de plusieurs mois, d'une année ou même d'une période plus longue, après une série de ponctions et d'injections, et cette guérison acquise ainsi, au prix d'un traitement aussi laborieux, se confirme, devient définitive ; il convient donc de ne pas se hâter.

Nous avons vu chez tel de nos malades la collection persister beaucoup plus d'une année, passer par des alternatives de diminution puis d'augmentation ; l'abcès semblait s'effacer, il n'en restait qu'une trace, puis il se reproduit. La poursuite du succès dans ces conditions peut devenir décourageante (Voy. obs. XVII, p. 359).

Chez d'autres malades, on se trouve devant une situation peu différente. L'abcès guérit, ou plutôt la collection s'est effacée au point qu'on ne la sent plus. Quelques semaines, quelques mois se passent, la tumeur reparaît ; elle peut encore

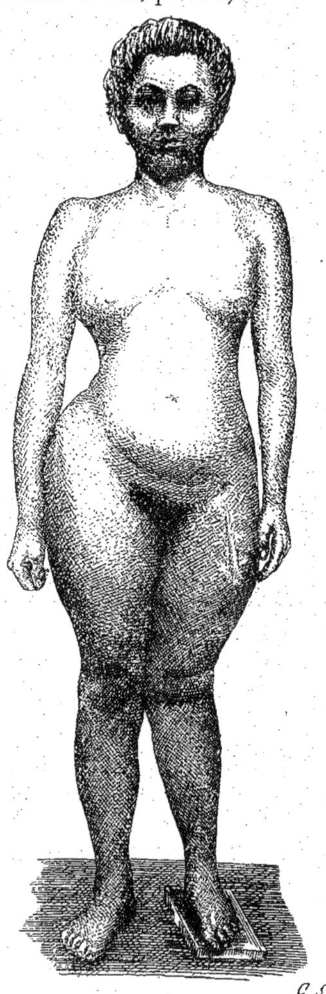

Fig. 160 (d'après phot.). — *Malade de l'obs. XX et fig. 159.*

Coxalgie gauche, compliquée d'un abcès rebelle aux ponctions. État de la malade six mois après le curettage aseptique de la hanche.

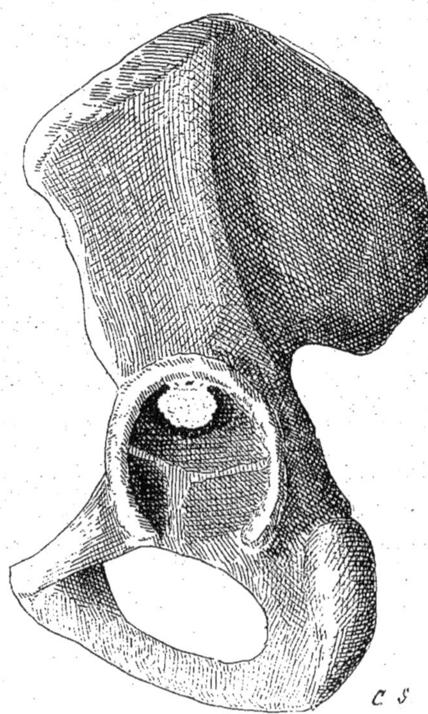

Fig. 159. — *Vue du cotyle chez la malade de l'obs. XX.*

Un séquestre blanc, dépourvu de vaisseaux (infiltration tuberculeuse), est incomplètement détaché de la face articulaire du sourcil cotyloïdien. La zone de séquestration forme une petite caverne alentour.

(Fille de quatorze ans. Abcès volumineux superficiel, ayant résisté aux ponctions. Opérée le 4 avril 1899. Réunion par première intention.)

être traitée de nouveau par les injections, s'effacer une deuxième fois, puis revenir. On ne sait comment empêcher ces retours offensifs, qui ne sont pas des récidives, pas même des rechutes. L'accident n'a pas été guéri ; la source de l'abcès n'a pas été tarie ; sa production, lente, ralentie peut-être à un moment, a persisté. Le renouvellement de la collection n'est qu'une conséquence secondaire (Voy. obs. de XV et XVIII).

Dans ce cas, comme dans le cas précédent, les injections qui modifient la cavité de l'abcès sont restées sans influence sur leur source. C'est pourquoi elles sont inefficaces.

Nous nous sommes demandé quel moyen de traitement pouvait, en pareil cas, procurer la guérison. Nous n'en avons pas vu d'autre que l'intervention opératoire sous la forme du curettage. Plus loin on verra dans quelle étendue le curettage doit être poursuivi.

La difficulté est plus grande et le danger plus imminent en présence de l'abcès, qui augmente de volume, soulève les téguments et va s'ouvrir, malgré les évacuations répétées.

La fistulisation dans ce cas est un événement grave, capable de changer du tout au tout le pronostic. Il ne s'agit pas, en effet, d'un abcès à marche lente, déjà modifié par les injections et ouvert par l'orifice étroit d'une ponction, susceptible par suite des soins efficaces décrits précédemment à propos de la fistule temporaire.

L'ouverture, dans le cas qui nous occupe actuellement, se fait soit par les orifices de ponctions, — plusieurs à la fois, — soit à travers la peau amincie, ulcérée. L'infection secondaire, le plus souvent avec fièvre et la suppuration fistuleuse de forme septique sont inévitables.

Sans doute, la distinction que nous voulons établir entre cette ouverture suivie de conséquences redoutables et l'ouverture bénigne temporaire, à issue favorable, n'a pas un caractère absolu, et il est permis parfois d'hésiter ; on ne peut pas toujours prévoir à quels accidents exposera l'ouverture spontanée. Mais la pratique nous a fait voir que, pour les cas qui se montrent sous une apparence grave, on ne peut faire que la fistulisation ne soit suivie de complication infectieuse, nous voulons dire de suppuration fébrile et indéfiniment persistante, et on sait quels dangers les malades courent du fait de cette suppuration.

La crainte de ce pronostic grave est justifiée avant que l'ouverture ne soit effectuée, tout au moins chez les malades dont l'affection revêt les caractères d'une réelle gravité, caractères que l'expérience clinique apprend à distinguer.

Nous n'avons à notre disposition aucun moyen capable d'empêcher à la fois l'ouverture et l'infection.

Dans cette condition, comme lorsqu'il s'agit d'abcès fermés, mais rebelles aux injections, nous avons posé la question de l'interven-

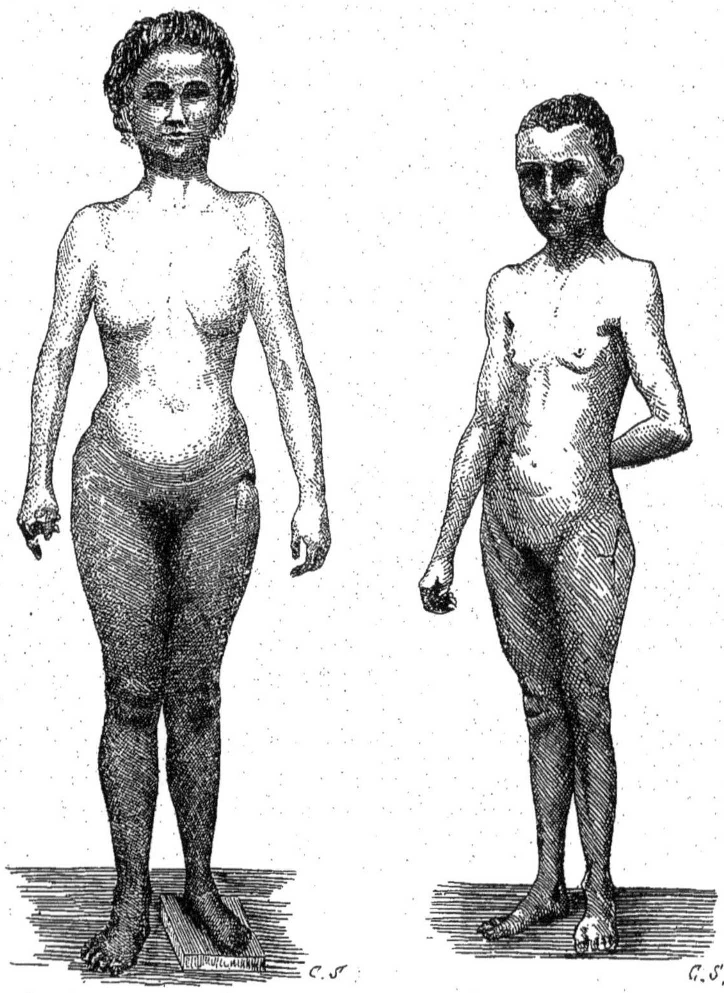

Fig. 161 (d'après phot.). — *Malade de l'obs. XXIV représentée vingt et un mois après le curettage aseptique de la hanche gauche.*

Raccourcissement de 3 centimètres et demi.

Fig. 162 (d'après phot.). — *Malade de l'obs. XXI six mois après le curettage aseptique de la hanche gauche.*

tion opératoire, et nous l'avons résolue par l'affirmative dans un nombre limité de cas.

C'est au curettage que nous nous sommes adressé. Mais quelle étendue doit-il avoir ?

Limité à la poche extérieure, il laisse en l'état le trajet de communication et la lésion coxale. Ce curettage partiel, dont nous traitons ailleurs, malgré les succès exceptionnels qu'il a pu procurer dans des circonstances exceptionnelles, est irrationnel, et il conduit indirectement au résultat que l'on veut éviter, à l'infection.

De la source tuberculeuse conservée renaîtra l'abcès sous la cicatrice encore jeune, et l'ouverture se fera peu attendre.

Pour être utile, le curettage doit s'étendre à la totalité du foyer, à l'abcès, au trajet de communication, au foyer coxal.

On est conduit à réséquer dans presque tous les cas ; le procédé opératoire du curettage se confond avec celui de la résection de la hanche.

La gravité attribuée à la résection est pour beaucoup une objection grave et préalable. On pourrait disserter longtemps sur ce sujet théoriquement. Nous nous en abstenons, voulant seulement rapporter une série d'observations et en résumer les résultats. A la suite de l'exposé des faits, une comparaison pourra être faite entre les conséquences du curettage et celles de la suppuration fistuleuse.

Technique du curettage de la hanche. — L'opération du curettage impose presque toujours l'ouverture de la hanche et la suppression de la tête fémorale avec une partie ou la totalité du col.

Par exception, nous avons suivi jusque dans la hanche, sans attaquer le fémur, un abcès dont le trajet de communication était direct et assez large.

Chez un malade, dont un abcès fessier symptomatique d'une coxalgie ancienne d'une dizaine d'années se reproduisait après avoir paru deux fois guéri, une année et deux années auparavant, nous avons été obligé de pratiquer le curettage pour prévenir une fistulisation imminente, ou plutôt déjà réalisée : l'abcès venait de s'ouvrir.

La collection peu volumineuse (mandarine), ouverte largement, il est possible de suivre le trajet jusque dans la hanche. Ce trajet est curetté aussi complètement qu'on peut le faire pour une cavité explorée à quelque distance, qu'on ne voit pas. La réunion est faite sans drain et se maintient. Elle est confirmée depuis cinq ans. Les circonstances étaient favorables : coxalgie très ancienne, abcès ancien, communication directe.

Dans ce cas, le curettage est simple ; il a été poursuivi jusque dans le cotyle, mais la tête fémorale n'a pas été touchée.

Dans deux autres cas de coxalgie ancienne, nous avons trouvé que l'abcès rebelle aux injections était isolé ; le trajet de communication n'a pu être découvert ; nous avons cru qu'il s'était fermé secondairement. Le curettage a été limité à la cavité de l'abcès, et la guérison a été facile.

En 1905, nous avons traité par le curettage une fistule qui durait depuis plus de cinq ans, avec des alternatives d'ouverture et d'occlusion à intervalles de

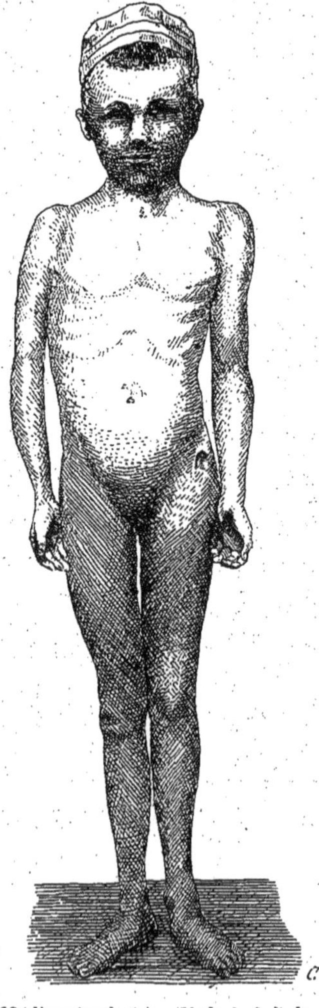

Fig. 163 (d'après phot.). — *Malade de l'obs. XXIII un an après le curettage aseptique de la hanche gauche.*

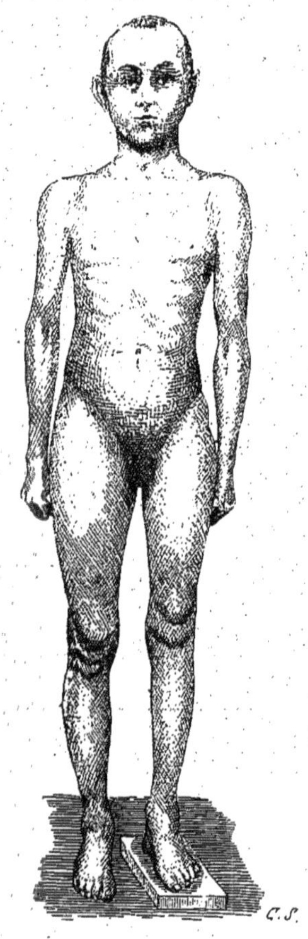

Fig. 164 (d'après phot.). — *Malade de l'obs. XXVI vingt mois après le curettage aseptique de la hanche gauche.*

Raccourcissement de 3 centimètres.

quelques mois, d'une année au plus. Chez ce jeune homme de vingt ans, le trajet, ouvert sur la face externe de la cuisse, à une dizaine de centimètres au-dessous du grand trochanter, a été suivi par le curettage jusqu'à sa pénétration dans la hanche, qui avait lieu au niveau du pli de l'aine en dedans du col fémoral. La dernière partie du trajet, directe et assez large, a été facilement suivie jusqu'à la surface de l'ancien cotyle. La cicatrisation, obtenue en quelques semaines, s'est maintenue un an ; puis un abcès s'est reproduit, et une suppuration complexe s'en est suivie.

Les faits précédents ne peuvent être cités qu'à titre d'exceptions rares. Habituellement, après l'ouverture et le curettage de la cavité de l'abcès, on est conduit, par un trajet plus ou moins étroit et de direction variée, soit sur la tête fémorale, soit dans le cotyle, mais le curettage ne peut être effectué d'une manière complète qu'en découvrant la cavité cotyloïde, autrement dit en réséquant la tête fémorale. Il en résulte que l'acte opératoire du curettage se confond avec une résection.

La technique opératoire ressemble dans ses traits principaux à celle de la résection coxo-fémorale, telle qu'elle sera exposée à propos du traitement de la coxalgie fistuleuse. On se contentera de rappeler ici les précautions dont ce procédé opératoire doit être entouré dans la situation clinique spéciale que nous supposons ici.

Le foyer bacillaire fermé comprenant l'arthrite coxale et son diverticule, l'abcès est resté pratiquement aseptique, c'est-à-dire exempt d'association avec les microbes pyogènes. L'opération devra réunir deux qualités, être complète et aseptique : complète, par l'ablation intégrale du foyer tuberculeux ; aseptique, pour éviter la suppuration consécutive.

A ce prix, j'ai cherché et obtenu des réunions par première intention qui sont restées définitives.

L'incision, la recherche et la poursuite du trajet de communication avec la hanche n'ont rien de spécial ; de même la découverte, la section du col du fémur et l'extraction de la tête.

L'acte du curettage exige un soin méticuleux ; le trajet, avec tous ses détails, est gratté ou enlevé. Le cotyle est avivé sur toutes les parties non réparées ; les nids à séquestre, les perforations, les foyers intrapelviens sont traités largement, de manière à être mis en pleine évidence et confondus avec la cavité articulaire, sans diverticule étroit. Ensuite on s'adresse à la face interne de la capsule et plus particulièrement à ses deux insertions pelviennes et fémorales, près desquelles se trouvent des replis et des diverticules peu visibles.

De tous côtés, on cherche les abcès adjacents, qui auraient échappé à un premier examen, directement avec le doigt par la cavité articulaire, indirectement à l'aide de pressions extérieures exercées sur les parties molles de la cuisse et de la région fessière. Ce dernier

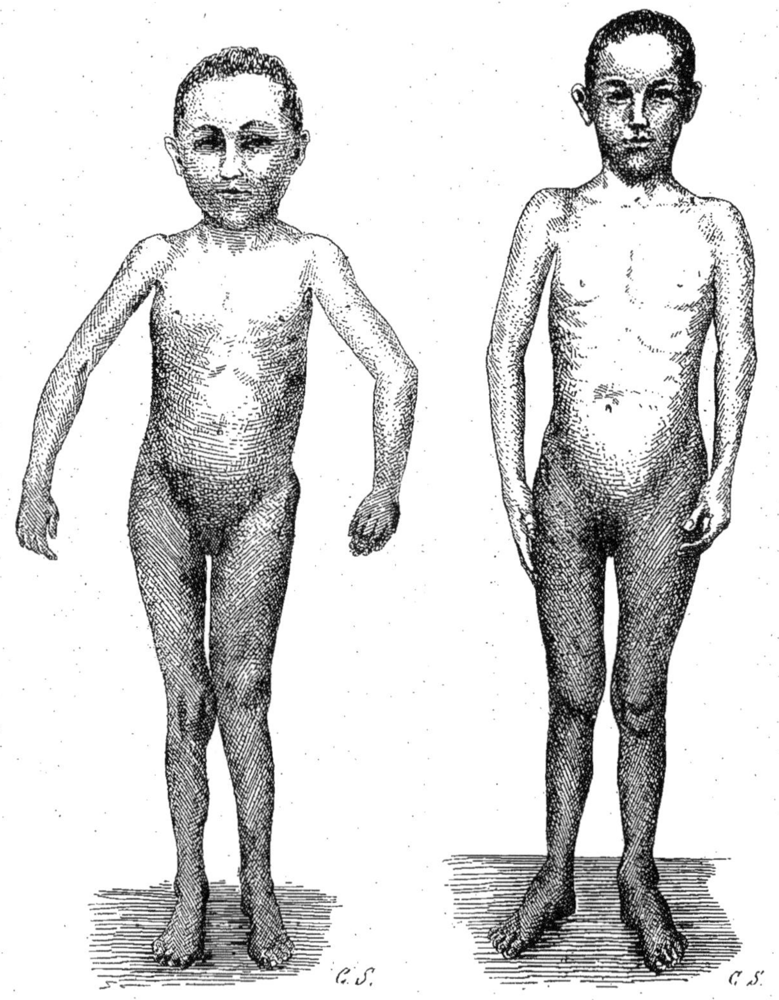

Fig. 165 (d'après phot.). — *Malade de l'obs. XXVII un an après le curettage aseptique de la hanche gauche.*

Fig. 166 (d'après phot.). — *Malade de l'obs. XXVIII huit mois après le curettage aseptique de la hanche droite.*

moyen peut faire sourdre dans le foyer opératoire un flot de pus révélateur d'un abcès caché.

La forme complexe du foyer tuberculeux de la hanche inspire un doute sur le caractère complet, intégral, du curettage. Inutile de répondre à cette objection que nous nous sommes adressées à nous-même : les faits ont fourni une réponse indirecte, mais satisfaisante pratiquement. Plusieurs opérés ont guéri sans rechute après une réunion par première intention. Le curettage avait été suffisant.

Après le nettoyage de la plaie à l'aide d'une solution de sublimé et de compresses aseptiques, dans le but d'enlever les grumeaux osseux et les débris de fongosités qui auraient pu rester en place ; après l'hémostase, qui s'effectue d'elle-même sans aucune ligature, sauf rare exception, la plaie est suturée sans drain. Chez quelques-uns de nos opérés, l'usage du drain a occasionné une fistule consécutive d'assez longue durée. Le pansement extérieur, la fixation du membre à l'aide de l'attelle plâtrée, l'application de l'extension continue se font comme dans la résection de la hanche fistuleuse.

La durée de l'opération est prolongée par la nécessité d'un curettage très minutieux.

Parmi les observations dans lesquelles le curettage aseptique complet a été pratiqué, deux catégories peuvent être distinguées: dans la première, se rangent les coxalgies compliquées d'un abcès rebelle aux injections, mais à marche lente, sans menace d'ouverture ; dans la seconde, nous plaçons les exemples plus nombreux des abcès volumineux à marche plus rapide, prêts à s'ouvrir, ou déjà fistuleux depuis quelques jours, mais sans infection évidente.

Les résultats obtenus pour les malades de la première catégorie ont été très satisfaisants, bien que, sur six cas, une fois un hématome volumineux ait eu pour conséquence une fistulette de quelques semaines, et qu'une seconde fois un abcès tuberculeux non enlevé au moment du curettage ait nécessité une seconde opération dans la suite. En somme, la guérison a été obtenue au prix d'une résection, mais d'une manière rapide, sans complication importante; elle est restée définitive.

Chez les dix-huit malades du second groupe, les résultats opératoires ont été moins simples, comme on pouvait le prévoir. Il s'agit d'une forme plus grave de tuberculose; la marche est plus rapide, la collection plus volumineuse, sa disposition plus complexe. De plus, chez plusieurs enfants, la peau est soulevée, rouge et amincie, ou bien même déjà perforée depuis peu de temps. Peut-on, dans ces cas, affirmer que l'infection associée n'était pas déjà établie? Il n'y a pas lieu de s'étonner, si les suites ont été moins favorables.

Huit fois sur dix-huit, la réunion par première intention ne s'est pas maintenue d'une manière absolue : ou bien une fistule s'est établie et a persisté un certain temps (4 cas) ; ou bien un abcès s'est développé consécutivement (4 cas).

Après avoir parcouru nos observations, relatées succinctement, on acquiert cette notion que, chez la plupart des malades, l'intervention s'est trouvée justifiée *a posteriori* par les caractères anatomiques du foyer tuberculeux. Douze fois un séquestre a été trouvé soit sur le fémur, soit sur le cotyle; huit fois le cotyle était perforé, et un foyer tuberculeux intrapelvien en avait été la conséquence.

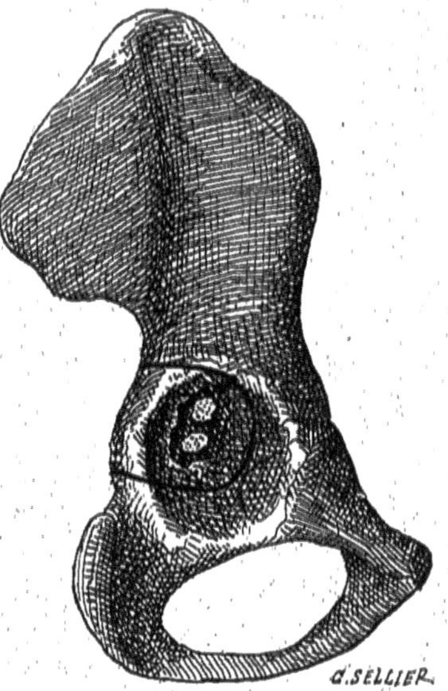

Fig. 167. — *Os iliaque gauche dans un cas traité par le curettage aseptique.*

Nid tuberculeux contenant deux petits séquestres blancs. Lésion que justifie l'intervention opératoire.

La partie circonscrite par un trait est attaquée avec la curette pour régulariser la surface.

Fille de six ans et demi. Coxalgie droite avec abcès menaçant de s'ouvrir. Résection, suivie de réunion par première intention, le 9 avril 1900 (Voy. obs. XXXVI).

Une question reste discutable à notre avis, celle qui regarde l'indication opératoire : la résection était-elle imposée cliniquement par l'état des malades ?

Pour ce qui regarde les coxalgies anciennes avec abcès lent, mais indéfiniment rebelle aux ponctions, il nous paraît difficile de condamner la pratique suivie ; nous persistons à penser que, si un abcès, au bout d'un temps considérable, ne guérit pas malgré les ponctions répétées, une intervention finit par s'imposer, et cette intervention ne peut être autre que le curettage poursuivi jusqu'à la hanche.

Au contraire, en présence d'un abcès de coxalgie, à marche plus rapide, qui menace de s'ouvrir, il est plus difficile de décider s'il convient d'opérer le malade hâtivement dans le but d'éviter l'infection associée avec ses conséquences graves, ou s'il vaut mieux attendre. Parmi les malades dont l'abcès se fistulise, quelques-uns, même dans les conditions où nous nous plaçons ici, peuvent guérir spontanément au bout d'un certain temps de suppuration, et le résultat orthopédique sera meilleur. Nous l'avons dit en faisant l'histoire de la fistule temporaire Pour ceux dont l'état s'aggravera, l'indication d'opérer ne s'imposera qu'au bout de quelques semaines, de deux ou trois mois.

En réalité, nous avons abandonné, en grande partie, l'intervention hâtive en nous faisant à nous-même ces objections. De plus, la fréquence des fistules ou des abcès consécutifs à cette opération hâtive nous a montré trop peu de différence entre les suites de l'opération suivie de réunion et de l'opération suivie du drainage large, que nous indiquerons en étudiant le traitement opératoire de la coxalgie fistuleuse.

Obs. XV. — *Coxalgie droite ancienne. — Abcès rebelle aux ponctions depuis deux ans. — Curettage de la hanche. — Réunion par première intention. — Guérison.*

V. L..., garçon de dix ans, est amené à Berck en juillet 1893 pour une coxalgie avec un abcès sous-épineux déjà traité par les injections d'éther iodoformé.

Le même traitement pour les injections est continué pendant un an.

En août 1894, curettage. Après ablation de la tête et du col de fémur, on trouve un séquestre du volume d'une cerise appartenant à la région pubienne du cotyle.

Réunion complète par première intention. Cette réunion se maintient.

Au bout d'un mois apparaît une fièvre violente, qui persiste trois semaines. La cicatrice n'est pas modifiée. Un abcès fessier se montre. Il est incisé. Il paraît indépendant de l'articulation. La fièvre cède.

La guérison de l'abcès est obtenue en quelques semaines ; elle est définitive.

Le 19 novembre 1896, le membre opéré dévié en adduction est redressé par ostéotomie sous-trochantérienne.

Le raccourcissement, qui était de 8 centimètres, est réduit à 5.

Ce raccourcissement est dû principalement aux troubles trophiques du fémur et du tibia, l'un et l'autre plus courts du côté malade.

Obs. XVI. — *Coxalgie droite. — Abcès traité par les injections de naphtol camphré, disparu, plus tard reproduit. — Curettage de la hanche, suivi de réunion par première intention. — Guérison.*

Vil..., âgée de neuf ans, fait un premier séjour de six mois à l'hôpital payant en 1893 pour une coxalgie droite.

Un abcès semble guéri par les injections.

En 1896, l'enfant revient, l'abcès s'est reproduit. Il n'est pas modifié par les injections.

Résection de la hanche le 27 juillet 1896.

Le trajet de communication de l'abcès antéro-externe contourne le bord supérieur du col fémoral, entre dans la hanche par la face postérieure de la capsule.

Un nid tuberculeux contenant un séquestre siège sur la face antérieure de la région trochantérienne et se prolonge sur la face antérieure du col. Il communique avec la cavité articulaire.

Il est indépendant de l'abcès et de son trajet (Voy. fig. 123 et 124).

Aucun incident post-opératoire ; l'enfant guérie de sa plaie part pour le sanatorium de Saint-Pol-sur-Mer, le 21 septembre 1896.

Quelque temps après, la guérison est confirmée.

Obs. XVII.— *Coxalgie droite, volumineux abcès des adducteurs et de la fesse. — Injections nombreuses de naphtol camphré sans succès. — Curettage. — Guérison après une période fistuleuse de quatre mois.*

Ch. The..., fille âgée de huit ans, entre à l'Hôpital maritime le 13 février 1896 pour une coxalgie droite. Vaste collection faisant saillie dans les adducteurs.

Autre abcès de la région fessière.

Vingt-quatre ponctions en cinq mois.

Le 10 juillet 1896, curettage de la hanche. L'abcès interne, formé de deux poches, superficielle et profonde, est curetté. L'abcès fessier communique avec la hanche par un trajet qui pénètre dans le bassin par la grande échancrure sciatique. Large perforation du cotyle avec petits séquestres. On sectionne l'ischion pour découvrir le trajet intrapelvien de l'abcès postérieur.

Réunion par première intention.

Le huitième jour, la région fessière est distendue par un épanchement sanguin, sans fièvre.

Évacuation. Le suintement devient purulent au bout de quelques jours.

Curettage secondaire et drainage.

Une fistule persiste quatre mois, puis l'enfant guérit.

Le 2 avril 1897, l'enfant marche depuis un mois avec un raccourcissement de 4 centimètres et demi (différence de niveau des deux talons), surélévation du grand trochanter de 2cm,5.

Tibia plus court du côté malade, 5 millimètres. Légère adduction.

Obs. XVIII. — *Coxalgie gauche.— Deux abcès ponctionnés se reproduisent après une guérison apparente. — Résection de la hanche. — Foyer intra pelvien. — Réunion par première intention. — Guérison.*

Henri M..., huit ans et demi, entre à l'Hôpital payant le 21 août 1893 pour une coxalgie gauche. En décembre 1893, deux abcès, un dans la région des muscles adducteurs, un antéro-externe.

Guérison apparente après de nombreuses ponctions.

Au bout de huit mois, les collections se reproduisent.

Nouvelle guérison, nouvelle reproduction.

Curettage le 14 décembre 1896. Le trajet de l'abcès antéro-externe passe par-dessus le col fémoral, pénètre dans le bassin par la grande échancrure et se rend à la face pelvienne du cotyle.

Section de l'os iliaque en arrière du cotyle pour découvrir le trajet intrapelvien. Cotyle perforé avec séquestre.

Réunion par première intention.

Fistulette à la partie moyenne de la cicatrice pendant six semaines. Guérison complète.

L'enfant sort de l'hôpital un an après l'opération.

A ce moment, raccourcissement de 3 centimètres : ascension trochantérienne, 1 centimètre ; diminution de croissance du squelette, 2 centimètres.

Claudication légère, santé générale excellente.

Plusieurs années plus tard, la guérison est confirmée.

Obs. XIX. — *Coxalgie gauche. — Deux abcès, antéro-externe et fessier. — Injections sans succès. — Résection. — Guérison.*

Berti, âgé de onze ans, entre à l'hôpital payant le 21 janvier 1895 avec une coxalgie gauche.

Abcès fessier en mai 1895.

Vingt-quatre ponctions en onze mois.

Deuxième abcès, antéro-externe en avril 1896.

Curettage le 26 mai 1896. Cotyle incomplètement perforé, séquestre libre dans la hanche. Curettage des deux abcès, réunion par première intention, sans drain. L'abcès antérieur, incomplètement curetté, se reproduit trois mois plus tard, il est enlevé comme une tumeur sans ouverture de sa cavité. Il ne communiquait pas avec la hanche.

Plaie réunie par première intention, guérison définitive.

L'enfant quitte l'hôpital en janvier 1897. Raccourcissement de 4 centimètres.

La cuisse est flexible dans une étendue de 45°.

Obs. XX. — *Coxalgie très ancienne. — Abcès antéro-externe rebelle aux injections. — Résection de la hanche. — Volumineux séquestre. — Réunion par première intention. — Guérison, articulation mobile* (Voy. fig. 159 et 160).

M... Marie, quatorze ans. Premier séjour de onze mois à l'Hôpital maritime pour une coxalgie gauche, dont le début remonte à l'âge de cinq ans. Elle revient le

10 avril 1898 avec un volumineux abcès antéro-externe. Six ponctions, dont quatre suivies d'injection de thymol camphré, une d'éther iodoformé, sont faites sans succès.

Curettage le 4 avril 1899. Tête fémorale adhérente, Volumineux séquestre incomplètement isolé, enchatonné sous la partie supérieure du sourcil cotyloïdien.

Réunion complète, drain à la partie inférieure de la plaie.

Ce drain est enlevé le huitième jour.

Le 25 octobre, guérison confirmée, raccourcissement de 5 centimètres et demi.

Obs. XXI. — *Coxalgie gauche. — Abcès antéro-externe, rebelle aux injections. — Curettage. — Réunion par première intention. — Guérison* (Voy. fig. 162).

Dos..., âgée de douze ans, entre à l'Hôpital maritime le 12 décembre 1895 avec une coxalgie dont le début remonte à deux ans.

Un abcès antéro-externe est traité par les injections modificatrices.

Au bout de sept mois, il est diminué de volume. La peau amincie menace de s'ouvrir.

Curettage le 19 octobre 1896, après une fistule temporaire de huit jours.

Un petit séquestre est libre dans la jointure. La tête fémorale diminuée de volume est adhérente.

Le cotyle n'est pas perforé.

Réunion par première intention. Guérison.

Le 2 avril 1897, l'enfant marche avec un appareil silicaté. Le membre est en bonne attitude ; la flexion est possible sur une étendue de 45°.

Raccourcissement fonctionnel de 5 centimètres, dû à l'ascension du grand trochanter.

Obs. XXII. — *Tuberculose multiple. — Coxalgie gauche. — Mal de Pott lombaire. — Abcès iliaque gauche, guéri par les ponctions (mal de Pott). — Abcès antéro-externe dépendant de la coxalgie, rebelle aux injections. — Menace de fistule. — Curettage. — Guérison.*

Guill..., âgé de onze ans, entre à l'Hôpital maritime le 12 décembre 1894. Cicatrices de foyers tuberculeux guéris au cou et dans la région costale. Mal de Pott lombaire avec abcès iliaque gauche, qui guérit par les ponctions.

Coxalgie gauche compliquée d'un abcès antéro-externe en décembre 1895. Quatorze injections sans résultat. L'abcès antéro-externe menace de devenir fistuleux.

Résection le 10 août 1896.

Rien de spécial à noter.

Réunion par première intention.

En décembre 1896, l'enfant marche avec un appareil.

Le 15 janvier 1897, fracture sous-condylienne du fémur gauche par chute.

A la fin de février, petit abcès sous la cicatrice de résection. Guéri au bout de deux mois.

En avril 1897, raccourcissement de 5 centimètres.

Ascension du grand trochanter, 2 centimètres ; diminution de croissance des os, 1 centimètre et demi. Adduction.

Obs. XXIII. — *Coxalgie gauche. — Deux abcès interne et externe, traités sans succès par les ponctions. — Curettage. — Réunion par première intention. — Guérison. — Fistulette tardive. — Articulation mobile, indolente* (fig. 163).

Dem... Berthe, âgée de quatre ans et demi, entre à l'Hôpital maritime le 16 janvier 1896 pour une coxalgie gauche avec abcès antéro-externe. Au mois de mars suivant, on constate un deuxième abcès au niveau des adducteurs. Neuf ponctions. Le contenu de l'abcès interne est solide ; les évacuations se font mal, menace de fistule.

Résection aseptique de la hanche le 30 juin 1897. Incision antéro-externe pour la résection ; une deuxième incision ouvre la collection des adducteurs. Celle-ci se prolonge dans la fosse iliaque intense, en passant sous l'arcade fémorale.

Le col est sectionné près de la tête avec la pince-gouge. La tête fémorale est enlevée à la curette. On fait un curettage méticuleux de la cavité cotyloïde et de l'abcès interne ainsi que de son prolongement iliaque. Réunion par première intention, sans drain.

Cette réunion se maintient sans incident.

Une appendicite se produit et est opérée le 3 septembre 1898. La guérison de la coxalgie a persisté, et la malade marche avec un appareil.

Une fistulette se forme de nouveau sur l'incision externe. Elle est traitée par les cautérisations au nitrate d'argent et un pansement collodionné. Cicatrisation.

Le 5 mars 1900, la malade marche avec un appareil. L'articulation opérée conserve des mouvements de flexion dans une étendue de 45°, des mouvements d'abduction limités à 25° environ. Raccourcissment à peu près nul à la vue et à la mensuration.

Obs. XXIV. — *Coxalgie gauche traitée par les ponctions sans succès. — Amincissement de la peau. — Curettage de la hanche. — Séquestre du sourcil cotyloïdien. — Double perforation de la hanche. — Réunion avec drainage. — Fistule pendant huit mois. — Guérison. — Articulation mobile* (Voy. fig. 161).

Fr... Marie, âgée de seize ans, entrée à l'Hôpital maritime le 15 novembre 1897 pour une coxalgie gauche, dont le début remonte à quatre ans et demi. Un abcès apparaît sur la face antéro-externe de la cuisse.

Sept ponctions, toutes suivies d'injection de naphtol camphré, sauf la dernière, sont pratiquées du 14 février au 21 mai. Les évacuations sont laborieuses; la peau s'amincit à la surface de l'abcès.

Résection de la hanche le 29 juin 1898. L'abcès antéro-externe, qui descend jusqu'au milieu de la cuisse, se prolonge supérieurement par un trajet qui conduit sur le sourcil cotyloïdien au-dessus du col. A ce niveau, se trouve un séquestre dont l'ablation assure une communication avec la hanche. Section du col et ablation de la tête. La ligne horizontale de l'Y est ulcérée d'arrière en avant, perforée à son extrémité antérieure. L'abcès antéfémoral se prolonge dans le bassin en passant sous l'arcade fémorale. Réunion de la plaie avec un drain. Ce drain est laissé huit jours en place.

Le reste de la plaie se cicatrise, mais une fistule persiste au niveau du passage du drain. Plus tard, elle devient double ; un second orifice s'est établi à quelques centimètres. Le 3 décembre 1898, on réunit les deux fistules.

Deux mois plus tard, la cicatrisation est complète.

Le 17 mars 1899, la malade se lève et commence à marcher avec un appareil et des béquilles.

Le 25 octobre, état général satisfaisant. La malade marche sur sa jambe opérée sans douleur et presque sans boiterie.

Le 25 mars 1900, on constate un raccourcissement de 3 centimètres, lié en partie à la diminution de croissance du fémur et du tibia. Le tibia du côté malade est plus court de 1 centimètre.

La hanche est mobile ; le membre en bonne attitude peut être fléchi dans une étendue de 30°. Il peut être porté également en adduction et en abduction.

Obs. XXV. — *Coxalgie droite. — Fémur luxé. — Abcès traité par les ponctions. — Amincissement de la peau. — Curettage. — Mort de bronchopneumonie trois mois après l'intervention.*

Obs. XXVI. — *Coxalgie gauche. — Abcès traité par les ponctions. — Amincissement de la peau. — Curettage. — Réunion par première intention. — Séquestre avec perforation cotyloïdienne. — Foyer intrapelvien. — Guérison* (Voy. fig. 164).

D... Georges, âgé de douze ans, entre le 25 avril 1899, avec une coxalgie gauche, compliquée d'un abcès antéro-externe.

Cinq ponctions avec injection de thymol camphré. Reproduction rapide du liquide, amincissement de la peau.

Résection le 26 juin 1899. Séquestre du volume d'une noisette à la partie supérieure du cotyle. Perforation cotylienne avec abcès intrapelvien.

Agrandissement de cette perforation et curettage. Réunion complète sans drain.

La réunion s'effectue sans incident.

Le 2 septembre suivant, appareil plâtré avec fenêtre vis-à-vis de la cicatrice. Appareil renouvelé le 1er novembre.

Le 5 mars 1901, la marche est permise avec un appareil. La hanche est mobile, peut être fléchie et portée en abduction.

Raccourcissement de 3 centimètres.

Obs. XXVII. — *Coxalgie datant d'un an et demi. — Volumineux abcès traité par les ponctions. — Fistule non infectée fermée. — Menace de reproduction de la fistule. — Curettage de la hanche. — Réunion par première intention* (Voy. fig. 165).

Lu... Lucien, âgé de six ans, entre à l'Hôpital maritime le 4 juin 1899, atteint d'une coxalgie gauche, dont le début remonte à deux ans.

Abcès traité par les ponctions. Une fistule s'établit, puis se referme. Le liquide se reproduit.

Nouvelles ponctions et menace d'une nouvelle fistule.

Curettage le 30 octobre 1899. Curettage; réunion par première intention.

La cicatrice s'effectue.

Le 5 janvier 1900, un appareil plâtré circulaire est appliqué.

En avril 1900, un abcès se forme à la partie antéro-externe de la cuisse. Cet abcès est incisé et curetté le 5 mai.

Obs. XXVIII. — *Coxalgie droite datant de quatre ans. — Abcès dans les adducteurs. — Menace de fistule. — Curettage. — Réunion par première intention. — Cicatrice soulevée par une petite collection. — Guérison* (Voy. fig. 166).

H... Auguste, âgé de dix ans, entre à l'hôpital en janvier 1899 pour une coxalgie droite, dont le début remonte à 1895 et compliquée d'un abcès antéro-externe de la cuisse, d'un autre abcès à la partie interne.

Redressement de la hanche sous l'anesthésie générale par l'éther.

Injections de naphtol camphré. Amincissement de la peau.

Résection le 4 décembre 1899.

Deux incisions : une externe pour la résection, une interne pour l'abcès des adducteurs. Ni perforation ni séquestre. Réunion complète.

Le 9 janvier, une collection soulève la cicatrice ; il s'en écoule un peu de liquide séreux ; l'incision se referme rapidement.

Le 2 février, une petite masse fongueuse est extraite par expression.

Huit jours après, cicatrisation définitive.

Le 5 mars 1900, le malade est en état de se tenir debout.

Obs. XXIX. — *Coxalgie fistuleuse depuis un an. — Curettage de la hanche. — Perforation et abcès pelvien. — Réunion par première intention. — Guérison.*

B..., âgé de huit ans, entre à l'Hôpital maritime le 12 décembre 1895 pour une coxalgie droite, compliquée d'une fistule antéro-externe post-opératoire.

Le 6 mai 1896, résection de la hanche.

Perforation du cotyle à sa partie inférieure se continuant avec un décollement sur la face interne de l'ischion, rempli de fongosités.

Curettage minutieux de la hanche et du décollement intrapelvien. On tente la suture sans drain.

Cette réunion est obtenue à titre définitif.

Le 21 août, la cicatrice est solide.

Raccourcissement de 3 centimètres.

Le malade quitte l'hôpital un an après son opération.

Obs. XXX. — *Coxalgie avec fistule bénigne depuis un an. — Curettage. — Réunion par première intention. — Guérison.*

S... Louis, âgé de dix ans, entre à l'Hôpital le 15 juin 1895 pour une coxalgie droite luxée, fléchie à angle droit, avec une fistule antérieure suppurant peu.

Un an plus tard, la fistule persiste.

Opération le 15 juin 1896. La tête et le col ont complètement disparu, rien à réséquer. Le cotyle est perforé sur deux points.

Réunion par première intention sans drain. Cette réunion persiste.

Un an plus tard, collection froide de la fesse, curettée avec réunion par première intention.

La guérison cette fois paraît définitive.

L'enfant reste deux ans en observation à l'hôpital.

Obs. XXXI. — *Coxalgie droite avec abcès menaçant de faire fistule. — Fistulette.— Curettage par première intention. — Guérison.*

B... Léon, âgé de dix ans, entre à l'Hôpital maritime en juin 1897.

Un abcès s'est développé sous un appareil. Il est très superficiel lorsqu'on le découvre. Une fistule s'établit malgré les ponctions.

Deux jours après cette fistulisation, résection de la hanche (7 juillet 1897).

L'abcès offre des prolongements complexes. Contre la poche externe, on découvre un prolongement dans la fosse iliaque, un autre dans l'épaisseur des adducteurs. Ce dernier descend jusqu'au delà du milieu de la cuisse. Aucune trace de réparation. La tête fongueuse est libre dans le cotyle.

Réunion par première intention. La cicatrisation s'effectue sans incidents.

L'enfant quitte l'hôpital, guéri onze mois après l'opération.

Obs. XXXII.— *Coxalgie droite avec abcès rebelle aux ponctions.— Fistule depuis quatre jours. — Curettage. — Séquestre de l'os iliaque. — Deux perforations. — Réunion par première intention. — Guérison.*

R..., âgé de huit ans et demi, entre à l'Hôpital maritime le 17 septembre 1897 pour une coxalgie compliquée d'abcès. Nombreuses ponctions. Une fistule s'établit.

Quelques jours plus tard, résection de la hanche.

Opération le 14 mars 1898. Tête détruite et col ulcéré. Un séquestre est situé au-dessous du cotyle dans une caverne de l'ischion. Un prolongement fongueux se porte en avant dans la région pubienne. A ce niveau, la curette entoure l'os et le perfore.

Curettage minutieux, réunion par première intention sans drain.

Cicatrisation sans incident. Le malade reste en observation à l'hôpital pendant sept mois et part guéri.

Obs. XXXIII. — *Coxalgie gauche.— Abcès non guéri par les injections. — Résection aseptique. — Séquestre volumineux du col fémoral. — Réunion par première intention.*

C.... Victor, âgé de vingt-sept mois, entre à l'Hôpital maritime le 15 avril 1900 avec une coxalgie gauche, compliquée d'un abcès antéro-interne.

Au lieu de céder aux injections modificatrices, cet abcès menace de s'ouvrir.

Opération le 26 novembre 1900. On pratique le curettage de la hanche. Incision antérieure coudée au-dessus du grand trochanter. La tête fémorale est luxée au-dessus du cotyle, faisant saillie dans la fosse iliaque, à la limite supérieure du sourcil.

On trouve sur la face antérieure et le bord intense du col une caverne, qui se prolonge en bas en empiétant sur la diaphyse. Un séquestre volumineux s'y trouve logé. Le reste du col est sectionné en dedans du grand trochanter. Le cotyle déshabité est fongueux et minutieusement curetté. Réunion complète par première intention sans drain; pansement habituel avec attelle plâtrée et extension continue.

La cicatrisation se fait sans aucun incident. L'enfant, soumis à l'extension continue pendant huit mois, est encore conservé à l'hôpital jusqu'au moins de septembre 1902. La guérison ne s'est pas démentie.

La hanche est très mobile. Flexion de 90°. Extension complète. Adduction et abduction étendues. Raccourcissement ne dépassant pas 2 centimètres. Le grand trochanter est à peine surélevé; la santé générale est excellente. Le malade très jeune apprend assez difficilement à marcher. Bien que la jambe soit laissée sans appareil depuis près d'une année, elle conserve sa direction normale.

Obs. XXXIV. — *Coxalgie droite avec gros abcès se vidant mal. — Fièvre. — Résection aseptique de la hanche. — Mal de Pott dorsal.*

G... Émilienne, âgée de cinq ans, entrée à l'Hôpital maritime le 14 août 1901, pour une coxalgie droite compliquée d'un volumineux abcès antérieur.

Elle porte, en outre, un mal de Pott dorsal, sans complication.

Le fémur est luxé en haut. L'abcès traité par les ponctions se vide mal.

L'enfant a la fièvre le soir.

Opération le 25 novembre 1901. Une incision longue de 15 centimètres, antéro-externe, découvre un vaste abcès de cette région ; cette poche communique avec une seconde collection située en dedans ; le trajet intermédiaire est étroit.

La communication articulaire découverte, on incise la capsule. La tête est luxée sur le sourcil cotyloïdien, ce qui explique les 5 centimètres de raccourcissement. La tête supprimée est le cotyle curetté ; on réunit par première intention sans drain. Pansement. Attelle plâtrée. Extension continue.

Obs. XXXV. — *Coxalgie droite avec abcès fermé, longtemps traité par les ponctions sans succès. — Résection. — Réunion par première intention.*

G... Jean, âgé de neuf ans et demi, entre à l'Hôpital maritime le 15 mars 1901 pour une coxalgie droite, compliquée d'un abcès antérieur. Cet abcès est traité par les injections sans résultat.

La peau s'amincit à sa surface et menace de s'ulcérer.

Le 20 janvier 1902, opération. Incision antéro-externe sur l'abcès. Sa cavité communique avec la hanche par un trajet à direction exceptionnelle. Ce trajet contourne la face externe et le bord postérieur du fémur et parvient à la partie inférieure de l'articulation.

Le cotyle est largement perforé. Un gros séquestre occupe le centre de la perforation. Du côté de la cavité pelvienne, un décollement en disque dépasse surtout en avant les limites de la perforation du cotyle, qui est élargie à la curette. Le curettage complété avec soin, on fait la réunion par première intention sans drain.

Le 8 janvier 1903, la cicatrisation de la plaie s'est faite par première intention, sans incident consécutif. La guérison paraît aujourd'hui confirmée.

L'enfant a commencé à marcher au mois de décembre avec un appareil plâtré et des béquilles.

Cet appareil est renouvelé aujourd'hui.

Le raccourcissement (différence de niveau des deux talons) est minime (1 centimètre). Le grand trochanter est à peine surélevé (1 centimètre environ) ; mais le bassin est très légèrement abaissé du côté opéré. Le raccourcissement à la mensuration est nul.

La hanche est mobile ; le malade commence à bien marcher, bien qu'il ne soit exercé que depuis peu de temps.

Obs. XXXVI. — *Coxalgie droite. — Abcès menaçant de se fistuliser. — Résection. — Réunion par première intention* (fig. 167).

H... Marcelle, âgée de six ans et demi, entre à l'Hôpital maritime le 13 septembre 1899 avec une coxalgie droite, sous un appareil plâtré. La hanche est douloureuse. Un abcès se développe, il est plusieurs fois ponctionné.

Une fistulette finit par s'établir, donnant issue à du sang à peine mélangé de pus. A cause de cette fistulette, une opération est décidée.

Opération le 9 avril 1900. Résection de la hanche. Deux séquestres blancs sont trouvés dans le cotyle, l'un à la partie moyenne, l'autre à la partie supérieure et postérieure.

Réunion par première intention.

Obs. XXXVII. — *Coxalgie gauche. — Abcès des adducteurs. — Résection. — Réunion par première intention. — Guérison.*

D... Achille entre à l'Hôpital maritime le 13 février 1901 avec une coxalgie gauche, sous un appareil plâtré, et un abcès siégeant dans la région des adducteurs.

L'abcès est traité par les injections sans succès. Au commencement de juin, la collection devient superficielle au niveau du pli de l'aine. La peau est amincie et d'un rouge sombre à sa surface, lorsqu'on se décide à opérer.

Opération le 24 juin 1901.

L'incision ouvre un abcès dont la disposition est spéciale. La poche antérieure du pli de l'aine, au lieu de communiquer en haut avec la hanche, offre un trajet inférieur et interne qui se dirige vers le bord interne de la cuisse, où se trouve une deuxième collection.

Celle-ci a pour origine la partie inférieure de la hanche.

Cette cavité complexe est mise en vue par dilatation violente des trajets, puis curettée avec soin. Rien de spécial dans la hanche.

Réunion par première intention.

Obs. XXXVIII. — *Coxalgie droite. — Fistule récente. — Résection. — Tentative de réunion par première intention. — Fistule consécutive. — Mal de Pott lombaire.*

R... Étiennette, âgée de huit ans et demi, entre à l'Hôpital maritime le 17 mars 1899, pour une coxalgie droite, compliquée d'un volumineux abcès du triangle de Scarpa et avec un mal de Pott lombaire (première et deuxième vertèbres).

L'abcès, longtemps traité par les ponctions et les injections, finit par se fistuliser en mars et avril 1900 sans fièvre.

Résection aseptique le 7 mai 1900. On trouve un abcès interne à plusieurs loges ; il est curetté attentivement. Le cotyle offre une perforation étroite. On tente la réunion par première intention, en notant que le résultat est douteux.

Ce résultat est imparfait. Deux fistulettes persistent. La malade quitte l'infirmerie le 5 septembre. A cette époque, la suppuration est minime.

Le 5 novembre, on note de la fièvre, des vomissements, de la céphalalgie. La fistule externe s'est fermée.

Les jours suivants, la fièvre persiste. La température reste élevée, une suppuration abondante, verdâtre, s'établit par la fistule interne.

Une deuxième intervention est suivie de guérison au bout de cinq mois.

IV

RÉSECTION DE LA HANCHE

Résection de la hanche dans la coxalgie fistuleuse.
Définition : drainage de la hanche.
Indications : suppuration fistuleuse à forme grave. Abcès infecté avant l'ouverture. Suppuration fistuleuse modérée sans fièvre.
Fistules et cicatrices multiples d'origine ancienne.
Arguments d'ordre anatomo-pathologique.
Technique opératoire de la résection dans la coxalgie fistuleuse. Opération, pansement, sérum.
Soins consécutifs à l'opération : suites immédiates et prochaines. Premier pansement. Cicatrisation. Incidents de la réparation.
Fistules post-opératoires.
Suites éloignées de la résection. Précautions et soins. Caractères de la guérison. Rechutes après la résection : abcès chauds précoces, abcès froids tardifs. Réouverture des fistules préexistantes.
État du membre opéré. Ankylose. Pseudarthrose mobile.
Attitude du membre opéré. Raccourcissement après la résection. Éléments du raccourcissement. Troubles de l'accroissement du fémur et du tibia, études d'Ollier. Raccourcissement du membre opéré dans son ensemble.
Marche des réséqués.

L'opération que l'on appelle classiquement la résection de la hanche doit porter un autre nom : c'est un drainage de la hanche.

En présence d'une coxalgie fistuleuse, on ne se propose pas de supprimer des parties osseuses, qui presque toujours sont, par elles-mêmes, capables d'une cicatrisation ; on veut ouvrir et régulariser le foyer de suppuration et simplifier sa forme. On n'enlève la tête fémorale que pour découvrir le cotyle, mettre à jour non seulement les abcès découverts par l'examen clinique, mais les prolongements fongueux sous-jacents aux muscles voisins et même les foyers intrapelviens situés derrière une perforation du cotyle. Au cours de ce drainage, on cueille éventuellement les séquestres.

Cela est si vrai que l'on doit être économe, autant que possible, dans la suppression des parties osseuses. Il faut et il suffit d'ouvrir une voie large et directe de l'extérieur vers la hanche et, de plus, confondre en une seule cavité tous les diverticules du foyer tuberculeux.

Indications de la résection de la hanche. — Le traitement de la coxalgie sans abcès appartient exclusivement aux méthodes conservatrices.

Il y a une vingtaine d'années, l'enthousiasme légitime, né de l'innocuité relative des opérations aseptiques, put justifier des tentatives audacieuses, comme celle qui mettait dans la résection hâtive de la hanche l'espoir d'une cure radicale de la coxalgie. Les résultats n'ayant pas justifié les prévisions, une réaction ne tarda pas à se faire; on a même, depuis, passé d'un excès à un autre. La résection de la hanche a été presque abandonnée dans toutes ses indications.

Nous ne connaissons qu'un seul chirurgien des hôpitaux de Paris, qui pratique à l'heure actuelle la résection de la hanche dans la coxalgie avant l'abcès. C'est M. Félizet, qui nous paraît même appliquer chez tous ses opérés le procédé sous-trochantérien, quels que soient d'ailleurs le degré et l'étendue des lésions.

Ollier considérait la persistance des douleurs comme une indication suffisante de réséquer la hanche. Il ajoute : « Ces formes à douleurs rebelles commanderont encore plus impérieusement la résection lorsqu'elles s'accompagneront de déformation constituant par elles-mêmes une grave complication. En pareil cas, la résection est une opération de soulagement et d'orthopédie.... » Nous n'avons jamais obéi à cette indication de la douleur. C'est un symptôme qui cède facilement, nous l'avons dit, à l'immobilisation par le grand appareil plâtré. La douleur est peu importante par elle-même. Elle est calmée presque instantanément ou du moins tellement atténuée qu'elle cesse d'être un sujet de préoccupation. Elle n'a d'autre importance réelle que sa signification pronostique ; elle annonce généralement l'abcès.

Nous n'avons observé la douleur vraiment rebelle de la coxalgie que chez quelques adultes. Elle est alors un sujet de réelles difficultés thérapeutiques.

Lorsque l'abcès se montre précédé ou non d'une crise douloureuse, il ne constitue pas une indication de réséquer. Il est justiciable de la méthode des injections.

Nous avons exposé précédemment qu'en cas d'échec des injections nous avions été conduit à intervenir par exception en pratiquant le curettage aseptique de la hanche, soit pour effectuer la cure d'un abcès qui résistait indéfiniment, soit pour éviter la fistulisation. Cette pratique est restée jusqu'ici, nous le répétons, un traitement exceptionnel entre nos mains. Considérée à un point de vue rationnel, elle aurait pu prendre une plus grande extension si elle avait permis d'éviter toujours le passage à l'état fistuleux. Nous avons exprimé nos réserves sur cette question. Nous n'avons en vue ici que les indications de la résection de la hanche dans la coxalgie fistuleuse.

C'est actuellement un sujet de désaccord entre les chirurgiens. Il ne nous paraît pas utile de rappeler les arguments apportés soit pour condamner d'une manière absolue la pratique de la résection, soit pour étendre ou restreindre le nombre des cas à opérer. Une discussion qui conserve un caractère général n'est que d'un médiocre intérêt pour la pratique.

Parmi les coxalgies fistuleuses, il en est un bon nombre dont la gravité est telle qu'il faut choisir entre un traitement opératoire et l'abandon du malade à son sort fatal.

D'autres fois, la suppuration de la hanche ne menace pas ainsi directement la vie, et il est plus difficile de préciser les raisons pour ou contre la résection.

Au lieu de discuter sur les indications opératoires, j'essayerai de distinguer plusieurs groupes de cas et de montrer pour chacun d'eux les raisons qui peuvent engager d'une manière plus ou moins pressante à intervenir, en tenant compte de l'abondance de la suppuration, de l'état fébrile, de l'âge du malade et de l'ancienneté de la maladie.

Coxalgies compliquées d'une suppuration fistuleuse de forme grave. — Lorsque, après l'ouverture d'un abcès de la coxalgie, survient une suppuration qui persiste avec abondance, que cette suppuration s'accompagne de fièvre, que le malade, âgé de six à quinze ans, perd l'appétit, maigrit assez rapidement et prend cette pâleur que l'on reconnaît facilement comme l'empreinte de la septicémie à marche lente, on ne peut garder d'illusion sur l'avenir qui se prépare. Si l'on attend, les mêmes symptômes, suppuration, fièvre, amaigrissement, se prolongent et s'aggravent. Au bout de quelques semaines, parfois de quelques mois le plus souvent, le malade est tellement affaibli qu'il ne peut plus être question de lui faire subir une opération grave avec chances sérieuses de succès. Le moment d'intervenir a passé.

Les faits de ce genre sont rares dans la pratique de la ville, chez les malades rationnellement soignés, par l'immobilisation de la hanche et les moyens hygiéniques convenables ; la suppuration en pareil cas est parfois tenace : elle n'affecte presque jamais une allure grave.

Chez les malades de l'hôpital, il en est autrement. Les petits coxalgiques de la classe pauvre n'ont pas été traités régulièrement. Ils ont marché avec ou sans appareil et hâté ainsi l'agrandissement du foyer tuberculeux. Ils sont fatigués, amaigris par la gêne et la douleur locales, par la pauvreté du régime et plus souvent le défaut de grand air. Le traitement rationnel appliqué tardivement à ces malades, dans nos collections de l'Hôpital maritime, ne peut pas être aussi efficace qu'il l'est chez les petits malades soignés isolément en ville, quelques soins que l'on apporte d'ailleurs à l'hôpital dans l'application des moyens de traitement.

En fait je n'ai guère observé la forme grave de la suppuration dans la coxalgie que chez les malades des hôpitaux.

En ville, les quelques suppurations graves et déjà établies que nous avons observées se rapportaient presque toutes à des malades traités sans méthode régulière.

En présence de cette suppuration, on ne peut s'abstenir. Le foyer de suppuration doit être drainé d'une manière utile.

Ce n'est pas à l'aide d'un ou plusieurs drains placés en culs-de-sac ou en tunnel à travers les poches d'abcès que l'on peut diminuer la suppuration, arrêter la fièvre et l'amaigrissement. Ce drainage est partiel : il n'a pas d'action sur le foyer articulaire lui-même, non plus que sur les diverticules accessoires et cachés qui en partent presque toujours en diverses directions. Il est insuffisant. La présence des drains n'a d'autre effet que de rendre la suppuration plus abondante.

Les incisions larges et les curettages partiels des abcès sont inefficaces pour la même raison qu'ils constituent un acte opératoire incomplet. Ils négligent toute la partie ostéo-articulaire, tous les diverticules profonds. Ils ne sont d'aucune utilité.

Nous en dirons autant des injections, dont la pratique est laborieuse, qui, malgré toute l'application qu'on met à les faire, ne pénètrent que dans les parties superficielles. Elles sont capables de produire l'exaspération de la fièvre, elles ne la calment jamais.

A notre avis, la suppuration fistuleuse de forme grave, dont il s'agit, est une indication formelle, non discutable, de la résection de la hanche, autrement dit d'un drainage large et direct.

Ce premier point déterminé d'une manière générale, une autre question doit être de suite posée :

A quel moment cette indication doit-elle être réalisée ? Doit-on opérer de suite ou bien attendre ? Et, dans ce dernier cas, quelles sont les limites de l'attente?

Il est rarement urgent d'opérer dans les jours qui suivent l'ouverture de l'abcès et l'installation de la fièvre. La santé et la vie du malade ne sont pas menacées d'une manière imminente.

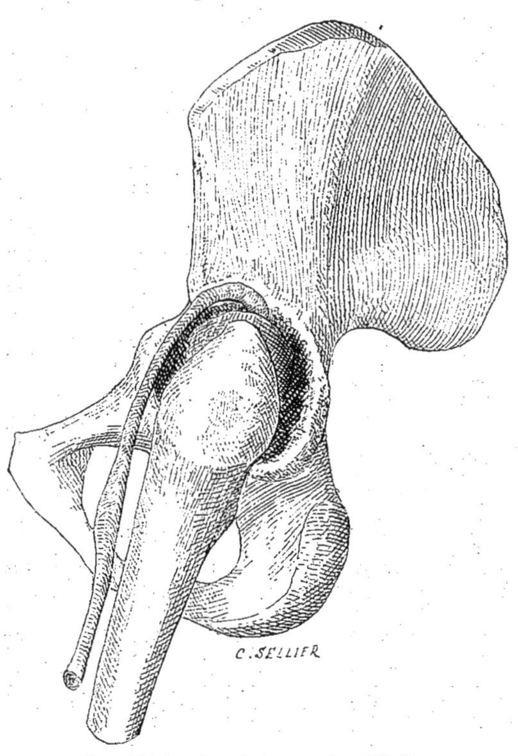

Fig. 168. — *Coxalgie gauche, fébrile.*

Fistule de la face antérieure de la cuisse, remontant au-devant du col fémoral et entrant dans la hanche au niveau du point le plus élevé du sourcil.

Fille de quatorze ans. Opérée le 21 janvier 1901 ; sortie, après guérison, le 12 août 1902.

Chacun sait que la fièvre qui se développe, comme suite à l'ouverture de l'abcès, peut, même si elle affecte une forme violente, se calmer au bout de quelques semaines ; c'est ce qui arrive dans les cas où la collection et la lésion articulaire elle-même affectent l'une et l'autre une forme anatomiquement simple, chez un malade d'ailleurs résistant.

Mais, cela dit, peut-il y avoir intérêt à remettre plus longtemps l'intervention ? Rarement, croyons-nous. Plus on opère tôt dans les circonstances indiquées, plus on augmente les chances d'obtenir une guérison rapide. Nous aurons plusieurs fois l'occasion de confirmer cette proposition. L'attente est inutile ; pour peu qu'elle se prolonge, elle augmente la gravité de l'acte opératoire, le malade s'affaiblissant ; elle accroît aussi la difficulté du relèvement des forces après l'opération ; elle a surtout des inconvénients graves au point de vue de la réparation locale. Il arrive fréquemment, en effet, qu'après l'établissement d'une fistule des prolongements fongueux persistants donnent naissance par infection secondaire à un ou à plusieurs abcès, lesquels aboutissent à autant de fistules disséminées autour de la hanche. La coxalgie multifistuleuse guérira beaucoup plus difficilement avec ou sans opération.

On commet une faute en attendant que le malade soit amaigri, déprimé par la fièvre. On commet la même faute en attendant que la multiplication des fistules ait rendu la lésion locale presque irréparable. Nous exposerons dans la suite comment l'ostéomyélite secondaire dont il a été question déjà, et qui est la conséquence d'une suppuration prolongée, apporte un obstacle presque invincible au succès de toute opération conservatrice.

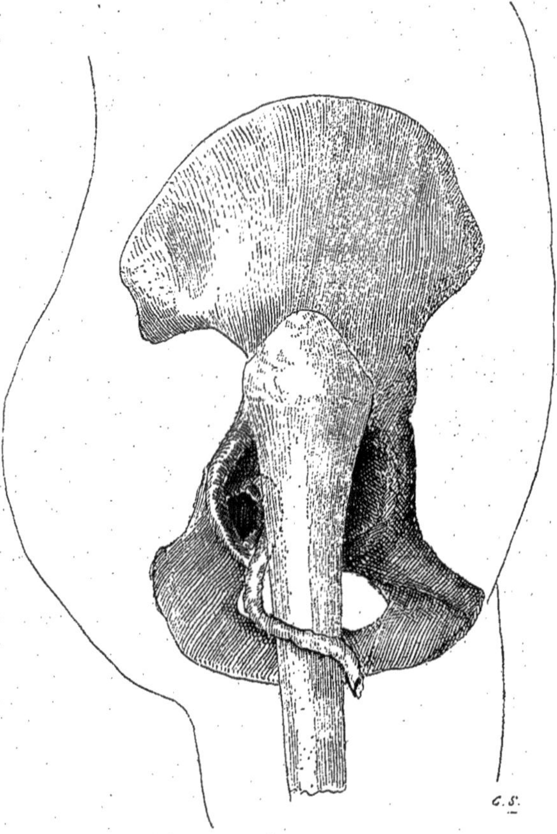

Fig. 169. — *Coxalgie droite, fistuleuse.*

Coxalgies compliquées d'un abcès volumineux, infecté avant leur ouverture. — Nous avons observé quelques malades qui portaient, dès leur arrivée à l'Hôpital maritime, un volumineux abcès ayant pris les caractères d'un véritable phlegmon. La coxalgie était douloureuse, toute la région occupée par l'abcès sensible au toucher et à la pression. L'aspect du malade était celui que l'on rencontre dans les états fébriles graves. La température élevée, 38° à 39°,5, ne se rattachait à aucune lésion autre que la coxalgie suppurée.

L'expérience nous a montré qu'en pareil cas il est dangereux d'entreprendre de prime abord une opération aussi laborieuse que la résection de la hanche. Le choc consécutif est redoutable dans ces conditions. On doit, dans un premier temps, inciser et drainer l'abcès comme un phlegmon, sauf à pratiquer dans la suite la résection de la hanche, lorsque la poche de l'abcès se sera spontanément rétrécie.

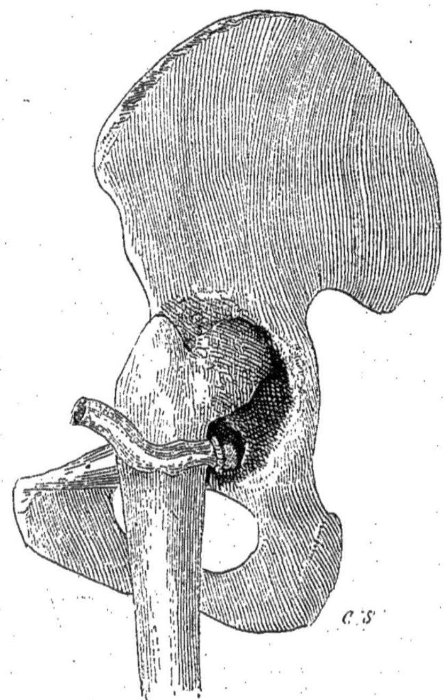

Fig. 170. — *Coxalgie gauche, fistuleuse et fébrile.*

Ascension forte du fémur. Trajet fistuleux contournant la face postérieure du fémur et entrant dans la partie inférieure du cotyle au niveau d'une caverne creusée sur l'ischion.

Fistule de la cuisse, passant derrière le fémur et pénétrant dans la hanche au niveau du bord inférieur du cotyle. — Séquestre à la partie inférieure, perforation du cotyle.

Fille de neuf ans. Résection, le 31 décembre 1901. Sortie, le 11 juin 1903, non guérie.

Cette intervention en deux temps donne beaucoup plus de sécurité. Nous aurons l'occasion de citer à propos de l'histoire du choc opératoire, deux exemples de ces coxalgies infectées avant la fistulisation. L'un de ces malades, réséqué d'emblée, succombe au choc. Chez l'autre, la collection fut préalablement ouverte, et la résection pratiquée quelques semaines plus tard fut suivie de guérison.

Coxalgies fistuleuses avec suppuration modérée, sans fièvre. — Cette condition est la plus fréquente. C'est pour elle que les indications opératoires peuvent sembler les plus discutables, les moins nettement posées. La question, au reste, loin d'être simple, se présente sous divers aspects.

L'âge du malade prend une place importante.

Chez les tout jeunes enfants, l'établissement d'une fistule coxale sans fièvre ou avec une période temporaire de fièvre est d'une gravité beaucoup moindre que chez les malades d'un âge plus avancé. A moins d'un obstacle anatomique local, tel que la présence d'un séquestre, d'un foyer intrapelvien, la coxalgie fistuleuse guérit plus souvent d'une manière pour ainsi dire spontanée et moyennant des soins très simples chez les petits malades au-dessous de quatre ans. Si la fièvre du début ne persiste pas, si l'amaigrissement ne devient pas une menace pour l'état général, il est permis d'attendre ; nous nous en sommes fait une règle, afin de ménager les chances de guérison spontanée.

Un acte opératoire ne devient nécessaire que si la vie paraît menacée, ou si, la suppuration persistant avec la même abondance, on est autorisé à supposer la présence de ce que nous avons appelé un obstacle anatomique à la guérison.

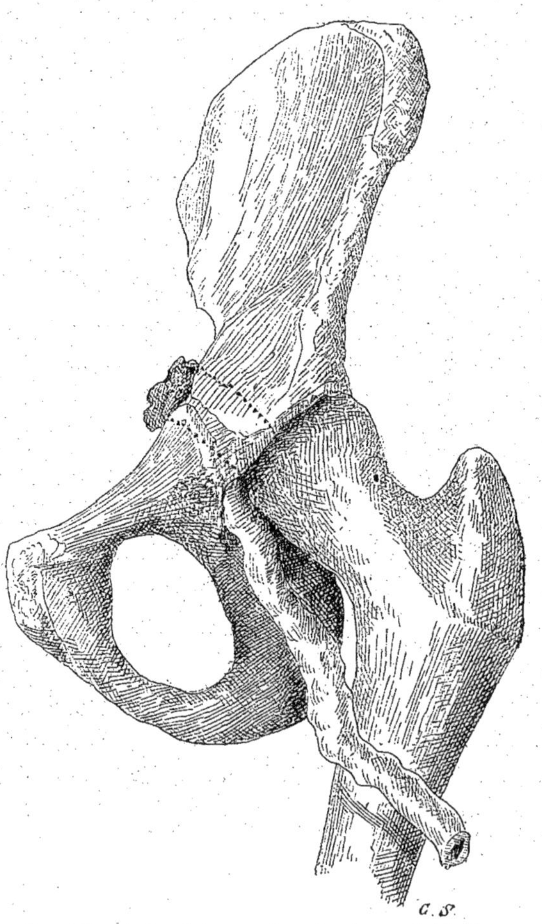

Fig. 171. — *Coxalgie gauche. fistuleuse et fébrile.*

Fistule provenant de la partie inférieure de la capsule et prolongée jusque dans le bassin à travers une perforation cotylienne.

Garçon de douze ans. Résection le 26 avril 1897. Sorti après guérison, le 25 septembre 1898.

Plus le malade est âgé, plus il s'éloigne de la quatrième ou de la cinquième année, et plus la guérison spontanée des fistules de la coxalgie devient problématique. Le caractère modéré de la suppuration, l'absence de fièvre, la conservation d'un état général satisfaisant permettent l'attente, d'autres diraient l'imposent, tout au moins lorsque la fistule reste à l'état simple sans abcès secondaire, sans rétention, sans douleur et sans fièvre.

Sans aucun doute, il est logique, dans ces conditions, d'attendre une guérison spontanée, qui est possible.

La fistule simple a une plus ou moins grande importance. Réduite aux proportions de la fistulette temporaire, dont nous avons donné la description à propos de l'étude des injections, ouverture fistuleuse avec un écoulement de quelques gouttes d'un pus séreux ou de sérosité transparente, elle paraît d'une gravité insignifiante ; la guérison semble probable dans un délai plus ou moins long ; on doit s'abstenir, et l'avenir confirme souvent la justesse de cette règle. Au bout d'une période très variable de quelques semaines à une année et même davantage, l'orifice se ferme ; c'est à titre définitif. Cette heureuse issue ne doit pas être escomptée avec pleine sécurité. La petite fistule peut, au cours de sa longue durée, se compliquer comme si elle avait subi une infection accidentelle ; la suppuration augmente en prenant un caractère plus grave. Plus fréquemment un abcès secondaire se forme et ajoute une deuxième fistule à la première. Cet abcès secondaire apparaît dans d'autres cas, au moment où la première fistule se ferme, ou quelque temps après. L'état du malade, à la suite de ces incidents consécutifs, ressemble à l'état des porteurs de fistules un peu plus graves, que nous allons maintenant envisager.

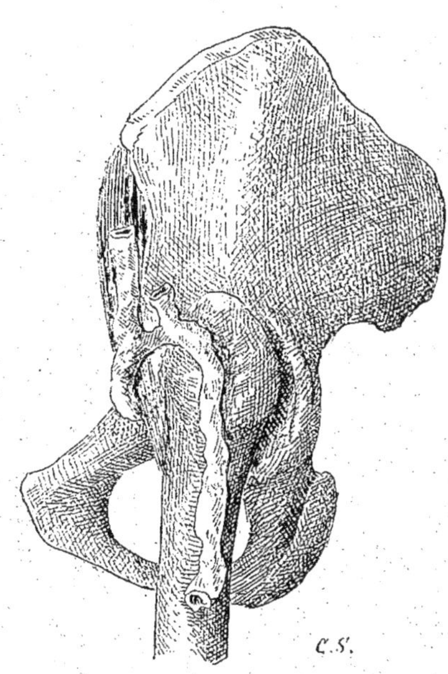

Fig. 172. — *Coxalgie gauche, fistuleuse et fébrile.*

Trois fistules rattachées à un seul trajet antécoxal.

Fille de sept ans et demi. Résection le 23 novembre 1896. Sortie après guérison, le 3 janvier 1898.

Avec une suppuration un peu plus abondante, qui ne menace pas la santé générale du malade, on attend habituellement une amélioration spontanée pendant deux, quatre, six mois. Après cette période, j'estime que, dans la pratique hospitalière tout au moins, l'intérêt du malade veut que l'on prenne un parti dans le sens de l'intervention. La persistance de la suppuratien expose gravement à l'ostéomyélite secondaire de l'os iliaque ou du fémur, complication qui compromet tout succès opératoire.

Si la fistule à suppuration modérée, au lieu de rester simple, vient à se compliquer d'abcès secondaires, situés non sur le trajet fistuleux lui-même, entre l'articulation et l'orifice cutané, mais dans une autre direction, cette aggravation évidente nous décide souvent à intervenir autant que possible avant l'ouverture de la nouvelle collection. Tel est le cas, par exemple, d'une coxalgie à fistule antéro-externe qui se complique, à un certain moment, d'un abcès secondaire, chaud le plus souvent, de la région des adducteurs ou de la région fessière.

Avec la multiplication des abcès et des fistules, la suppuration devient plus abondante, souvent fébrile ; le malade, qui avait conservé un assez bel aspect, pâlit et maigrit. Il est compromettant de tarder jusqu'à ce que la cachexie commence.

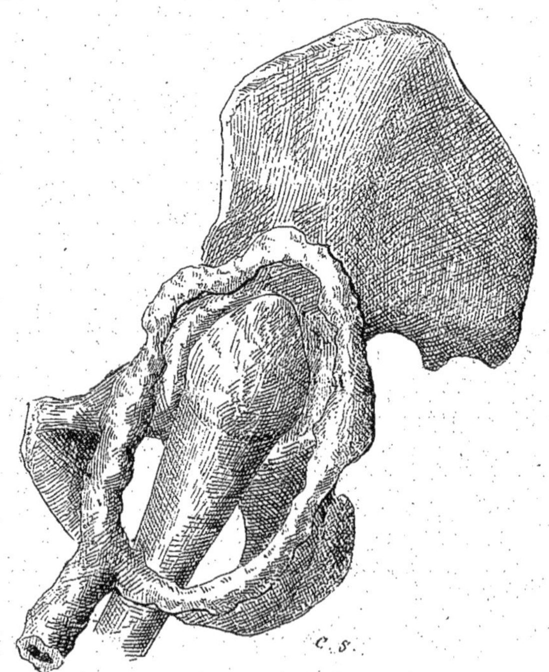

Fig. 173. — *Coxalgie gauche, fistuleuse et fébrile.*

Fistule dont le trajet forme un anneau complet.

Garçon de quatorze ans. Opéré le 11 janvier 1897 ; sorti avec une fistule, le 8 mai 1897.

Nous nous sommes souvent trouvé en présence d'une fistule ou de deux fistules dont la formation remontait à une année ou même à deux ou trois années chez des enfants. A aucun moment la santé générale n'avait été sérieusement menacée, mais aussi la guérison ne semble pas réalisable spontanément. La quantité de suppuration de ces fistules à disposition simple est variable. Elle peut être minime, et le défaut d'expérience peut faire que l'on s'étonne qu'une lésion en apparence si simple ne guérisse pas. Chez d'autres malades, dont la suppuration moins négligeable nécessite des pansements souvent répétés, on aurait lieu de s'étonner au contraire qu'aucune complication locale ne se soit produite et que la santé générale ne soit pas atteinte. Convient-il d'intervenir ou de s'abstenir dans ce cas ? Guidés par la notion que le plus souvent la guérison est empêchée par un obstacle anatomique pouvant être enlevé, nous nous décidons plus souvent à pratiquer la résection.

Coxalgies à fistules et à cicatrices multiples d'origine ancienne. — La coxalgie à fistules multiples et anciennes guérit très difficilement.

Nous avons déjà énoncé cette règle clinique. Au point de vue spécial du traitement, on ne doit pas confondre les fistules d'origine récente avec les fistules anciennes.

Une coxalgie compliquée de deux, de trois fistules même, occupant des régions différentes et appartenant par suite à autant de trajets distincts, n'offre pas encore une gravité exceptionnelle, si l'origine de ces fistules est récente ; la résection peut fournir un succès facile, quelle que soit la quantité de la suppuration. Dans ce cas, les trajets se sont ouverts presque en même temps, et, ce qui prime tout, l'infection secondaire ne remonte pas à une époque éloignée, au delà de quelques mois.

Tout autre est le pronostic des fistules multiples et anciennes.

Une première fistule s'est établie, a pu rester unique un certain temps ; puis une deuxième, une troisième se sont formées à des intervalles assez éloignés, au bout de dix-huit mois, deux ans, ou un peu plus. Trois, quatre, cinq, six orifices sont disséminés autour de la hanche, en avant, en dedans, à la région fessière. La suppuration, loin de diminuer même lentement, est restée abondante avec ou sans fièvre. La fièvre peut appartenir seulement à certaines périodes. La situation des malades porteurs de ces lésions est grave ; leur vie est menacée dans un délai plus ou moins éloigné ; leurs viscères (reins et foie) vont subir la dégénérescence spéciale à la septicémie chronique.

Chez d'autres malades, un nombre aussi élevé de fistules (4, 5, 6, 8) se sont développées l'une après l'autre, au cours d'une suppuration, dont l'origine remonte également à deux ou trois ans, à plusieurs années parfois ; mais toutes ces fistules n'ont jamais été toutes ouvertes en même temps.

On voit autour de la hanche plusieurs cicatrices, les unes blanches, anciennes, les autres encore teintées de rose et plus récentes ; un, deux, trois orifices persistent avec une suppuration généralement d'une abondance médiocre.

La santé générale de ces malades peut être assez bien conservée, malgré l'ancienneté de la suppuration, parce que l'organisme a toujours été en état de résister à une infection persistante, il est vrai, mais peu intense.

Entre les deux groupes de malades qui précèdent : coxalgiques à fistules multiples toutes ouvertes en même temps, suppurant avec abondance, et coxalgiques à cicatrices multiples avec fistules persistant en petit nombre et donnant un écoulement minime, il y a une différence concernant le pronostic. Dans le premier cas, la vie est manifestement menacée. Les malades du deuxième groupe peuvent survivre indéfiniment.

Les deux types sont unis par des caractères communs, la difficulté et la rareté de la guérison spontanée, et de plus la résistance très spéciale à toute tentative d'opération conservatrice. La résection ne donne guère plus de succès que les drainages partiels. On peut avoir l'illusion, en effectuant le large drainage que donne la résection, de réduire le nombre des fistules et finalement de diminuer ou de tarir la suppuration. En fait, toutes les fistules persistent, et la quantité de pus se maintient, si elle n'augmente. La résection a été inutile.

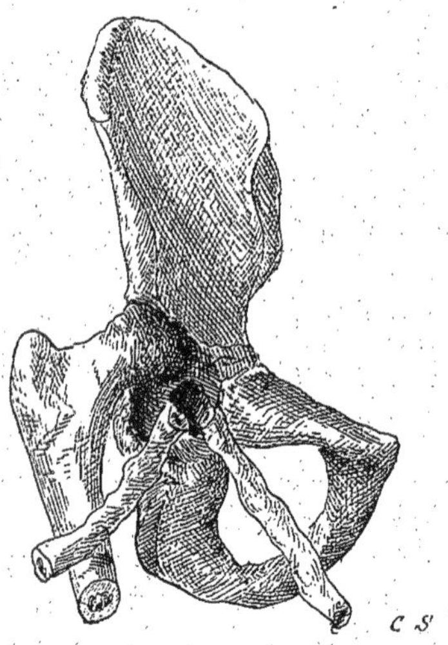

Fig. 174. — *Coxalgie droite, fistuleuse et fébrile.*

Deux trajets fistuleux de la face interne et de la face externe de la cuisse aboutissant à la partie inférieure du cotyle.

Garçon de six ans. Résection le 12 avril 1897. Sorti après guérison, le 15 mai 1898.

Nous croyons que la coxalgie compliquée de vieilles cicatrices, d'une ou deux vieilles fistules, doit être abandonnée; le malade vivra avec les inconvénients de son état.

Si la vie est menacée par la suppuration des fistules multiples, on ne peut que songer à la désarticulation, ainsi qu'il sera dit plus tard.

Tout au plus doit-on reconnaître quelques rares exceptions aux règles que nous essayons de poser. Chez certains malades porteurs de fistules anciennes, nous nous sommes laissé entraîner à opérer, et la lésion articulaire s'est montrée sous une forme simple, sans la complication si redoutable de l'ostéomyélite secondaire. La guérison a été obtenue. Les succès de ce genre sont trop rares et ne peuvent être habituellement escomptés.

On admet, non sans quelque raison, que la coxalgie fistuleuse, quelle que soit sa forme, a plus de tendance à guérir spontanément à l'âge de deux à quatre ans.

Nous voyons quelques enfants dont la hanche, habituellement en mauvaise position : flexion et adduction, est semée de plusieurs cicatrices.

Une coxalgie survenue dans un âge très peu avancé (deux à trois ans) s'est fistulisée, puis a guéri spontanément sans soins spéciaux. La cicatrisation est solide et la guérison paraît définitive.

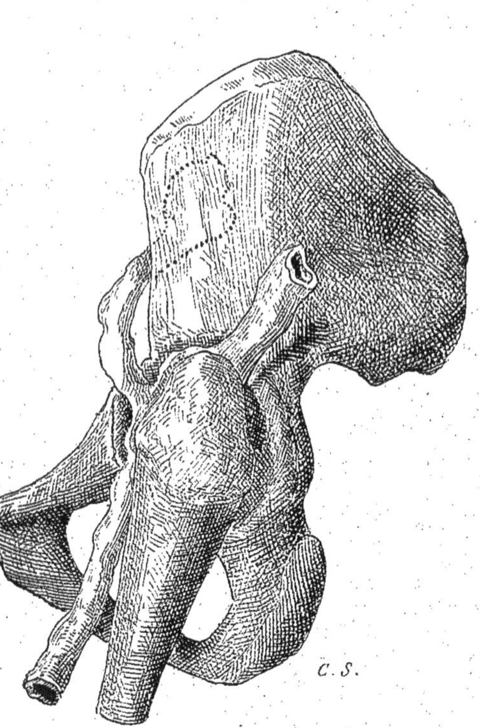

FIG. 175. — *Coxalgie gauche fistuleuse; abcès chaud secondaire.*

Deux fistules : fessière, d'origine sus-cervicale ; fémorale, d'origine antérieure.

Abcès de la fosse iliaque interne venant de la face antérieure de la capsule et développé de bas en haut.

Garçon de neuf ans. Résection le 21 février 1896. Décédé le 7 septembre 1897, par suppuration persistante.

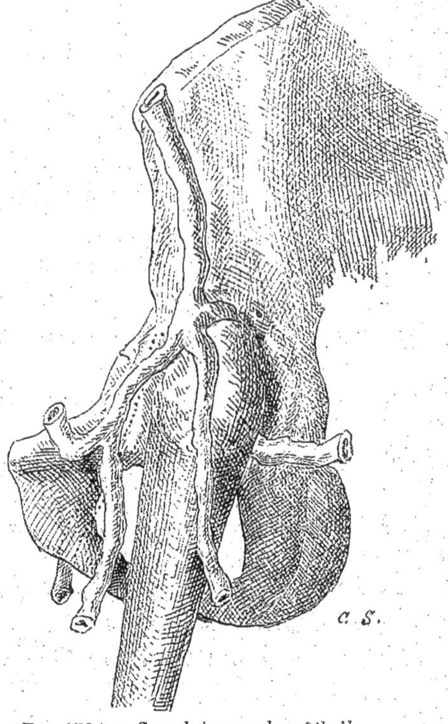

FIG. 176. — *Coxalgie gauche, fébrile.*

Groupe de quatre fistules provenant d'une même origine capsulaire. Fistule postérieure.

Fistule interne d'origine intrapelvienne. Le trajet de cette fistule sur la face pelvienne du pubis et son ouverture dans le pli génito-crural en font un fait exceptionnel.

Garçon de dix ans. Résection le 15 février 1897. Sorti après guérison, le 2 mai 1898.

De ces exemples, qui démontrent la curabilité de la coxalgie grave sans opération dans le jeune âge, on ne peut, sans exagération, induire que le fait mérite d'être érigé en règle générale, car, d'un autre côté, nous avons fréquemment sous les yeux de très jeunes enfants dont la vie est directement menacée par la coxalgie fistuleuse. Les cas de guérison avec des fistules multiples sont sans contredit, moins rares que chez les malades d'un âge plus avancé. Mais ce sont d'heureuses exceptions dans la classe pauvre.

Lorsqu'un tout jeune enfant conserve sa bonne mine et son embonpoint avec une coxalgie fistuleuse, on peut, on doit même tabler sur les ressources de la réparation spontanée. Dans le cas contraire, où la suppuration a pour conséquence l'amaigrissement, la menace de la cachexie, l'avenir est clair ; ce sera la terminaison fatale. L'intervention à temps sauve souvent la vie.

Jusqu'ici, aucune allusion n'a été faite pour ainsi dire faite à la coxalgie de l'adulte. La conduite à tenir dans le traitement de la coxalgie chez l'adulte ne diffère pas d'une manière générale, à notre avis, de celle que nous avons tracée jusqu'ici.

A nous en rapporter au nombre assez limité d'observations dans lesquelles la résection de la hanche a été pratiquée au cours de la coxalgie chez l'adulte, nous sommes porté à conclure que les seuls succès obtenus se rapportent à l'opération hâtivement décidée, c'est-à-dire peu de temps après la fistulisation.

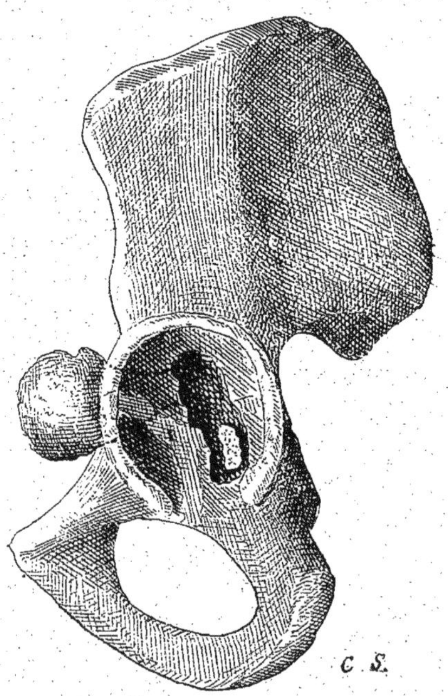

Fig. 177. — *Coxalgie fistuleuse et fébrile.*

Perforation large du cotyle. Petit séquestre enchatonné dépendant de l'ischion. Abcès intra-pelvien.

Garçon de huit ans. Coxalgie à deux fistules. Suppuration très ancienne (deux ans au moins). Opéré le 26 septembre 1898.

Moins encore que chez l'enfant, il est permis de prolonger l'attente. L'opération faite tardivement est vouée à l'insuccès.

Arguments d'ordre anatomo-pathologique. — Certaines notions d'anatomie pathologique, que l'on recueille surtout au cours de la résection, sont autant d'arguments en faveur de cette opération.

En les rappelant ici, on reproduit un chapitre de l'étude anatomique de la coxalgie, et l'on anticipe sur l'exposé des résultats de la résection. Cependant, comme ces faits anatomiques, acquis par une expérience antérieure, doivent peser sur l'esprit du chirurgien, jugeant des indications opératoires, et s'ajouter ainsi à l'étude clinique proprement dite, il n'est pas déplacé de les rappeler brièvement.

En ouvrant la hanche coxalgique, on découvre certaines dispositions anatomiques, certaines lésions spéciales constituant des obstacles à la réparation. De ce nombre sont : les séquestres du cotyle ou du fémur, la perforation cotylienne avec foyer intrapelvien derrière le cotyle perforé, les amas de fongosités, de

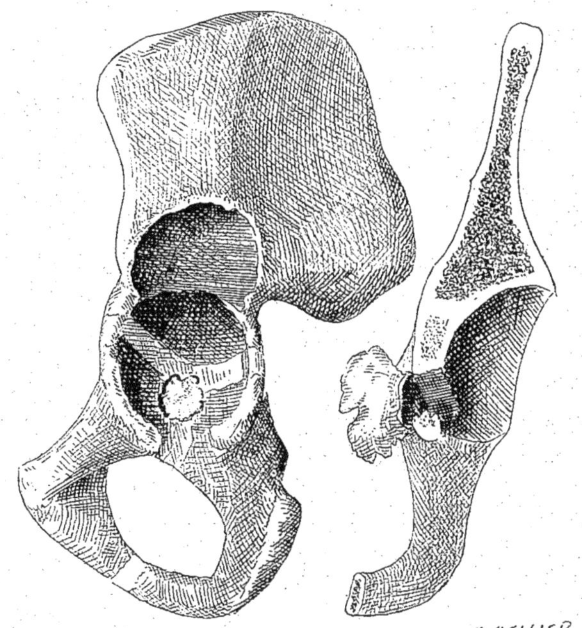

Fig. 178. — *Coxalgie gauche, fébrile.*

Os iliaque : 1° Vue externe. Impression sourcilière en rapport avec la tête fémorale luxée. Perforation sur l'Y ;

2° Coupe verticale. Foyer intrapelvien et continuité avec la perforation.

Garçon de huit ans et demi. Coxalgie avec fistule antéro-externe très ancienne. Résection le 27 juillet 1899. Sorti après guérison, le 15 avril 1902.

caséum et de pus remplissant la partie déshabitée du cotyle et s'étendant à distance à travers les régions profondes de la hanche par des culs-de-sac divergents.

On peut supposer que, dans la coxalgie fermée, un séquestre puisse rester latent, enkysté à la fin de la réparation, bien que la démonstration du fait laisse à désirer. Mais la présence d'un séquestre dans la hanche fistuleuse est un obstacle absolu à la cicatrisation, il doit être éliminé.

La situation profonde du foyer, l'étroitesse et la sinuosité des trajets ne permettent guère son issue spontanée. En fait, il sort très rarement de lui-même; j'en ai trouvé néanmoins qui étaient engagés dans le trajet fistuleux, exception rare. Le fragment osseux détaché du cotyle reste très souvent comme enchatonné dans l'orifice de la perforation où il a pris naissance. Les séquestres peu fréquents du col fémoral que nous avons vus étaient également appliqués sur le lieu de leur origine, à la surface du col ou dans les profondeurs d'une caverne.

Nous avons recueilli un petit nombre de séquestres éliminés spontanément : 20 environ sur 2 à 3 000 cas.

Seule une opération qui permet de visiter la hanche donne l'occasion d'enlever les séquestres. Or les coxalgies fistuleuses compliquées de séquestres sont nombreuses. Nous en trouvons 81 sur 268 résections.

La perforation du cotyle à l'état simple complique peu la disposition anatomique du foyer tuberculeux; au contraire, le foyer fongueux, en forme de disque qui se développe souvent sur la face pelvienne du cotyle perforé, se répare difficilement de lui-même. C'est un clapier dont la communication avec le foyer articulaire est habituellement étroite et qui se vide mal. On conçoit à peine que ce diverticule intrapelvien infecté puisse se réparer sans un meilleur drainage.

Nous avons déjà dit, et l'occasion nous sera encore donnée de répéter, que la partie de la hanche qui se répare le plus difficilement et qui constitue le point de départ presque constant des fistules dans les coxalgies très anciennes est le cotyle déshabité, cette caverne osseuse incomplète à la surface de laquelle s'entretiennent les derniers vestiges de la culture. Autour de cette cavité fongueuse, on trouve souvent disposés plusieurs culs-de-sac vers les muscles adducteurs, sous le psoas. En supposant ces annexes du foyer principal atteints par l'infection secondaire, on est porté à y voir autant de sources d'abcès prêts à évoluer vers l'extérieur. A peine est-il nécessaire d'insister sur l'entrave que de pareilles dispositions mettent à la cicatrisation spontanée.

Contre ces lésions particulières, que nous avons rencontrées une à une ou associées chez plus de la moitié de nos opérés (Voy. la statistique), la résection seule, comprise sous la forme d'un drainage complet et large, peut donner satisfaction; seule elle permet de lever l'obstacle à la guérison, c'est le but qui lui est attribué.

Technique opératoire de la résection dans la coxalgie fistuleuse. — La résection dans la coxalgie fistuleuse consiste à établir rapidement un drainage large et direct de tout le foyer tuberculeux de la coxalgie (abcès extérieurs et cavité articulaire).

Au lieu que le curettage aseptique, étudié précédemment, est une opération minutieuse et longue, la résection, dans la coxalgie fistuleuse, doit être exécutée rapidement. La gravité du choc est, pour une part, en rapport avec la durée de l'acte opératoire.

L'incision de choix comprend un trait vertical, de 10 centimètres, dont le prolongement en haut passerait par l'épine iliaque antéro-supérieure. Elle s'arrête ou commence à quelques centimètres au-dessous de cette saillie osseuse. Un second trait horizontal s'en détache, rasant le sommet du grand trochanter.

Lorsqu'un trajet fistuleux antéro-externe occupe à peu près la place de l'incision, on se contente d'ouvrir son trajet sur toute son étendue, en s'arrêtant supérieurement au-dessous de l'épine iliaque antéro-supérieure. Si l'orifice de la fistule ne correspond pas à la partie inférieure du décollement, celui-ci est incisé en bas, ce qui prolonge d'autant l'incision, qui se trouve parfois très étendue. Il ne résulte pas d'inconvénients de la grande longueur de l'incision cutanée, et il y a d'un autre côté avantage à ne laisser aucun décollement sous la forme de clapier.

Le trajet incisé est de suite curetté rapidement, ce qui permet de chercher plus aisément le trajet de communication avec la hanche. On le trouve généralement en haut, au niveau même du col fémoral; tantôt il est large et se montre de lui-même; il laisse voir la tête fémorale déplacée ou le col du fémur. Souvent aussi il est plus ou moins étroit, et l'on est obligé de le rechercher avec quelque attention. Son orifice fongueux apparaît même sur la surface curettée du trajet. Dès qu'on l'a découvert, une sonde cannelée le suit jusqu'à la hanche et permet généralement de l'inciser de suite.

Par exception, le trajet de communication affecte une direction ou même un siège anormal. Situé en haut, il peut contourner le bord supérieur et même la face postérieure du col avant d'entrer dans la hanche. La poursuite n'offre pas de difficultés. Moins souvent il se porte au contraire en dedans entre les plans des muscles adducteurs et aboutit profondément à l'extrémité inférieure du cotyle. On peut hésiter à sectionner les plans musculaires, qui séparent le trajet de la surface de la plaie. Nous y avons rarement renoncé. Il vaut mieux que le trajet de communication soit mis à nu dans toute sa longueur ; c'est un moyen d'éviter une fistule consécutive, dont la guérison peut être difficile et longue.

Dans certains cas, la section complète du trajet est impossible ; tel est le cas où il gagne le bord interne de la cuisse à travers les muscles avant de parvenir à la hanche. Tel est le cas encore où il contourne les faces externe et postérieure du fémur et gagne la hanche, en passant sous les muscles de la face postérieure de la cuisse.

Ces trajets peu fréquents doivent néanmoins être prévus. Il faut savoir les reconnaître et les suivre rapidement pour y passer un drain.

Dès que la communication est trouvée, on procède à l'incision horizontale qui rase le sommet du trochanter, en coupant le muscle petit fessier et le muscle moyen fessier près de leur insertion fémorale.

Le col fémoral reconnu de suite, à la base et en dedans du grand trochanter, est mis à nu par une incision suivant son axe. D'un coup de rugine, on écarte la capsule en avant et en arrière. Une pince gouge à mors étroits saisit le col en se rapprochant de l'os iliaque et le divise à l'emporte-pièce en une, deux ou trois prises.

Si la tête fémorale est libre, la grosse et forte curette à évidement est introduite entre sa surface et le cotyle. Il suffit d'une manœuvre de torsion et de traction pour amener le plus souvent la tête d'un seul coup. Si l'on n'en a extrait d'abord qu'une partie, on cueille ensuite le reste.

Dans les cas de coxalgie fistuleuse très ancienne, la tête fémorale restée dans le cotyle adhère plus ou moins solidement ; on l'extrait par fragments en procédant comme pour un évidement.

Dès que le cotyle est débarrassé, on cherche avec le doigt le séquestre et la perforation, qui se trouvent le plus souvent vers le centre ou la partie inférieure de la cavité, exceptionnellement en haut. Le séquestre, s'il y en a un, est enlevé. La perforation doit toujours être élargie par avivement de ses bords avec la curette. On se rend compte de suite de l'absence ou de la présence d'un décollement intrapelvien. Si ce décollement existe, on le découvre autant que possible sur toute son étendue, en enlevant à la curette le fond du cotyle. Il se confond dès lors avec la cavité de la hanche, au lieu de former un diverticule. On procède à un curettage rapide pour enlever les fongosités qui revêtent les parois de l'articulation malade.

Nous avons le souci de n'omettre la mise à nu d'aucun cul-de-sac fongueux autour de l'articulation. En cas de fistule à travers les adducteurs, de fistules fessières, on procède au besoin, à l'aide d'une incision cutanée à la dilatation de ces trajets, à leur rectification, à leur curettage.

En exerçant des pressions extérieures, répétées, de tous côtés sur les parties molles qui entourent immédiatement la hanche, on met souvent en évidence des culs-de-sac purulents ou fongueux, qui se manifestent par l'apparition du pus ou des fongosités dans la plaie opératoire.

L'orifice de ces culs-de-sac est dilaté largement et leur paroi curettée.

Faute de rechercher ces diverticules cachés, dont rien ne trahissait la présence, on s'expose à voir apparaître, dans les semaines qui suivent l'opération, un ou deux abcès secondaires qui compliquent singulièrement les suites de la résection. Ces abcès secondaires ne sont le plus souvent que les diverticules dont il s'agit, irrités et rapidement développés après le traumatisme opératoire.

Les surfaces osseuses méritent d'être examinées avec soin. Du côté du col fémoral, on n'a généralement aucun soin à donner autre que la régularisation de la surface de section; il est inutile, pour ne pas dire plus, d'insister de ce côté pour enlever le tissu osseux de la hanche. On se garde au contraire de se rapprocher trop de la diaphyse, de peur d'ouvrir le canal médullaire, souvent voisin : condition anatomique pouvant, croyons-nous, exposer à l'ostéomyélite consécutive du fémur.

Sur le cotyle, on trouve souvent, à part les perforations, des dépressions digitales, petits nids tuberculeux que l'on enlève d'un coup de curette. Ces sinuosités sont spécialement à rechercher à la périphérie du cotyle; on les rencontre très souvent vers le pubis; nous avons quelquefois ainsi trouvé de véritables cavernes en bas sur l'ischion; moins souvent en haut, sous le sourcil cotyloïdien, dans le diploé de l'ilium.

Le curettage ne doit pas enlever inutilement des parties osseuses qui ne sont pas malades; on doit se garder d'agrandir sans raison la cavité cotyloïde, par exemple de détruire le sourcil cotyloïdien ou de le remonter, d'entamer largement le tissu spongieux, dystrophié, de l'ischion. Cet agrandissement non justifié de la surface osseuse dénudée peut rendre la réparation plus difficile; nous ne sommes pas éloigné de croire qu'en mettant à découvert le tissu spongieux raréfié de l'ischion, du pubis, de l'ilium lui-même, on court au-devant de l'ostéomyélite infectieuse secondaire, si rebelle à tout traitement.

Le nettoyage de la cavité opératoire est terminé par un écouvillonnage des surfaces que nous pratiquons avec l'index coiffé d'une compresse aseptique, afin d'enlever les grumeaux osseux et les restes de fongosités.

Les différents temps, qui viennent d'être exposés, peuvent être exécutés en quelques instants; dans les cas simples, ils demandent à peine cinq minutes. Rarement nous y passons plus de dix à quinze minutes.

L'opération elle-même est terminée; nous ne faisons pas de sutures, nous laissons la plaie d'incision largement béante; les autres trajets peuvent être abandonnés sans drain, s'ils sont courts et rectilignes. Dans le cas contraire, ils sont drainés par un tube en caoutchouc.

Le but poursuivi dans tous les détails de l'intervention est uniformément le même; c'est le drainage large, la réunion en une seule surface simple et régulière de tout le foyer tuberculeux avec ses prolongements de toutes sortes.

Le pansement consécutif est aussi fait dans le but de maintenir le plus largement et le plus longtemps possible le même drainage.

Pansement. — Ce pansement comprend le bourrage de la plaie avec de la gaze, l'enveloppement ouaté, l'application des attaches de l'extension continue sur la jambe et la partie inférieure de la cuisse et, par-dessus le tout, la fixation du membre et de la hanche à l'aide d'une attelle plâtrée.

Nous remplissons toute la plaie, et nous enveloppons la région avec la gaze iodoformée. Cependant, si la cavité opératoire est vaste, le fond seul est rempli de gaze iodoformée. Les parties superficielles de la plaie sont couvertes de gaze aseptique simple. L'iodoforme absorbé par toute la surface d'une large plaie expose à l'intoxication.

Le reste du pansement est exécuté à la fois par deux aides. L'un recouvre la région de la hanche, la ceinture abdominale et la cuisse jusque vers le genou, d'une couche d'ouate. L'autre, en même temps, applique sur la jambe et l'extrémité inférieure de la cuisse la guêtre de l'extension continue, telle que nous l'avons décrite antérieurement.

Par-dessus cette guêtre, il est bon d'appliquer une deuxième couche d'ouate, qui seule sera enlevée au premier pansement.

Une attelle plâtrée assez résistante est appliquée au-devant du pansement ouaté sur toute sa longueur, depuis la région abdominale jusqu'à la face dorsale du pied. Cette attelle est fixée par une bande de toile.

Pendant la consolidation du plâtre, on exerce une traction assez énergique sur le membre opéré, afin d'abaisser le bassin du côté correspondant (abduction) et aussi d'abaisser le grand trochanter jusqu'au niveau et même au-dessous du sourcil cotyloïdien, ce que permet la désinsertion des muscles petit et moyen fessiers.

Cette attitude et cet allongement du membre vont être maintenus par l'attelle plâtrée jusqu'au renouvellement du pansement. Ils seront ensuite conservés par le concours de l'attelle plâtrée et de l'extension continue, quelles que soient d'ailleurs les suites simples ou complexes de l'opération.

L'injection de sérum est un complément utile, indispensable même souvent, de l'acte opératoire.

Frappé autrefois de la constance et de la forme grave du choc opératoire, nous faisions l'injection de sérum au cours même de l'opération. Nous profitions de la période d'anesthésie. L'enfant était ensuite dans un repos complet.

Cette pratique a été transformée. L'injection rapide faite avec la seringue aseptique était laborieuse. Elle gênait un peu l'opération elle-même.

L'injection faite suivant l'usage commun, après l'opération, à l'aide du flacon spécial, nous a paru en somme préférable. La quantité du liquide injecté varie entre 500 et 800 grammes.

SOINS CONSÉCUTIFS A L'OPÉRATION.

Suites immédiates et prochaines. — Toute opération pratiquée sur la hanche affecte une gravité comparable à la gravité des grandes opérations abdominales en ce qui concerne le choc.

La plupart des opérés éprouvent, pendant les heures qui suivent l'opération, l'abattement spécial avec refroidissement des extrémités des membres, du nez et même du bout de la langue. Le pouls est rapide et petit, les malades conservent leur pleine connaissance, sans délire. Ces phénomènes se prolongent deux ou trois heures dans les cas légers, assez souvent jusque vers le soir, l'opération ayant eu lieu avant midi. Ce choc prend, au reste, une intensité très variable; le refroidissement peut être à peine sensible; d'autres fois, au contraire, très accentué. La langue reste froide plusieurs heures; de même les battements du cœur sont plus ou moins profondément troublés. Cet état post-opératoire doit être prévu; il est, toute chose égale d'ailleurs, en rapport avec l'état antérieur du malade (fièvre, affaiblissement), avec la durée de l'opération et l'étendue des altérations osseuses qui nécessitent un évidement et, d'une façon générale, une action opératoire sur les os.

L'état antérieur du malade ne peut pas toujours être modifié préalablement. Cependant, en opérant en temps opportun, c'est-à-dire dès que la santé générale est menacée, on trouve un malade plus résistant. Tout est à craindre chez les enfants épuisés, pour lesquels l'indication d'une opération grave va cesser.

Depuis que nous pratiquons les injections de sérum suffisantes en quantité, nous avons perdu un seul opéré de choc après la résection de la hanche. Le fait s'est passé en 1902. Une petite fille arrive à Berck avec une coxalgie compliquée d'un énorme abcès fermé de la cuisse avec fièvre violente, température de 39 à 40°. Devant cet état grave, il nous a paru rationnel de tenter de suite le traitement curatif. En une seule séance, nous avons incisé l'abcès, curetté sa cavité et réséqué la hanche. Le pus de l'abcès en très grande quantité exhalait une odeur fétide. La malade a succombé quelques heures après l'opération. Nous voyons là, comme circonstance spécialement aggravante, l'état de septicémie où se trouvait la malade depuis longtemps.

Suivant la loi des séries cliniques, un deuxième fait, en tout semblable au précédent, s'est présenté quelques semaines plus tard. Dans ce cas, l'abcès, large, chaud, fébrile, a été dans un premier temps incisé largement et drainé. La fièvre s'est calmée; la suppuration, très abondante d'abord, s'est modérée. Au bout de quelques semaines, pour remédier à l'insuffisance du drainage d'une cavité de forme très complexe, la résection a été pratiquée. Le choc a été modéré.

De la comparaison de ces deux faits, je pense qu'un enseignement peut être déduit : l'intervention en deux temps doit être préférée. Ce n'est pas impunément que l'on pratique un acte opératoire complexe dans un grand foyer septique.

La durée de l'opération est à considérer ici, comme pour les opérations abdominales; le danger s'accroît à mesure que l'opération se prolonge. Ainsi que nous l'avons dit, la résection doit être exécutée rapidement dans la coxalgie fistuleuse. Elle dure quelques minutes seulement; elle ne doit jamais se prolonger au delà de vingt à vingt-cinq minutes.

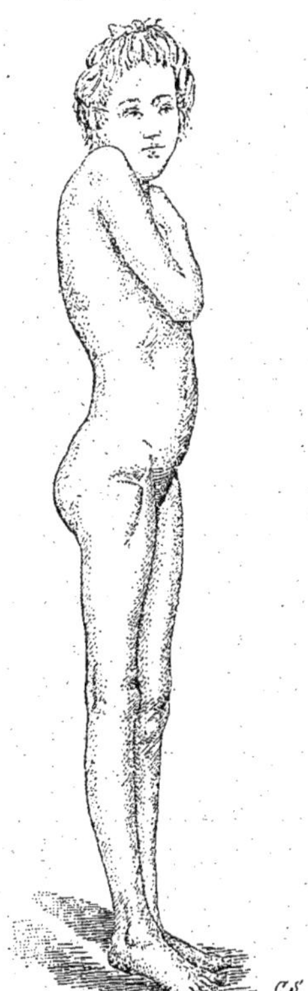

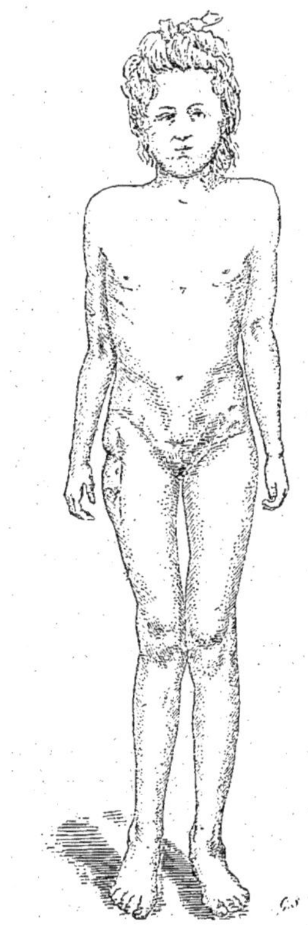

FIG. 179. — *Résection de la hanche droite.* FIG. 180. — Sujet de la figure 179.

A..., fille de onze ans. Entrée, le 15 octobre 1902, avec un mal de Pott dorso-lombaire et une coxalgie droite compliquée d'un abcès crural externe.

Cet abcès devient fistuleux.

Fièvre.

Résection le 4 mai 1903.

Perforation du cotyle avec séquestre enchatonné dans la perforation.

Caverne sous le sourcil cotyloïdien, profonde de 4 centimètres, contenant un gros séquestre formé en grande partie de tissu osseux vasculaire, et accessoirement de partie dure, blanche, exsangue.

Guérison.

État de la malade, le 20 mars 1904 : Ensellure lombaire marquée. Pas d'adduction. Raccourcissement de 4 centimètres. Ascension trochantérienne de 2 centimètres. Raccourcissement du fémur et du tibia, 1 centimètre pour chacun.

[Cette figure et les vingt-trois suivantes se rapportent à une série consécutive de six malades photographiés au moment de leur sortie de l'hôpital. Une opérée fait exception (fig. 199) ; elle est examinée et photographiée au moment d'un passage à Berck, huit ans après la sortie de l'hôpital. Cette série de dessins d'après photographie est destinée à montrer l'état des opérés au moment de la sortie de l'hôpital.] (Photographies de M. Claeys, interne de service.)

Il faut se garder de délabrements osseux inutiles. J'ai cru remarquer que le choc n'était pas sans rapport avec l'étendue du curettage osseux, spécialement du côté du bassin.

Aussitôt après l'opération, le malade remis dans son lit est entouré de bouillottes d'eau chaude. Un peu plus tard, il boit par petites cuillerées, toujours en petite quantité, soit du champagne, soit du thé au rhum.

L'injection de sérum, pratiquée, comme nous l'avons dit, pendant

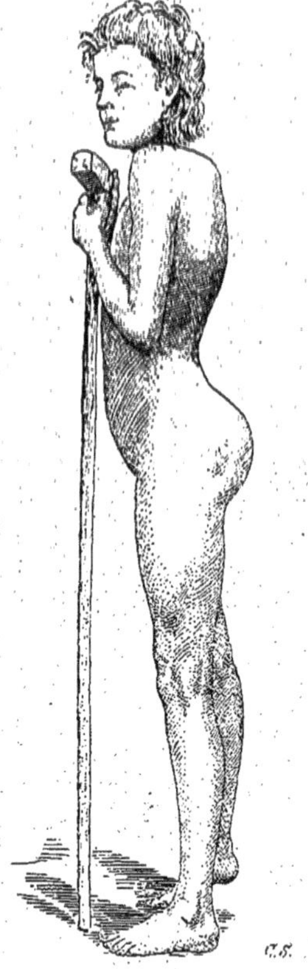

Fig. 181. — Sujet de la figure 179.
Ensellure.

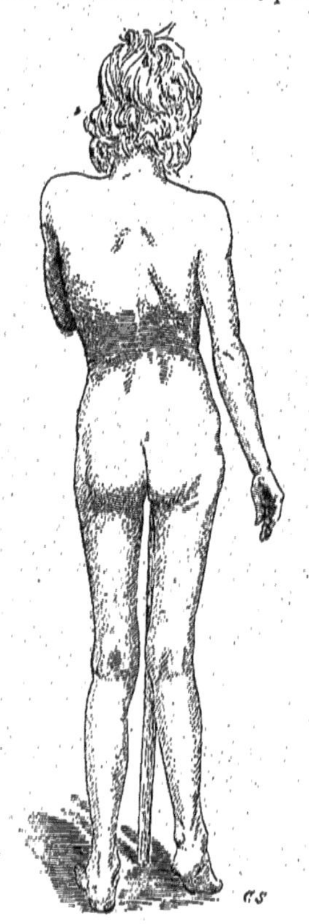

Fig. 182. — Sujet de la figure 179.
Mal de Pott dorso-lombaire.
Genu valgum léger du côté opéré.

la durée même de l'opération ou après, a rendu le choc beaucoup moins redoutable. Il est rarement utile de répéter l'injection l'après-midi. C'est cependant le moyen le plus efficace de relever le pouls dans les cas graves.

Premier pansement. — Si la fièvre est modérée à la suite de la résection, nous attendons le huitième jour pour renouveler le pansement. Dans les cas où la température est très élevée, au-dessus de 39°, nous procédons à ce renouvellement le troisième ou le quatrième jour, soupçonnant une imperfection du drainage.

L'ablation du premier pansement exige quelques précautions en rapport avec la disposition de chacune de ses parties. On commence par enlever l'attelle plâtrée, après avoir déroulé avec précaution la

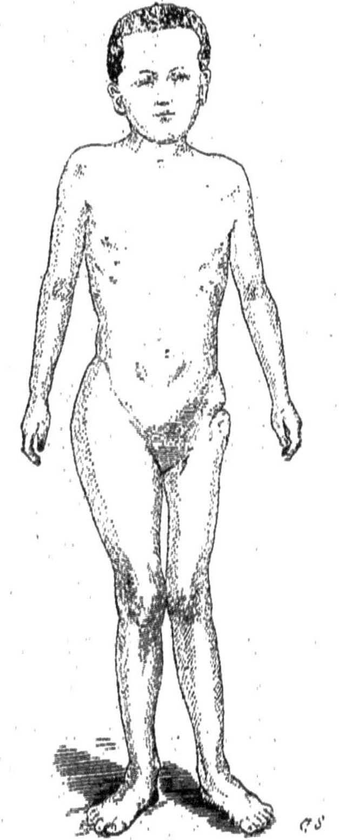

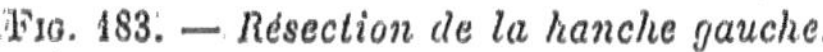

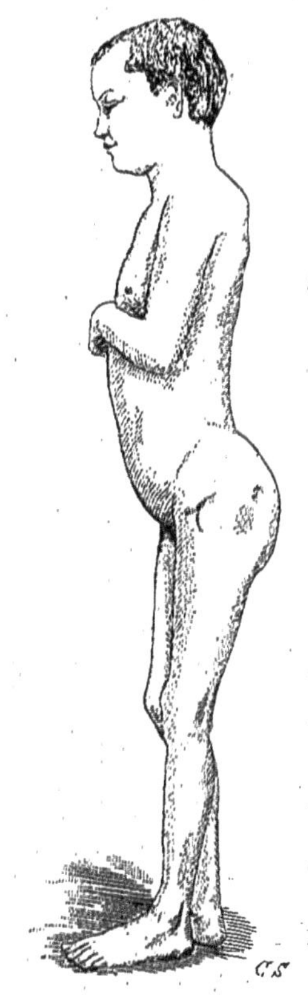

FIG. 183. — *Résection de la hanche gauche.*

FIG. 184. — Sujet de la figure 183. Hanche opérée, un peu fléchie, ensellure.

G..., fille de huit ans et demi. Entrée, le 11 avril 1900, avec une coxalgie gauche, fistuleuse depuis plusieurs années.

Incision du trajet fistuleux le 22 octobre 1900.

On trouve quatre séquestres dans le trajet fistuleux. Nid à séquestres dans l'épaisseur du pubis.

Le 22 septembre 1902, résection de la hanche.

Foyer intra pelvien.

Guérison.

État de la malade, le 13 mars 1904, plus d'un an après la cicatrisation : Ensellure lombaire légère. Pas de rotation. Abduction légère. Raccourcissement de 2 centimètres se rapportant presque tout entier à la cuisse. Sortie en septembre 1904.

bande de toile superficielle. Cette attelle se détache facilement, si l'on coupe encore avec le même soin la couche de gaze sous-jacente. On laisse au contraire en place les attaches de l'appareil à extension, disposées sur la partie inférieure du membre.

Le malade est placé sur le support, et un aide est chargé de tenir le pied en exerçant une traction modérée. On ne doit faire subir aucun mouvement, aucune manœuvre, au malade pendant tout le pansement ; il reste parfaitement immobile, le bassin et les épaules

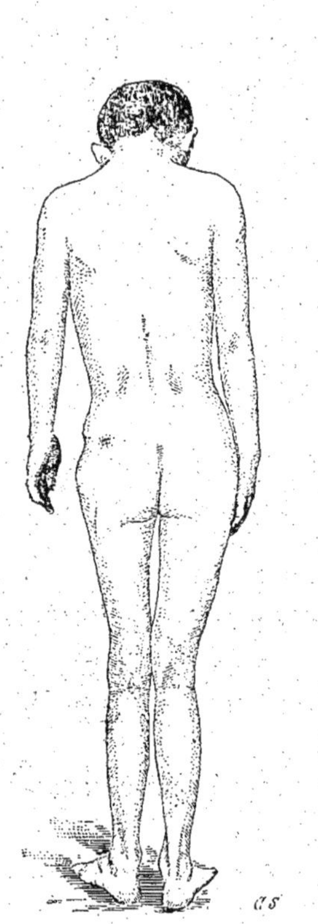

Fig. 185. — Sujet de la figure 183.

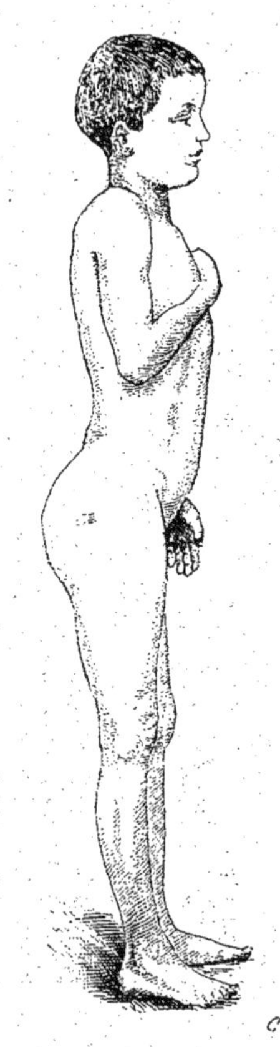

Fig. 186. — Sujet de la figure 183.
Côté sain. Ensellure.

appuyés sur les deux parties du support. On enlève la gaze et le plus souvent les drains, s'il y en a.

A moins de rétention de pus, fait exceptionnel, le lavage est fait succinctement avec las olution de sublimé. Il est terminé d'habitude par un attouchement avec la solution de permanganate de potasse, ou encore avec l'eau oxygénée.

Chez les malades, dont le premier pansement comprenait l'application d'un drain, il est bon de supprimer ce drain si le trajet fistuleux qu'il occupait est court et rectiligne ; on le remet dans les conditions inverses. En tout cas, la plaie opératoire est de nouveau remplie avec la gaze iodoformée, et l'on doit s'appliquer à maintenir l'orifice de cette plaie avec toute sa largeur, au moyen de la gaze. Le rétrécissement rapide de cet orifice est l'un des plus fréquents et des plus graves inconvénients à redouter dans la suite.

Après l'enveloppement ouaté, on remet soigneusement en place l'attelle plâtrée, et on la fixe avec la bande de gaze, depuis le pied jusqu'au thorax. Il est bon de commencer cette application par le pied auquel l'attelle doit être fixée d'abord.

On termine en disposant l'extension continue, complément indispensable du pansement.

Il ne suffit pas que le membre soit immobilisé et maintenu en bonne direction par l'attelle plâtrée. La réapplication de cette attelle n'empêchera pas seule le membre opéré de remonter. Ce résultat n'est obtenu qu'au moyen de l'extension continue.

Chez tous nos opérés, soumis au moyen d'extension continue exposé précédemment, l'abaissement du grand trochanter est maintenu, de même l'inclinaison du bassin du côté malade, ce qui équivaut à l'abduction du membre. Cet état est conservé pendant toute la durée du traitement dans l'attitude couchée, et nos surveillantes prennent soin de montrer que le membre opéré, en bonne direction, paraît plus long que le membre sain. On verra quelles modifications se produisent à cet égard lorsque le malade marchera.

Dans la suite, le pansement est renouvelé chaque semaine si la plaie n'offre aucune irrégularité.

Lorsque le drainage est imparfait, la suppuration abondante, et que la fièvre persiste, on panse le malade deux fois la semaine jusqu'à ce que la réparation prenne une marche régulière.

De la cicatrisation. — La réparation s'effectue avec lenteur, mais régulièrement par un mécanisme qui rappelle assez bien ce qui se passe à la suite de l'évidement large d'un grand os comme le tibia.

Pendant la première quinzaine, la plaie devient granuleuse en conservant à peu près les dimensions du premier jour; ensuite elle se rétrécit. A la fin du premier mois, elle est déjà très réduite dans ses dimensions. Les extrémités de la plaie des parties molles se cicatrisent. Si les pansements ont été faits avec régularité, la plaie articulaire se présente sous la forme d'un cul-de-sac cylindrique plus ou moins profond, dont l'orifice superficiel a sensiblement les mêmes diamètres que l'extrémité répondant au cotyle. Elle se réduit à un simple trajet à la fin du deuxième mois ou un peu plus tard. Dans les cas le plus heureux, la cicatrisation se termine un peu avant la fin du troisième mois. C'est une exception. Un grand nombre de malades sont guéris entre trois et quatre mois; une fistulette peut encore persister quelques semaines, parfois jusqu'au sixième mois.

Cette catégorie des cas favorables comprend surtout les résections pratiquées en temps opportun, c'est-à-dire peu de temps, un ou deux mois, après l'infection de la coxalgie. La plaie est unique; cette condition spéciale est sans aucun doute la plus propice à une réparation rapide.

La présence d'un trajet fistuleux distinct de la plaie opératoire, fistule fessière, fistule des adducteurs, occasionne presque toujours un retard sensible. Si cette fistule se ferme en premier lieu avant le rétrécissement de la plaie opératoire, elle gêne à peine la cicatrisation ; le fait est assez fréquent. Mais, si elle persiste, alors que la plaie opératoire est de son côté réduite à un trajet étroit, la terminaison peut se faire attendre un temps assez long. Souvent l'incision se ferme la première, et la fistule reste comme un vestige dont on n'est débarrassé qu'au bout d'un temps assez long. On doit noter qu'une contre-ouverture, pratiquée au moment de l'opération, se cicatrise plus souvent de bonne heure qu'une fistule établie longtemps avant la résection.

A plus forte raison, la cicatrisation peut-elle être retardée dans des cas de coxalgie à plusieurs fistules. Deux orifices, par exemple, sont distincts de la plaie de résection, l'un à la face interne de la cuisse, l'autre à la fesse. Déjà, on doit s'attendre à voir un de ces orifices ou les deux se fermer difficilement et au bout d'un temps fort long.

A mon avis, cette difficulté comporte le plus souvent l'explication suivante : la coxalgie à deux ou trois fistules suppure déjà depuis une longue période, et les fistules à trajet organisé, fibroïde, se cicatrisent beaucoup plus difficilement que les fistules récentes; autrement dit, les tissus dégénérés qui constituent les vieux trajets se prêtent le mieux à l'infection tenace des vieilles suppurations; ils ne se réparent pas.

C'est pourquoi il faut considérer comme des cas extrêmes, aux limites de la curabilité, les coxalgies anciennement fistuleuses dans lesquelles la région de la hanche est semée de cinq ou six trajets et davantage. L'insuccès devient de plus en plus fréquent, ou du moins la guérison est extrêmement longue et laborieuse.

La réparation peut être traversée par des incidents de plusieurs espèces.

Le plus simple est le rétrécissement prématuré de la plaie opératoire. Si l'on n'y remédie, il peut causer un véritable insuccès. La

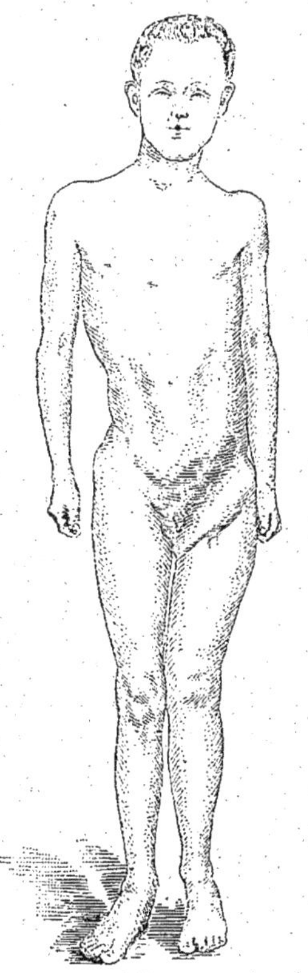

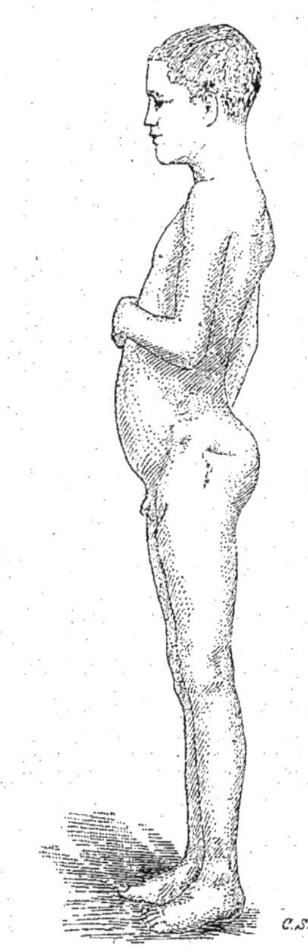

Fig. 187. — *Résection de la hanche gauche.* Fig. 188. — Sujet de la figure 187. Côté opéré.

F..., garçon de huit ans, entré le 13 février 1901. Coxalgie.

Six trajets fistuleux. Résection le 27 mai 1902.

Le fémur atteint d'ostéomyélite secondaire, dénudé dans une grande étendue.

Guérison en onze mois.

État du malade, le 3 mai 1904 : Légère ensellure lombaire. Pas de rotation du membre opéré, ni en dedans, ni en dehors.

Raccourcissement de 4 centimètres. Ascension trochantérienne de 2 centimètres. Raccourcissement du fémur, 1 centimètre et demi ; raccourcissement du tibia, 1 demi-centimètre.

partie profonde de la plaie qui se vide mal, qui est mal nettoyée, que ne touche pas la gaze iodoformée du pansement, forme un clapier de fongosités et de pus. Loin de se réparer, de se rétrécir, il garde ses dimensions et s'organise comme la partie déshabitée du cotyle avant la résection. Le plus souvent, une zone d'œdème de mauvais augure soulève les parties molles à son niveau. Assez fréquemment, il est le point de départ de diverticules purulents et fongueux dans des directions nouvelles, d'où formation d'abcès secondaires et multiplication des fistules.

La bonne direction des pansements impose donc le rétablissement du drainage dans le plus bref délai. Le meilleur moyen d'y parvenir

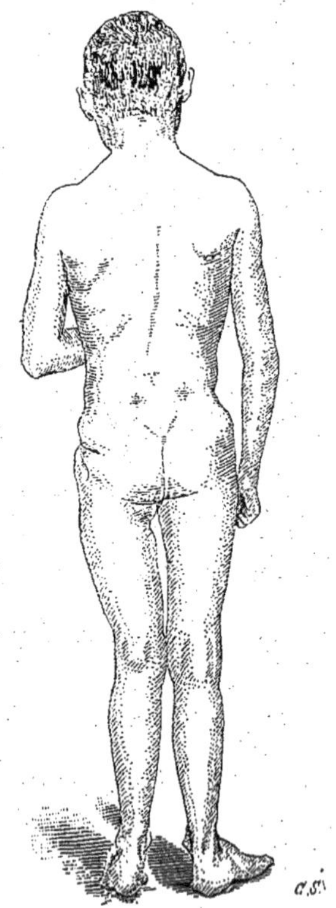

Fig. 189. — Sujet de la figure 187. *Genu valgum* léger du côté opéré.

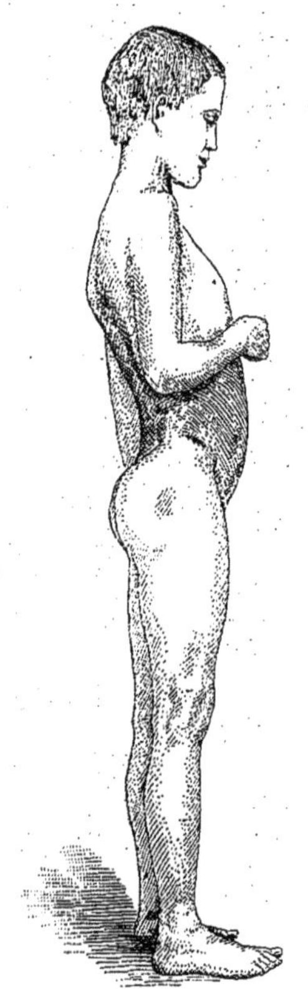

Fig. 190. — Sujet de la figure 187. Côté sain.

consiste à élargir l'orifice mal maintenu, par une déchirure avec le doigt si les tissus sont peu résistants, mieux par une incision qui rétablit partiellement la disposition de la plaie opératoire. Cet élargissement est conservé soigneusement par le bourrage de gaze iodoformée. Le clapier ne tarde pas à s'effacer, à se rétrécir, en même temps que disparaissent l'œdème inflammatoire et les symptômes fébriles.

On n'a recours à une contre-ouverture que dans le cas où un

abcès secondaire s'est déjà développé vers les adducteurs ou vers la fesse.

Les abcès secondaires peuvent être précoces et avoir leur origine dans un diverticule fongueux, préexistant à l'opération et resté inaperçu. Au premier ou second renouvellement du pansement, le malade éprouve des malaises, est devenu fébrile, et on constate la présence d'une collection. Cette complication est fâcheuse ; elle impose une incision spéciale, c'est-à-dire la formation d'un nouveau trajet fistuleux, assez complexe le plus souvent, car l'abcès représente une cavité fongueuse, qui peut être elle-même irrégulière, de telle sorte que l'incision simple, sans anesthésie générale, sans exploration du foyer, draine incomplètement. La réparation de l'abcès secondaire est laborieuse en elle-même, en outre qu'elle complique la réparation du foyer articulaire, avec laquelle il y a communication. Les fistules de ce genre sont au nombre de celles qui apportent le plus de difficultés et de retard à la guérison. Nous avons déjà dit que l'on doit avoir ces complications présentes à l'esprit au moment de l'opération et explorer avec le plus grand soin les parties molles péricotyliennes pour découvrir tous les prolongements cachés du foyer tuberculeux.

Des fistules post-opératoires. — Les fistules persistantes consécutives à la résection sont rares lorsque la coxalgie a été opérée en temps opportun. On les observe plus fréquemment chez les malades, pour lesquels la résection était le moins nettement indiquée, spécialement chez ceux dont la fistule, unique ou double, d'origine ancienne, provenait de l'os iliaque épaissi par l'ostéomyélite consécutive, et chez ceux dont les fistules sont en grand nombre (5 à 10) et traversent les parties molles sclérosées, dégénérées par une inflammation complexe et ancienne.

Au point de vue de la conduite à tenir dans la suite, il faut tenir compte de la cause probable qui entretient la suppuration, de l'importance de cette suppuration et de son retentissement sur la santé générale.

Chez quelques malades, on est autorisé à admettre que la plaie opératoire s'est rétrécie prématurément et qu'il en est résulté la formation d'un clapier profond. On peut reconnaître ou, pour le moins, soupçonner cette imperfection du drainage lorsqu'on a suivi de semaine en semaine la marche de la réparation ; l'orifice cutané est devenu trop étroit pour le pansement direct avec la gaze, avant que la partie cotylienne du foyer se soit elle-même réduite aux dimensions d'un simple trajet. Sans attendre trop longtemps, il convient, en pareil cas, d'intervenir de nouveau. Le malade est endormi, le trajet élargi par une incision dans la cicatrice. On visite de nouveau les parties profondes ; on les régularise au moyen d'un curettage, et on refait le pansement ouvert, toute la plaie étant remplie de gaze.

Cette intervention secondaire simple et sans gravité, surtout lorsque la fistule siège sur la cicatrice opératoire, conduit souvent à la guérison.

La situation est moins aisée chez les malades dont la fistule persistante occupe une région autre que la cicatrice opératoire : fistule des adducteurs, fistule fessière. On se résout plus difficilement à une opération secondaire, qui devient elle-même plus grave, parce qu'elle est plus complexe.

Si l'on se borne à explorer le trajet, à constater qu'il conduit à la hanche, à le dilater plus ou moins, on fait une œuvre inutile ; la fistule se rétablit telle qu'elle était auparavant. Le point de départ habituel, le cotyle, n'est pas drainé d'une manière assez directe. Pour obtenir la cicatrisation, ou bien on se borne à des moyens non opératoires, injection dans les trajets, crayons d'iodoforme, etc., conduisant rarement au succès; ou bien on reprend l'opération capable de drainer par le plus court chemin le foyer osseux, cotyle non réparé ; autrement dit on incise de nouveau la cicatrice de la plaie de résection.

On ne doit prendre ce parti que pour une suppuration de quelque importance.

Les fistules persistantes qui se rattachent à l'ostéomyélite du bassin ou du fémur, les fistules invétérées multiples excluent à notre avis les nouvelles tentatives d'opération conservatrice. Si la suppuration peu abondante ne menace pas la santé générale, on est amené à abandonner la cure de la fistule et à la considérer comme permanente.

Assez souvent, il suffit d'appliquer un pansement simple ; le drainage est établi de lui-même. Nous suivons, au contraire, depuis longtemps quelques malades devenus adultes, qui sont obligés de maintenir non seulement l'orifice cutané de la fistule, mais une assez grande longueur du trajet au moyen d'un drain. Les soins que réclament ces malades sont loin d'être simples. Le maintien du drain en cul-de-sac ne va pas sans incident. Il suffit qu'il sorte accidentellement dans le pansement ou qu'une complication inflammatoire accidentelle rende le trajet douloureux pour que sa remise en place devienne difficile, impossible même. Alors surviennent les conséquences de la rétention dans les parties profondes : fièvre, troubles de la santé générale, douleurs, puis, au bout d'un certain

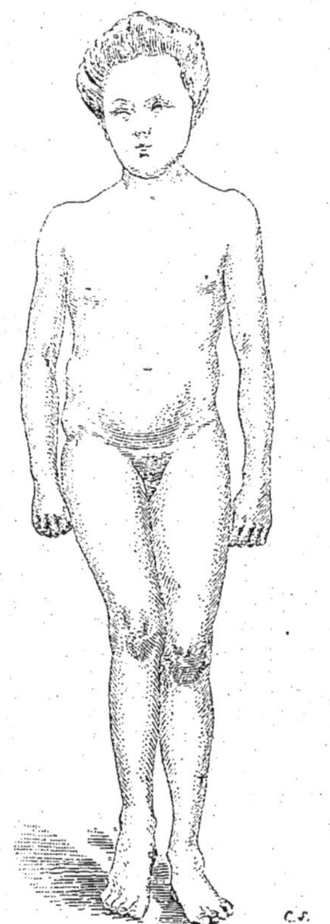

Fig. 191. — *Résection de la hanche droite.*

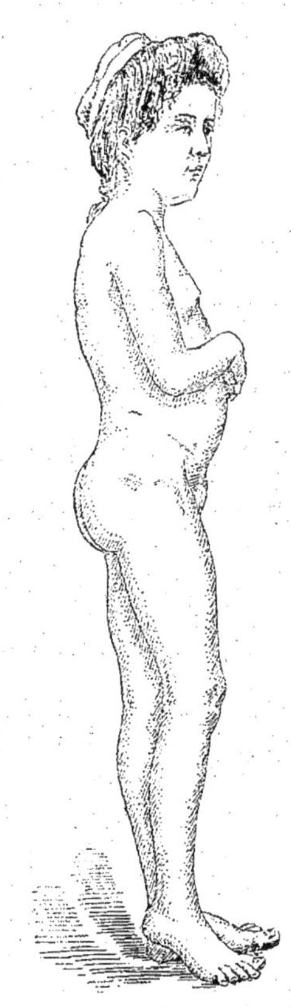

Fig. 192. — Sujet de la figure 191.

R..., fille de huit ans, entrée, le 17 mars 1899.

Mal de Pott et coxalgie droite avec deux abcès. Un abcès des adducteurs devient fistuleux.

Résection le 7 mai 1900. Petite perforation cotylienne. Fistule qui ne se ferme que fin 1902.

État, le 7 juin 1904 : Ensellure lombaire. Pas de rotation. Raccourcissement apparent de 5 centimètres et demi. Ascension trochantérienne de 3 centimètres. Raccourcissement du fémur, 1 centimètre et demi ; raccourcissement du tibia, 1 centimètre.

Sortie le 14 juin 1904.

nombre de jours, de quelques semaines, issue d'une collection, d'habitude par le même trajet, éventuellement en un autre point.

La reproduction à intervalles irréguliers de ces incidents fait de la fistule permanente une pénible infirmité, dont on ne peut entrevoir la fin.

Lorsque la résection n'a donné aucun avantage et que la suppuration multifistuleuse persiste et menace la vie du malade, on ne peut attendre aucun succès d'opérations conservatrices répétées. Plus les trajets vieillissent et plus la dystrophie des parties molles s'accuse du fait de leur présence, moins on doit compter sur une amélioration même. A ce point commence l'indication de désarticuler la hanche, si on s'y résout.

Suites éloignées de la résection. — Précautions et soins. — Caractères de la guérison. — Après la résection, comme après

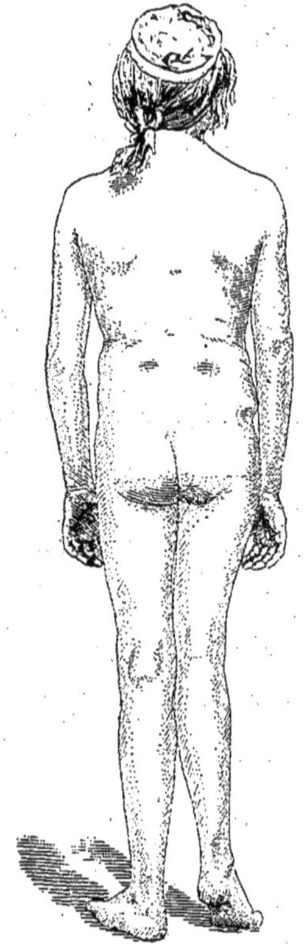

Fig. 193. — Sujet de la figure 191.
Genu valgum léger du côté opéré.

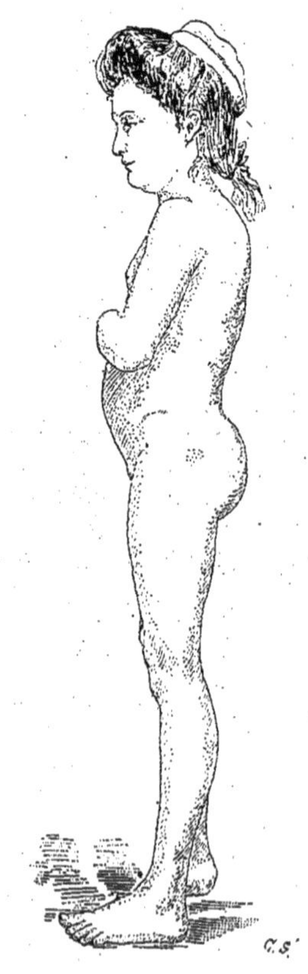

Fig. 194. — Sujet de la figure 191.
Côté sain.

tout autre traitement, la tuberculose coxale reste exposée dans une certaine mesure à la rechute. Aussi les opérés doivent-ils être préservés contre ce danger par des précautions de longue durée. Il convient de répéter que la résection a pour but d'obtenir la guérison des coxalgies qui n'auraient pas eu chance de guérir par un autre moyen; elle se propose beaucoup moins d'abréger la durée du traitement.

On ne doit pas considérer la cure comme terminée au moment où la cicatrisation de la plaie opératoire et des fistules vient de s'effectuer. Nous avons l'habitude de tenir les malades couchés pendant trois, quatre, cinq mois, après que la dernière fistule s'est fermée. Plus la coxalgie a été complexe, et plus l'état général laisse à désirer, plus le malade est âgé, plus aussi ce repos consécutif à la cicatrisation est prolongé. Pendant toute cette période d'attitude couchée, le membre est soumis à l'immobilisation par l'attelle plâtrée et à l'extension continue. A la fin, on applique un appareil plâtré circulaire, de la base du thorax jusqu'au genou.

C'est aussi avec ce même appareil plâtré que l'enfant marchera ensuite.

On voit que le malade n'est levé que fort longtemps après l'opération, six, sept, huit mois dans les cas les plus simples ; douze, quinze mois, quelquefois davantage, lorsque les suites ont été plus laborieuses.

L'attitude verticale, puis la marche sont autorisées d'abord pour de très brèves périodes, à titre d'essai pour ainsi dire. Pendant plusieurs semaines, les enfants sont tenus debout quelques instants, ou font seulement quelques pas (dix, quinze minutes chaque jour) ; on augmente ensuite suivant une très lente progression.

La marche se fait à béquilles, et d'abord en se servant seulement du membre sain. Le pied du côté opéré n'est pas chaussé pour marcher. Ce n'est qu'au bout d'un temps assez long que le corps prend point d'appui sur le membre opéré. Cela se fait du reste spontanément; l'enfant en vient à se servir du pied du membre malade, malgré toutes les précautions prises pour l'en empêcher.

L'usage de l'appareil immobilisateur et des béquilles, observé avec soin, diminue notablement la fatigue supportée par le côté malade. Il doit être prolongé pendant plus d'une année, souvent même pendant dix-huit mois ou deux ans. Une canne est ensuite substituée aux deux béquilles, mais l'appareil est conservé. Au lieu de l'appareil plâtré inamovible, on emploie un appareil amovible, en silicate, en cuir, etc., qui peut être enlevé momentanément, de manière à permettre la toilette des parties couvertes. Plus tard, cet appareil sera enlevé de temps en temps la nuit, et enfin il n'en sera plus fait usage que pour la journée ou seulement pour quelques heures chaque jour.

Nous estimons que toute cette période de soins consécutifs à la cicatrisation post-opératoire doit durer deux, trois, quatre, cinq ans.

A ce prix seulement, on préserve les opérés des rechutes de l'affection tuberculeuse et des déviations tardives du membre.

Rechutes après la résection. — Les retours offensifs de la tuberculose après la résection de la hanche sont possibles, peu fréquents et peu graves.

Rappelons qu'après toutes les variétés de traitement la coxalgie d'espèce bénigne ou d'espèce grave est sujette à la rechute. Aussi la période de guérison doit-elle toujours être protégée avec une longue sollicitude. On vient de dire que la hanche, dont la plaie opératoire est fermée, reste longtemps soumise au repos, à l'immobilisation, et que le travail physiologique ne lui est imposé que tardivement.

Avec toutes ces précautions locales, jointes à des conditions d'hygiène convenable, les rechutes prochaines sont peu fréquentes sous nos yeux. Nous conservons tous nos opérés au moins une année, souvent dix-huit mois ou un peu plus après l'opération, ou même après la cicatrisation. Pendant cette période, nous voyons une faible proportion de rechute, une fois sur dix environ.

Elles se présentent sous la forme d'un abcès développé d'habitude sous la cicatrice, plus rarement sur un autre point de la région de la hanche. Ces abcès s'ouvrent spontanément ou sont incisés, l'enfant mis au repos. Les conséquences de cet incident sont peu durables. La suppuration, assez abondante d'abord, ne tarde pas à diminuer en même temps que l'ouverture et la cavité de l'abcès se réduisent à un simple trajet. Le plus souvent, tout est terminé en un ou deux mois. Il ne convient pas d'avoir recours à un traitement bruyant, anesthésie générale, curettage méthodique, drainage persistant. La pratique nous a enseigné que les moyens plus simples conduisent aussi sûrement à la terminaison. C'est que les abcès développés dans les conditions indiquées ont le caractère d'abcès chauds, que la disposition de leur cavité est peu compliquée et que le point de départ sur le squelette est limité et réparable. En fait, à la suite de l'ouverture spontanée ou de l'incision simple, il suffit de maintenir un drain pendant deux ou trois intervalles de pansement, soit une quinzaine. Un crayon d'iodoforme remplace le drain, puis le trajet rétréci donne seulement quelques gouttes d'un pus séreux, et la cicatrisation se fait à peu de frais et sans long retard. Je crois qu'un traitement plus sévère est inutile, capable même d'aggraver l'incident.

A ces abcès chauds de la première année ou des quinze premiers mois, qui méritent d'être désignés sous le nom de rechutes précoces,

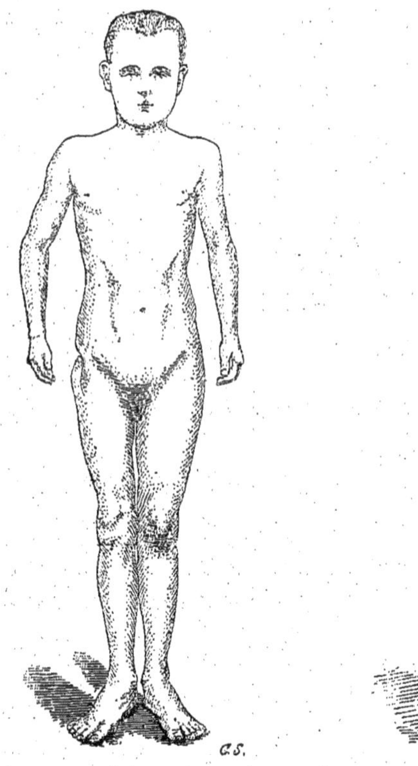

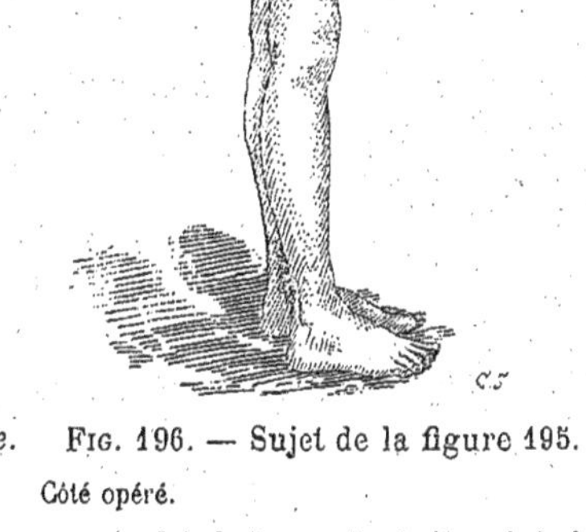

FIG. 195. — *Résection de la hanche droite.* FIG. 196. — Sujet de la figure 195. Côté opéré.

Br..., garçon âgé de huit ans. Entre, le 12 juin, avec une coxalgie droite compliquée d'un abcès fessier. En mars 1902, abcès des adducteurs. Fistulisation. Fièvre. Résection le 12 mai 1902. Perforation cotylienne. Guérison.

État de l'opéré, le 6 avril 1904 : Ensellure lombaire. Adduction légère.

Raccourcissement de 3 centimètres. Ascension trochantérienne de 1 centimètre ; raccourcissement du fémur, 1 centimètre et demi ; raccourcissement du tibia, un demi-centimètre.

il faut opposer les abcès froids, qui caractérisent les rechutes plus tardives, postérieures à la deuxième année.

Il nous est difficile de parler de la fréquence de cette variété de rechute ; nos malades quittent le bord de la mer avant la fin de la deuxième année. C'est au moins la règle pour les malades de l'Hôpital maritime, et nous les perdons de vue.

Il est d'autant plus regrettable pour eux de ne pas être suivis plus longtemps dans un milieu favorable qu'ils rentrent presque tous en ville, à Paris pour la plupart, dans leurs familles pauvres ou peu aisées. Ils y manquent de grand air et de surveillance; l'appareil avec lequel ils ont quitté l'Hôpital maritime est porté durant trois ou quatre mois, souvent moins longtemps. Il n'est pas habituellement renouvelé. Les enfants abandonnés à eux-mêmes

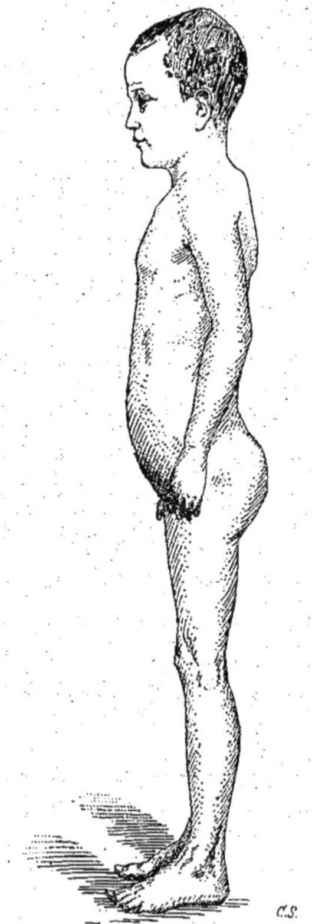

Fig. 197. — Sujet de la figure 195. Côté sain.

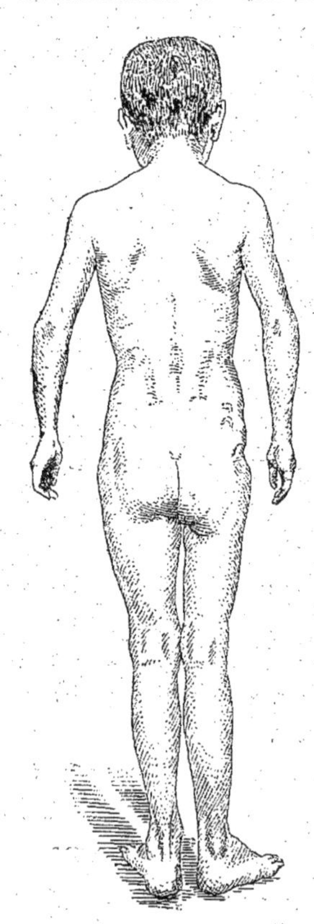

Fig. 198. — Sujet de la figure 195.

marchent en liberté toute la journée sans canne ni béquilles, s'ils ne souffrent pas. Dans ces conditions, comment s'étonner si la guérison qui semblait confirmée par l'épreuve d'une année ne reste pas toujours définitive.

Les rechutes tardives que nous avons observées ont presque toujours affecté la forme d'abcès froids. Les injections modificatrices leur étaient applicables et nous ont procuré des guérisons. En tout cas, les suites ont pris d'habitude une allure bénigne.

Quelques faits exceptionnels nous ont au contraire montré des récidives de forme grave, précoces ou tardives. Dans ces cas, il ne s'agissait pas seulement d'un abcès chaud (à une période précoce) ou froid (à une période tardive). Toute la région de la hanche se trouvait soulevée par une vaste collection ou un énorme amas de fongosités. Les cicatrices de la région, ou du moins plusieurs d'entre elles s'ulcèrent en même temps, et les fistules se rétablissent comme elles étaient à la période active de la maladie. La réparation de ces désordres tardifs peut encore s'effectuer spontanément sous l'influence d'une hygiène favorable. Nous avons encore sous les yeux un malade d'une vingtaine d'années qui, trois ans après l'opération, a été victime d'une de ces rechutes de forme grave. Plusieurs fistules se sont ouvertes en avant et en arrière de la hanche, donnant une suppuration très abondante. On s'est contenté de pansements simples. Le malade revenu de Paris à Berck avec une santé générale délabrée s'est amélioré progressivement. La suppuration a diminué en même temps que l'aspect général du malade est devenu satisfaisant. Finalement la guérison locale s'est faite de nouveau.

Chez un enfant plus jeune (treize ans), une récidive grave s'est faite sous nos yeux à l'Hôpital maritime avant la sortie du malade. Quatre ou cinq cicatrices se sont ouvertes en quelques jours. La suppuration très abondante n'a pas été diminuée par les pansements. La présence d'un clapier profond a nécessité un drainage nouveau.

Ces formes menaçantes de rechutes sont restées à notre connaissance à l'état d'exceptions rares.

De l'état du membre guéri après la résection. — Ankylose. — Pseudarthrose mobile. — Les chirurgiens, parmi lesquels Ollier se place au premier rang, comparent l'ankylose et la pseudarthrose mobile de la hanche à la suite de la résection, au point de vue de la valeur fonctionnelle du membre, et, à ce propos, nous lisons qu' « il est plus avantageux pour le malade de lui donner une ankylose en bonne position ».

Sans discuter pour le moment les avantages de la mobilité ou de la fixité de la hanche opérée, on peut faire observer qu'on ne donne pas à volonté l'ankylose ou la pseudarthrose mobile. Ces deux modes de réparation ne se réalisent pas entièrement, il s'en faut, au choix de l'opérateur.

A notre avis, ils dépendent l'un et l'autre des circonstances dans lesquelles l'opération a été pratiquée et de la marche de la réparation.

Pour faire comprendre cette règle d'ordre général, il suffit d'opposer deux conditions très différentes : la résection aseptique dont il a été question antérieurement et la résection de la coxalgie multifistuleuse. Dans le premier cas, la cicatrisation se fait par première intention; le tissu cicatriciel, dans les parties profondes, est en minime quantité et peu serré. La hanche est d'habitude mobile, souvent très mobile.

Le résultat est diamétralement contraire dans le deuxième cas; la cicatrisation est longue et laborieuse, la suppuration très abondante, la cicatrice est étendue, épaisse, serrée. L'ankylose en résulte.

On peut rapprocher de la résection aseptique bon nombre de résections pratiquées de bonne heure dans la coxalgie fistuleuse. La réparation n'a pas lieu par première intention, mais elle se fait souvent d'une manière régulière, sans incidents et dans un délai relativement court; après ces suites opératoires simples et rapides, la soudure du fémur au bassin est rarement serrée. Le plus souvent, le fémur conserve quelques degrés — 15 à 30 — de mouvements antéro-postérieurs (flexion et extension), souvent même des mouvements latéraux de moindre étendue.

Nous ne mettons pas en ligne de compte l'étendue d'os enlevé du côté du fémur ; à de rares exceptions près, concernant des faits déjà anciens, nous ne supprimons que la tête et le col. La résection sous-trochantérienne n'est presque jamais imposée pour les lésions ; nos résultats se rapportent à la résection sus-trochantérienne. La mobilité de la hanche, dans ces conditions, est presque toujours observée à la suite d'une réparation facile. L'ankylose serrée est le résultat habituel d'une suppuration abondante et longue.

Quant au degré de mobilité, il varie beaucoup. Sur ce point, il faut distinguer les mouvements pendulaires du membre autour de l'articulation (mouvements fonctionnels) et les mouvements de glissement de l'extrémité du fémur sur le bassin.

Les mouvements physiologiques sont d'étendue variable d'un cas à l'autre. Le plus souvent, ils sont peu étendus : 10, 15, 20°, encore s'agit-il de la flexion et de l'extension ; l'abduction et l'adduction sont très limitées.

Cependant une notable proportion de nos opérés ont une plus grande mobilité. La flexion peut dépasser 45°; nous l'avons vue quelquefois atteindre près de 90°. Ces exemples de mouvements très étendus appartiennent surtout à la résection aseptique ou à la résection qui n'a pas été suivie d'une longue suppuration, plus spécialement peut-être chez les sujets les plus jeunes.

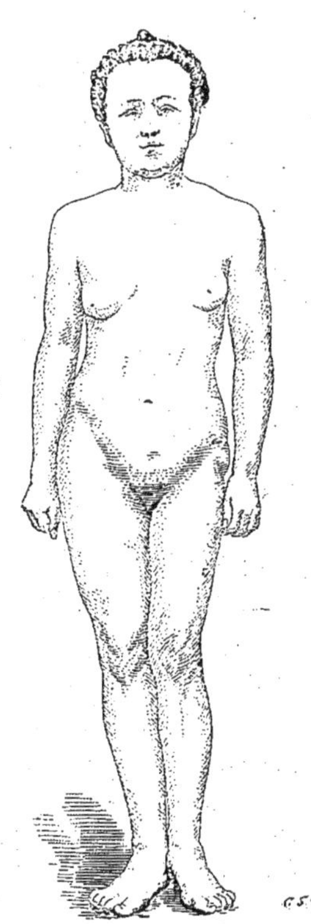

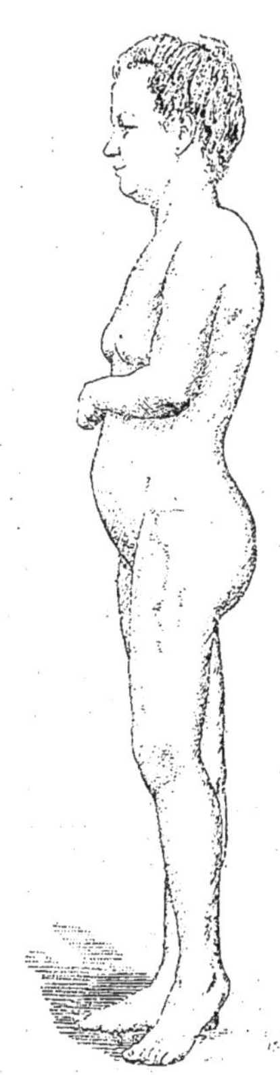

FIG. 199. — *Résection de la hanche gauche.* FIG. 200. — Sujet de la figure 199.

Entrée, le 9 septembre 1894, avec une coxalgie fistuleuse. Ascension trochantérienne de 5 centimètres. Adduction, flexion et rotation externe.

Raccourcissement de 6 centimètres. Tibia plus court de 1 centimètre. Résection de la hanche, le 3 décembre 1894.

Sortie après guérison, le 10 septembre 1896. Plaie fermée, marche facile.

Revue à Berck, le 1er avril 1904. Guérison confirmée avec claudication très marquée. Hanche opérée mobile, flexion et extension, 45°.

Raccourcissement de 6 centimètres. Ascension trochantérienne de 3 centimètres et demi ; raccourcissement du fémur, 1 centimètre ; raccourcissement du tibia, 1 centimètre.

L'attache du fémur au bassin, fixe dans l'ankylose serrée, très solide encore dans la pseudarthrose peu mobile, peut être plus lâche lorsque les mouvements fonctionnels ont quelque étendue. Il ne nous est pas démontré, au surplus, qu'il y ait une corrélation direct eentre les deux espèces de mouvements.

Chez nos malades, soumis pendant une période de cinq ou six mois pour le moins au repos et à l'extension continue, la surface avivée du col reste en face du cotyle également avivé pendant toute la durée de la cicatrisation. Cette condition est favorable à la fixation du fémur. En tout cas, je n'observe jamais cette sorte d'indépendance entre le fémur et l'os iliaque que l'on rencontre assez

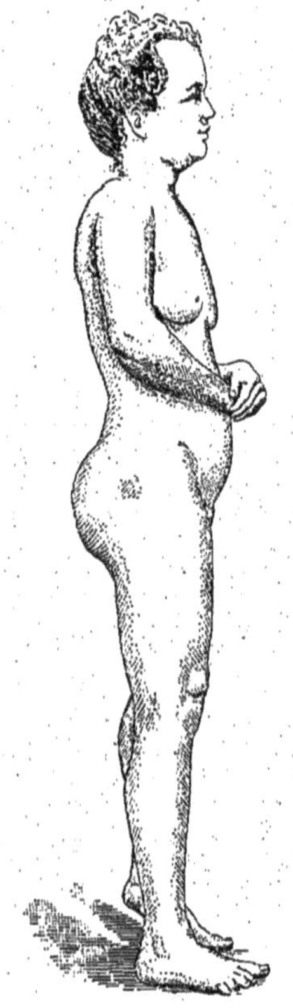

Fig. 201. — Sujet de la figure 199. Côté sain.

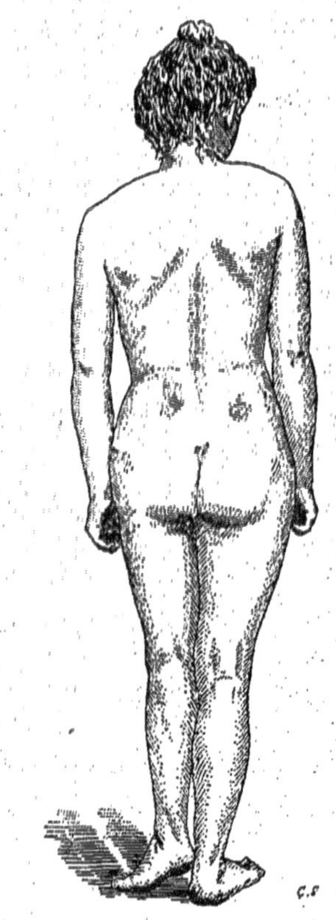

Fig. 202. — Sujet de la figure 199.

fréquemment dans des cas de luxation étendue, en dehors de toute intervention. Rarement on peut constater un mouvement sensible de glissement vertical de l'extrémité fémorale sur le bassin. Il est vrai, comme on le dira plus loin, que, sous l'influence de la marche, le grand trochanter, maintenu abaissé au moyen de l'extension continue, s'élève consécutivement, mais non pas à un degré tel qu'il en résulte une pseudarthrose lâche. Rarement le glissement atteint une notable étendue ; autrement dit, ce glissement n'est pas assez marqué pour entraîner, comme dans la luxation congénitale, le déhanchement pendant la marche.

Nous avons observé bon nombre de coxalgiques qui, avant leur arrivée à Berck, avaient subi la résection de la hanche par le procédé sous-trochantérien. Presque dans tous les cas, l'opération avait été pratiquée à une période précoce, avant l'abcès. Une partie des malades étaient guéris; les autres conservaient une fistule. Chez tous, la hanche opérée avait une mobilité très étendue, dans tous les sens. Assez souvent l'attache du fémur au bassin était si lâche et les mouvements du fémur se faisaient avec une telle laxité en tous sens que la hanche, mal reconstituée, était ballante, et, en saisissant la cuisse solidement, on pouvait faire exécuter à sa partie supérieure des mouvements de glissement très sensibles dans toutes les directions.

Chez les opérés de ce genre, la marche était très défectueuse, autant pour le moins à cause du déhanchement considérable qu'à cause du raccourcissement.

Chez les autres malades, la moitié environ, l'adaptation du fémur au bassin était assez bien établie et le déhanchement à peu près nul; la marche était par suite beaucoup plus facile.

De l'attitude du membre opéré. — Nous avons dit précédemment que le membre opéré est maintenu par les moyens auxquels nous avons recours dans la rectitude parfaite pendant toute la période de réparation, quelle que soit sa durée, quels que soient ses incidents. Ce résultat orthopédique est obtenu avec la plus grande facilité ; il est lié nécessairement en quelque sorte aux dispositions prises. Le plus souvent, le bassin est légèrement abaissé du côté malade; la cuisse est en abduction; cette attitude en extension rectiligne avec abduction légère est maintenue plus tard à l'aide d'un appareil plâtré lorsque le malade marche.

Aussi longtemps que l'usage de l'appareil sera continué, l'attitude du membre restera sensiblement la même, c'est du moins ce que nous voyons chez nos opérés. Les déviations observées chez les réséqués de la hanche à la période de marche avec appareils tiennent à une organisation défectueuse des soins orthopédiques, immédiatement après l'opération et plus tard.

Si le membre se dévie à une époque éloignée, c'est après que les appareils de nos opérés ont été délaissés. A cet égard, nous déplorons souvent l'abandon auquel sont livrés les enfants qui ont quitté l'hôpital et qui rentrent dans leurs familles pauvres. Les parents, comptant sur une guérison absolue, cessent de se préoccuper de toute espèce de soins ; les petits malades marchent sans appareil ; celui qu'ils avaient emporté n'est pas renouvelé. Or l'opération ne date encore que d'un an, de deux ans au plus ; le membre opéré n'a pas encore acquis sa position ni repris ses fonctions d'une manière définitive. Les déviations secondaires qui se produisent alors sont beaucoup plus fréquentes et plus accentuées avec l'ankylose fibreuse. La cuisse, en rectitude jusque-là, se fléchit avec une flexion qui ne dépasse pas 20 à 30° ; la boiterie est peu augmentée. Si elle dépasse cette limite, la marche devient naturellement très défectueuse.

L'adduction accompagne souvent la flexion et contribue plus qu'elle à augmenter le raccourcissement fonctionnel et la claudication. Les opérés devraient être suivis et soignés pendant une période de trois, quatre, cinq ans, ainsi que nous l'avons dit. Ces soins seraient du reste faciles et peu dispendieux. Ils viennent d'être organisés ; les malades savent à quelles consultations ils doivent s'adresser sans de trop grandes pertes de temps.

Les opérés, dont la hanche a conservé des mouvements, éprouvent moins d'inconvénients à la suite de l'abandon, même un peu prématuré, de l'appareil. Ils sont moins exposés aux déviations consécutives. La flexion ne se produit pas habituellement. On a surtout à craindre que l'attache du fémur au cotyle, peu serrée dès l'époque où l'enfant commence à marcher, ne se relâche dans la suite, et que le grand trochanter ne s'élève, double cause de raccourcissement, car, en même temps que le grand trochanter s'élève, une adduction légère peut en être la conséquence, mais cette dernière déviation est loin d'être la règle. Les mouvements de latéralité peuvent rester libres, et le membre opéré se porte en abduction comme pour corriger le raccourcissement fonctionnel.

Raccourcissement après la résection. — Éléments du raccourcissement. — Il importe ici, comme dans l'étude du raccourcissement dans la coxalgie non opérée, d'analyser les éléments qui constituent ce raccourcissement ; c'est le seul moyen d'apprécier ses causes.

Ces éléments sont : l'attitude du membre, l'ascension du fémur, le ralentissement ou la diminution de la croissance des os en longueur. Nous avons appris comment ces trois sources de raccourcissement s'associent dans la coxo-tuberculose.

Après la résection pratiquée et soignée suivant notre procédé, nous venons de dire que l'attitude du membre est satisfaisante au cours des suites prochaines de l'opération, tant que le malade est couché. La rectitude est parfaite, la flexion nulle ou peu s'en faut; une abduction légère presque toujours obtenue est une condition favorable. Plus tard, l'usage des appareils conserve sinon une rectitude parfaite, du moins une position très peu déviée. Les attitudes vicieuses secondaires ne surviennent que chez les opérés qui sont prématurément privés de soins. A cet égard, il en est des réséqués comme des malades non opérés. La résection pas plus que la conservation ne peuvent être rendues responsables de ce que les malades ne sont pas suivis. Il est plus facile de conserver une bonne attitude au membre réséqué qu'il n'est facile de ramener à une bonne direction le membre coxalgique dévié en adduction par suite de la luxation de la tête fémorale. En réalité, si les malades sont soignés un temps suffisant, la bonne attitude du membre est conservée. Elle n'entre pas en ligne de compte comme élément du raccourcissement post-opératoire.

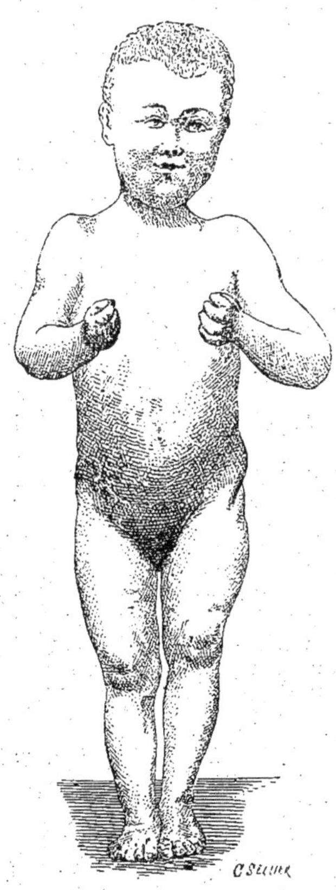

Fig. 203. — *Résection de la hanche gauche.*

Coxalgie fistuleuse, avec fièvre. État cachectique au moment de l'opération. Résection le 26 novembre 1900. Séquestre du fémur.

Guérison rapide.

Cet enfant est le plus jeune de nos opérés (deux ans et demi au moment de la résection).

Sorti le 30 août 1901.

L'ascension du fémur, ou ascension du grand trochanter, est au contraire constante. Peu accentuée chez la plupart de nos réséqués pendant les cinq ou six mois de repos dans l'attitude couchée, elle augmente un peu par l'effet de la marche; mais elle n'atteint pas les proportions effrayantes dénoncées par les adversaires de la résection. Elle dépasse rarement 2 centimètres ou 2 centimètres et demi au plus. Quand l'enfant se met à marcher, elle augmente de 1 centimètre ou un peu plus. Lorsque nos malades quittent Berck, un an, dix-huit mois, deux ans après l'opération, l'ascension du grand trochanter varie entre 2 et 4 centimètres. Ce dernier chiffre est rarement atteint, presque jamais dépassé.

Reste le troisième élément constitutif du raccourcissement, la dystrophie du squelette, ayant eu pour conséquence une diminution de la croissance en longueur du fémur et du tibia.

Pour porter un jugement équitable sur le rôle de la résection dans le ralentissement de la croissance du membre, il faut examiner les coxalgiques non opérés et les réséqués, puis établir entre eux une comparaison. Nous savons que les coxalgiques non opérés ne sont nullement à l'abri du raccourcissement par dystrophie. Ce sujet a été traité précédemment à deux reprises, anatomie pathologique et symptômes.

Le fémur mesuré du sommet du trochanter au genou est souvent allongé de quelques millimètres pendant les premières années. Nous sommes peu renseignés sur la persistance de cet allongement, du reste peu important en pratique, en raison de ses proportions minimes. Le tibia, s'il est modifié en longueur, est d'habitude plus court. Au total, la diminution de la croissance est très fréquente en dehors de toute opération, mais, sauf exception rare, elle crée entre les deux membres une différence de longueur variant de 1 à 3 centimètres. Nous avons vu la dystrophie participer au raccourcissement pour 5 centimètres; les exemples de ce fait sont exceptionnels.

Après la résection, la longueur du fémur et celle du tibia ne sont pas altérées d'une manière importante pour la pratique durant les deux ou trois années qui suivent l'opération. Pour ce qui est des suites plus éloignées, nous manquons de renseignements précis sur la plupart de nos opérés, qui sont perdus de vue. Chez ceux que nous avons eu l'occasion de revoir plusieurs années après la résection, nous n'avons pas rencontré d'habitude une dystrophie excessive, plus accentuée que chez les non-opérés et capable d'influencer le résultat orthopédique. La dystrophie consécutive du membre ne peut être opposée à la résection, comme une objection d'ordre général.

Rappelons, à titre d'exception, les exemples de grande dystrophie auxquels nous avons déjà fait allusion en faisant l'histoire clinique du raccourcissement. Chez tel de nos opérés, parvenu à l'âge adulte avec une taille de 1m,95, la résection remontait à l'âge de dix ans; le raccourcissement dystrophique atteignait 15 centimètres, 7 pour le fémur, 6 pour le tibia. Chez un autre, le fémur était raccourci de

5 centimètres, le tibia de 7. Il est à noter que, dans ce dernier cas, il s'agissait d'une résection aseptique dans laquelle la réunion par première intention n'avait été démentie par aucun incident ultérieur. Les dimensions énormes de ces raccourcissements dystrophiques sont-elles à mettre à la charge de la résection? On ne peut le dire absolument. Nous avons observé des altérations analogues à la suite de coxalgies non opérées. On peut admettre, sans invraisemblance, que la dystrophie se rapporte plutôt à la longue durée de l'évolution de la coxalgie et à sa gravité.

Les coxalgies réséquées sont toujours graves et de longue durée.

L'influence de la résection de la hanche sur la croissance ultérieure du membre inférieur a depuis longtemps préoccupé les chirurgiens, et la plupart arrivent à cette conclusion que la résection ne nuit pas considérablement à l'accroissement du fémur.

E. Bœckel, en 1870, mettait en parallèle les coxalgies non réséquées et les coxalgies réséquées et montrait que, dans ces dernières, les troubles trophiques n'étaient pas plus marqués que dans les cas où l'on abandonnait la coxalgie à sa marche naturelle.

Good, dans une statistique de 35 résections, arrive à une moyenne d'un pouce et demi de raccourcissement.

Wolkmann et Holmes conclurent, comme Bœckel, que la résection de la hanche n'avait qu'une faible influence sur l'accroissement ultérieur du membre et que le raccourcissement définitif n'était guère plus grand qu'après la guérison spontanée.

Ollier, reprenant la question, arrive à des conclusions analogues, basées sur une étude physiologique du développement du fémur et sur l'examen de faits cliniques.

Avant l'âge de quatre ans, la croissance du fémur est plus active à son extrémité supérieure. Plus tard, « l'accroissement par l'extrémité supérieure de l'os est, pour toute la période de croissance, la moitié de l'accroissement par l'extrémité inférieure, c'est-à-dire que le fémur croît de 1 centimètre par en haut, pendant qu'il s'allonge de 2 centimètres par en bas » (Ollier).

Cette conclusion est déduite d'expériences : implantation de clous au milieu du fémur d'un animal ; mensuration de la hauteur du trou nourricier ; nous renvoyons au *Traité des résections* de cet auteur pour le détail des expériences.

De plus, Ollier démontre encore, à la suite de résections pratiquées sur des animaux, que cette opération s'accompagne d'hyperplasie compensatrice du cartilage de conjugaison inférieur du fémur, hyperplasie produisant de ce côté un excès d'accroissement notable : l'os sain, par exemple, grandit de 10 millimètres et l'os réséqué de 13 millimètres dans le même temps.

Enfin le point sur lequel porte la section du fémur a une grande importance au point de vue du développement ultérieur de cet os. En effet, dit Ollier, « le col fémoral et le trochanter », représentant les deux branches de bifurcation de l'extrémité supérieure du fémur, ont un accroissement indépendant l'un de l'autre et contribuent d'une manière toute différente à l'accroissement général de l'os.

La résection de la tête et du col arrête tout à fait l'accroissement du col fémoral, mais n'arrête pas l'accroissement du fémur par le cartilage sous-trochantérien. Il y a cependant un léger arrêt de la nutrition de l'ensemble de l'os qui se traduit par un raccourcissement insignifiant chez les animaux qui marchent à quatre pattes, mais beaucoup plus important chez l'homme, pour lequel la moindre différence de longueur produit une claudication plus ou moins marquée. Ce raccourcissement, dont parle Ollier, est admis par tous les chirurgiens partisans de la résection, mais il est loin de prendre des proportions qui en feraient une contre-indication de la résection. Dans certains cas, le raccourcissement devient plus étendu, en particulier à la suite d'une ostéite bipolaire du fémur. Mais ne voit-on pas le même raccourcissement chez des malades non opérés.

Ollier mentionne un cas avec un raccourcissement de 15 centimètres ; l'arrêt de développement du fémur était consécutif à une ostéite bipolaire. Il s'agissait d'un enfant de sept ans, porteur de fistules multiples autour de la hanche, et de plus albuminurique. La résection pratiquée découvrit des lésions osseuses graves : la tête fémorale avait presque totalement disparu ; le col et le cotyle étaient profondément érodés.

La résection est suivie d'une amélioration rapide ; mais, trois mois après l'opération, deux abcès se produisent, l'un au-dessous de la cicatrice, l'autre vers l'épiphyse inférieure du fémur. L'enfant, transporté à la campagne, guérit de sa suppuration et même de l'albuminurie.

Onze ans plus tard, Ollier revoit son opéré avec un état général excellent et marchant avec une claudication considérable, mais néanmoins avec beaucoup de facilité et de résistance. Il fait des courses étendues et chasse dans la montagne.

La hanche est ankylosée.

Le membre opéré est raccourci au total de 15 centimètres du côté opéré. Le grand trochanter est surélevé de 3 centimètres et demi; le fémur est de 11 centimètres plus court. Le tibia n'est pas modifié.

Ollier explique l'arrêt de développement du fémur par l'ostéite bipolaire survenue trois mois après la résection.

Cet exemple de raccourcissement excessif du fémur réséqué est unique dans la pratique d'Ollier.

Il est à observer que ce malade d'Ollier avait été opéré dans des conditions défavorables. La coxalgie était multifistuleuse depuis longtemps; la vie était compromise par l'albuminurie. La guérison obtenue à la suite de la résection mérite d'être considérée comme un résultat exceptionnellement heureux. La résection avait été pratiquée par le procédé sous-trochantérien. L'interprétation de la dystrophie consécutive, qui a amené un raccourcissement exceptionnel, s'impose. L'ostéite bipolaire, mise en cause, est une complication post-opératoire qui survient rarement et que nous n'avons observée que chez les coxalgiques depuis longtemps porteurs de plusieurs fistules, comme le malade d'Ollier.

On serait mal venu de tirer de cette observation un argument contre la résection de la hanche en général.

La guérison d'un coxalgique, dont la vie était menacée à bref délai par l'albuminurie, est au contraire un succès thérapeutique remarquable. Encore doit-on ajouter que le membre raccourci servait très utilement à la marche.

Chez nos opérés, où le raccourcissement était notablement le plus considérable, la marche était fort satisfaisante. L'un d'eux, employé d'une société financière, se tenait debout une partie de la journée. Il quittait son domicile et le regagnait à pied et, d'une manière générale, menait la vie d'un sujet normal, sans éprouver une fatigue excessive.

L'autre, vendeur dans un magasin, pouvait supporter les fatigues de sa profession, qui, en réalité, lui était mal appropriée.

Du raccourcissement du membre opéré dans son ensemble. — Le raccourcissement du membre réséqué n'est guère plus accentué que le raccourcissement observé à la suite de la coxalgie non opérée. L'attitude n'est pas plus défectueuse; si les soins sont assez prolongés, elle reste bonne et ne prend presque aucune part au raccourcissement. Elle est, en tout cas, beaucoup plus favorable que celle d'un membre coxalgique, dont la tête fémorale est luxée et mobile dans la fosse iliaque.

Chez les malades trop tôt abandonnés, c'est surtout la flexion du membre qui survient; l'adduction est modérée. L'ascension trochantérienne seule est d'habitude notablement accentuée, c'est la cause dominante du raccourcissement.

Il est démontré que le ralentissement de la croissance n'est pas plus grave après la résection qu'après la guérison spontanée. Les faits exceptionnels comme celui d'Ollier et les deux miens ne modifient pas la règle générale.

En somme, le raccourcissement, que nous avons observé chez nos opérés, un an, deux ans après l'opération, varie chez la plupart entre 2 et 4 centimètres. Le chiffre de 5 centimètres est rarement atteint, et les cas de raccourcissement plus grand sont tout à fait exceptionnels.

Une fois de plus, il est juste de répéter qu'il s'agit de la coxalgie à forme grave, suppurée et fistuleuse, fréquemment caractérisée par des lésions osseuses profondes.

Les variations du raccourcissement ne sont pas, du reste, toujours liées à la gravité plus ou moins grande de la coxalgie. La surélévation du grand trochanter, lorsqu'elle persiste à un degré très marqué, se rapporte souvent à une luxation complète de la tête fémorale avant l'opération. Si, avec cette luxation, la coxalgie est d'origine très ancienne, la rétraction de toutes les parties fibreuses de la racine de la cuisse s'oppose à l'abaissement du grand trochanter, même après la section des muscles petits et moyens fessiers.

Dans ces cas de luxation, le raccourcissement est plutôt diminué qu'augmenté par la résection. Chez tous nos opérés, au moment de leur départ de Berck, le membre est en bonne direction, et son raccourcissement avec les proportions indiquées ne met nullement obstacle à la marche.

Nous nous croyons justifié à dire que le raccourcissement du membre ne fournit pas une objection à la pratique de la résection.

De la marche des réséqués. — Ollier a souvent insisté sur la distinction au point de vue de la marche entre les réséqués guéris avec ankylose de la hanche et ceux dont la hanche reste mobile. A son avis, l'ankylose solide est de beaucoup la condition la plus avantageuse. Avec elle, le malade marche facilement; la claudication est plutôt moindre, mais surtout la résistance aux marches prolongées est beaucoup plus forte. Les opérés pourvus d'une ankylose avec bonne attitude ont une aptitude à la marche très suffisante dans toutes les professions. Ce sont à peine des infirmes. Les malades, dont la hanche a conservé des mouvements, ont l'avantage de disposer du mouvement de flexion. Ils peuvent plus aisément s'asseoir. Ils ne demandent pas, dans cette position, une aussi forte cyphose de compensation à la colonne lombaire. Par contre, ils seraient moins bons marcheurs, se fatigueraient plus vite et seraient moins aptes à fournir dans la vie habituelle de longues courses journalières.

La pseudarthrose mobile exposerait en outre davantage à la rechute sous la forme de nouveaux abcès et de nouvelles fistules.

En un mot, pour Ollier, « l'ankylose osseuse en flexion et abduction légère est, en réalité, la terminaison la plus souhaitable dans la majorité des cas ».

Chacun partagera volontiers cet avis, mais cette condition idéale en ce qui concerne l'attitude, flexion et abduction légères, est loin d'être toujours obtenue. Si une déviation secondaire se produit avec une ankylose fibreuse, c'est l'adduction beaucoup plutôt que l'abduction qui s'associe avec la flexion.

V

TRAITEMENT LOCAL. (*Suite*) — DÉSARTICULATION

Indications.
Manuel opératoire : incision en raquette. Suture. Pincement préalable des vaisseaux fémoraux. Pansement à plat.
Suites opératoires. Statistique. Fistules secondaires.

Désarticulation de la hanche. — Tout traitement conservateur, y compris la résection, peut échouer dans la coxalgie fistuleuse. La suppuration persiste et la vie est menacée. La désarticulation de la hanche reste comme une ressource ultime.

La gravité de cette mutilation peut justifier une longue hésitation. On ne se résout à sacrifier le membre malade qu'en présence d'un danger évident pour la vie. Ainsi se trouvent définies les indications.

L'insuccès de la résection devient un fait acquis, lorsque les fistules persistant avec une suppuration abondante, malgré un drainage régulier, que les forces du malade diminuent et que, l'amaigrissement faisant des progrès, on en vient à la cachexie, menace évidente pour la vie. Si l'on se décide à désarticuler la hanche, il est temps de s'y résoudre.

Lorsque, à l'amaigrissement cachectique s'ajoute l'albuminurie par septicémie chronique, sans tuberculose rénale, l'indication devient plus formelle. Elle est urgente.

Plus tard, avec une albuminurie ancienne et des altérations profondes des reins (dégénérescence amyloïde), la réparation devient de moins en moins probable. On a trop attendu. Et pourtant nous avons vu quelques malades désarticulés dans ces conditions et guéris contre toute prévision.

Un des malades que nous avons désarticulé se trouvait dans une situation exceptionnelle. Antérieurement à son arrivée à Berck, il avait déjà subi l'amputation de la jambe, au lieu d'élection, probablement pour une tuberculose du pied.

La coxalgie survenue dans la suite offrait une forme grave.

Moins d'un an après son début, elle était déjà fistuleuse, et la suppuration menaçait la santé générale par son abondance. Dans ce cas, il nous a paru peu indiqué de faire la résection de la hanche sur un membre déjà mutilé. La désarticulation de la hanche était le traitement à la fois radical et rationnel. Le col fémoral était transformé pour une moitié en deux volumineux séquestres, lésion anatomique peu fréquente.

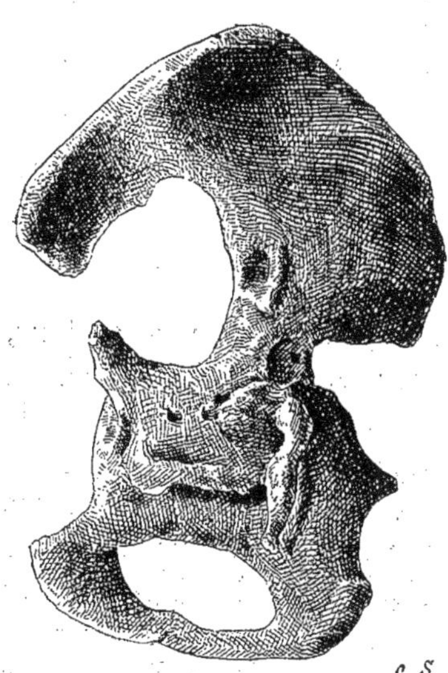

FIG. 204. — *Coxalgie gauche.*

Os iliaque, dont l'ilium a été largement perforé à la suite d'interventions opératoires.

Végétations osseuses, d'origine périostique, au niveau de l'ancien cotyle.

(Cette pièce provient d'un cas de désarticulation de la hanche.)

Nous avons pratiqué, depuis le 1er janvier 1894, seize désarticulations de la hanche. Sur ce nombre, treize avaient subi auparavant la résection coxo-fémorale; un n'avait pas été opéré : sa coxalgie, multifistuleuse depuis deux ans, était compliquée d'albuminurie; un deuxième, porteur d'une coxalgie très anciennement fistuleuse, avait été traité par le curettage. Le troisième est celui qui avait été amputé de la jambe.

Parmis les treize réséqués, trois avaient ensuite été curettés ou drainés secondairement une ou deux fois.

En somme, chez presque tous (treize sur seize), une première opération, la résection, avait échoué. La plupart de ces coxalgies offraient une forme anatomique et clinique grave : quatre fois, fistules multiples et anciennes; quatre fois, fistules uniques ou multiples compliquées d'abcès ; six fois, on a noté des perforations du cotyle, des foyers intrapelviens ou des fistules intrapelviennes. Un malade était déjà albuminurique au moment de la résection.

MANUEL OPÉRATOIRE.

La désarticulation de la hanche est une opération simple, à considérer le procédé.

Nous faisons une incision en raquette ; la queue de la raquette répond à la cicatrice de la résection antérieurement faite.

A partir de cette incision verticale, on circonscrit la cuisse, de manière à descendre jusque vers sa partie moyenne sur la face interne.

Nous recherchons, dans l'incision cutanée même, les vaisseaux fémoraux en coupant le muscle couturier. Ils sont pincés, veine et artère ensemble, ou séparément, sur deux points distants de 1 ou 2 centimètres et de suite sectionnés dans cet intervalle. Ce pincement des deux bouts est indispensable. Si l'on se contentait de couper au-dessous d'une seule pince, le bout inférieur fournirait une hémorragie abondante. Nous préférons l'usage de la pince à forcipressure à la ligature à ce moment. La ligature sera plus facile et plus rapide à la surface du moignon. Les deux pinces placées et la section intermédiaire faite, on a toute sécurité contre la perte de sang.

D'un seul coup de bistouri à fond, au niveau de la queue de la raquette, on découvre la face externe du fémur, et on incise son périoste. La rugine décolle rapidement ce périoste au-dessous du trochanter, puis détache, moyennant un effort modéré, l'extrémité supérieure de l'os.

Il ne reste plus qu'à sectionner les parties molles à un niveau convenable en pinçant les vaisseaux suivant le besoin. C'est à peine si deux ou trois artères donnent un jet de sang chez les enfants. Nous avons vu l'hémorragie faire complètement défaut.

Dès qu'on a fait la ligature de l'artère et de la veine fémorales, puis, éventuellement, des artères plus petites, on complète, s'il est besoin, le drainage de la région cotylienne, en mettant largement à découvert les culs-de-sac suppurants qui se trouvent à la surface de l'os iliaque. Un ou deux drains peuvent encore être placés dans les trajets fistuleux.

Il faut se garder de tout délâbrement qui n'est pas indispensable, et spécialement d'entamer une large surface de l'os iliaque avec la curette. Ces manœuvres sur le squelette, d'une utilité douteuse, augmentent le choc.

Nous ne faisons aucune suture des parties molles ; le pansement est fait entièrement à plat.

Suites opératoires. — Sur nos 16 opérés, 7 sont morts : 3 ont succombé au choc opératoire le jour même de la désarticulation ; 3 sont morts cachectiques quelques mois plus tard ; l'un d'eux portait des altérations tuberculeuses de l'intestin et des reins ; le septième décès a été causé par une méningite tuberculeuse.

Les 9 autres opérés ont survécu. Le mécanisme de la guérison exige quelques explications à deux points de vue. On peut en effet se demander comment une coxalgie fistuleuse guérit après la

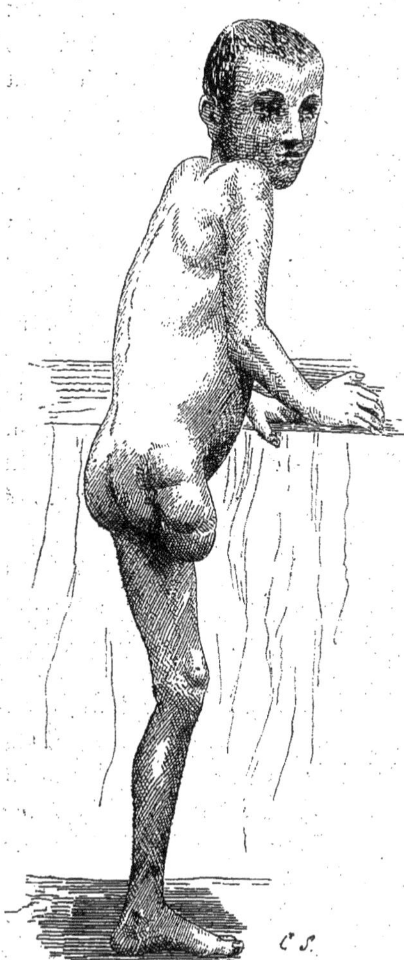

Fig. 205. — *Coxalgie droite.*

Résection de la hanche. Albuminurie. Guérison. L'albuminurie cesse.

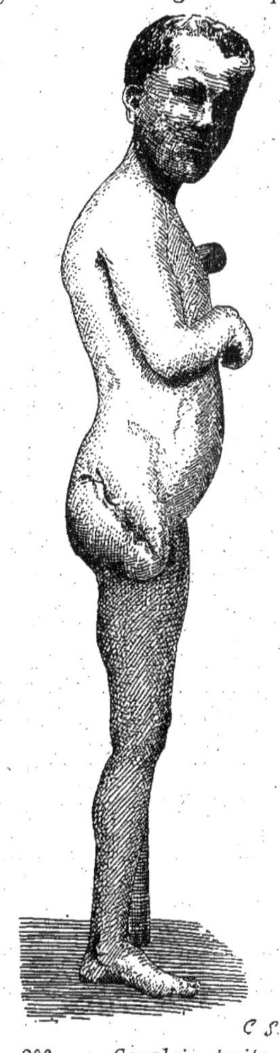

Fig. 206. — *Coxalgie droite traitée d'abord par la résection.*

Albuminurie. Désarticulation suivie de guérison complète. L'albuminurie disparaît.

désarticulation, alors qu'avec le drainage la mort semblait inévitable.

Un autre point est moins facile encore à élucider, nous voulons dire la guérison des coxalgies compliquées d'albuminurie.

Sur la première question, il nous semble qu'on peut répondre que, après la désarticulation, le drainage, jusque-là imparfait à cause de l'étendue et de la disposition compliquée des trajets suppurants, est au contraire beaucoup plus large et plus simple. A bout de quelques semaines, la rétraction de la plaie opératoire s'effectuant, la surface de suppuration se rétrécit, et, somme toute, la quantité de pus finit par diminuer progressivement. Nous avons dû, chez quelques-uns, intervenir encore une fois après la désarticulation pour inciser un abcès, élargir ou inciser un trajet fistuleux, et plus spécialement élargir et curetter le trajet conduisant au cotyle.

En ce qui concerne l'albuminurie, nous avons été les premières fois surpris de ce que les malades, au bout d'un certain temps, guérissaient de leur complication rénale, avant même que leur plaie ne fût cicatrisée.

Il s'agit d'une albuminurie de septicémie chronique et non d'une localisation tuberculeuse au niveau des reins. Nous ne saurions dire ni à quel degré avait lieu la dégénérescence amyloïde, ni à quel point l'épithélium rénal était altéré. Il est remarquable que la fonction rénale soit redevenue normale, que l'albuminurie ait disparu des urines, en même temps que la suppuration était non pas tarie, mais diminuée.

Les lésions rénales n'avaient donc pas un caractère fatalement progressif, elles étaient réparables. M. Malassez, auquel nous exposions cette question de physiologie pathologique, nous a fait observer que les dégénérescences rénales, qui semblaient diffuses, étaient en réalité très inégalement réparties dans les différentes régions du rein, ou du moins on trouvait des degrés très différents dans l'altération histologique selon les points. A ce compte, une partie du rein pourrait reprendre ses fonctions normales, en même temps que la dégénérescence persisterait ailleurs.

Quoi qu'il en soit de l'interprétation physiologique, la guérison de l'albuminurie au bout d'un délai variable (quelques mois) s'est réalisée chez plusieurs de nos opérés, et il ne s'agissait pas toujours d'une albuminurie récente. Nous pouvons citer un exemple remarquable de guérison d'albuminurie ancienne. Une fillette de douze ans avait déjà de l'albumine dans ses urines quand elle fut réséquée le 16 février 1892 pour une coxalgie à fistules multiples et anciennes. Elle subit le 24 avril 1893, le 24 mai 1894, des drainages secondaires. La hanche est désarticulée le 22 juillet 1895. L'albuminurie, qui n'avait jamais cessé, remontait donc à plus de trois ans et demi.

Cette malade a néanmoins fini par guérir, et l'albuminurie a fini aussi par disparaître des urines (fig. 207).

FISTULES CONSÉCUTIVES.

La plupart des désarticulés avaient suppuré très longtemps; l'os

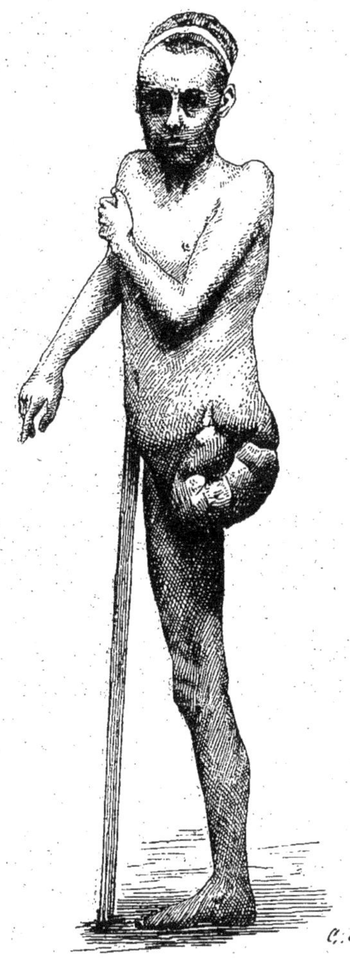

FIG. 207. — *Désarticulation de la hanche.*

Malade âgée de douze ans. Coxalgie fistuleuse compliquée d'albuminurie depuis plus de trois ans au moment de la désarticulation.
Guérison de la plaie et de l'albuminurie.

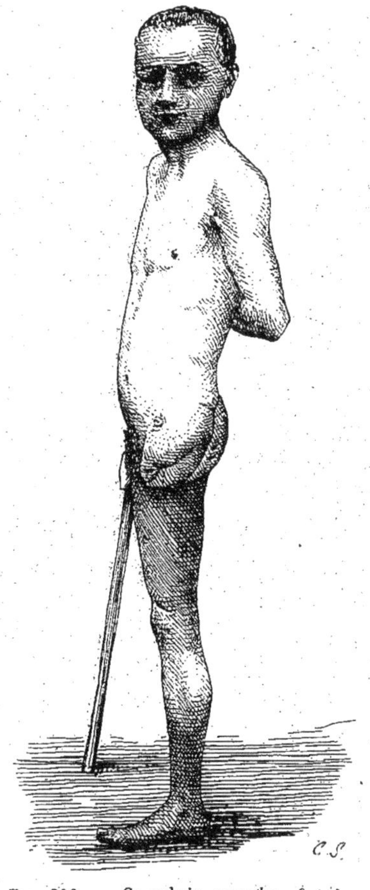

FIG. 208. — *Coxalgie gauche fistuleuse, traitée sans succès par la résection.*

Albuminurie. État cachectique. Désarticulation. Guérison.

iliaque était épaissi par l'ostéomyélite infectieuse, chronique, secondaire. Cet os ainsi atteint se répare avec une extrême lenteur, si même il ne conserve pas indéfiniment des dénudations limitées.

Quelques-uns de nos malades, dont la suppuration était relativement récente, tel le cas de l'enfant qui avait été amputé de la jambe, ont guéri complètement sans fistule, dans un délai relativement bref. Presque tous nos opérés ont, au contraire, conservé plusieurs fistules pendant fort longtemps, des années. Le nombre des trajets a fini par se réduire à un ou deux, et finalement nous avons appris la guérison définitive de certains malades. L'un d'eux, par exemple, est désarticulé le 17 juin 1895. Nous le retrouvons à Paris en octobre 1896 avec quatre fistules sur son moignon ; en mars 1901, il nous apprend que toutes ses fistules sont fermées depuis un an. Il a donc mis cinq années à guérir (fig. 208).

VI

ÉTUDE STATISTIQUE. DIX ANNÉES DE L'HÔPITAL MARITIME

Malades entrés pour coxalgie, de 1895 à 1904 : nombre total, durée du séjour, ancienneté des lésions.

Statistique opératoire. Curettage aseptique et curettage des coxalgies fistuleuses. Sexe des opérés, nombre des garçons dépassant celui des filles. Age. Durée du séjour à l'Hôpital maritime avant l'opération. État de la coxalgie au moment de l'intervention. Quelques caractères anatomiques notés au cours de la résection : séquestres, perforations du cotyle, foyers intrapelviens.

Interventions secondaires pour drainage insuffisant de l'articulation.

Mortalité totale. Non-opérés : mortalité par coxalgie proprement dite, mortalité par complications. Opérés : mort par coxalgie ; mort par complications ; âge des décédés.

Nombre des décès dus à la coxalgie ; nombre des décès par complications extra-coxales. Importance du nombre des décès par méningite.

NOMBRE DES MALADES ATTEINTS DE COXALGIE ENTRÉS A L'HÔPITAL MARITIME

	GARÇONS.	FILLES.	TOTAL.
En 1895	59	57	116
1896	45	27	72
1897	81	63	144
1898	75	73	158
1899	76	61	137
1900	93	65	158
1901	78	64	152
1902	72	71	143
1903	63	47	110
1904	65	76	141
En 10 ans	707	614	1 321

Collection habituelle des coxalgies de l'Hôpital maritime. — Nous avons dit précédemment, en faisant l'histoire des associations de la coxalgie, que l'Hôpital maritime contenait dans sa collection totale :

1° Le 1er juillet 1901, 172 coxalgies, dont :

Coxalgie droite	71
— gauche	87
— double	14

Le 1er novembre 1902, 150 coxalgies.

3° Le 1er février 1906, le chiffre des coxalgies présentes est de 164, comprenant : 86 garçons, 78 filles.

La coxalgie est simple, c'est-à-dire se présente comme foyer tuberculeux unique, 137 fois.

Dans les 27 cas qui restent, elle est associée :

1° 22 fois avec un seul foyer :

Avec la coxalgie du côté opposé (coxalgie double)	5 fois.
Avec le mal de Pott	7 —
Avec une tuberculose du pubis du côté opposé	1 —
— — — du même côté	3 —
— — tibio-tarsienne	4 —
— une scapulalgie	2 —

2° 5 fois avec des foyers multiples :

Coxalgie double et tuberculose du radius	1
Mal de Pott double et scapulalgie	1
— — et genou	1
— — et premier cunéiforme	1
Lupus de la face	1

Au total, on trouve dans cette troisième collection :

6 coxalgies doubles ;

10 coxalgies associées avec le mal de Pott.

On voit que cette parenté de la tuberculose des deux hanches ou de la tuberculose coxale avec la tuberculose vertébrale se manifeste ici avec sa fréquence habituelle, plusieur fois signalée.

On peut aussi relever cette règle habituelle suivant laquelle la coxalgie se trouve associée de préférence avec la tuberculose des grandes jointures et des grands os, à l'exclusion des petits foyers comme les *spina ventosa* de la main et du pied.

D'une manière générale, les associations se montrent plutôt sur le membre inférieur que sur le membre supérieur (deux cas seulement de scapulalgie).

Ces relevés statistiques montrent que le nombre des coxalgiques, présents en même temps à l'Hôpital maritime, est un peu supérieur au nombre des entrées annuelles des malades de même genre. On peut en déduire que le séjour des coxalgiques à l'Hôpital maritime dépasse un peu une année. Ce chiffre moyen n'a qu'une signification toute générale, car la durée du séjour à la mer varie d'un malade à l'autre dans des proportions très larges. Les malades arrivés à la période de convalescence, même de guérison, condition exceptionnelle, ne restent que deux, trois ou quatre mois. Les autres, au contraire, arrivés au début ou dans le cours de la maladie, sont conservés beaucoup plus longtemps, la plupart entre six et dix-huit mois, quelques-uns deux ans et par exception plus longtemps.

En l'absence de renseignements précis sur le début de la maladie, il nous est impossible d'habitude d'en préciser la date sur le dire des enfants. Aussi ne sommes-nous pas en mesure de classer numériquement les malades à leur entrée, suivant l'ancienneté de la maladie.

Les coxalgies au début sont en petit nombre, 1 sur 20 environ. La plus grande partie des enfants arrivent à la fin de la première année ou au cours de la seconde période, en pleine activité de leur coxalgie. Les enfants guéris de leur coxalgie à l'arrivée sont plus nombreux que ceux dont l'affection débute ; mais ce groupe des guéris n'est pas considérable. Plus nombreux sont les enfants qui arrivent avec une coxalgie compliquée d'abcès, de fistule, ou encore de la douleur persistante annonçant l'abcès. Ce dernier groupe comprend environ un tiers des malades.

STATISTIQUE OPÉRATOIRE.

Cette statistique comprend toutes les opérations dans lesquelles la hanche a été ouverte pour le curettage et la résection :

Curettage aseptique	24
Résection de la coxalgie infectée	244
Total	268

Sexe. — Le chiffre total comprend :

Garçons	165 cas.
Filles	99 —
Sexe non mentionné	4 —

Il est à remarquer que le nombre des garçons est, en toute circonstance, plus élevé que celui des filles. Les entrées sont plus nombreuses, ainsi que nous l'avons vu, pour les garçons. De même le nombre des cas graves et compliqués, de même ici le nombre des opérés. L'interprétation de ce fait nous paraît douteuse. Nous sommes placé à Berck dans des conditions spéciales, ayant à notre disposition non la statistique d'une population, mais la statistique des enfants choisis et envoyés à Berck. On peut se demander si les parents ne se séparent pas plus facilement des garçons que des filles. Faut-il incriminer le sexe lui-même et dire que les garçons offriraient plus que les filles un terrain propre au développement de la tuberculose articulaire ? Nous sommes porté à le croire, sans en donner la raison. La turbulence plus grande des garçons est une explication insuffisante, aussi bien pour faire comprendre le nombre plus grand des coxalgies dans le sexe masculin que pour interpréter la proportion plus large des cas graves.

Age. — Le chiffre total des 268 opérés se décompose ainsi suivant l'âge :

De un à six ans	38
De six à dix ans	105
De dix à quinze ans	117
Indéterminés	8
Total	268

Durée du séjour à l'Hôpital maritime avant l'opération. — 17 enfants ont dû être opérés dès le premier mois ; 44 dans le deuxième mois.

Ce premier groupe de 61 enfants se rapporte en totalité à des malades dont la coxalgie était gravement compliquée et la vie, menacée au moment de leur arrivée à l'Hôpital.

Du deuxième au sixième mois de séjour, le nombre des opérés est de 87. Ici il s'agit encore de la coxalgie en pleine évolution et le plus souvent accompagnée de complications abcès ou fistule au moment de l'entrée.

Après le sixième mois, le nombre des opérés est de 104.

Restent 16 cas pour lesquels le séjour préopératoire n'a pas été précisé.

État de la coxalgie au moment de l'opération. — Nous n'opérons pas, il s'en faut, toutes les coxalgies fistuleuses. Nous nous sommes expliqués sur ce point. La fistule peut être temporaire, c'est-à-dire guérir spontanément. D'un autre côté, certaines fistules invétérées répondant à la période de l'ostéomyélite associée sont abandonnées.

Toutes les coxalgies que nous opérons sont fistuleuses. On a vu précédemment qu'un groupe de 24 cas constitue autant d'exceptions, dans lesquels nous avons pratiqué le curettage aseptique suivi de première intention.

Ce groupe occupe une place nettement à part, dont nous avons tracé spécialement l'histoire.

En dehors de lui, nous avons toujours eu à opérer la coxalgie associée.

Une note spéciale doit être attribuée à 5 cas de coxalgie compliquée d'abcès fermé et infecté. Dans ces faits exceptionnels, on ne peut expliquer l'infection qu'en l'attribuant à une origine interne.

Nous avons vu que l'on doit inciser ces abcès tuberculeux ayant les caractères de phlegmon avant de tenter le drainage direct de la hanche.

Cela dit, nous répétons que la résection de la hanche, qui n'est qu'un drainage direct de la cavité articulaire, ne s'applique pour nous qu'à la coxalgie infectée, qui, dans la pratique, est pour ainsi dire synonyme de coxalgie fistuleuse.

Nous nous sommes étendu sur les distinctions entre les coxalgies fébriles à marche rapide et les coxalgies simplement fistuleuses. La plupart de nos malades ne portaient, au moment de l'opération, qu'une ou deux fistules, soit juxtaposées dans une région, soit situées sur deux points opposés de la hanche.

Parmi les cas graves, notons 32 cas opérés avec des fistules multiples, depuis 3 jusqu'à 12, disséminées autour de la hanche. La multiplicité des fistules est une circonstance nettement aggravante.

Chez 47 enfants, la coxalgie, uni ou multifistuleuse, était en même temps compliquée, au moment de l'opération, d'un abcès secondaire à caractère chaud, développé soit dans le voisinage du trajet fistuleux, dont il n'était alors qu'un diverticule, soit sur un point plus éloigné et indépendant du trajet.

Quelques caractères anatomiques constatés au cours de l'opération. — *Séquestre.* — Sur les 268 opérations, nous avons trouvé, dans 81 cas, un ou plusieurs séquestres.

Presque tous se rapportaient au cotyle, ainsi qu'il a été dit.

Huit cas exceptionnels appartiennent à la tête ou au col fémoral.

Perforation du cotyle. — Des perforations ont été constatées dans 105 cas. Elles se rapportent à toutes les régions de la cavité articulaire, principalement à sa partie centrale et à sa partie inférieure.

Quelle que soit sa largeur, elle est toujours agrandie par la curette.

Foyers intrapelviens. — Ces abcès liés à la perforation ont été trouvés 42 fois sur les 105 perforations.

Interventions secondaires. — Sur le chiffre total de 268, nous trouvons 35 malades qui ont subi après la résection des interventions secondaires, spécialement le rétablissement du drainage, ou bien la désarticulation. Sur les 35 malades, 9 avaient subi la résection de la hanche avant l'arrivée à l'Hôpital maritime. Les autres avaient été réséqués à Berck.

Notons un trente-sixième cas, celui d'une fille atteinte de coxalgie double ; la hanche gauche avait subi la résection sous-trochantérienne à Paris ; la coxalgie droite à marche rapide menaçant la vie de la malade, la résection de la hanche droite fut faite à Berck et l'enfant survécut. Nous la revoyons guérie en 1906.

MORTALITÉ GÉNÉRALE DES COXALGIQUES.

Dans les dix années 1895-1904, qui comprennent 1 321 entrées de coxalgies, le nombre total des décès par cette affection a été de 95.

Ce chiffre total peut être divisé en deux parties :

1° 54 décès se rapportant aux coxalgies non opérées ;

2° 41 décès se rapportant aux coxalgies opérées.

Mortalité dans la coxalgie non opérée. — L'analyse des 54 décès au point de vue des causes fournit les résultats suivants :

Décès causés par :

1° La coxalgie elle-même	9	cas.
2° Complications diverses	45	—
a. Méningite tuberculeuse	19	—
b. Mal de Pott	9	—
c. Tuberculose multiple ou généralisée	12	—
d. Bronchopneumonie, suite de rougeole	3	—
e. Angine phlegmoneuse	1	—
f. Appendicite	1	—

En résumé, la cause de la mort est la coxalgie elle-même dans 9 cas seulement : 1 fois sur 6.

Dans les cinq sixièmes des cas, la mort a été la suite d'une complication qui consiste presque toujours dans une association tuberculeuse, plus ou moins complexe.

La méningite tuberculeuse tient ici le premier rang avec 19 décès sur 56, un peu plus d'un tiers. Ensuite, vient le mal de Pott pour un sixième. En troisième lieu, viennent les associations complexes, multi-osseuses, multi-articulaires ou viscérales, 12 cas, 1 fois sur 5 environ. En dernier lieu, les affections accidentelles, non tuberculeuses, 5 cas, 1 fois sur 10.

Ces chiffres montrent que, pour ce groupe de coxalgiques, décédés sans intervention, la coxalgie a été rarement assez grave pour occasionner la mort, moins d'une fois p. 100 ; le fait comporte une explication : nous avons tenté une opération curative pour la très grande majorité des coxalgies graves pouvant menacer la vie ; seuls ont été abandonnés les cas dont la gravité était telle qu'une intervention ne pouvait être tentée avec quelque chance de succès.

Ajoutons aussi que, pour la plupart des malades qui ont succombé soit au mal de Pott, soit à des foyers tuberculeux multiples, os et articulations diverses, toute intervention sur la hanche a été contre-indiquée du fait même de la multiplicité des lésions, parmi lesquelles la coxalgie n'occupait pas toujours la place principale.

Mortalité de la coxalgie traitée par la résection et la désarticulation. — Sur 268 opérés, tous traités par la résection, dont 16 désarticulés secondairement, 41 sont morts, parmi lesquels :

29 ont succombé aux suites de la coxalgie elle-même, 12 à des manifestations pathologiques autres que la coxalgie.

L'analyse des circonstances des décès fournit les résultats suivants.

Décès suite de la coxalgie elle-même. — Sur les 27 morts des suites de la coxalgie elle-même :

10 sont morts de choc opératoire, 17 sont morts de la suppuration consécutive.

Décès par choc. — Sur les 10 cas de décès par choc, 7 fois le choc a été la suite de la résection ; 3 fois le choc a été la suite de la désarticulation consécutive.

Si l'on examine l'un après l'autre les malades de ce groupe, on voit qu'il s'agit :

1° Pour les 7 cas de décès par choc à la suite de la résection :

a. Une fois de coxalgie avec vaste abcès chaud, phlegmoneux, fermé, occupant la fosse iliaque, la fesse, la cuisse. Nous avons fait allusion à ce cas en traitant des suites immédiates de la résection de la hanche ;

b. Une fois de coxalgie avec fistule récente, état septique, grave : vaste caverne alvéolée de l'ilium (décrite précédemment) ;

c. Trois fois d'une coxalgie très anciennement fistuleuse : un cas avec douze fistules, un cas avec six fistules, un cas d'ostéomyélite de l'os iliaque ;

d. Deux fois d'une coxalgie associée (un cas association avec la tuberculose du genou, coxalgie à marche rapide ; un cas coxalgie avec mal de Pott) ;

2° Pour les 3 cas de décès par choc à la suite de désarticulation :

a. Une fois d'une coxalgie compliquée d'une suppuration fistuleuse très ancienne avec trois fistules. La résection est pratiquée le 26 septembre 1898. On trouve : perforation du cotyle et séquestre, aucune réparation consécutive. Désarticulation le 13 mars 1899. Décès le même jour ;

b. Une fois d'une coxalgie fistuleuse avec suppuration abondante. Résection pratiquée le 28 mai 1900. Perforation pelvienne. Abcès fessier, désarticulation le 1er avril 1901, suppuration intrapelvienne ; décès par choc le même jour ;

c. Une fois d'une coxalgie fistuleuse. Résection le 29 avril 1898 : perforation pelvienne, albuminurie, état cachectique. Désarticulation le 30 janvier 1899. Décès le même jour.

Ajoutons que les injections de sérum en quantité suffisante ont diminué d'une manière importante le danger du choc.

Sur les 10 décès se rapportant à cette cause, 7 se sont produits de 1894 à 1898, avant la pratique des injections de sérum, convenablement faites. Depuis 1898 jusqu'à 1904, trois fois seulement le choc a entraîné la mort malgré les injections.

Décès par suppuration. — Parmi les 19 malades qui ont succombé aux suites de la suppuration, 8 sont morts rapidement, dans les quatre semaines qui ont suivi l'intervention ; dans ce premier groupe se rangent, 3 désarticulations (2 consécutives à une résection et 1 désarticulation primitive).

Les 11 autres cas font opposition aux 8 précédents par la suppuration prolongée et la longue durée de la survie :

1 cas décès au bout de 6 mois.
2 — — 11 —
1 — — 15 —
3 — — 18 —
2 — — 28 —
1 — — 4 ans.
1 — — 6 —

Décès suite de complications. — Parmi les 12 malades emportés par une manifestation pathologique autre que la coxalgie, on note :

Cinq fois la méningite tuberculeuse (une de ces méningites est survenue après la désarticulation) ;

Quatre fois la tuberculose généralisée ;

Une fois le mal de Pott ;

Une fois la tuberculose pulmonaire ;

Une fois un abcès froid comprimant la trachée et le pneumogastrique.

Les 5 cas de méningite tuberculeuse survenus après la résection se sont produits :

1 cas au bout de 25 jours ;

1 cas au bout de 4 mois;
1 — — 7 —
1 — — 10 —
1 — — 13 —

Quant aux morts de tuberculose généralisée, les quatre faits de ce groupe montrent, entre l'opération et le décès, l'intervalle suivant :

1 cas au bout de 7 jours;
1 — — 2 mois;
1 — — 10 —
1 — — 18 —

Il s'agit de manifestations tuberculeuses multiples surtout externes : ostéites et arthrites multiples, et aussi de manifestations viscérales, spécialement rénales et intestinales, existant soit au moment de l'opération, soit dans la suite.

L'âge et le sexe ne se prêtent pas à des considérations d'un grand intérêt.

Sur les 41 décès, il y avait :

27 garçons, 14 filles.

Au point de vue de l'âge, on trouve :

10 cas avant six ans;
13 cas de six à dix ans;
16 cas de dix à quinze ans;
2 cas après quinze ans ;
1 cas indéterminé.

Mortalité non opératoire. — Mortalité opératoire. — Le taux de la mortalité est naturellement beaucoup plus élevé parmi les opérés, comprenant les cas les plus graves, que parmi les non-opérés.

Le pourcentage s'établit de la façon suivante :

1° 41 décès sur 268 opérés, soit 1 sur 6 ;
2° 54 décès sur 1053 non-opérés, soit 1 sur 19.

Ce rapprochement, bien qu'il soit intéressant, ne permet pas d'en faire une comparaison.

Décès par la coxalgie et décès par complications. — En additionnant les chiffres précédents des décès de la coxalgie opérée ou non opérée, on est conduit après analyse des causes aux résultats suivants :

Malades non opérés :

Morts par coxalgie	9 cas.
Morts par complications	45 —

Malades opérés :

Morts par coxalgie	29 cas.
Morts par complications	12 —

Ces chiffres réunis montrent au total :

Morts par la coxalgie elle-même	29 + 9 = 38
Morts des complications	12 + 45 = 57

Autrement dit, les malades atteints de coxalgie meurent moins souvent de leur coxalgie que de complications extracoxales. On a vu que ces complications sont presque toujours des colonies tuberculeuses fixées sur différentes parties du corps, externes ou viscérales.

Il est à remarquer que nos chiffres montrent, pour 2 décès par coxalgie, 3 décès par complications.

Décès causés par la méningite. — Cette cause de décès est indiquée : 5 fois sur 41 décès de coxalgies opérées ; 19 fois sur 54 décès de coxalgies non opérées.

Le premier chiffre (de 5 méningites) se rapporte au groupe de 268 opérés.

Le second (19 méningites) appartient à un groupe d'un peu plus de 1 000 coxalgies non opérées.

La proportion de 5 décès par méningite sur 268 opérés (1/53) est la même que la proportion de 19 sur 1 053 non opérés (1/55).

Ce résultat statistique exclut l'idée exprimée parfois, d'après laquelle les traumatismes opératoires pourraient occasionner la méningite.

TABLE ANALYTIQUE DES MATIÈRES

INTRODUCTION I

PREMIÈRE PARTIE. — **Anatomie pathologique** 1

Lésions destructives des surfaces articulaires 1

Origine osseuse, origine synoviale dela coxalgie 1
Amincissement, ulcération, décollement des cartilages articulaires 5
Ulcérations compressives et ulcérations tuberculeuses proprement dites. 6
Ulcération compressive de la tête, du col, du cotyle 6
Lésions tuberculeuses proprement dites 8
Ulcération diffuse 8
Nids tuberculeux 10
Cavernes 11
Perforation du cotyle 14
Faits exceptionnels 18
Séquestres 21
— du cotyle 23
— du fémur 27
Partie déshabitée du cotyle 29
Influence de l'âge et du traitement sur la marche des lésions et sur les déplacements 32

Luxations pathologiques. Pseudarthrose intracotylienne 39

Luxations lentes 39
Variétés des luxations lentes 41
Luxations brusques 43
Pseudarthrose intracotylienne 44
Ulcération des surfaces articulaires sans déplacement 47

Abcès tuberculeux 49

Abcès nés sur la face antérieure de la capsule, en dehors du tendon du psoas iliaque 52
Abcès de la région fessière 54
— antéro-internes 57
— intrapelviens ou d'origine rétrocotylienne 60
De l'ouverture des abcès d'origine coxale dans les organes du petit bassin 63
Du nombre des abcès et des fistules dans la coxalgie 65

Dystrophies 68

Dystrophies osseuses de voisinage 69
Hyperostose du sourcil cotyloïdien 69
— de la partie inférieure déshabitée du cotyle 70
— de la face pelvienne du cotyle 71
— du col fémoral 71

Hyperostose de la partie inférieure de la tête fémorale 73
— de la tête fémorale dans son ensemble 74
Ossification précoce des cartilages conjugaux 74
Altérations de structure du tissu osseux dans le voisinage immédiat de la hanche 76
Dystrophies à distance 77
Modifications des diaphyses 77
Atrophie à distance des différentes pièces de l'os iliaque 81
Troubles de la croissance en longueur du squelette du membre inférieur 82
Dystrophies des parties molles 87
— des parties molles au voisinage de la hanche 87
— des parties molles à distance 88
Ostéomyélite infectieuse secondaire de la coxalgie fistuleuse 89

Bassin coxalgique 97

Tumeurs rétrocotyliennes 97
Changements de rapports des trois pièces de l'os iliaque dans la coxalgie. 100
Déformations obstétricales du bassin coxalgique 109
Bassin oblique ovalaire avec aplatissement du côté sain 109
— oblique ovalaire avec aplatissement du côté malade 114
— triangulaire avec aplatissement bilatéral 120

Tuberculose juxtacoxale 124

Tuberculose de l'ischion 125
Étude clinique 126
Traitement 128
Tuberculose de l'ilium 129
— de la région sourcilière 129
— de la crête iliaque 131
— de la partie postérieure de l'ilium 133
— de la face interne de l'ilium 134
— de la face pelvienne du cotyle 134
— du pubis 134
Étude clinique 135
Traitement et anatomie pathologique 142
Tuberculose de la branche ischio-pubienne 146
— extra-articulaire de l'extrémité supérieure du fémur 147

DEUXIÈME PARTIE. — **Étude clinique** 152

Symptômes des deux premières périodes 152

Période du début 153
Début lent 153
— brusque 160
Deuxième période 160

Symptômes de la troisième période 168

Déformations et déplacements articulaires 168
Luxations iliaques de la hanche 169
— exceptionnelles 172
Pseudarthrose intracotylienne 173
Raccourcissement du membre malade à la troisième période de la coxalgie 176
Ascension du grand trochanter 177
Adduction et flexion du membre 178
Troubles dystrophiques 179

Étude clinique des abcès 184

Siège des abcès 186
Recherche clinique des abcès 189
État général des malades dans la coxalgie compliquée d'abcès fermé. 191

De la fièvre dans les cas d'abcès.... 192
Marche des abcès.... 194
De la résorption des abcès.... 195
De l'ouverture des abcès et des fistules.... 196
De la suppuration fistuleuse.... 197

Durée et marche de la coxalgie.... 201

Forme lente à marche bénigne avec conservation de la forme et des fonctions de la hanche.... 204
Forme lente à marche aggravante.... 206
— à marche rapide.... 208
Distribution entre les trois formes de coxalgie.... 209
De l'abcès au cours de la coxalgie.... 210
Circonstance pouvant modifier la marche de la coxalgie.... 214

Diagnostic de la coxalgie.... 216

Diagnostic des abcès.... 219
Coxalgie et mal de Pott.... 220
Ostéomyélite du fémur.... 222
Diagnostic de la luxation.... 224

Associations tuberculeuses de la coxalgie.... 226

De la coxalgie double.... 229
Étude clinique.... 231
De la marche dans la coxalgie double.... 236

Étude radiographique.... 247

Modifications articulaires.... 248
Voûte du cotyle.... 248
Fond du cotyle.... 250
Tête et col du fémur.... 250
Rapports du cotyle et de la tête fémorale.... 253
Luxation incomplète.... 255
Luxation complète.... 256
Lésions dystrophiques de voisinage et à distance.... 256
Faits spéciaux.... 261
Tableau radiographique des principaux types de coxalgie.... 264

TROISIÈME PARTIE. — **Traitement**.... 269

TRAITEMENT GÉNÉRAL.... 269

TRAITEMENT LOCAL.... 275

Traitement de la coxalgie non suppurée. — Traitement orthopédique.... 276

Coxalgie au début.... 276
Méthode de repos.... 276
Méthode de marche.... 280
De l'extension continue dans le décubitus dorsal.... 285
Indications cliniques.... 289
Appareil plâtré.... 294
Indications de l'appareil plâtré.... 297
De l'attitude à donner à la hanche dans l'appareil inamovible.... 299
De l'étendue de l'appareil plâtré.... 300
Du traitement orthopédique à la période des contractures. — Redressement brusque avec anesthésie. — Appareil plâtré.... 301
Du redressement à une période tardive.... 306
Rétraction musculaire et fibreuse.... 306
Déplacement ou luxation d'une certaine étendue.... 307
De la rotation.... 308
Traitement orthopédique à la période de réparation ou de guérison.... 309
Traitement de la coxalgie guérissant avec restitution des mouvements normaux.... 309
Traitement de la coxalgie guérissant avec ankylose fibreuse.... 312

De l'ostéotomie ... 314
Traitement orthopédique de la coxalgie compliquée de luxation ... 318
Traitement orthopédique de la coxalgie guérie avec pseudarthrose intra-cotylienne ... 320
Traitement de la luxation incomplète. — Coxalgie guérie ... 321
Traitement de la luxation complète dans la coxalgie non guérie ... 322
De la réduction de la luxation complète par l'arthrotomie ... 323

Traitement de la suppuration dans la coxalgie ... 330
Du traitement des abcès fermés ... 330
De l'époque où il convient d'entreprendre le traitement actif des abcès. 332
Ponctions et injections modificatrices ... 333
Du renouvellement des ponctions ... 337
Incidents et difficultés des ponctions et des injections modificatrices .. 338
Suites anormales des ponctions ... 342
De l'œdème inflammatoire local ... 343
De la fistule temporaire ... 343

Curettage aseptique ... 348
Technique du curettage de la hanche ... 352
Résultats ... 356
Observations ... 358

Résection de la hanche ... 366
Indications de la résection de la hanche ... 366
Coxalgies compliquées d'une suppuration de forme grave ... 368
Coxalgies compliquées d'un abcès volumineux, infecté avant leur ouverture ... 371
Coxalgies à fistules et à cicatrices multiples d'origine ancienne ... 376
Arguments d'ordre anatomo-pathologique ... 379
Technique opératoire de la résection dans la coxalgie fistuleuse ... 382
Soins consécutifs à l'opération ... 386
Suites immédiates et prochaines ... 386
De la cicatrisation ... 392
Des fistules post-opératoires ... 396
Caractères de la guérison ... 399
Rechutes après la résection ... 401
De l'état du membre guéri après la résection. — Ankylose. — Pseudarthrose mobile ... 404
De l'attitude du membre opéré ... 408
Raccourcissement après la résection ... 409
De la marche des réséqués ... 415

Désarticulation de la hanche ... 417
Manuel opératoire ... 418
Suites. Guérison. Albuminurie. Mortalité ... 419
Fistules consécutives ... 422

Étude statistique. Dix années de l'Hôpital maritime ... 424
Entrées à l'Hôpital maritime ... 424
Collection habituelle des coxalgies à l'Hôpital maritime ... 424
Statistique opératoire ... 426
Durée du séjour à l'Hôpital maritime avant l'opération ... 427
État de la coxalgie au moment de l'opération ... 427
Quelques caractères anatomiques constatés au moment de l'opération. 428
Mortalité générale des coxalgiques ... 429
Mortalité dans la coxalgie non opérée ... 429
Mortalité de la coxalgie traitée par la résection et la désarticulation ... 430
Mortalité non opératoire. — Mortalité opératoire ... 432
Décès par la coxalgie et décès par complications ... 432
Décès causés par la méningite ... 433

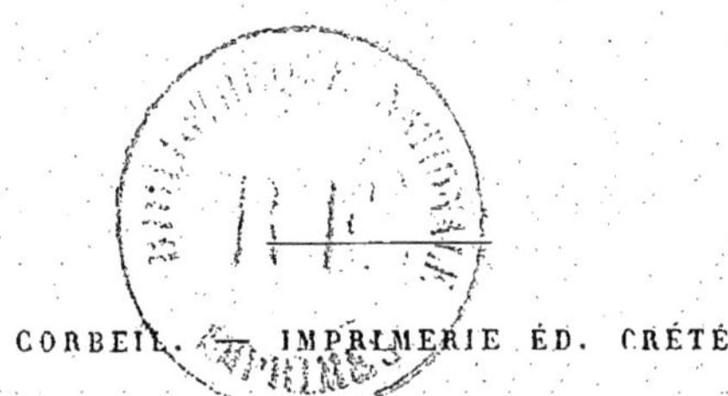

CORBEIL. — IMPRIMERIE ÉD. CRÉTÉ

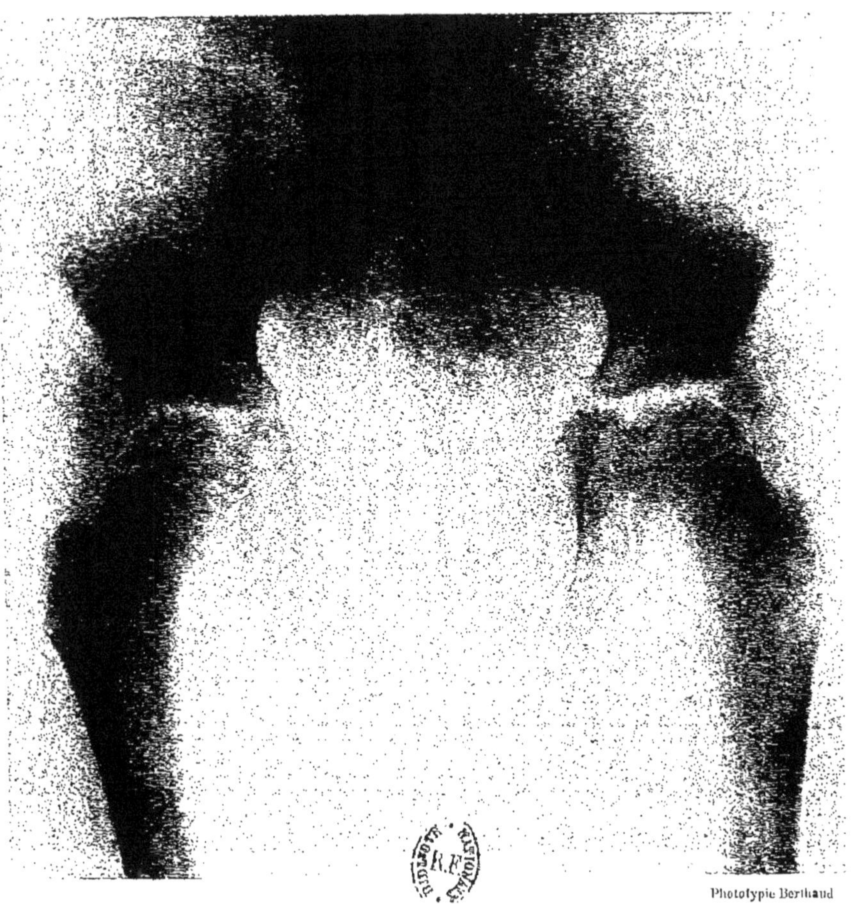

Phototypie Berthaud

RADIOGRAPHIE DES DEUX HANCHES

Hanches normales dans le décubitus dorsal, symétrique. Les deux membres inférieurs sont maintenus en position de repos sans rotation en dedans ni en dehors.

De chaque côté, le col fémoral est vu en peu en raccourci. La saillie du petit trochanter est visible également de chaque côté.

Masson & Cie, Éditeurs

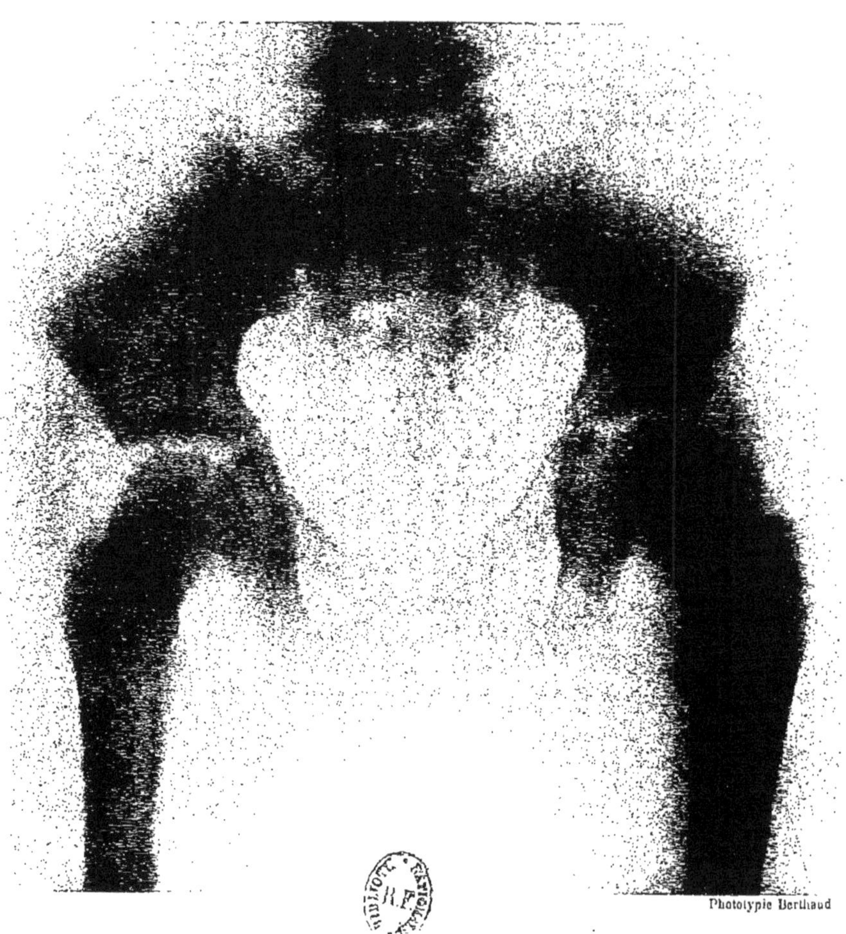

RADIOGRAPHIE DU SUJET DE LA PLANCHE I

La cuisse gauche (côté gauche du dessin, à gauche du lecteur) est en rotation en dehors. Le col fémoral est raccourci. La saillie du grand trochanter est effacée. La saillie du petit trochanter est beaucoup plus apparente.

Masson & Cie, Éditeurs

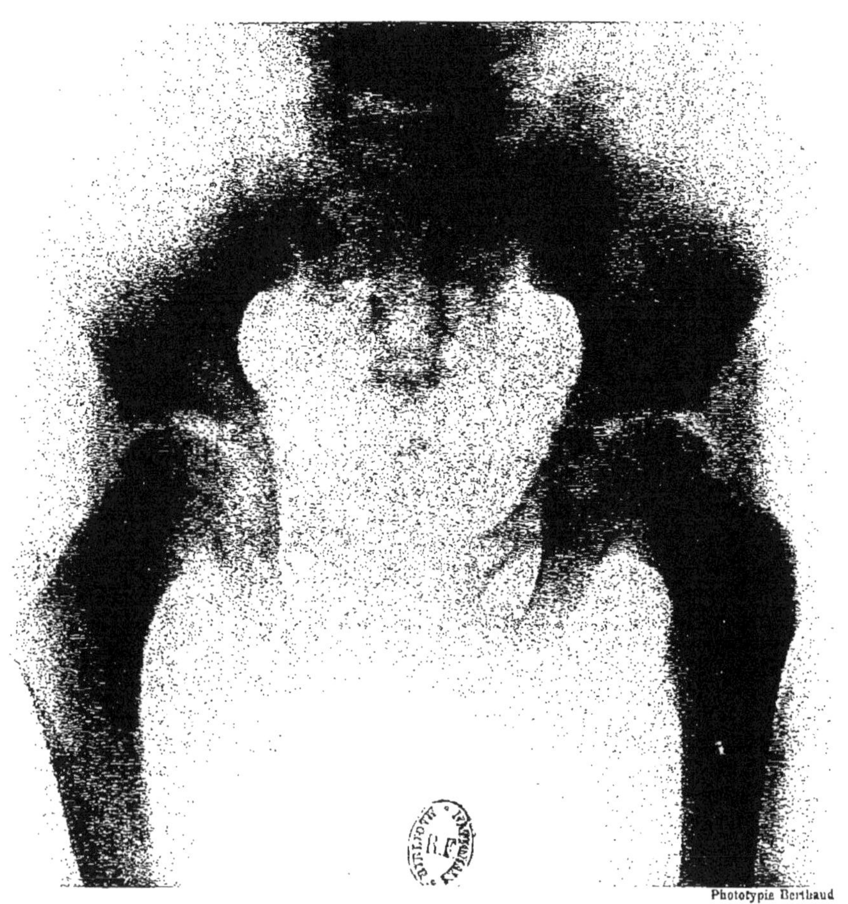

RADIOGRAPHIE DU SUJET DES PLANCHES I ET II

La cuisse gauche est en rotation en dedans. Le col fémoral est allongé ; le grand trochanter bien dessiné ; la saillie du petit trochanter est effacée.

Masson & Cie, Éditeurs

Phototypie Berthaud

COXALGIE GAUCHE DATANT DE HUIT MOIS

La tête du fémur du côté malade (gauche) s'est éloignée de l'ischion. Autrement dit l'espace articulaire est élargi à gauche au niveau de la partie ischiatique du cotyle.

Le diamètre de la tête fémorale est légèrement augmenté du côté gauche malade.

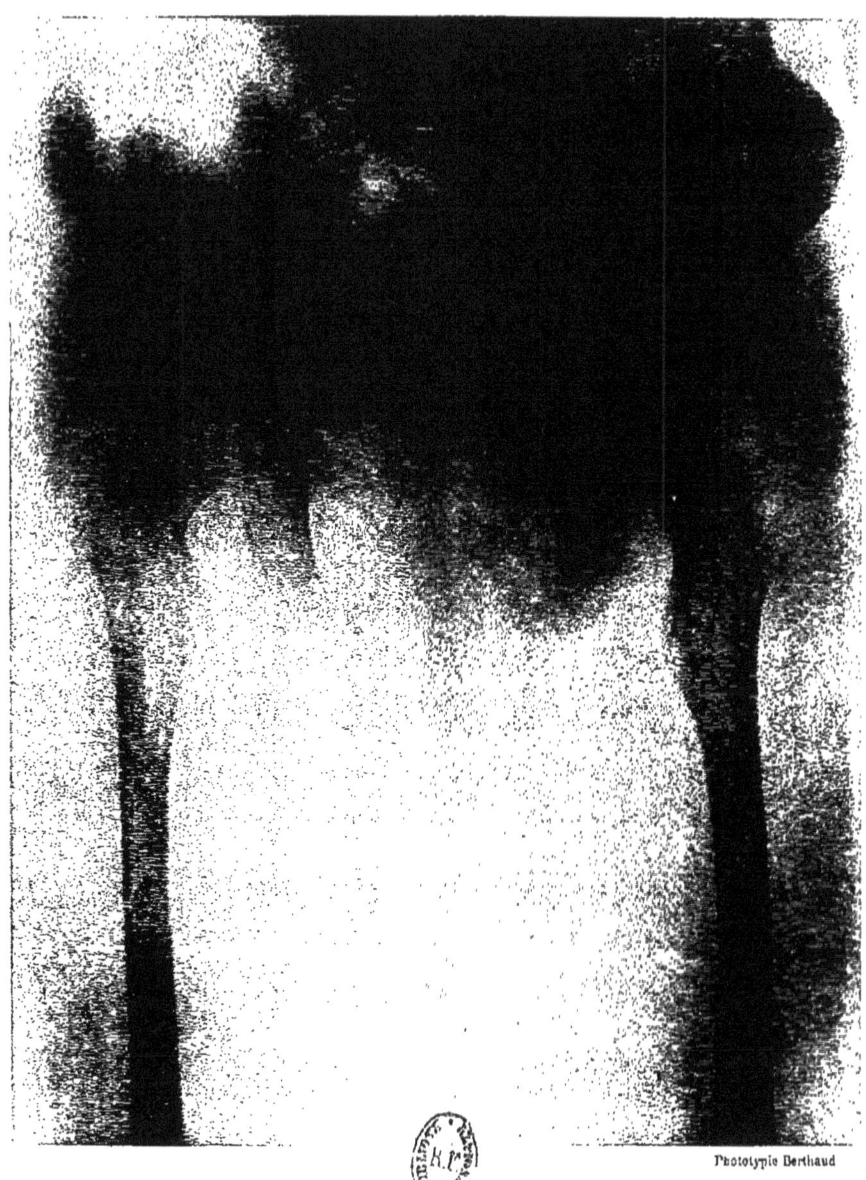

Phototypie Berthaud

COXALGIE GAUCHE DATANT DE SIX MOIS

Déplacement de la tête fémorale gauche du haut et en dehors indiqué :

1° Par l'élargissement de l'intervalle qui sépare la tête fémorale de l'ischion.

2° Par la situation du bord interne du col fémoral, au-dessus du bord supérieur du trou ovale (comparaison avec le côté droit sain).

Masson & Cie, Éditeurs

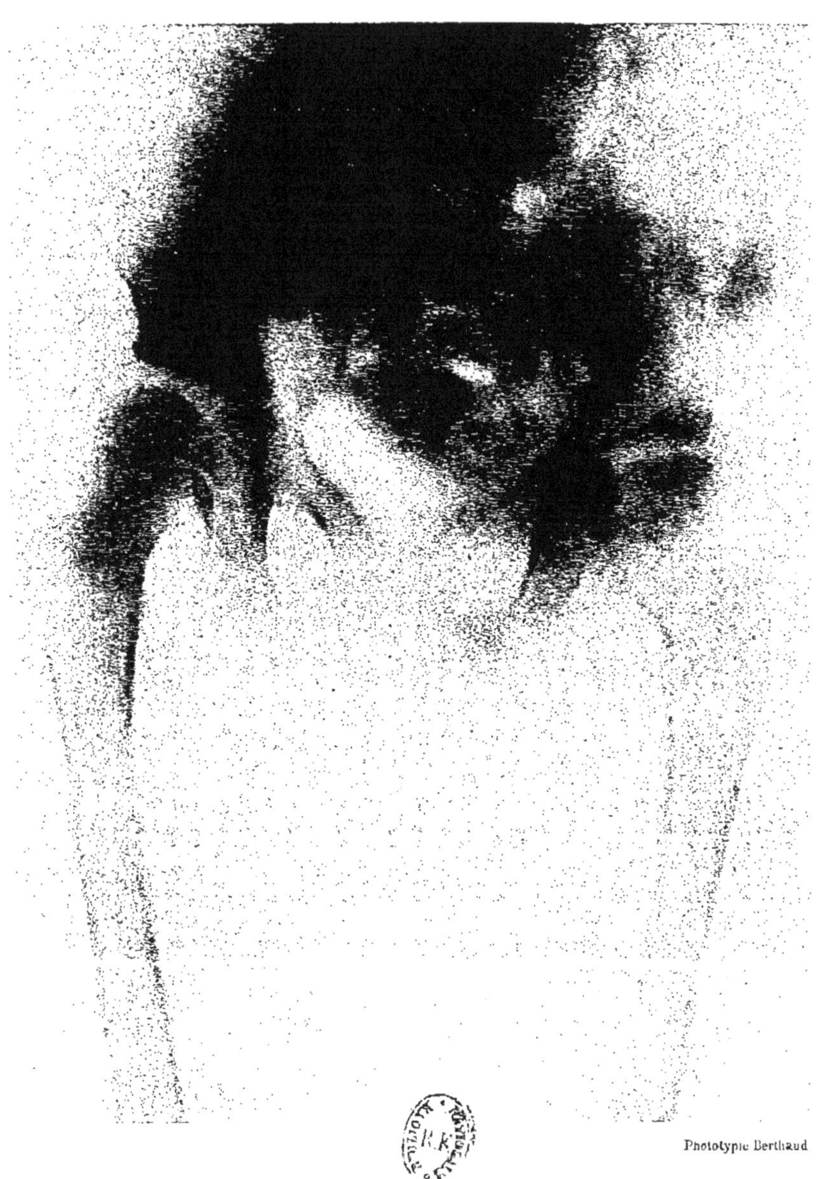

Phototypie Berthaud

COXALGIE DROITE

Espace articulaire du côté droit malade retréci, en haut et en dehors, élargi en bas et en dedans. Tête du fémur, aplatie dans sa partie supérieure et externe; son diamètre est sensiblement augmenté.

Région sourcilière de l'os iliaque épaissie.

Dystrophie de la diaphyse fémorale : plus facilement traversée par les rayons X (photographie plus pâle à droite; atrophie du tissu compact.

Masson & Cie, Éditeurs

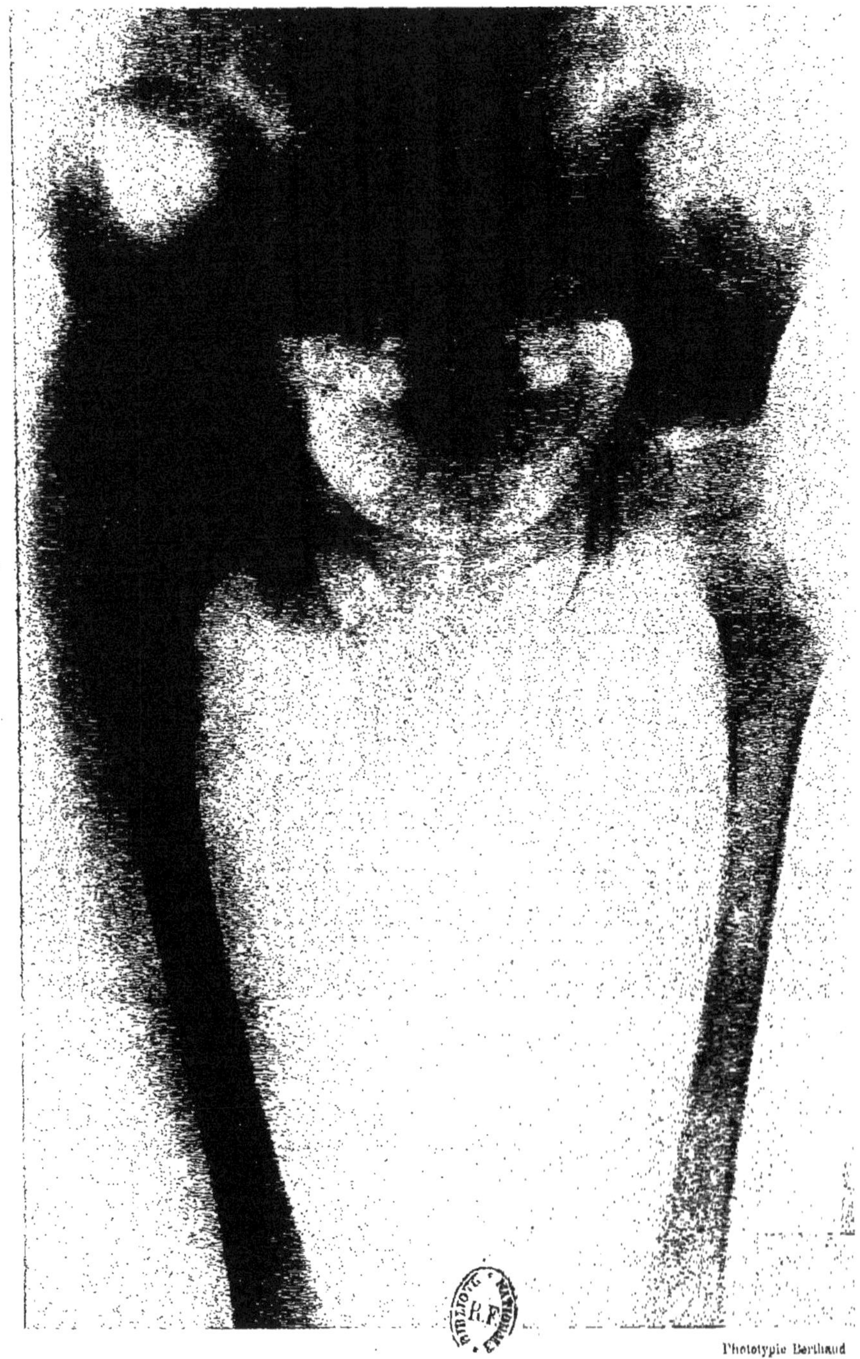

Phototypie Berthaud

COXALGIE DROITE A LA FIN DE LA PREMIÈRE ANNÉE

Tête fémorale droite, augmentée de volume et aplatie sur sa partie culminante.
Contour osseux du cotyle irrégulier dans sa partie iliaque.
Epaississement de la région sourcilière de l'ilium.

Phototypie Berthaud

COXALGIE GAUCHE ANCIENNE

Datant de plus de trois ans, guérie avec conservation intégrale des mouvements normaux.

Espace articulaire, non modifié. Epaississement notable du col fémoral sur toute sa longueur du côté gauche malade.

Atrophie de la diaphyse fémorale.

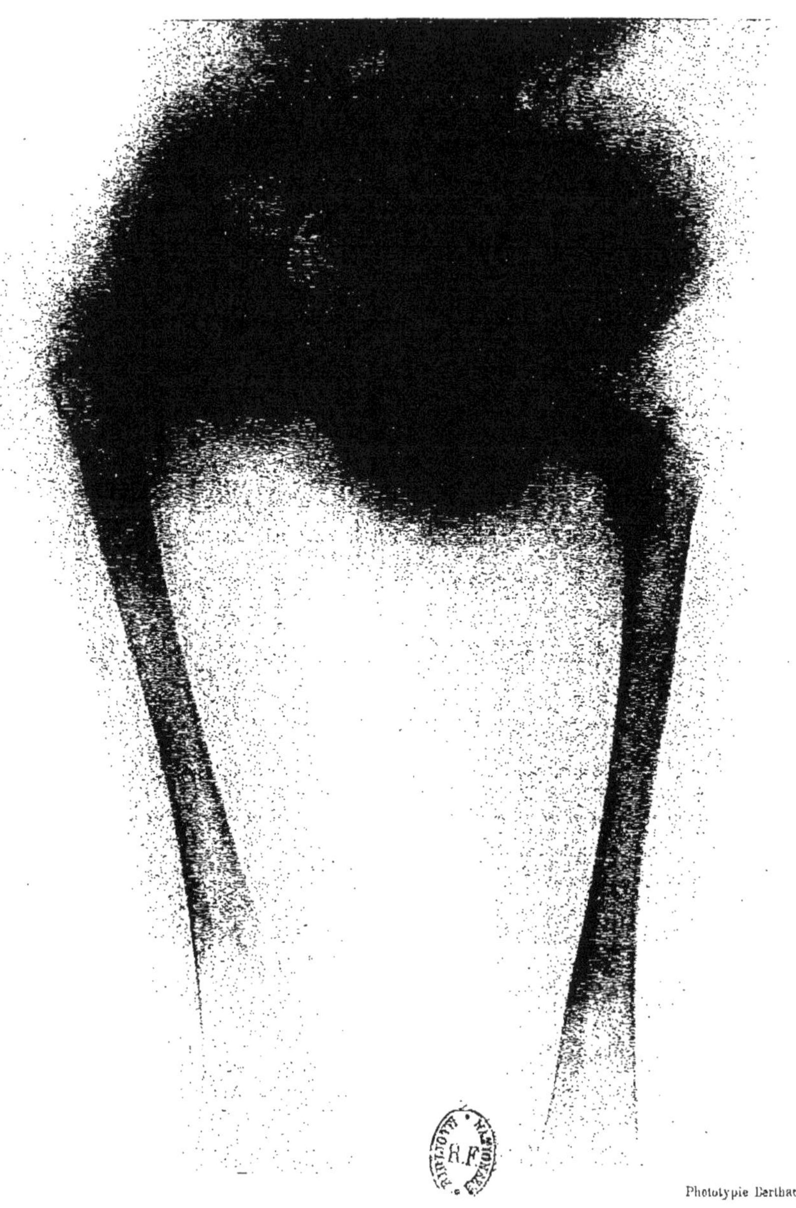

Phototypie Berthaud

COXALGIE GAUCHE

Exemple de luxation incomplète : chevauchement.

Disparition complète de l'ischion, de la branche ischio-pubienne et d'une partie du corps du pubis.

Dans ce cas, une fistule vulvaire a livré passage à un petit séquestre, seule partie osseuse dont l'élimination ait été constatée.

Masson & Cie, Éditeurs

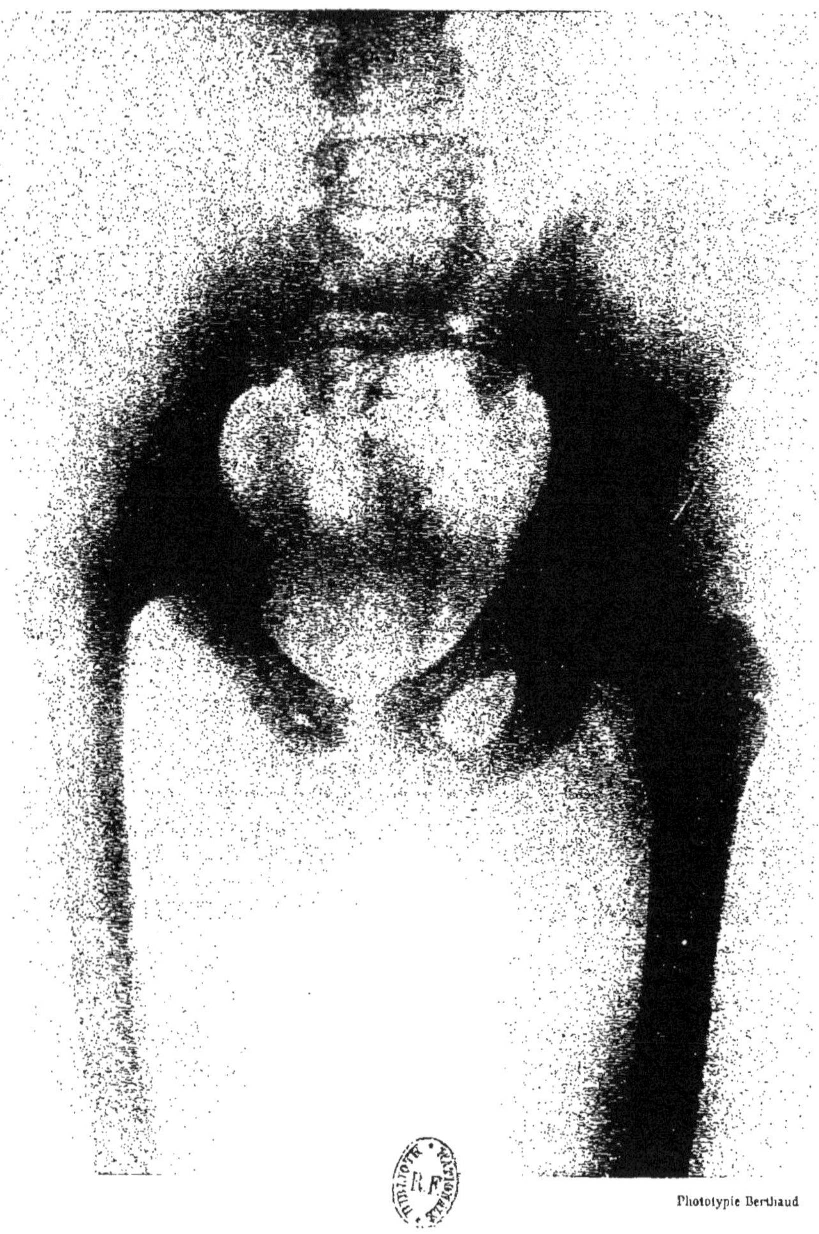

Phototypie Berthaud

COXALGIE GAUCHE ANCIENNE DATANT DE PLUS DE CINQ ANS

Ankylose solide. Epaississement considérable du col fémoral. Effacement de l'espace articulaire. Atrophie de la diaphyse fémorale. Atrophie et déviation en dedans de la tubérosité de l'ischion.

Rotation de l'ischion autour de son axe vertical. L'épine sciatique se dessine sous la forme d'un triangle dont le sommet fait saillie dans le pelvis.

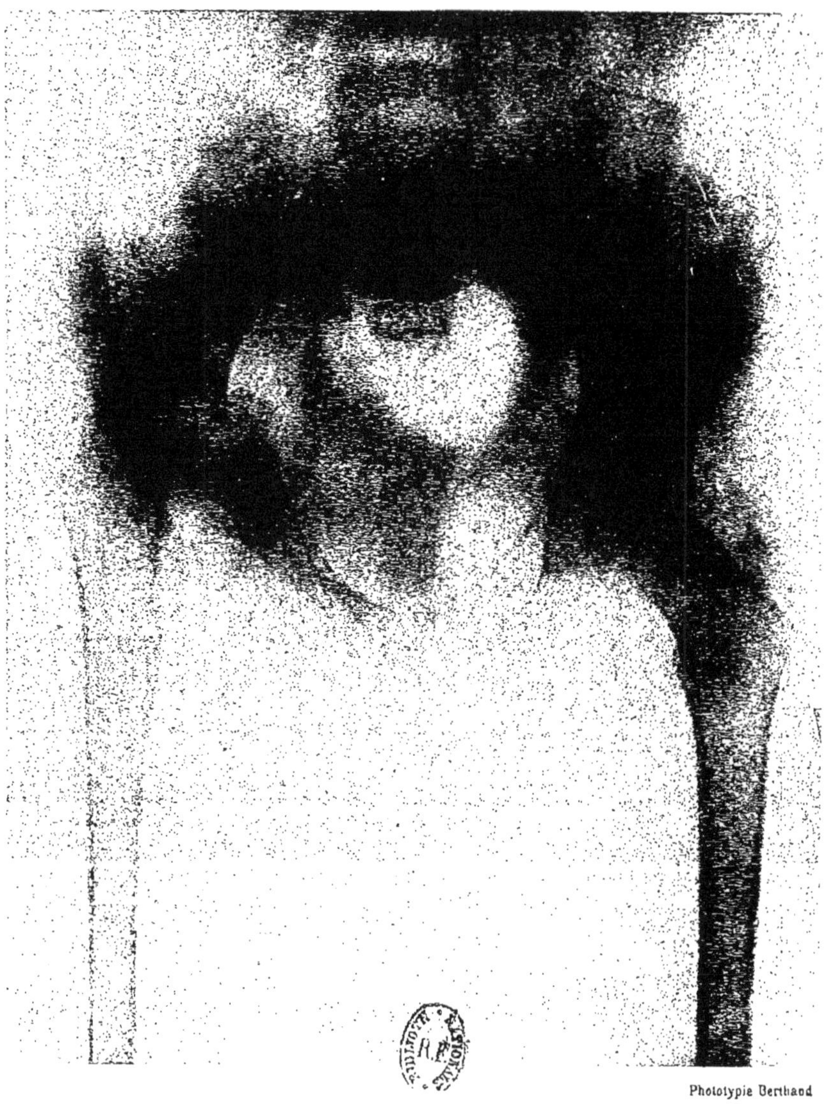

Phototypie Berthaud

COXALGIE GAUCHE ANCIENNE

DESTRUCTION COMPLÈTE DE LA TÊTE FÉMORALE

Il ne reste du col qu'un court et étroit moignon, profondément articulé dans le cotyle agrandi.

Exemple de pseudarthrose intra-cotylienne.

Dystrophie accentuée de la diaphyse fémorale.

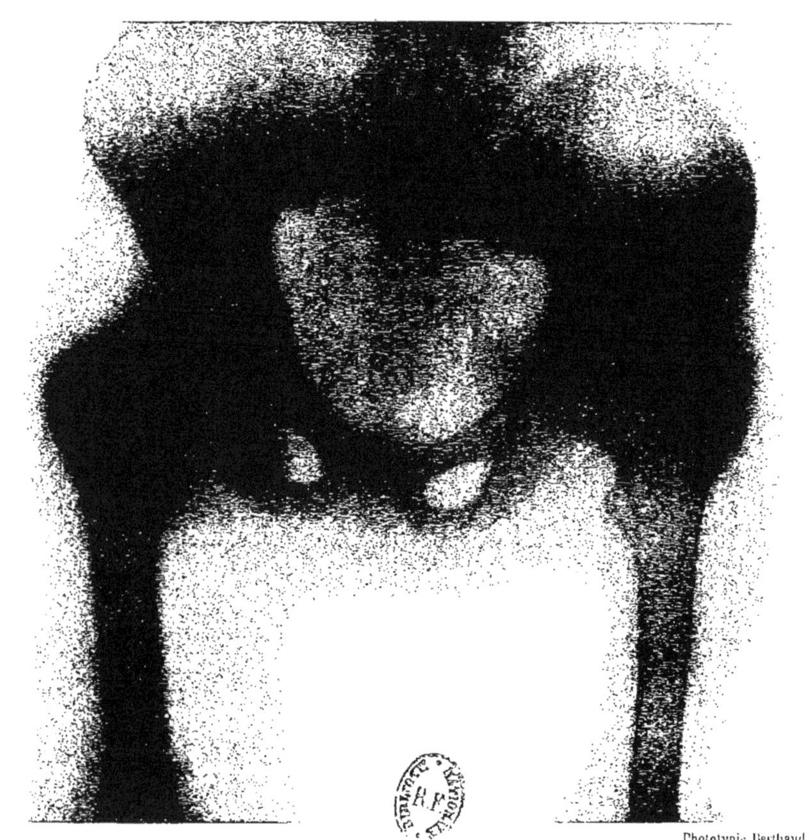

Phototypie Berthaud

COXALGIE DROITE ANCIENNE (5e OU 6e ANNÉE)

Exemple de pseudarthrose intracotylienne. Tête fémorale aplatie en haut. Epaississement notable de la région sourcilière de l'ilium. Tête et col profondément articulés dans le cotyle.

Dans ce cas, les mouvements de flexion sont conservés dans une étendue de 90 degrés environ, après complète guérison (six ans après le début).

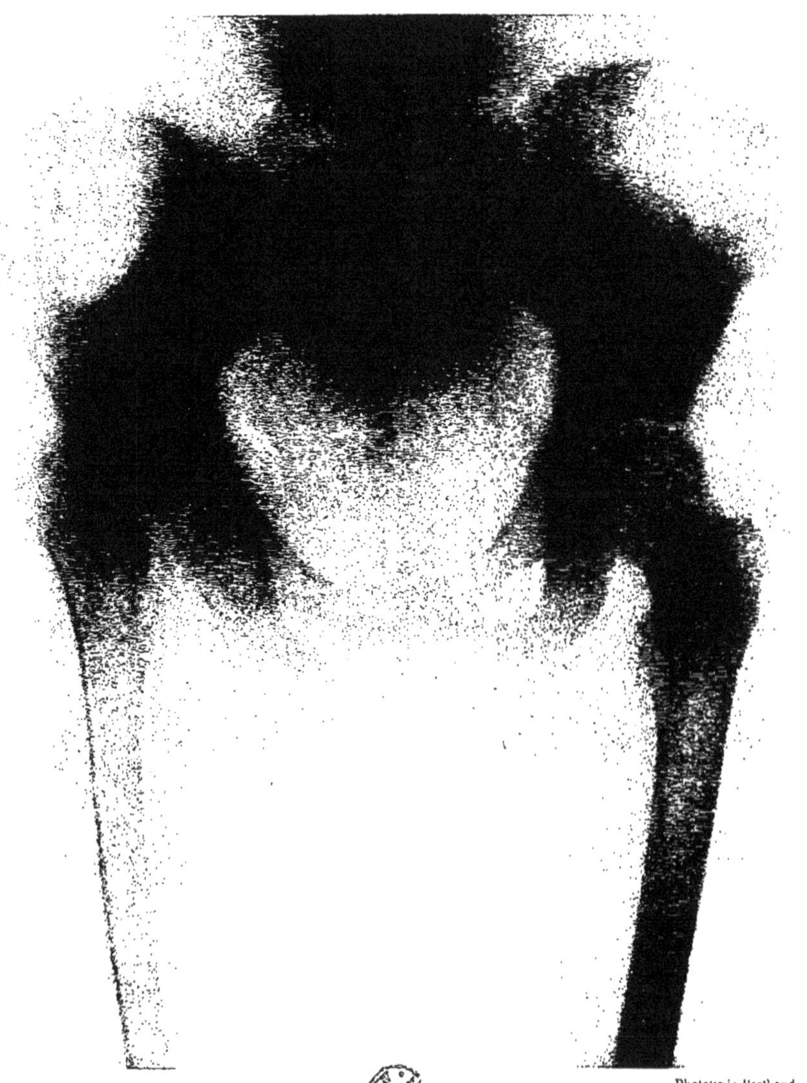

Phototypie Berthaud

COXALGIE GAUCHE ANCIENNE DE TROIS ANS

Tête et col du fémur gauche atrophiés et profondément articulés dans un cotyle élargi et remonté.

Epaississement de la région sourcilière de l'ilium. Atrophie de la diaphyse fémorale : tissu compact très mince, canal médullaire large.

Dans ce cas, les mouvements sont conservés dans une étendue assez grande : exemple de pseudarthrose intra-cotylienne.

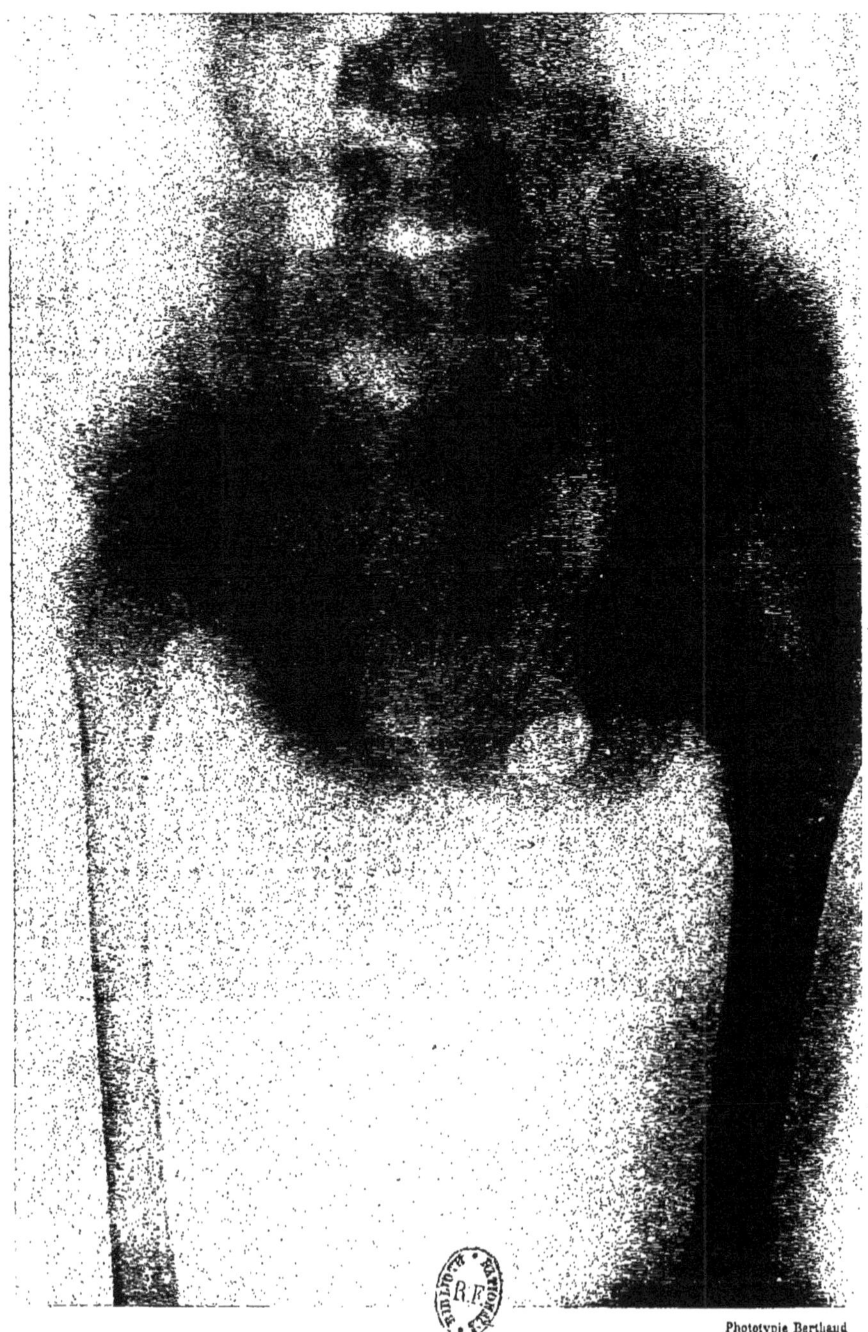

Phototypie Berthaud

COXALGIE GAUCHE ANCIENNE

Une luxation iliaque complète, flottante, avec impotence absolue du membre inférieur a été traitée par la réduction au moyen d'une opération sanglante (méthode d'Hoffa). La réduction par manœuvre avait échoué.

Le moignon de la tête et du col sont profondément articulés. L'espace articulaire est conservé très large. La marche est devenue facile, la hanche malade a conservé des mouvements étendus.

Atrophie notable de la diaphyse fémorale.

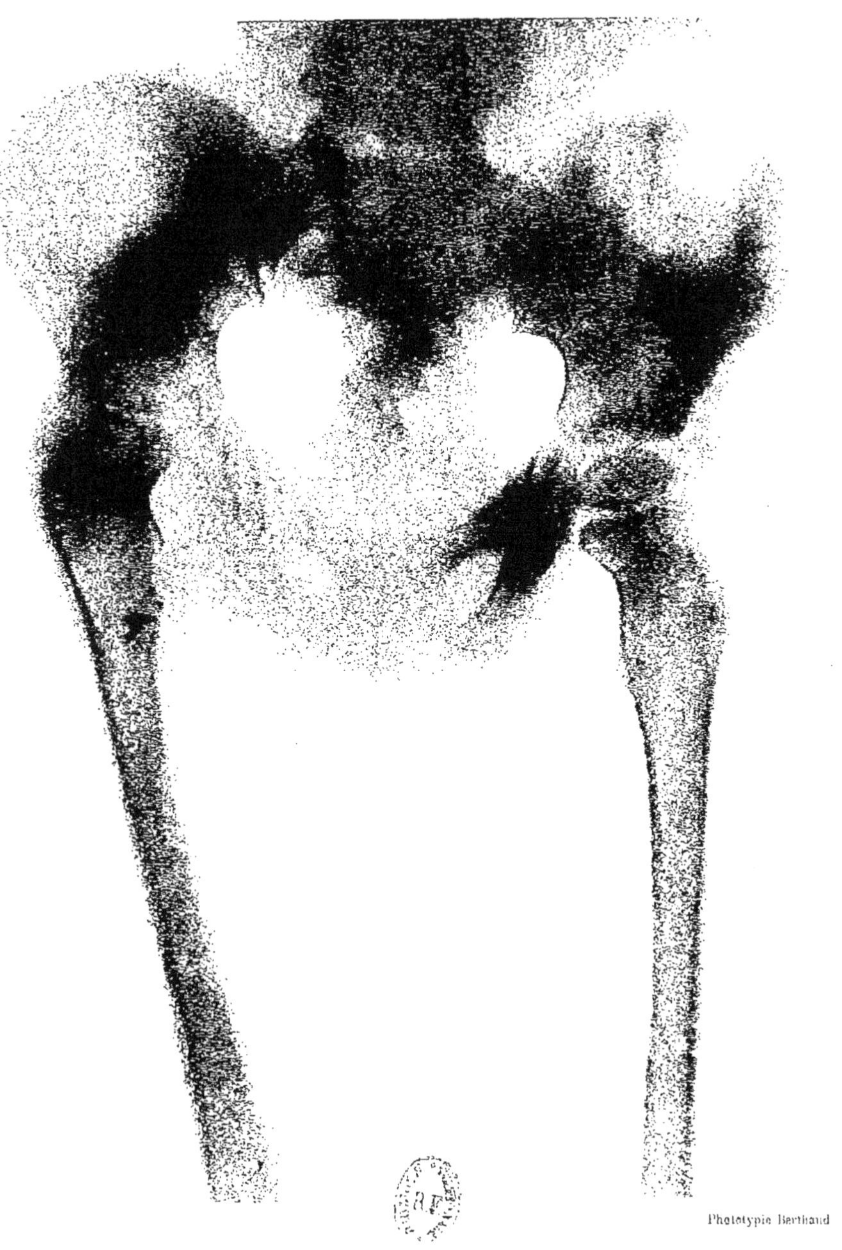

COXALGIE GAUCHE

Cotyle agrandi en haut et profond. Epaississement de la région sourcilière de l'ilium. La tête atrophiée et le col sont articulés profondément et remontés. Le fémur est en rotation externe : saillie exagérée du petit trochanter.

Dystrophie très accentuée de l'os iliaque et du fémur du côté malade.

Masson & Cie, Éditeurs

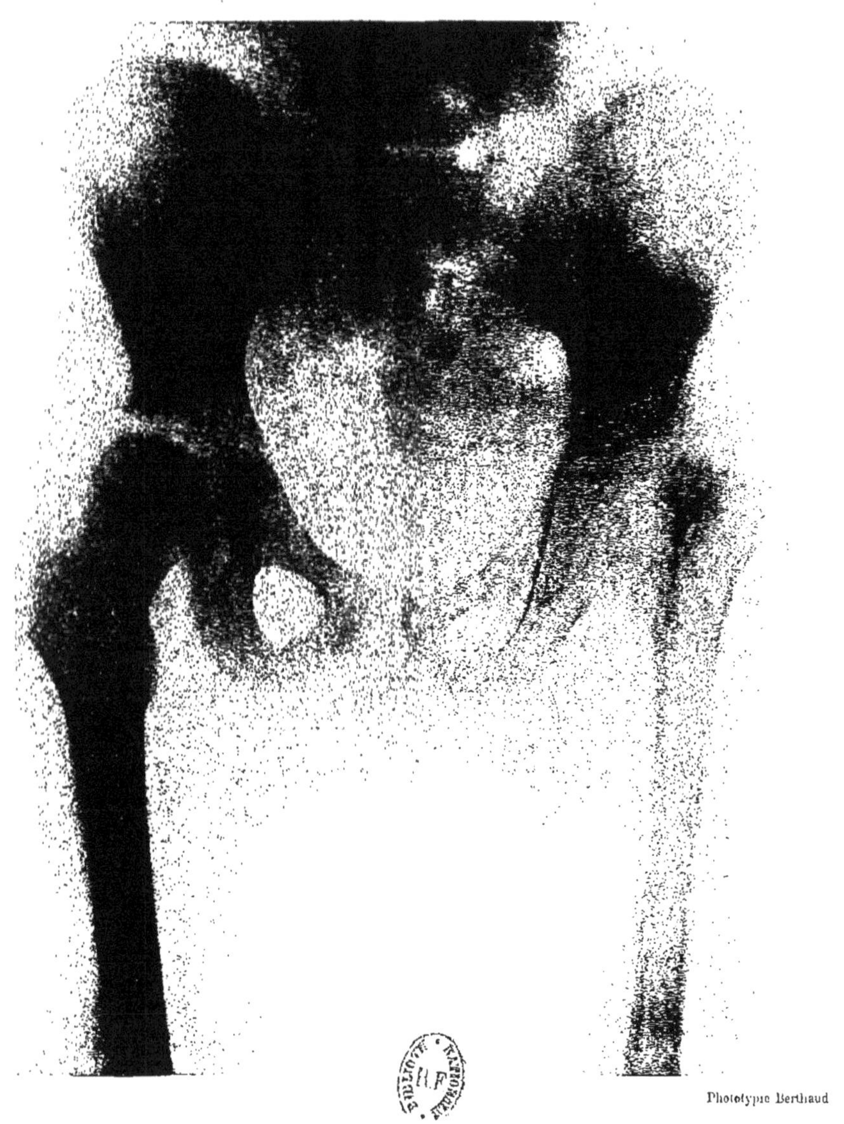

Phototypie Berthaud

COXALGIE DROITE ANCIENNE, GUÉRIE SPONTANÉMENT

Le cotyle est agrandi en haut, peu profond. Il ne reste du col du fémur qu'un trés petit moignon.

Masson & Cie, Éditeurs

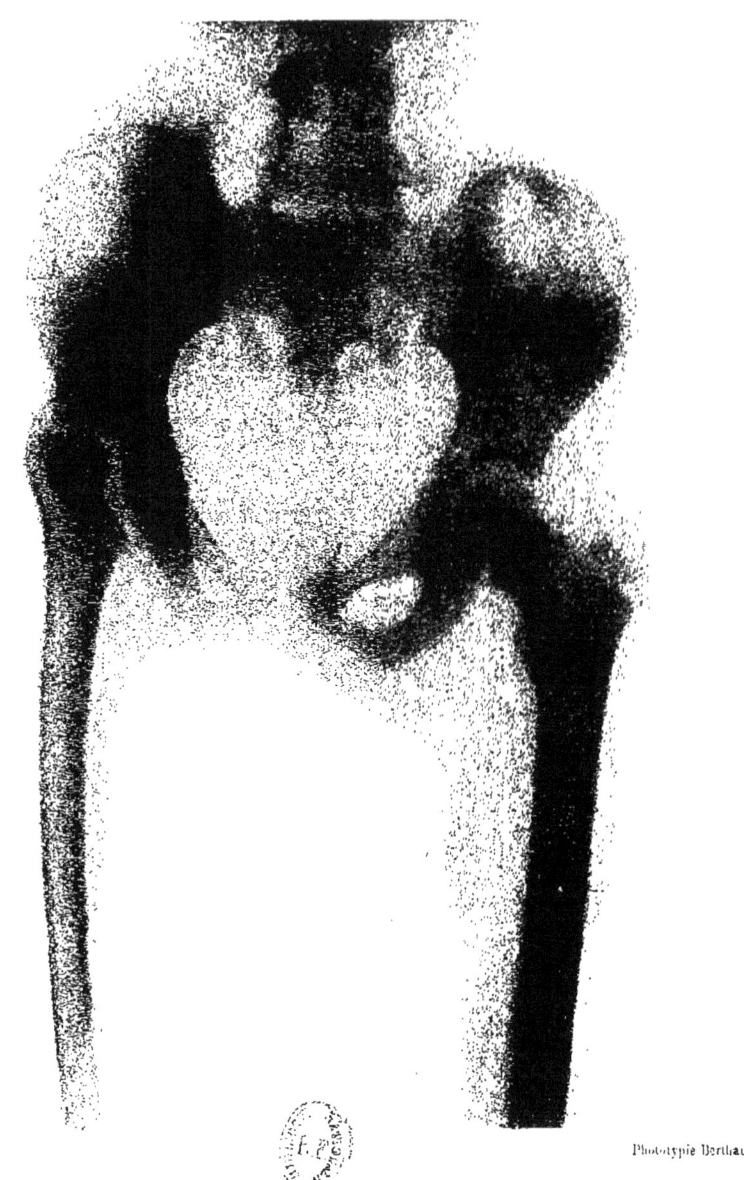

CONXALGIE GAUCHE ANCIENNE

Fémur en rotation externe. Petit trochanter très apparent ; grand trochanter effacé.

Tête fémorale fortement relevée dans le cotyle agrandi en haut.

Masson & Cie, Éditeurs

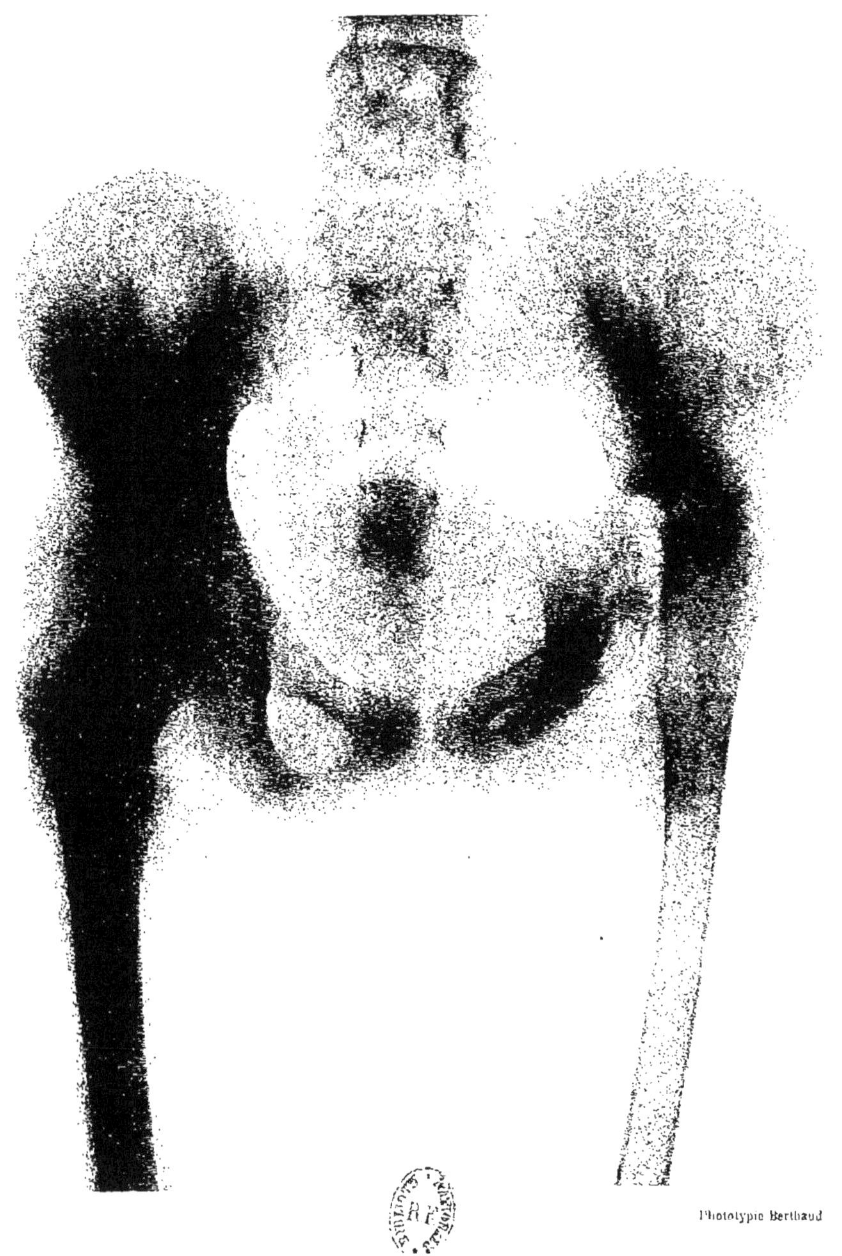

Phototypie Berthaud

RÉSECTION DE LA HANCHE DROITE

Soudure du fémur avec l'ilium. Atrophie de la diaphyse fémorale. Déviation et dystrophie de l'ischion et du pubis. L'épine sciatique forme une dent très visible en dedans du pelvis, par suite de la rotation de l'ischion autour de son axe vertical. Pour la même raison, le trou ovale est vu de profil.

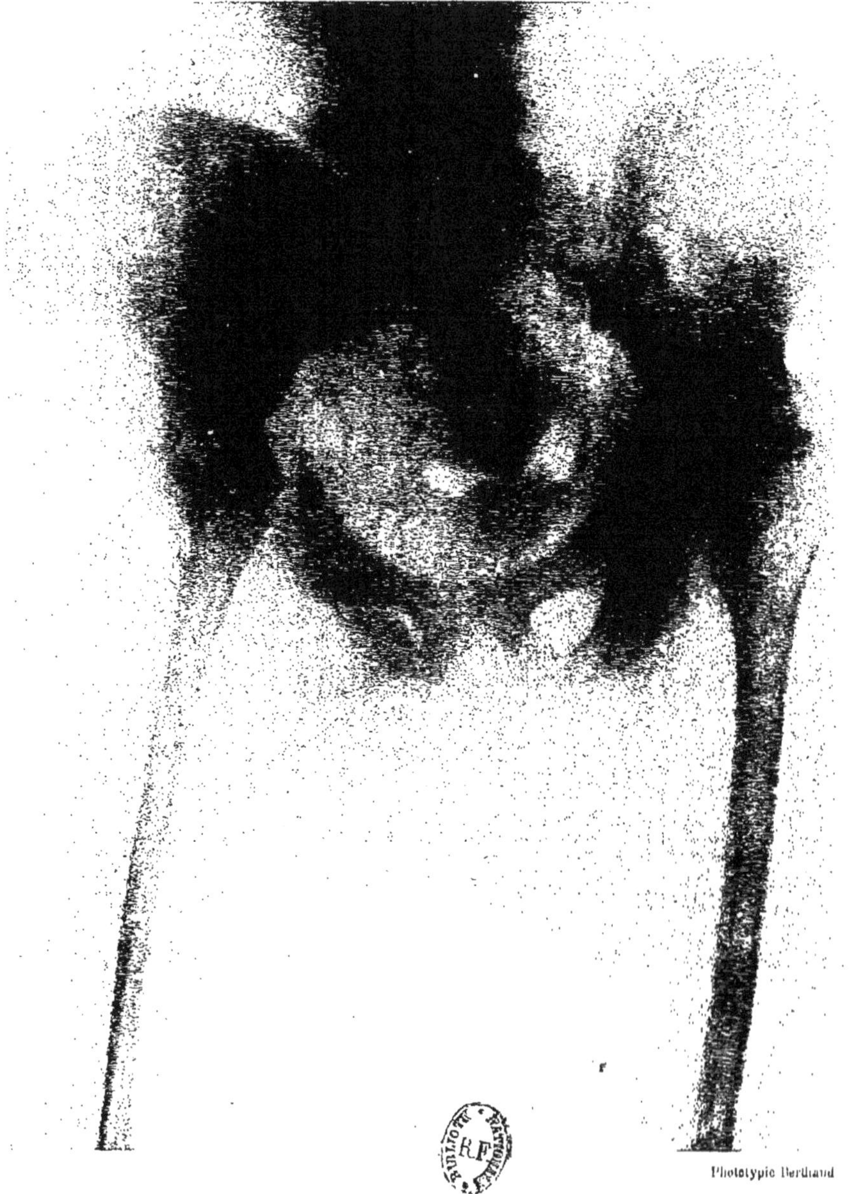

Phototypie Berthaud

COXALGIE DOUBLE

Hanche gauche : coxalgie ancienne de plus de trois ans. Des tentatives violentes de réduction, faites aveuglément, semble-t-il, ont eu pour résultat d'écraser tête et col du fémur et d'enfoncer le bout du fémur dans le cotyle défoncé.

Hanche droite : coxalgie ayant commencé pendant le traitement de la coxalgie gauche. Forte élévation de la tête, malgré des tentatives violentes de réduction.

Le fémur gauche remarquablement dystrophié a été le siège d'une fracture spontanée près de son extrémité inférieure. Le trait de fracture n'apparait pas sur la figure.

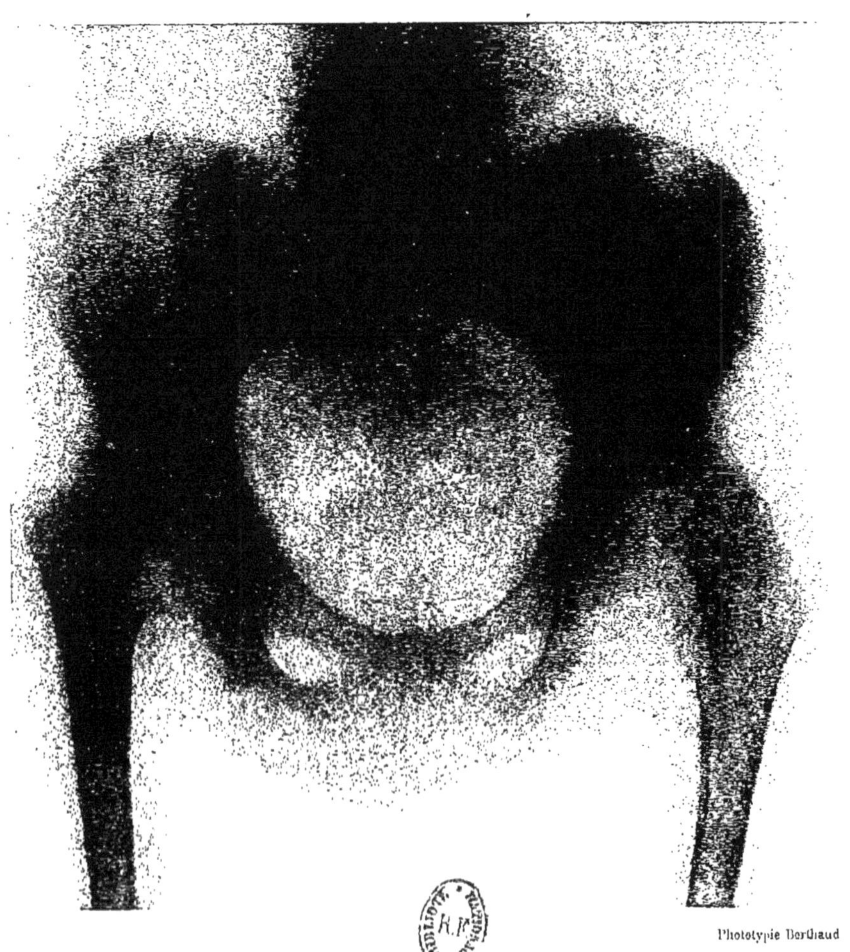

Phototypie Berthaud

COXALGIE DOUBLE

Ascension considérable du fémur de chaque côté.

A gauche, le fémur est en rotation externe (saillie du petit trochanter); la tête est profondément articulée dans le cotyle agrandi en haut.

A droite, la tête fémorale est incomplètement luxée (empiètement). Elle est arc-boutée sous le sourcil cotyloïdien.

Pl. XXI

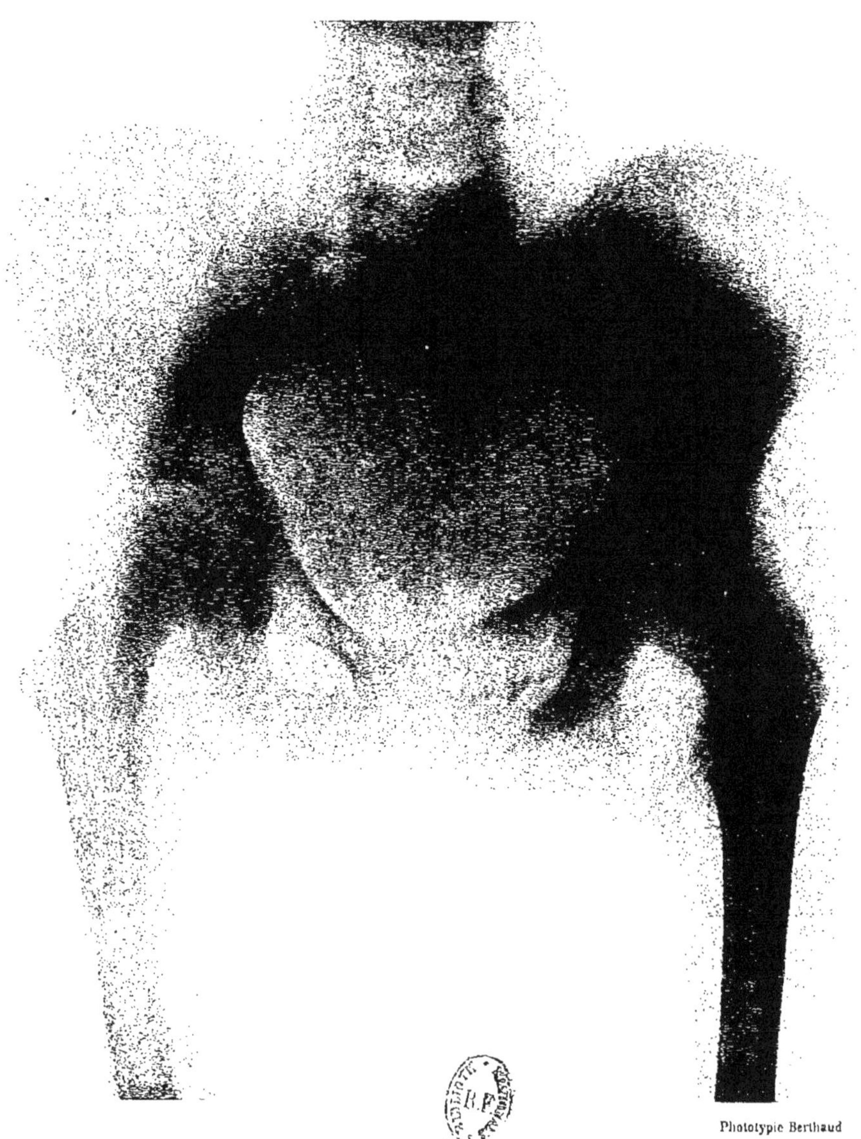

Phototypie Berthaud

FOYER TUBERCULEUX DU PUBIS DROIT

Masson & Cie, Éditeurs

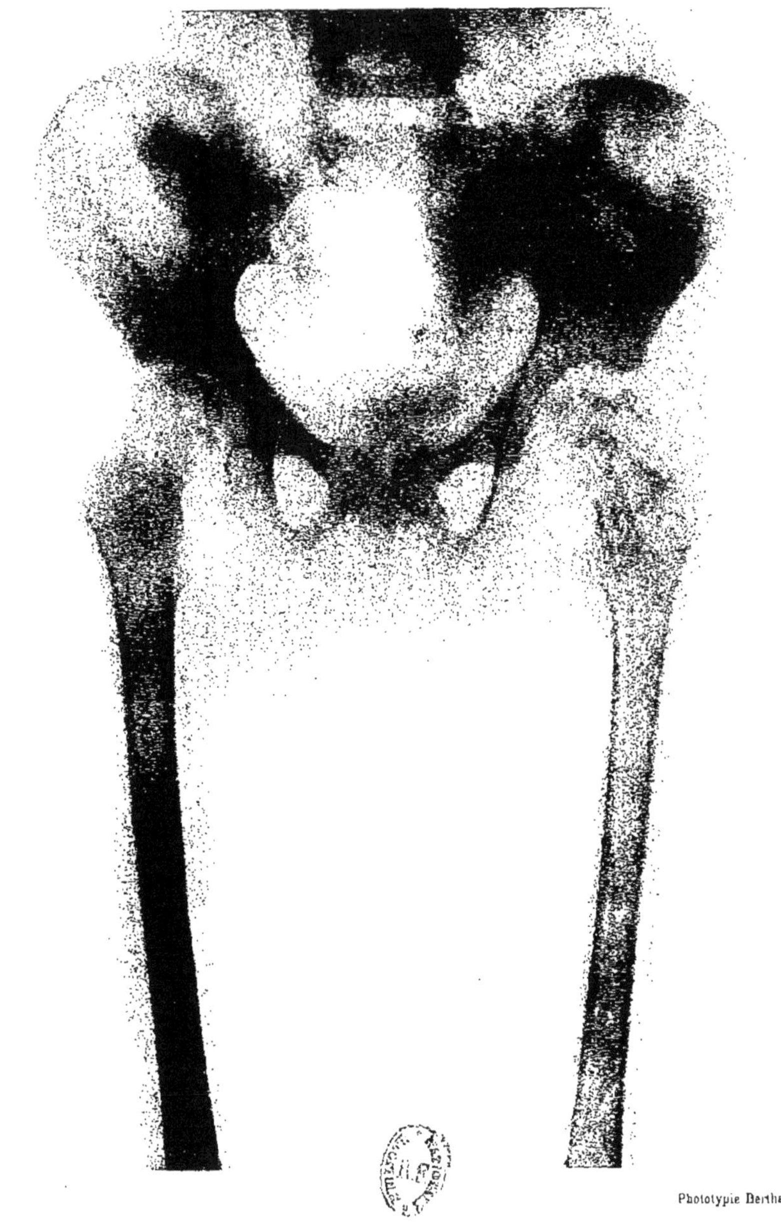

Phototypie Berthaud

FOYER TUBERCULEUX DU COL ET DE LA RÉGION TROCHANTÉRIENNE DU FÉMUR DROIT

Le noyau osseux de la tête fémorale est déformé par une encoche.

Epaississement notable du col fémoral. A la surface du col, on voit en dehors une longue tache claire.

Dans ce cas, les signes de coxalgie sont restés douteux : limitation légère et périodique des mouvements. Guérison avec mouvements complets, malgré une période douloureuse tardive (3e et 4e année). Un abcès froid de la région trochantérienne guérit par ponctions et injections.

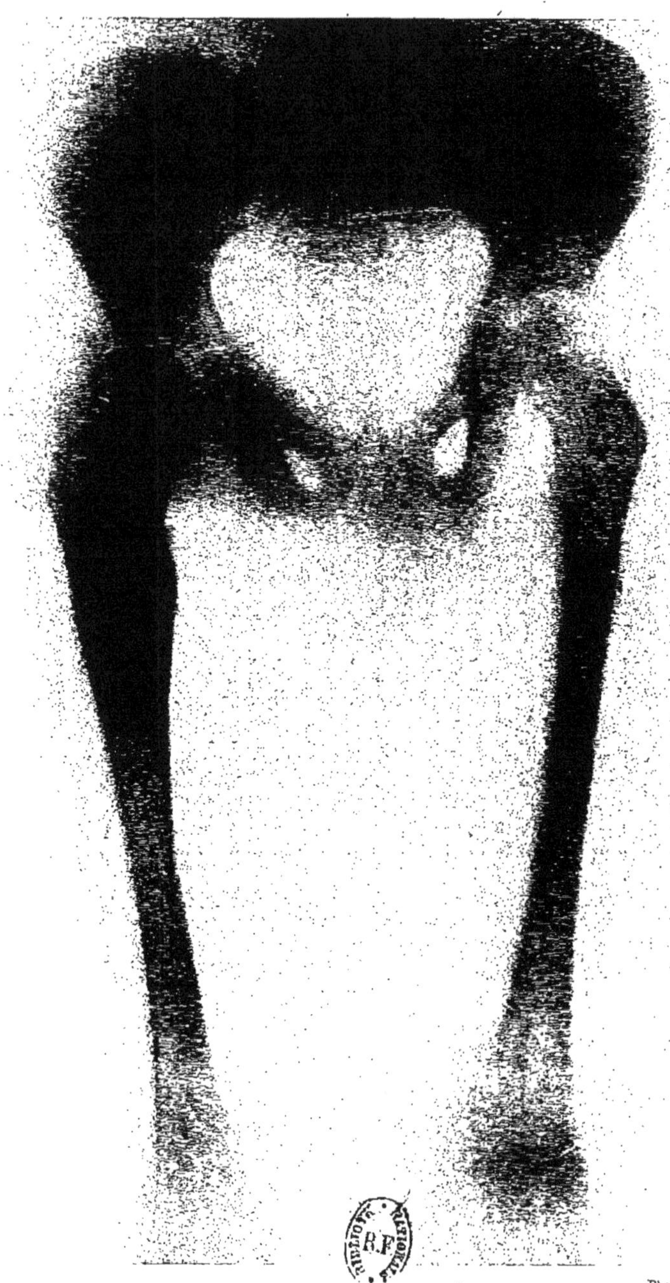

Phototypie Berthaud

FOYER TUBERCULEUX DE LA RÉGION TROCHANTÉRIENNE
DU FÉMUR GAUCHE

Gonflement et taches claires, irrégulières de la région malade. Le gonflement se prolonge dans le col du fémur. La hanche a été le siége d'une irritation, traduite par des symptômes légers de coxalgie au début : contractures et limitation des mouvements.

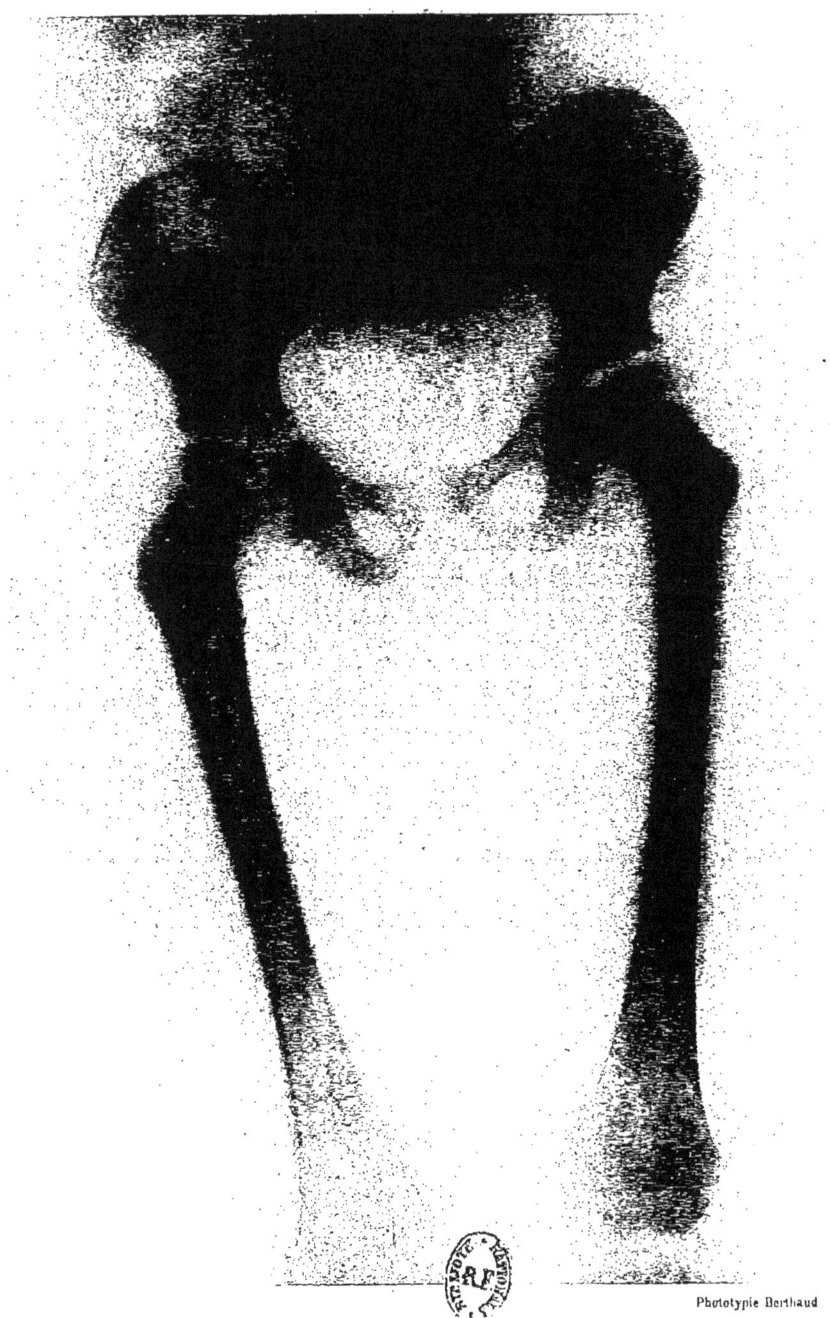

Phototypie Berthaud

FOYER TUBERCULEUX

de l'extrémité supérieure du fémur gauche : tête, col, et région trochantérienne.
La hanche n'est pas altérée.

Masson & Cie, Éditeurs

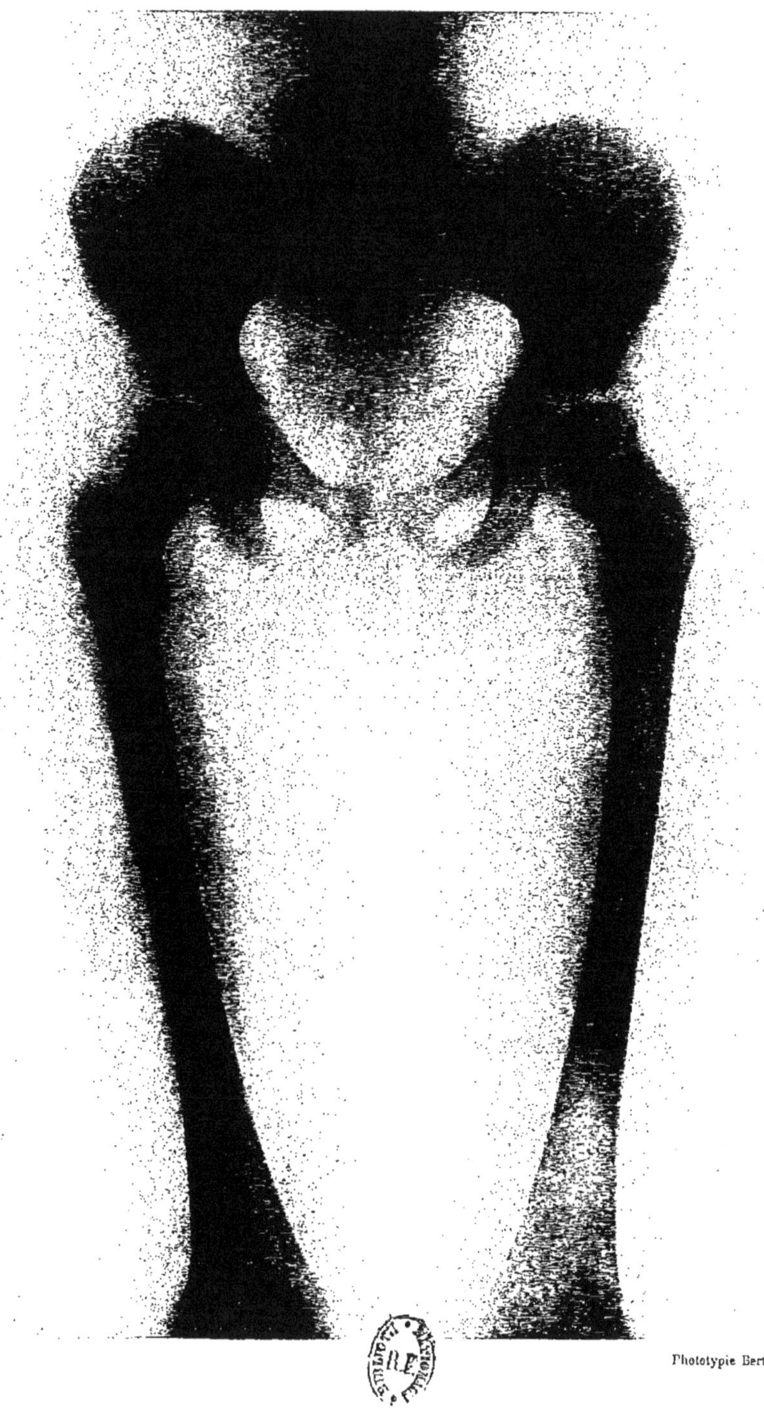

Phototypie Berthaud

FOYER TUBERCULEUX

du col et de la partie supérieure de la diaphyse du fémur droit. Une tache bien limitée indique l'étendue de la lésion. La partie malade de l'os (col et région trochantérienne) est épaissie.

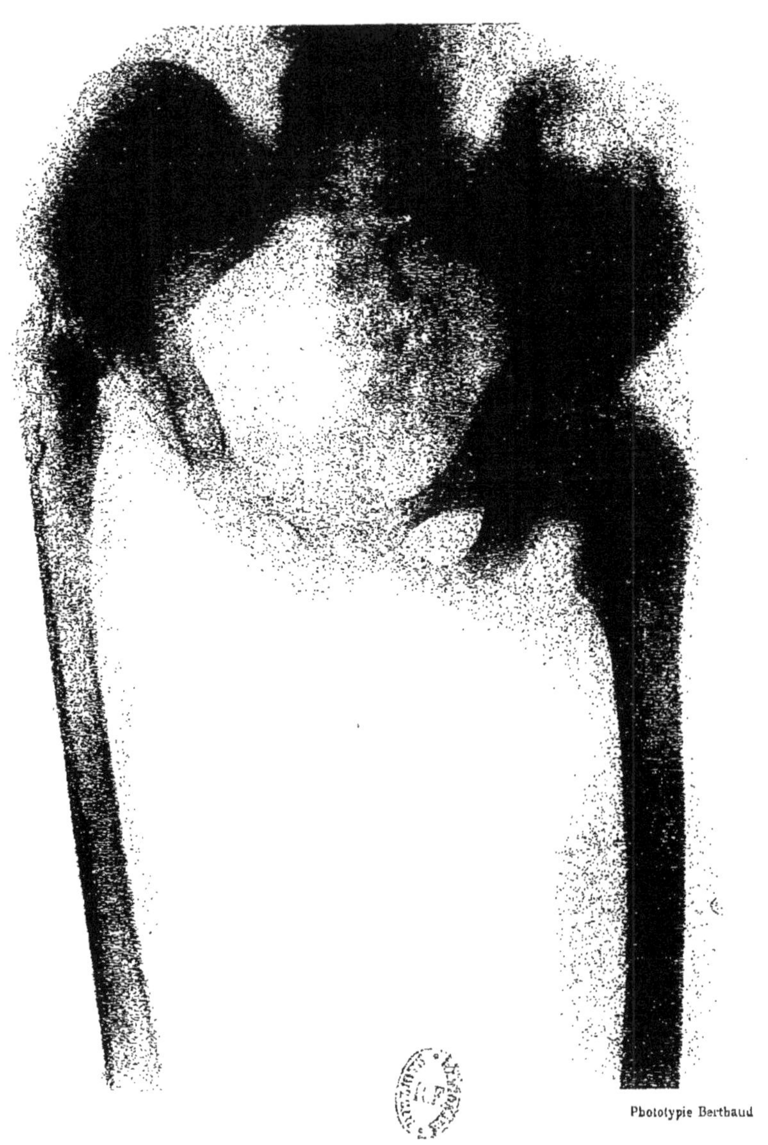

Phototypie Berthaud

RÉSECTION DE LA HANCHE GAUCHE

Extrémité supérieure du fémur soudée à la région sourcilière de l'ilium.

Masson & Cie, Éditeurs

MASSON ET CIE, ÉDITEURS
LIBRAIRES DE L'ACADÉMIE DE MÉDECINE
120, BOULEVARD SAINT-GERMAIN, 120 — PARIS — VIe ARR.

PR. N° 503 FÉVRIER 1907

EXTRAIT DU CATALOGUE MÉDICAL (1)

RÉCENTES PUBLICATIONS

COLLECTION DE PRÉCIS MÉDICAUX

Cette nouvelle collection s'adresse aux étudiants, pour la préparation aux examens, et à tous les praticiens qui, à côté des grands Traités, ont besoin d'ouvrages concis, mais vraiment scientifiques, qui les tiennent au courant. D'un format maniable, ces livres sont abondamment illustrés, ainsi qu'il convient à des livres d'enseignement.

Précis de Chirurgie infantile

PAR

E. KIRMISSON

Professeur de clinique chirurgicale infantile à la Faculté de médecine de Paris
Chirurgien de l'hôpital des Enfants-Malades, Membre de l'Académie de médecine.

1 vol. petit in-8° de XII-800 pages, avec 462 figures, cartonné toile anglaise souple . . . . **12** fr.

Précis de Médecine légale

PAR

A. LACASSAGNE

Professeur de médecine légale à l'Université de Lyon.

1 vol. petit in-8° de XVIII-892 pages, avec 112 figures en noir et en couleurs et 2 planches hors texte en couleurs, cartonné toile anglaise souple. **10** fr.

(1) *La librairie Masson et Cie envoie gratuitement et franco de port les catalogues suivants à toutes les personnes qui lui en font la demande.* — **Catalogue général** *contenant, classés par subdivisions, tous les ouvrages ou périodiques publiés à la librairie.* — **Catalogues de l'Encyclopédie scientifique des Aide-Mémoire.** *I. Section de l'ingénieur.* — *II. Section du biologiste.* — **Catalogue des ouvrages d'enseignement.**

Les livres de plus de **5 francs** *sont expédiés* **franco** *au prix du Catalogue.*
Les volumes de 5 francs et au-dessous sont augmentés de 10 %, pour le port.
Toute commande doit être accompagnée de son montant.

Vient de paraître :

Traité de Microscopie Clinique

PAR

M. DEGUY
Ancien Interne des Hôpitaux de Paris
Ancien Chef de Laboratoire
à l'Hôpital des Enfants-Malades

A. GUILLAUMIN
Docteur en Pharmacie
Ancien Interne des Hôpitaux de Paris

1 *vol. grand in-8° de 428 pages, avec 38 figures dans le texte,*
93 planches en couleurs

Relié toile anglaise . . . . **50** *fr.*

Cet important ouvrage est, en même temps, un traité et un atlas. Essentiellement pratique, il s'adresse à la fois au médecin et au pharmacien et leur rendra dans l'exercice quotidien de leur profession les plus grands services pour l'établissement du diagnostic microscopique, cet auxiliaire indispensable du diagnostic clinique.

Sang. — Sérosités pathologiques (cytodiagnostic). — Lait et colostrum. — Matières fécales. — Parasites animaux de l'organisme et leurs œufs. — Teignes cryptogamiques et dermatoses. — Microbes pathogènes. — Crachats. — Conjonctivites. — Flore et maladies de l'appareil génital. — Urines. — Sperme. — Cheveux, poils, fibres et textiles. — Trypanosomes. — Champignons vénéneux.

Traité des Maladies de l'Enfance

Deuxième Édition, revue et augmentée

PUBLIÉE SOUS LA DIRECTION DE MM.

J. GRANCHER
PROFESSEUR A LA FACULTÉ DE PARIS,
MEMBRE DE L'ACADÉMIE DE MÉDECINE.

ET

J. COMBY
MÉDECIN
DE L'HÔPITAL DES ENFANTS-MALADES.

5 volumes grand in-8°, avec figures dans le texte . . . . 112 francs.

Tome I. 1 volume grand in-8° de 1060 pages, avec figures : 22 fr.

Physiologie et Hygiène de l'Enfance. — Maladies infectieuses. — Maladies générales de nutrition. — Intoxications.

Tome II. 1 volume grand in-8° de 964 pages, avec figures : 22 fr.

Maladies du tube digestif. — Maladies du pancréas. — Maladies du péritoine. — Maladies du foie. — Rate et ses maladies. — Maladies des capsules surrénales. — Maladies génito-urinaires.

Tome III. 1 volume grand in-8° de 994 pages, avec figures : 22 fr.

Maladies de l'appareil respiratoire. — Maladies de l'appareil circulatoire.

Tome IV. 1 volume grand in-8° de 1076 pages, avec figures : 22 fr.

Système nerveux. — Maladies de la peau.

Tome V. 1 vol. gr. in-8° de 1224 pages, avec figures : 24 fr.

Maladies du fœtus et du nouveau-né. — Organes des sens. — Maladies chirurgicales. — Thérapeutique. — Formulaire.

Vient de paraître :

CINQUIÈME ÉDITION ENTIÈREMENT REVUE DU

Traité de CHIRURGIE d'URGENCE

PAR

Félix LEJARS
Professeur agrégé à la Faculté de médecine de Paris
Chirurgien de l'hôpital Saint-Antoine, Membre de la Société de chirurgie.

1 vol. gr. in-8° de 1140 pages, avec 904 fig. et 20 pl. hors texte. Relié toile. . **30** fr.

On s'est attaché, dans cette 5e édition, à reviser et à compléter la plupart des chapitres, et à enrichir l'illustration, sans grossir l'ouvrage. Quelques additions ont trait à la *saignée*, aux *fractures de côtes* et *du sternum*, à la *jéjunostomie*, à la *décapsulation du rein*; les questions de chirurgie courante et de pratique commune ont été surtout remaniées : c'est ainsi que le *traitement des fractures*, auquel la loi sur les accidents du travail a donné une actualité nouvelle, et, en particulier, celui des *fractures du bras et de l'avant-bras, de la jambe, de la main et du pied, du rachis*, a été repris et détaillé; que celui des *panaris*, du *phlegmon du cou*, des *diverses suppurations* a été l'objet de nouveaux développements.

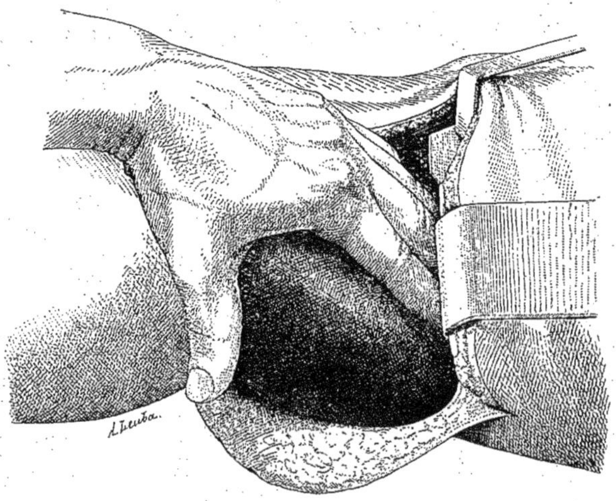

Fig. 306. — *Splénectomie.* Extraction de la rate. Abaissement de son pôle supérieur.

On s'est efforcé que ce livre devînt, mieux encore, utile à tous. On y trouvera 90 figures et 4 planches hors texte nouvelles.

Vient de paraître :

Technique du Traitement des Tumeurs blanches

Par le Dr F. CALOT

Chirurgien en chef de l'hôpital Rothschild, de l'hôpital Cazin-Perrochaud, etc.

1 vol. grand in-8° de 272 pages, avec 192 figures dans le texte . . . . . 7 fr.

Exploration des Fonctions rénales

(Étude médico-chirurgicale)

Par J. ALBARRAN

Professeur agrégé à la Faculté de médecine de Paris, Chirurgien des hôpitaux.

1 *vol. grand in-8° de* x-604 *pages, avec* 143 *figures et graphiques en couleurs.* **12** fr.

Traité de Gynécologie

Clinique et Opératoire

par

Samuel POZZI

Professeur de Clinique gynécologique à la Faculté de Médecine de Paris
Membre de l'Académie de Médecine, Chirurgien de l'hôpital Broca.

QUATRIÈME ÉDITION ENTIÈREMENT REFONDUE

AVEC LA COLLABORATION DE

F. JAYLE

Chef de Clinique à la Faculté de Paris.

2 volumes grand in-8° de XVI-1500 pages, avec 894 figures dans le texte, reliés toile . . . . **40** fr.

Tome I. — Asepsie et Antisepsie. — Anesthésie. — Moyens de réunion et d'hémostase. — Exploration gynécologique. — Métrites. — Adénomes et Adénomyomes de l'utérus. — Cancer de l'utérus. — Sarcome et endothéliome de l'utérus. — Tumeurs utérines d'origine placentaire. — Déviations de l'utérus. — Prolapsus des organes génitaux. — Inversion de l'utérus. — Difformités du col de l'utérus. — Atrésie. — Sténose. — Atrophie. — Hypertrophie.

Tome II. — Des troubles de la menstruation. — Inflammation des annexes de l'utérus. — Péri-métro-salpingite. — Kystes de l'ovaire. — Tumeurs solides de l'ovaire. — Tumeurs des trompes et des ligaments. — Tuberculose génitale. — Hématocèle pelvienne. — Grossesse extra-utérine. — Vaginites. — Tumeurs du vagin. — Fistules vaginales. — Vaginisme. — Déchirures du périnée. — Inflammation. — Œdème. — Gangrène. — Erysipèle. Eczéma. Herpès de la vulve. — Esthiomène de la vulve. — Tumeurs de la vulve. — Kystes et abcès des glandes de Bartholin. — Prurit vulvaire. — Coccygodinie. — Plaies de la vulve et du vagin. Sténoses et atrésies acquises. Corps étrangers. — Leucoplasie. — Kraurosis vulvæ. — Malformations des organes génitaux. — Accidents de rétention consécutifs aux atrésies génitales. — Index analytique. — Table des noms propres.

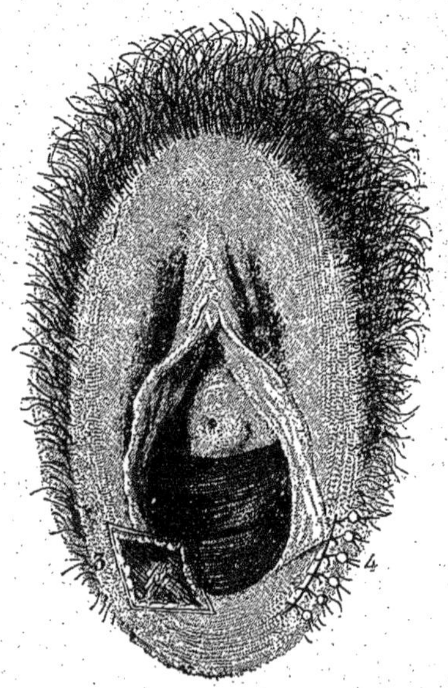

Fig. 755. — Opération contre le vaginisme (Pozzi).

3. Écartement des bords de l'incision après dissection et libération sous-cutanée. — 4. Suture de l'incision ramenée à une ligne parallèle à la marge de la vulve.

1 vol. gr. in-8° de 735 pages, avec 368 fig. dans le texte, relié toile. . **15** fr.

Le tome Ier n'est plus vendu séparément.

ACHARD. — ***Nouveaux Procédés d'Exploration.*** Leçons professées à la Faculté de médecine de Paris par CH. ACHARD, agrégé, médecin de l'hôpital Tenon, recueillies et rédigées par P. SAINTON et M. LŒPER. *Deuxième édition, revue et augmentée.* 1 vol. grand in-8°, avec figures en noir et en couleurs . **8** fr.

ALBARRAN ET IMBERT. — ***Les Tumeurs du Rein,*** par MM. J. ALBARRAN, professeur agrégé à la Faculté de médecine de Paris, et L. IMBERT, professeur agrégé à la Faculté de médecine de Montpellier. 1 vol. grand in-8°, avec 106 figures dans le texte, en noir et en couleurs . . . . **20** fr.

BRISSAUD. — ***Leçons sur les Maladies nerveuses*** (Salpêtrière, 1893-1894), par le professeur BRISSAUD, recueillies et publiées par HENRY MEIGE. 1 vol. in-8°, avec 240 figures . . . . **18** fr.

— ***Leçons sur les Maladies nerveuses*** (*Deuxième série*; hôpital Saint-Antoine), par le professeur BRISSAUD, recueillies et publiées par HENRY MEIGE. 1 vol. in-8° avec 165 figures . . . . **15** fr.

BROCA. — ***Leçons cliniques de Chirurgie infantile,*** par A. BROCA, chirurgien de l'hôpital Tenon (Enfants-Malades), professeur agrégé.

2e SÉRIE. 1 vol. in-8° broché, avec 99 figures . . . . **10** fr.

CALOT. — ***Technique du Traitement de la Coxalgie,*** par le Dr CALOT, Chirurgien en chef de l'hôpital Rothschild, de l'hôpital Cazin-Perrochaud, etc. 1 vol. grand in-8°, avec 178 figures dans le texte. . . . . **7** fr.

— ***Technique du Traitement de la Luxation congénitale de la hanche,*** par le Dr F. CALOT. 1 vol. grand in-8°, avec 205 figures et 5 planches en photocollographie. . . . . **7** fr.

CHARRIN. — ***Leçons de Pathogénie appliquée.*** *Clinique médicale, Hôtel-Dieu* (1895-1896), par A. CHARRIN, professeur agrégé, médecin des hôpitaux, assistant au Collège de France. 1 vol. in-8° . . . . **6** fr.

— ***Les Défenses naturelles de l'organisme*** : *Leçons professées au Collège de France* par A. CHARRIN. 1 vol. in-8° . . . . **6** fr.

DEGUY ET WEILL. — ***Manuel pratique du Traitement de la Diphtérie*** (*Sérothérapie, Tubage, Trachéotomie*), par DEGUY, chef du laboratoire à l'hôpital des Enfants, et BENJAMIN WEILL, moniteur à l'hôpital des Enfants-Malades. Introduction par A.-B. MARFAN. 1 vol. in-8° br., avec figures . . . . . **6** fr.

DIEULAFOY. — ***Clinique médicale de l'Hôtel-Dieu,*** par le professeur G. DIEULAFOY ; Clinique et Laboratoire, Conférences du mercredi, par L. NATTAN-LARRIER et O. CROUZON, chefs de Clinique ; V. GRIFFON et M. LOEPER, chefs de Laboratoire. 1 volume in-8° de 330 pages, avec 37 figures et 2 planches hors texte. . . . . **6** fr.

— ***Clinique médicale de l'Hôtel-Dieu de Paris,*** par le professeur G. DIEULAFOY. 5 vol. gr. in-8°, avec figures dans le texte.

I. 1896-1897. 1 vol. in-8° . . . . **10** fr.
II. 1897-1898. 1 vol. in-8° . . . . **10** fr.
III. 1898-1899. 1 vol. in-8° . . . . **10** fr.
IV. 1900-1901. 1 vol. in-8° . . . . **10** fr.
V. 1905-1906. 1 vol. in-8° . . . . **10** fr.

DUCLAUX. — ***Pasteur. Histoire d'un Esprit,*** par E. DUCLAUX, membre de l'Institut, directeur de l'Institut Pasteur. 1 vol. gr. in-8°, avec 22 figures. . . **5** fr.

— ***Traité de Microbiologie,*** par E. DUCLAUX. 7 volumes.

Tome I. *Microbiologie générale.* — Tome II. *Diastases, toxines et venins.* — Tome III. *Fermentation alcoolique.* — Tome IV. *Fermentations variées des diverses substances ternaires.* Chaque volume gr. in-8° avec figures. **15** fr.

DUVAL. — ***Précis d'Histologie,*** par M. MATHIAS DUVAL, professeur à la Faculté de médecine de Paris, membre de l'Académie de médecine. *Deuxième édition, revue et augmentée.* 1 vol. gr. in-8°, avec 427 figures dans le texte . . . **18** fr.

GAUTIER (A.). — ***Cours de Chimie minérale et organique***, par M. ARM. GAUTIER, membre de l'Institut, professeur à la Faculté de médecine de Paris. 2 vol. grand in-8°, avec figures.

I. *Chimie minérale.* Deuxième édition, 1 vol. grand in-8°, avec 244 figures dans le texte . . . . **16 fr.**

Vient de paraître :

II. *Chimie organique.* Troisième édition mise au courant des travaux les plus récents avec la collaboration de MARCEL DELÉPINE, professeur agrégé à l'École supérieure de pharmacie, 1 vol. grand in-8°, avec figures. . **18 fr.**

— ***Leçons de Chimie biologique normale et pathologique.*** *Deuxième édition*, publiée avec la collaboration de M. ARTHUS, professeur de physiologie à l'Université de Fribourg. 1 vol. in-8°, avec 110 figures. . . . . **18 fr.**

— ***L'Alimentation et les Régimes chez l'Homme sain et chez les Malades***, par ARMAND GAUTIER. Deuxième édition, revue et augmentée. 1 vol. in-8°, avec figures, broché. . . . . **10 fr.**

HAYEM. — ***Leçons sur les maladies du sang*** (*Clinique de l'hôpital Saint-Antoine*), par GEORGES HAYEM, professeur, médecin des hôpitaux, membre de l'Académie de médecine, recueillies par MM. E. PARMENTIER et R. BENSAUDE, 1 vol. in-8°, avec 4 planches en couleurs. . . . . **15 fr.**

JAVAL. — ***Entre aveugles :*** *Conseils à l'usage des personnes qui viennent de perdre la vue*, par le Dr ÉMILE JAVAL, membre de l'Académie de médecine. 1 vol. in-16 avec frontispice. . . . . **2 fr. 50**

KIRMISSON. — ***Leçons cliniques sur les maladies de l'appareil locomoteur*** (*os, articulations, muscles*), par le Dr KIRMISSON, professeur à la Faculté de médecine, chirurgien des hôpitaux. 1 vol. in-8°, avec figures . . . . . **10 fr.**

— ***Traité des Maladies chirurgicales d'origine congénitale***, par le professeur KIRMISSON. 1 vol. in-8°, avec 311 fig. et 2 pl. en couleurs . . . **15 fr.**

— ***Les Difformités acquises de l'Appareil locomoteur pendant l'enfance et l'adolescence***, par le professeur KIRMISSON. 1 vol. in-8°, avec 430 figures dans le texte. . . . . **15 fr.**

LAVERAN. — ***Traité du Paludisme***, par A. LAVERAN, membre de l'Académie de médecine et de l'Institut de France. 1 vol. grand in-8°, avec 27 figures dans le texte et une planche en couleurs . . . . **10 fr.**

LUYS. — ***La Séparation de l'Urine des deux reins***, par GEORGES LUYS, assistant du Service des voies urinaires à l'hôpital Lariboisière, préface de HENRI HARTMANN, professeur agrégé, chirurgien de l'hôpital Lariboisière, avec 35 figures dans le texte . . . . **6 fr.**

— ***Endoscopie de l'Urètre et de la Vessie***, par GEORGES LUYS. Préface par le Dr HENRI HARTMANN. 1 volume in-8°, avec 86 figures et 3 planches. Relié toile anglaise. . . . . **7 fr.**

MANUEL DE PATHOLOGIE EXTERNE, par MM. RECLUS, KIRMISSON, PEYROT, BOUILLY, professeurs agrégés à la Faculté de médecine de Paris, chirurgiens des hôpitaux. Septième édition entièrement refondue, illustrée de nombreuses figures. 4 vol. in-8°, avec figures dans le texte. . . . . **40 fr.**

I. *Maladies des tissus et des organes*, par le Dr P. RECLUS.
II. *Maladies des régions : Tête et rachis*, par le Dr KIRMISSON.
III. *Maladies des régions : Poitrine et abdomen*, par le Dr PEYROT.
IV. *Maladies des régions : Organes génito-urinaires, membres*, par le Dr BOUILLY.

Chaque volume est vendu séparément . . . . **10 fr.**

MEIGE (HENRY) ET FEINDEL (E.). — ***Les Tics et leur Traitement.*** Préface de M. le Professeur BRISSAUD. 1 vol. in-8°, de 640 pages. . . . . **6 fr.**

METCHNIKOFF. — ***L'Immunité dans les Maladies infectieuses,*** par E. Metchnikoff, professeur à l'Institut Pasteur, membre étranger de la Société royale de Londres. Un vol. gr. in-8°, avec 45 figures en couleurs dans le texte. **12** fr.

— ***Études sur la Nature humaine,*** *essai de philosophie optimiste*, par E. Metchnikoff, professeur à l'Institut Pasteur. 1 vol. in-8°, avec fig. dans le texte. **6** fr.

NOCARD ET LECLAINCHE. — ***Les Maladies microbiennes des animaux,*** par Ed. Nocard et E. Leclainche, professeur à l'École de Toulouse. *Troisième édition entièrement refondue et considérablement augmentée.* 2 vol. grand in-8°. **22** fr.

OLLIER. — ***Traité des Résections*** et des opérations conservatrices que l'on peut pratiquer sur le système osseux, par le Pr L. Ollier. 3 vol. . . . . **50** fr.

I. *Introduction. — Résections en général.* 1 vol. in-8°, avec 127 fig. . . . **16** fr.
II. *Résections en particulier. Membre supérieur.* 1 vol. in-8°, avec 156 fig. **16** fr.
III. *Résections en particulier. Résections du membre inférieur, tête et tronc.* 1 vol. in-8°, avec 224 fig. **22** fr.

PRUNIER. — ***Les Médicaments chimiques,*** par Léon Prunier, membre de l'Académie de médecine, pharmacien en chef des hôpitaux de Paris, professeur à l'École supérieure de pharmacie.

I. *Composés minéraux.* 1 vol. grand in-8° avec 137 fig. dans le texte. . **15** fr.
II. *Composés organiques.* 1 vol. grand in-8°, avec 47 fig. dans le texte. **15** fr.

QUINTON. — ***L'Eau de mer milieu organique.*** *Constance du milieu marin originel comme milieu vital des cellules à travers la série animale*, par René Quinton, Assistant du laboratoire de Physiologie pathologique des Hautes-Études au Collège de France. 1 vol. in-8°, broché. . . . . **15** fr.

RECLUS. — ***L'Anesthésie localisée par la cocaïne,*** par le Dr Paul Reclus, professeur agrégé à la Faculté de médecine de Paris, chirurgien de l'hôpital Laënnec, membre de l'Académie de médecine. 1 vol. petit in-8°, avec 59 figures dans le texte. . . . . **4** fr.

REDARD. — ***Traité pratique des Déviations de la colonne vertébrale,*** par P. Redard, ancien chef de clinique chirurgicale de la Faculté de médecine de Paris, chirurgien en chef du dispensaire Furtado-Heine, membre correspondant de l'« American Orthopedic Association ». 1 volume grand in-8°, avec 231 figures dans le texte. **12** fr.

REGNARD. — ***La Cure d'altitude,*** par le Dr Paul Regnard, membre de l'Académie de médecine, professeur de physiologie générale à l'Institut national agronomique, directeur adjoint du laboratoire de physiologie de la Sorbonne. *Deuxième édition.* 1 fort vol. grand in-8°, avec 29 planches hors texte et 110 figures dans le texte, relié toile pleine. . . . . **15** fr.

ROGER. — ***Les Maladies infectieuses,*** par G.-H. Roger, professeur agrégé à la Faculté de médecine de Paris, médecin de l'Hôpital de la Porte d'Aubervilliers, membre de la Société de Biologie. 1 vol. in-8° de 1520 pages, publié en 2 fascicules, avec figures dans le texte . . . . **28** fr.

SOULIER (H.). ***Traité de Thérapeutique et de Pharmacologie,*** par M. H. Soulier, professeur à la Faculté de médecine de Lyon, membre correspondant de l'Académie de médecine. ***Additionné d'un mémento formulaire des médicaments nouveaux*** (1901). *Ouvrage couronné par l'Académie des sciences et par l'Académie de médecine.* 2 vol. grand in-8°. . . . . **25** fr.

THIBIERGE. — ***Syphilis et Déontologie,*** par Georges Thibierge, médecin de l'hôpital Broca. 1 vol. in-8°, broché . . . . **5** fr.

TRABUT. — ***Précis de Botanique médicale,*** par L. Trabut, professeur d'histoire naturelle médicale à l'École de médecine d'Alger. *Deuxième édition*, entièrement refondue. 1 vol. in-8°, avec 954 figures . . . . **8** fr.

Encyclopédie Scientifique des Aide-Mémoire

Publiée sous la direction de **H. LÉAUTÉ**, Membre de l'Institut.

Au 1er Février 1907, 376 VOLUMES publiés

Chaque ouvrage forme un vol. petit in-8°, vendu : Br., **2** fr. **50**. Cart. toile, **3** fr.

DERNIERS VOLUMES MÉDICAUX PUBLIÉS

dans la *SECTION DU BIOLOGISTE*

BAZY. — ***Maladies des Voies urinaires, Urètre, Vessie***, par le Dr Bazy, 4 vol.
I. *Moyens d'exploration et traitement.* 2e édition. II. *Séméiologie.* III. *Thérapeutique générale. Médecine opératoire.* IV. *Thérapeutique spéciale.*

BÉRARD ET PATEL. — ***Les Formes chirurgicales de la Tuberculose Intestinale***, par Léon Bérard et Maurice Patel, professeurs agrégés à la Faculté de médecine de Lyon.

BERGÉ. — ***Guide de l'Étudiant à l'hôpital***, par A. Bergé, interne des hôpitaux. *Deuxième édition.*

BODIN. — ***Biologie générale des Bactéries***, par E. Bodin, professeur à Rennes.
— — ***Les Bactéries de l'Air, de l'Eau et du Sol***, par E. Bodin.
— — ***Les Conditions de l'Infection microbienne et l'Immunité***, par E. Bodin.

BONNIER. — ***L'Oreille***, par Pierre Bonnier. 5 vol.
I. *Anatomie de l'oreille.* II. *Pathogénie et mécanisme.* III. *Physiologie : Les Fonctions.* IV. *Symptomatologie de l'oreille.* V. *Pathologie de l'oreille.*

BROCQ ET JACQUET. — ***Précis élémentaire de Dermatologie***, par MM. Brocq et Jacquet, médecins des hôpitaux de Paris. 2e édition entièrement revue. 5 vol.
I. *Pathologie générale cutanée.* II. *Difformités cutanées, éruptions artificielles, dermatoses parasitaires.* III. *Dermatoses microbiennes et néoplasies.* IV. *Dermatoses inflammatoires.* V. *Dermatoses d'origine nerveuse. Formulaire thérapeutique.*

CHATIN. — ***La Pelade***, par A. Chatin et F. Trémolières.

DELOBEL. — ***L'Hygiène scolaire***, par le Dr J. Delobel.

FAISANS. — ***Maladies des Organes respiratoires. — Méthodes d'Exploration, Signes physiques***, par le Dr Léon Faisans, médecin de l'hôpital de la Pitié. *Troisième édition.*

HÉDON. — ***Physiologie normale et pathologique du Pancréas***, par E. Hédon.

JEANSELME. — ***Le Béribéri***, par E. Jeanselme, professeur agrégé à la Faculté de Médecine de Paris, Médecin de l'hôpital Tenon.

LABBÉ. — ***Analyse chimique du Sang***, par H. Labbé, chef de Laboratoire à la Faculté de médecine de Paris.

LABIT ET POLIN. — ***Le Péril vénérien***, par MM. Labit et Polin, médecins principaux de l'armée.

LAVERAN. — ***Prophylaxie du Paludisme***, par A. Laveran, membre de l'Institut.

MATHIEU ET ROUX. — ***L'Inanition chez les dyspeptiques et les nerveux***, par A. Mathieu, médecin à l'hôpital Andral et J.-Ch. Roux.

MENETRIER ET AUBERTIN. — ***La Leucémie myéloïde***, par P. Menetrier, professeur agrégé, médecin de l'hôpital Tenon, et Ch. Aubertin, ancien interne des hôpitaux.

MERKLEN. — ***Examen et Séméiotique du Cœur***, *signes physiques*, par le Dr Pierre Merklen, médecin de l'hôpital Laënnec. *Deuxième édition.*

SERGENT ET BERNARD. — ***L'Insuffisance surrénale***, par E. Sergent, ancien interne, médaille d'or des Hôpitaux, et L. Bernard, chef de clinique adjoint à la Faculté. *Ouvrage couronné par la Faculté de médecine de Paris.*

VIRES. — ***L'Hérédité de la Tuberculose***, par Joseph Vires, professeur agrégé à la Faculté de médecine de Montpellier.

Bibliothèque Diamant

DES

Sciences médicales et biologiques

A l'usage des Étudiants et des Praticiens

Cette Collection est publiée dans le format in-16 raisin, avec nombreuses figures dans le texte, cartonnage à l'anglaise, tranches rouges.

QUATORZIÈME ÉDITION

entièrement refondue et considérablement augmentée du

MANUEL DE PATHOLOGIE INTERNE

par Georges DIEULAFOY

Professeur de Clinique médicale à la Faculté de médecine de Paris,
Médecin de l'Hôtel-Dieu, membre de l'Académie de médecine.

4 vol. in-16 diamant, avec figures en noir et en couleurs, cartonnés à l'anglaise, tranches rouges. . . . . **32 fr.**

DERNIERS VOLUMES PUBLIÉS

ARTHUS. — ***Éléments de Chimie physiologique,*** par MAURICE ARTHUS, professeur de physiologie et de chimie physiologique à l'Université de Fribourg (Suisse). *Quatrième édition, revue et augmentée.* 1 vol., avec figures . . **5 fr.**

BARD. — ***Précis d'Anatomie pathologique,*** par M. L. BARD, professeur à la Faculté de médecine de Lyon, médecin de l'Hôtel-Dieu. *Deuxième édition, revue et augmentée.* 1 volume, avec 125 figures . . . . **7 fr. 50**

BERLIOZ. — ***Manuel de Thérapeutique,*** par le Dr F. BERLIOZ, professeur à l'Université de Grenoble, avec une préface du professeur BOUCHARD. *Quatrième édition, revue et augmentée.* 1 vol. . . . . **6 fr.**

— ***Précis de Bactériologie médicale,*** par F. BERLIOZ, avec une préface du professeur LANDOUZY. 1 vol., avec figures . . . . **6 fr.**

BROCA (A.). — ***Précis de Chirurgie cérébrale,*** par AUG. BROCA, chirurgien de l'hôpital Tenon, professeur agrégé à la Faculté de médecine. 1 vol., avec fig. **6 fr.**

GILIS. — ***Précis d'Embryologie,*** *adapté aux sciences médicales,* par PAUL GILIS, professeur agrégé à la Faculté de médecine de Montpellier, avec une préface de M. le professeur MATHIAS DUVAL. 1 vol., avec 175 figures. . . . . . . **6 fr.**

LAUNOIS. — ***Manuel d'Anatomie microscopique et d'Histologie,*** par M. P.-E. LAUNOIS, professeur agrégé à la Faculté de médecine, médecin des hôpitaux. Préface de M. le professeur MATHIAS DUVAL. *Deuxième édition, entièrement refondue.* 1 vol., avec 261 figures . . . . **8 fr.**

SOLLIER. — ***Guide pratique des Maladies mentales*** *(séméiologie, pronostic, indications),* par le Dr PAUL SOLLIER, chef de clinique adjoint des maladies mentales à la Faculté de médecine de Paris. 1 vol. . . . . **5 fr.**

SPILLMANN ET HAUSHALTER. — ***Manuel de Diagnostic médical et d'exploration clinique,*** par P. SPILLMANN, prof. de clinique médicale à la Faculté de médecine de Nancy, et P. HAUSHALTER, prof. agrégé. *Quatrième édition, entièrement refondue.* 1 vol., avec 89 figures . . . . **6 fr.**

THOINOT ET MASSELIN. — ***Précis de Microbie.*** *Technique et microbes pathogènes,* par M. le Dr L.-H. THOINOT, professeur agrégé à la Faculté de médecine de Paris, médecin des hôpitaux, et E.-J. MASSELIN, médecin vétérinaire. Ouvrage couronné par la Faculté de médecine (Prix Jeunesse). *Quatrième édition, entièrement refondue.* 1 vol., avec figures en noir et en couleurs . . . . **8 fr.**

WURTZ. — ***Précis de Bactériologie clinique,*** par le Dr R. WURTZ, professeur agrégé à la Faculté de médecine de Paris, médecin des hôpitaux. *Deuxième édition, revue et augmentée,* 1 vol., avec tableaux et figures. . . . . . . **6 fr.**

L'ŒUVRE MÉDICO-CHIRURGICAL

Dr CRITZMAN, directeur

SUITE DE MONOGRAPHIES CLINIQUES

SUR LES QUESTIONS NOUVELLES

En Médecine, en Chirurgie et en Biologie

La science médicale réalise journellement des progrès incessants. Les traités de médecine et de chirurgie auront toujours grand'peine à se tenir au courant. C'est pour obvier à ce grave inconvénient que nous avons fondé ce recueil de Monographies, avec le concours des savants et des praticiens les plus autorisés.

Chaque monographie est vendue séparément . . . . 1 fr. **25**

Il est accepté des abonnements pour une série de 10 Monographies consécutives, au prix à forfait et payable d'avance de **10** francs pour la France et **12** francs pour l'étranger (port compris).

MONOGRAPHIES EN VENTE (Septembre 1906).

2. **Le Traitement du mal de Pott**, par A. Chipault, de Paris.
4. **L'Hérédité normale et pathologique**, par le prof. Ch. Debierre, de Lille.
5. **L'Alcoolisme**, par Jaquet, privat-docent à l'Université de Bâle.
6. **Physiologie et pathologie des sécrétions gastriques**, par A. Verhaegen.
7. **L'Eczéma**, *maladie parasitaire*, par Leredde.
8. **La Fièvre jaune**, par Sanarelli, de Montevideo.
9. **La Tuberculose du rein**, par Tuffier, prof. agr., chir. de l'hôp. de la Pitié.
10. **L'Opothérapie**, par le prof. A. Gilbert et P. Carnot.
11. **Les Paralysies générales progressives**, par M. Klippel.
12. **Le Myxœdème**, par G. Thibierge.
13. **La Néphrite des saturnins**, par H. Lavrand.
15. **Le Pronostic des tumeurs**, *basé sur la recherche du glycogène*, par A. Brault.
16. **La Kinésithérapie gynécologique**, par H. Stapfer.
17. **De la Gastro-entérite aiguë des nourrissons**, par A. Lesage, méd. des hôp.
18. **Traitement de l'Appendicite**, par Félix Legueu, prof. agr., chir. des hôp.
19. **Les Lois de l'Energétique dans le régime du diabète sucré**, par E. Dufourt.
20. **La Peste**, par H. Bourges.
21. **La Moelle osseuse à l'état normal et dans les infections**, par G.-H. Roger.
23. **L'Exploration clinique des fonctions rénales par l'élimination provoquée**, par Ch. Achard, prof. agr. à la Faculté, méd. des hôp., et J. Castaigne.
24. **L'Analgésie chirurgicale, par voie rachidienne**, par le Dr Tuffier.
25. **L'Asepsie opératoire**, par MM. Pierre Delbet et Louis Bigeard.
26. **Anatomie chirurgicale et médecine opératoire de l'Oreille moyenne**, par A. Broca, prof. agr. à la Faculté de Paris, chir. des hôp.
27. **Traitements modernes de l'hypertrophie de la prostate**, par E. Desnos.
28. **La Gastro-entérostomie**, par les professeurs Roux et Bourget (de Lausanne).
29. **Les Ponctions rachidiennes accidentelles**, par E. Mathieu.
30. **Le Ganglion lymphatique**, par M. Dominici.
32. **La Médication hémostatique**, par le Dr P. Carnot, docteur ès sciences.
33. **L'Elongation trophique**, par le Dr A. Chipault, de Paris.
34. **Les Consultations de nourrissons**, par Ch. Maygrier, agrégé.
35. **Le Rhumatisme tuberculeux**, par le professeur A. Poncet et M. Mailland.
36. **La Médication phosphorée**, par le professeur Gilbert et le Dr Posternak.
37. **Pathogénie et traitement des névroses intestinales**, *en particulier de la « Colite » ou entéro-névrose muco-membraneuse*, par le Dr Gaston Lyon.
38. **De l'Enucléation des fibromes utérins**, par Th. Tuffier, professeur agrégé.
39. **Le Rôle du Sel en Pathologie**, par Ch. Achard, professeur agrégé.
40. **Le Rôle du Sel en Thérapeutique**, par Ch. Achard.
41. **Traitement de la Syphilis**, par le professeur Gaucher.
42. **Tics**, par le Dr Henry Meige.
43. **Diagnostic de la Tuberculose par les nouveaux procédés de laboratoire**, par le Dr Nattan-Larrier, chef de clinique de la Faculté de Paris.
44. **Traitement de l'hypertrophie prostatique par la prostatectomie**, par R. Proust, professeur agrégé à la Faculté de Paris.
45. **De la Lactosurie** par M. Ch. Porcher, professeur à l'Ecole vétérinaire de Lyon.
46. **Les Gastro-entérites des nourrissons.** *Etude clinique*, par A. Lesage, médecin de l'Hôpital des Enfants.
47. **Le Traitement des gastro-entérites des nourrissons et du choléra infantile**, par A. Lesage.
48. **Les Ions et les médications ioniques**, par S. Leduc, professeur à l'Ecole de médecine de Nantes

58742. — Imprimerie LAHURE, 9, rue de Fleurus, Paris.

A LA MÊME LIBRAIRIE

Traité de Technique opératoire, par Ch. Monod, professeur agrégé à la Faculté de médecine de Paris, chirurgien honoraire des hôpitaux, membre de l'Académie de médecine, et J. Vanverts, ancien chef de clinique à la Faculté de Lille, ancien interne, lauréat des hôpitaux de Paris, membre correspondant de la Société de Chirurgie. *Deuxième édition, entièrement refondue.*
Tome I. 1 vol. in-8 de 1016 pages avec 1189 figures.................. 20 fr.
Le tome II, actuellement sous presse, sera vendu 18 francs. A dater de l'apparition du tome II, le tome I ne sera plus vendu séparément et le prix de l'ouvrage complet sera porté à.................................. 40 fr.

Traité d'Anatomie humaine publié sous la direction de P. Poirier, professeur d'anatomie à la Faculté de médecine de Paris, chirurgien des hôpitaux, et A. Charpy, professeur d'anatomie à la Faculté de médecine de Toulouse, avec la collaboration de O. Amoëdo, A. Branca, A. Cannieu, B. Cunéo, G. Delamare, Paul Delbet, A. Druault, P. Fredet, Glantenay, A. Gosset, M. Guibé, P. Jacques, Th. Jonnesco, E. Laguesse, L. Manouvrier, M. Motais, A. Nicolas, P. Nobécourt, O. Pasteau, M. Picou, A. Prenant, H. Rieffel, Ch. Simon, A. Soulié. 5 volumes grand in-8, avec figures noires et en couleurs.................................. 160 fr.

Traité de Chirurgie publié sous la direction de MM. Simon Duplay et Paul Reclus, par MM. Berger, Broca, Pierre Delbet, Delens, Demoulin, J.-L. Faure, Forgue, Gérard-Marchant, Hartmann, Heydenreich, Jalaguier, Kirmisson, Lagrange, Lejars, Michaux, Nélaton, Peyrot, Poncet, Quénu, Ricard, Rieffel, Segond, Tuffier, Walther. *Deuxième édition, entièrement refondue.* 8 forts volumes grand in-8, avec nombreuses figures dans le texte.................................. 150 fr.

Traité de Chirurgie d'urgence, par Félix Lejars, professeur agrégé à la Faculté de médecine de Paris, chirugien de l'hôpital Saint-Antoine, membre de la Société de Chirurgie. *Cinquième édition entièrement revue.* 1 volume grand in-8 de 1140 pages, avec 904 figures, et 20 planches hors texte. Relié toile.................................. 30 fr.

Les Fractures des os longs, *leur traitement pratique,* par les Drs J. Hennequin, membre de la Société de Chirurgie, et Robert Loewy, ancien interne des hôpitaux, lauréat de l'Institut. 1 vol. in-8, avec 215 figures dans le texte, dont 25 planches représentant 222 radiographies originales........ 16 fr.

Pratique Médico-Chirurgicale, *Médecine et chirurgie générales et spéciales, Obstétrique, Puériculture, Hygiène, Médecine légale, Accidents du travail, Psychiatrie, Chimie et Bactériologie cliniques,* etc. *Directeurs* : E. Brissaud, A. Pinard, P. Reclus. *Secrétaire général* : Henry Meige. *Collaborateurs* : Allard, Bach, Bauer, Baumgartner, Boix, Bonnier, Bouffe de Saint-Blaise, Bourges, Brécy, Carrion, Chevassu, Chevrier, Clerc, Couvelaire, Crouzon, Dopter, Duval, Henriquez, Faure, Feindel, Fieux, Forgue, Fruhinsholz, Gosset, R. Grégoire, Grenet, Hallion, Herbet, Jeanbrau, Kendirdjy, Labey, Lapointe, Lardennois, Launay, Lecène, Lenormant, Lepage, P. Lereboullet, Londe, De Massary, H. Meige, Morax, Moutier, Oui, Parizet, Péchin, Piquand, Potocki, Rathery, Sauvez, Savariaud, Schwartz, Sée, Sicard, Souques, Tollemer, Trémolières, Trenel, Veau, Wallich, Wiart, Wurtz. 6 volumes in-8 formant ensemble 5700 pages, abondamment illustrés, reliés amateur, tête dorée. Prix de l'ouvrage complet........... 110 fr.

Précis de Technique opératoire, par les prosecteurs de la Faculté de médecine de Paris, avec introduction par le professeur Paul Berger. 7 volumes. Chaque volume, cartonné toile et illustré d'environ 200 figures.................................. 4 fr. 50

Tête et Cou, par Ch. Lenormant. — **Thorax et Membre supérieur**, par A. Schwartz. — **Abdomen**, par Ch. Guibé. — **Appareil urinaire et Appareil génital de l'homme**, par Pierre Duval (2e *édition*). — **Membre inférieur**, par Georges Labey. — **Appareil génital de la femme**, par R. Proust. — **Pratique courante et Chirurgie d'urgence**, par Victor Veau (2e *édition*).

Corbeil. Imprimerie Éd. Crété.

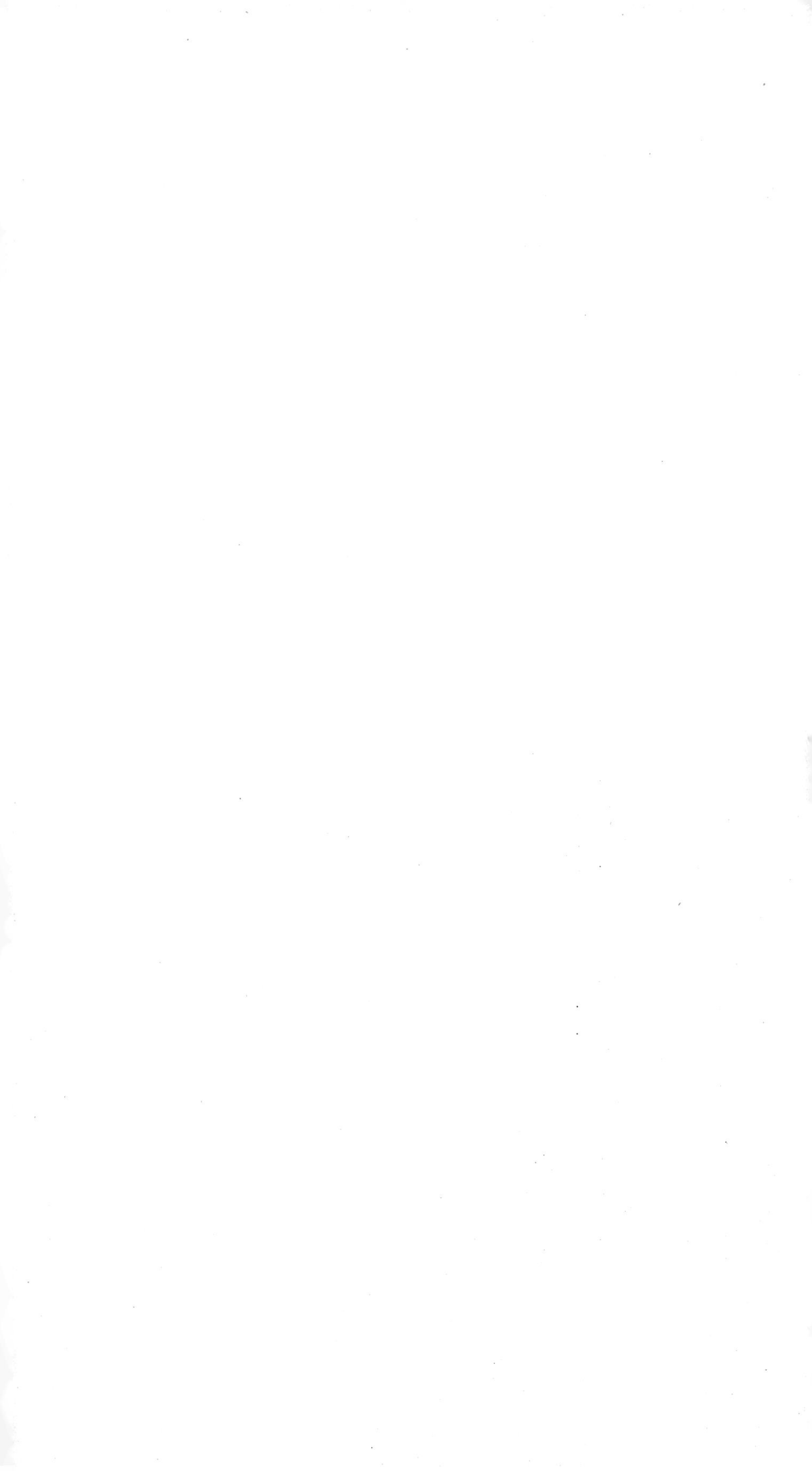